实用骨关节核医学

主　审／匡安仁

主　编／陈　跃　庞　华

副主编／段　东　黄占文

编　　者（以姓氏汉语拼音为序）

蔡　亮	西南医科大学附属医院	饶茂华	重庆医科大学附属第二医院
陈　镜	重庆医科大学附属第一医院	邵付强	西南医科大学附属医院
陈　立	西南医科大学附属医院	王　洁	重庆医科大学附属第一医院
陈　跃	西南医科大学附属医院	王　姊	西南医科大学附属医院
程　刚	重庆医科大学附属第一医院	王政杰	重庆医科大学附属第一医院
邓玮玮	西南医科大学附属医院	夏雨霄	西南医科大学附属医院
丁浩源	西南医科大学附属医院	徐　浩	暨南大学附属第一医院
段　东	重庆医科大学附属第一医院	许　璐	重庆医科大学附属第一医院
管丽丽	重庆医科大学附属第一医院	杨　玲	西南医科大学附属医院
黄定德	陆军军医大学第一附属医院	杨建波	西南医科大学附属医院
黄占文	西南医科大学附属医院	张　伟	西南医科大学附属医院
敬兴果	重庆医科大学附属第一医院	张　瑜	西南医科大学附属医院
李　翌	西南医科大学附属医院	张春银	西南医科大学附属医院
李　忠	西南医科大学附属医院	张蜀茂	西南医科大学附属医院
李欢欢	重庆医科大学附属第一医院	赵艳红	西南医科大学附属医院
李文波	重庆医科大学附属第一医院	郑文璐	西南医科大学附属医院
刘　斌	四川大学华西医院	周　菱	西南医科大学附属医院
刘会攀	西南医科大学附属医院	朱　艳	西南医科大学附属医院
庞　华	重庆医科大学附属第一医院	朱娅华	西南医科大学附属医院
漆　赤	西南医科大学附属医院	邹雨婷	西南医科大学附属医院
邱　琳	西南医科大学附属医院		

学术秘书　管丽丽（兼）　　漆　赤（兼）

人民卫生出版社

图书在版编目（CIP）数据

实用骨关节核医学/陈跃,庞华主编. —北京：
人民卫生出版社,2021.1
ISBN 978-7-117-29961-9

Ⅰ.①实… Ⅱ.①陈…②庞… Ⅲ.①骨疾病-核医
学 Ⅳ.①R816.8

中国版本图书馆 CIP 数据核字（2020）第 075648 号

| 人卫智网 | www. ipmph. com | 医学教育、学术、考试、健康，
购书智慧智能综合服务平台 |
| 人卫官网 | www. pmph. com | 人卫官方资讯发布平台 |

实用骨关节核医学

主　　编：陈　跃　庞　华
出版发行：人民卫生出版社（中继线 010-59780011）
地　　址：北京市朝阳区潘家园南里 19 号
邮　　编：100021
E - mail：pmph @ pmph. com
购书热线：010-59787592　010-59787584　010-65264830
印　　刷：廊坊一二〇六印刷厂
经　　销：新华书店
开　　本：889×1194　1/16　　印张：27
字　　数：836 千字
版　　次：2021 年 1 月第 1 版　2021 年 3 月第 1 版第 1 次印刷
标准书号：ISBN 978-7-117-29961-9
定　　价：285.00 元
打击盗版举报电话：010-59787491　E-mail：WQ @ pmph. com
质量问题联系电话：010-59787234　E-mail：zhiliang @ pmph. com

主编简介

陈跃，二级教授，博士研究生导师、硕士研究生导师。西南医科大学附属医院核医学科主任，核医学与分子影像四川省重点实验室主任，四川省学术和技术带头人。四川省医学会核医学专业委员会第七届主任委员，四川省核医学科医疗质量控制中心主任。中国医师协会核医学医师分会常务委员。中华医学会核医学分会常务委员，PET（正电子发射体层成像）学组副组长，儿科核医学工作委员会主任委员。中国核学会核医学分会常务理事。《中华核医学与分子影像杂志》及《国际放射医学核医学杂志》编委。

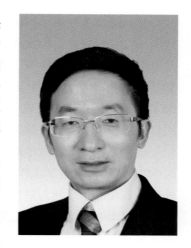

获第三届中国核医学医师奖。2011 年美国宾夕法尼亚大学做访问学者。2016 年批准享受国务院政府特殊津贴。2018 年获"国之名医·优秀风范"荣誉称号。获得四川省科学技术进步奖二等奖 2 项，中华医学科技奖二等奖 1 项，四川省科学技术进步奖、中华医学科技奖、华夏医学科技奖三等奖各 1 项。获国家自然科学基金、省厅课题 16 项，发表 SCI 论文 56 篇。获发明专利 5 项。主编、副主编教材及专著 10 部。主编国内第一部《儿科核医学》专著。培养博士、硕士研究生 30 余人。开展了儿科核医学、^{18}F-NaF PET/CT（以 ^{18}F-氟化钠为显像剂的正电子发射体层成像/计算机体层成像）、SPECT/CT（单光子发射计算机断层显像/计算机体层成像）融合 3D 等特色核医学工作。

庞华，教授、主任医师，医学博士，硕士研究生导师。重庆医科大学附属第一医院核医学科副主任。中华医学会核医学分会委员，中国医师协会核医学医师分会委员，中国抗癌协会第一届肿瘤核医学专业委员会委员，重庆市医学会核医学专业委员会主任委员，重庆市医学会核医学专业委员会青年委员会主任委员，住院医师规范化培训督导专家，国家自然科学基金委员会通讯评审专家，国家重点研发计划"政府间国际科技创新合作/港澳台科技创新合作"重点专项评审专家，国家科技专家库专家，国家重点研发计划"数字诊疗装备研发"项目网络评审专家，教育部科技评价与评审信息系统评审专家。

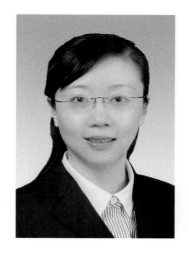

从事核医学教学、临床和研究工作 18 年，曾赴法国里昂大学南里昂医院核医学中心学习。主持国家自然科学基金 1 项，省部级课题 3 项，重庆市卫生健康委员会课题 2 项，以第一作者发表论文 40 余篇，其中 SCI 论文 14 篇；参与了 8 部核医学相关教材的编写工作。作为主要参与人，获重庆市教学成果三等奖；被评为重庆医科大学首批优秀共产党员师德标兵。

序　一

　　骨扫描检查是用于判断肺癌、乳腺癌、前列腺癌等肿瘤骨转移的常规检查。骨扫描检查在恶性肿瘤分期、随访、疗效评价中发挥着重要作用。但是,我国骨扫描检查还不普及,肺癌、乳腺癌、前列腺癌等许多患者未进行骨扫描检查。然而,《中国原发性肺癌诊疗规范》《中国抗癌协会乳腺癌诊治指南与规范》都已将骨扫描检查作为常规。SPECT、SPECT/CT、^{18}F-NaF PET/CT、^{18}F-FDG(^{18}F-氟代脱氧葡萄糖）PET/CT 和 PET/MR（正电子发射体层成像/磁共振成像）等骨显像技术发展迅速,编写一部全面系统介绍骨关节核医学的专著非常必要。

　　骨关节核医学显像诊断与核素靶向治疗需要规范化。陈跃教授和庞华教授的编写团队长期从事核医学临床、科研和教学工作,结合国内外骨关节核医学发展,编写的《实用骨关节核医学》能够反映国内外骨关节核医学现状与进展。

　　希望本书作为我国骨关节核医学的一部经典学术专著,能够促进国内核医学的普及与发展,让更多患者获益。

中国工程院院士
山东省肿瘤医院院长
中华医学会放射肿瘤治疗学分会第六届主任委员
2020 年 6 月

序　二

　　骨关节疾病是严重威胁人类健康的疾病,而在骨关节疾病的诊治中,影像学检查发挥了至关重要的作用。而核医学作为影像学的重要组成部分,其功能影像和多模态融合影像作为影像发展的"引领者"在骨关节疾病中的应用尤为突出,是骨关节疾病不可或缺的常规检查手段,甚至是某些骨关节疾病诊断的"金标准",如应力性骨折的诊断。随着核医学的发展,一些新的设备和药物逐渐应用于临床,如SPECT/CT、PET/CT,甚至PET/MR,其在骨关节疾病中的应用将会越来越广泛和重要。

　　《实用骨关节核医学》一书作为国内骨关节核医学显像方面的重要专著,既有基础理论介绍,又有临床应用举例,并且结合了国内外骨关节核医学发展的动态,图文并茂,丰富全面、实用性强。本书适用于核医学、放射、临床骨科等医务人员,是一本不可多得的案头专著。相信此书的出版,将对推动骨关节疾病诊疗工作的发展做出贡献,更好地服务于广大患者生命健康。

中国工程院院士

河北医科大学第三医院院长

中华医学会骨科学分会第十一届委员会主任委员

2020 年 6 月

序　三

很荣幸被邀请为陈跃教授和庞华教授主编的《实用骨关节核医学》作序。

中华医学会核医学分会 2015 年的统计数据显示，骨显像占全国 SPECT 和 SPECT/CT 的 54%。这一数据说明，骨显像是核医学临床应用最广泛的显像诊断项目。骨关节核医学的显像诊断能获得骨骼形态结构、血流灌注、代谢功能等信息，一次检查可以获得全身骨骼信息，所以其被广泛应用于骨关节疾病的诊断、分期、放射性核素靶向治疗骨肿瘤的患者筛选及疗效评价，其诊断灵敏度高，可比其他影像检查方法更早、更准确地发现骨关节病变。融合显像技术的应用，将功能代谢信息与解剖结构信息相结合，极大地提高了诊断的特异性和准确率。该统计数据还显示，全国 SPECT/CT 设备台数比上次统计（2013 年）增加 67.30%，可以预测核医学在骨关节疾病诊治的应用将会有快速和巨大的发展。

$^{89}SrCl_2$（锶-89-氯化锶）、^{153}Sm-EDTMP（^{153}Sm-乙二胺四甲膦酸盐）等放射性药物精准靶向治疗骨转移瘤，^{32}P 胶体治疗关节滑膜病变等已广泛应用于临床，疗效好，毒副作用小。本书首次系统全面地介绍了我国特有的创新药物 ^{99}Tc-MDP（^{99}Tc-亚甲基二膦酸盐）治疗类风湿关节炎和骨质疏松。

SPECT/CT、PET/CT、PET/MR 等设备，^{18}F-NaF、^{18}F-FDG、$^{223}RaCl_2$、^{223}Ra-氯化镭等放射性药物，融合显像、3D 成像、MR 多功能参数成像等技术在骨关节系统疾病诊断和治疗的应用及联合应用，拓展了核医学在骨关节系统疾病诊断和治疗的应用范围，极大地丰富了骨关节核医学的内容，明显提高了骨关节核医学的诊治效能。

目前，国内骨关节核医学主要应用于肿瘤骨转移的诊治，本书在全面深入地介绍这方面内容及进展的基础上，用较大篇幅介绍了骨关节核医学在关节炎、感染、代谢和内分泌紊乱、外伤、先天性疾病和发育异常等良性疾病诊治的应用，使核医学和临床相关学科的医师能更加全面地认识骨关节核医学临床应用的多样性和广泛性，从而使骨关节核医学能为临床提供更多的诊治选项。

骨关节核医学的显像诊断和治疗的临床应用需要规范化；需要总结和全面反映我国核医学同仁在临床工作中积累的大量骨关节核医学显像诊断和治疗的数据及研究结果；需要反映和介绍骨关节核医学在设备、放射性药物及显像技术等方面国际国内的进展和新的成果。所以《实用骨关节核医学》是"应运而生"，全面反映了骨关节核医学的最新进展和成果，介绍及推广这些新设备、新药物和新技术在骨关节系统疾病诊断和治疗的应用。

陈跃教授和庞华教授分别是四川省医学会核医学专业委员会和重庆市医学会核医学专业委员会的主任委员，是年轻一代中活跃在国际国内核医学学术舞台上的杰出专家，他们领衔的编写团队由我国核医学优秀的青年专家组成，他们长期工作在核医学临床、科研和教学的第一线，具有丰富的实践经验、坚实的理论基础及广阔的专业国际视野，所以他们编写的《实用骨关节核医学》代表目前我国骨关节核医学的水平，反映了国际骨关节核医学的最新进展。在《实用骨关节核医学》付梓之际，向两位主编及所有参编的专家表示祝贺，并致以同道的敬意，感谢你们的辛勤劳动，感谢你们对中国核医学发展的贡献！

中华医学会核医学分会第七届委员会主任委员
《中华核医学与分子影像杂志》第八届编委会总编辑
四川大学华西医院教授、博士研究生导师
2020 年 6 月

前　言

　　骨显像是临床公认的重要的影像方法,是核医学最常用的评价骨的解剖与功能的显像方法,占核医学临床单光子显像的50%左右。^{99m}Tc-MDP(^{99m}Tc-亚甲基二膦酸盐)放射性核素骨显像能反映骨骼形态、血流、代谢状态,具有灵敏、简便、安全的特点,一次检查可以获得全身骨骼信息,克服了局部检查的局限性。骨显像用于良恶性肿瘤、骨痛、外伤、骨存活、系统性骨病等方面,在骨骼疾病诊断、治疗前评估、治疗后疗效评价方面发挥着重要的价值。放射性核素骨显像检查是用于判断肺癌等恶性肿瘤骨转移的常规检查方法。骨显像是评价应力性骨折的"金标准"。定期随访进行骨显像检查,是骨骼疾病疗效评价的重要方法。

　　随着SPECT、SPECT/CT显像设备的发展,骨骼SPECT/CT能同时获得解剖、功能信息,骨骼疾病诊断的敏感性、特异性、准确性极大提高,SPECT/CT融合影像具有1+1>2的优点,节约检查时间、节省机房空间、减少患者搬动,具有巨大的临床价值,可能改变临床决策。一次检查可以获得三时相骨显像图像、全身骨显像图像、骨SPECT/CT图像、骨SPECT/CT融合3D图像。SPECT/CT融合3D包含三维SPECT、三维CT和三维SPECT/CT融合图像,其中三维CT是诊断跨节段骨小梁形成的"金标准"。^{18}F-NaF具有更快的血液清除速率和更高的骨骼摄取,PET/CT图像分辨率更高,^{18}F-NaF PET/CT骨显像在骨关节应用中越来越广泛。急性创伤骨折需要早期且灵敏的诊断方法,^{18}F-NaF PET/CT检查是理想的诊断方法。^{18}F-NaF注射后40分钟可以检查。如果局部疼痛,行局部^{18}F-NaF PET/CT检查,检查时间仅需要1~2分钟。^{18}F-FDG PET/CT除能观察骨骼疾病外,也能观察软组织病变,在疾病诊断、分期再分期、疗效评价和预后评估方面发挥着越来越大的作用。PET/MR在骨关节疾病骨髓、软组织病变与功能代谢影像融合方面,以及骨关节疾病诊断、治疗前评估、治疗后疗效评价中发挥着重要作用。放射性核素治疗骨转移瘤具有简便、安全、靶向性好、疗效可靠等优点,^{89}SrCl$_2$、^{223}RaCl$_2$是骨转移瘤的有效治疗方法。本书包括骨核医学检查技术、肿瘤和肿瘤样疾病、关节炎、感染、代谢和内分泌紊乱、外伤、先天性和发育异常、放射性核素治疗等内容。

　　核医学分子影像、融合影像发展迅速,SPECT/CT、PET/CT、PET/MR和显像剂等发展迅速,书中难免有些不足,需要再版时逐步补充修订。希望《实用骨关节核医学》出版后能够成为广大医疗工作者在医疗实践中的重要参考书,能为骨关节核医学的普及发展发挥应有的作用。

陈跃　庞华

2020年6月

目　录

第一章　骨关节核医学概述

第一节　骨关节的形成与发育

一、骨关节的形成

（一）肢芽的形成

肢体发育的第一个形态学特征是沿躯干形成肢芽（limb bud）。肢芽逐渐发育形成四肢。在人体胚胎发育的第4周，当特定的细胞从邻近中胚层迁移到未来将演变为肢芽的地方，典型的肢芽便形成。这些迁移细胞起源于中胚层中构成身体躯干的两个不同区域：体节（the somites）和侧板中胚层（the lateral plate mesoderm）。

来自体节的中胚层细胞保留了体节的部分特征性外观，它们将发育成为椎体、肋骨、躯干、四肢、背部的骨骼及肌肉。躯干中胚层中另一个有助于肢体发育的区域被称为侧板中胚层。侧板中胚层细胞不仅有助于中胚层中肢体组件的形成，而且可以发育成循环系统的成分，如心脏、血管和血液。从躯干中胚层释放出来并开始肢体发育的特殊细胞称为间充质细胞（mesenchyme）。这些细胞具有迁移和积极分化的能力。一旦肢体发育开始，这些间充质细胞便向外侧迁移，最终积聚在躯干的外胚层（ectodermal）组织下，形成肢芽的中胚层成分。在肢芽远端的间充质细胞引起外胚层变化，使其覆盖它们成为肢芽的外胚层成分。

（二）软骨的形成

当人体胚胎发育到第5周时，间充质细胞开始增大、密集，并分化为前软骨细胞（precartilage），其后软骨基质开始沉积在前软骨细胞之间。在以后的生长发育过程中，前软骨细胞通过内、外生长的方式使软骨的厚度增加，其中内生长主要通过软骨细胞的增殖而产生新的基质；而外生长则是通过软骨膜内层细胞分化为软骨细胞。

（三）骨的形成

到了人体胚胎发育的第7周，人体骨骼开始初步发育形成，并持续进行到青春期骺板闭合，骨发育成熟为止。在骨形成过程中将通过以下两种方式形成骨化结构：①初级骨化中心（primary ossification centre），该结构在原发性骨环（primary osseous collar）形成后，血管长入其中而形成，初级骨化中心以后将形成骨干和干骺端；②次级骨化中心（secondary ossification centre），该结构由骺部的血管组织间接骨化而形成。

在骨形成过程中，首先形成类骨质，类骨质包埋成骨细胞后，成骨细胞转变为骨细胞。接着，类骨质钙化为骨质，进而形成了骨组织。在骨组织形成的同时，骨组织部分会被吸收。在破骨细胞的作用下，骨组织被侵蚀溶解。骨组织的形成和吸收同时存在，形成动态平衡，成骨细胞与破骨细胞相互调控、共同协作，使骨形成各种特定的形态，保证骨的生长发育与个体的生长发育相适应。

骨形成的方式包括软骨内成骨（endochondral ossification）和膜内成骨（intramembranous ossification）。人体骨骼发育异常的证据表明，这两种骨形成的方式并不是完全独立的，软骨内成骨含有和骨膜平行生长的膜内成骨,而膜内成骨可能也经历部分软骨内成骨的演变过程。

1. **膜内成骨**　指由间充质前体细胞直接发育形成扁骨的过程。该种骨形成方式主要参与额骨、顶骨、枕骨、颞骨及部分锁骨等扁骨和不规则骨的形成,但某些中轴骨和四肢骨的形成也同膜内成骨有关。间充质细胞首先形成凝聚体,然后侵入脉管系统网络诱导其分化成为成熟的成骨细胞,成骨细胞分泌类骨质,为之后发育形成特定的骨奠定基础。首先形成骨组织的部位称为骨化中心,然后不断进行骨化,形成骨小梁。成骨细胞在骨小梁表面不断添加新的骨组织,使骨小梁增长、增粗。骨祖细胞不断转化为成骨细胞,使成骨细胞不断得到补充。骨小梁数量不断增多,形成松质骨,之后松质骨表面改建为密质骨。骨膜是由成骨区周围相应的结缔组织转变而来。

2. **软骨内成骨**　相较于膜内成骨,软骨内成骨更为复杂,该种骨形成方式主要参与中轴骨、长骨和部分颅底骨的形成。间充质细胞首先凝聚形成一个与发育中骨类似大小和形状的软骨板,在多种基因差异性表达的严密调控下,间充质细胞分化为软骨细胞及成骨细胞等,而软骨细胞进行分化并经历一段肥大性生长后会在软骨板中形成血管,并有破骨细胞、成骨细胞及其他前体细胞的侵入。软骨细胞分泌细胞间软骨间质,并被周围组织包绕,从而产生骨的软骨雏形,其周围的间充质逐渐围成一层膜,即软骨膜。软骨雏形在软骨细胞的增殖、成熟、增大及间质增多等因素影响下逐渐增加长度。软骨膜内成软骨细胞形成一层软骨沉积在软骨雏形表面,因而软骨雏形也逐渐横向增长。在软骨雏形中段,软骨骨膜内的骨祖细胞增殖分化成成骨细胞,后者贴附在软骨组织表面形成薄层原始骨组织。这层骨组织呈圆领圈状包绕软骨雏形中段,故名为骨领。骨领形成后,其表面的软骨膜改称骨膜。在软骨雏形中心,最先形成的软骨细胞成熟并分泌碱性磷酸酶从而发生软骨钙化,进而阻碍软骨细胞摄取营养而发生软骨细胞死亡,故而软骨雏形中心的钙化基质分解形成空腔。破骨细胞、成骨细胞和间充质细胞随之进入。破骨细胞分解钙化的软骨,形成以钙化的软骨基质为中轴、表面附以骨组织的条索状结构,称过渡型骨小梁。出现过渡型骨小梁的部位即为初级骨化中心。过渡型骨小梁之间的腔隙为初级骨髓腔,间充质细胞在此分化为网状细胞,形成网状组织。造血干细胞进入并增殖分化,形成骨髓。初级骨化中心形成以后,骨化继续向软骨雏形两端扩展,过渡型骨小梁也将被破骨细胞吸收,多个初级骨髓腔融合成一个较大的骨髓腔。雏形两端的软骨不断骨化,使骨加长。次级骨化中心出现在骨干两端的软骨中央,此处将形成骨骺。成骨的过程与初级骨化中心相似,但骨化是从中央呈放射状向四周进行的。最后,骨组织取代软骨,形成骨骺。骺端的薄层软骨形成关节软骨。骨骺与骨干之间也保留一定厚度的软骨层,称生长板,是长骨增长的结构基础。至此,长骨外形初步形成,在此后的生长发育过程中,长骨继续增长增宽。

长骨的继续生长通过骺板的不断生长并替换成骨组织而实现。软骨钙化区不断地被破骨细胞分解吸收,软骨增生区不断补充软骨钙化区,软骨储备区不断有部分软骨细胞增生,补充软骨增生区。如此,骨不断加长。至 17~20 岁时,骺板软骨被骨组织取代,成为骺线,骨终止加长。骨外膜下的骨祖细胞分化为成骨细胞,后者在骨干表面添加骨组织,使骨干变粗。而在骨干的内表面,破骨细胞吸收骨组织,使骨髓腔横向扩大。骨的改建是终生不断进行的,使骨组织具有十分明显的年龄性变化。

二、不同年龄骨关节的特点

骨的发育是从胎儿到成人期逐渐完成的,不同年龄的人骨关节有不同的特点。随着年龄的增长,长骨的干骺端的软骨次级骨化中心按一定顺序及骨解剖部位有规律地出现。所以可以通过 X 线检测不同年龄儿童长骨干骺端骨化中心出现的时间、数目、形态变化,并将其标准化,即为骨龄(bone age)。出生时,腕部尚无骨化中心,腕部的骨化中心出现的次序是:头状骨、钩骨(3 个月左右),下桡骨骺(约 1岁),三角骨(2~2.5 岁),月骨(3 岁左右),大、小多角骨(3.5~5 岁),舟骨(5~6 岁),下尺骨骺(6~7岁),豆状骨(9~10 岁)。婴幼儿的骨骼和成年人的骨骼不一样,这主要表现在骨骼构成成分的比例方面。成年人的骨骼包含有三分之一的有机物,三分之二的无机盐,而婴幼儿的骨骼则是无机盐和有机物各占一半。也正是因为如此,婴幼儿的骨骼都比较柔软有弹性,而且比较容易受到外部力量的影响从而发生一定程度的变形。

1. 儿童骨骼生长相对活跃,大约有两个快速生长期。一个是自出生后至 3 岁之间,另一个在青春期(一般女孩在 11~13 岁,男孩在 12~14 岁)。此外,儿童的个体差异较大。同时,儿童骨骼损伤后修复很快,主要特点包括:①儿童骨骼有机质较多,年龄越小,有机质的比例越大,故幼儿骨骼的弹性和韧性较大,易变形,遇到暴力可能折而不断,发生裂纹或青枝骨折;②儿童的骨膜较成人厚,一般创伤时不易破裂,通常在骨折的一侧仍保持相连,因此儿童骨折后一般移位较少,有助于稳定复位;③儿童骨骼常常在生长结构(包括骨骺、骺板、骨膜等结构)发生损伤,这是儿童时期所独有的骨骼损伤,也是儿童骨骼损伤中最重要的部位;④骨的生长塑形与患儿的年龄密切相关,年幼的儿童对骨折后不满意的对合复位有较强的代偿、矫正能力;⑤骨的生长修复能力与年龄密切相关,年龄越小,骨骼发育越不成熟,其代谢生长的功能就越活跃,一旦损伤修复的潜能就越大。

2. 成人的骨骼已经发育成熟,能够承受较大的应力,骨质坚硬。无机物含量介于儿童和老年人之间。

3. 老年人随着老化的影响,骨骼结构发生进行性的退化和营养不良。由于骨质丢失而出现骨萎缩和骨质疏松,在没有钙化的组织中出现异常的钙沉着,如肌腱附着点骨化等。骨的老化还表现在化学成分的改变上,如青年人骨中含无机盐 50%,中年人为 60%,到老年人则为 80%。因此老年人骨的弹性、韧性减弱而变脆,轻微外力或跌倒易发生骨折,且愈合缓慢。而骨质的疏松多见于脊柱,故老年人背部较多呈弓形。

第二节　骨关节的解剖与生理

一、骨关节解剖

(一) 骨

骨被视为人体身上的一种器官,是一种特殊形式的结缔组织,由磷酸钙沉积在胶原基质上使之矿化而形成。主要由骨细胞(如成骨细胞、破骨细胞等)、胶原纤维及细胞外基质等构成,外覆骨膜,内含骨髓(红、黄骨髓)、血管、淋巴管和神经等,其作用主要为造血及损伤后的自我修复等。成人共有 206 块骨头,按其形态可分为 4 类:长骨、短骨、扁骨及不规则骨。

1. 长骨　主要分布于四肢,呈长管状,可分为一体两端,由中间的骨干及两端的干骺端组成。骨干中央为空心的腔隙,称为髓腔,内容红、黄骨髓;骨干表面常有数个小孔,称为滋养孔,主要为滋养血管穿行。长骨两端为干骺端,处于生长发育期的青少年,有一骺板,主要起促进骨骼生长,使骨不断增长的作用。干骺端表面有一层透明软骨,相邻软骨间组成关节,参与各种运动。骨端的表面由骨密质形成,内部由骨松质形成,骨干壁则由骨密质形成,骨端的骨松质由于负重发展成与力轴一致的构造,显示了对支持功能的适应。骨端和骨干来源于不同的骨化中心。达到一定发育阶段以后的长骨,在骨端与骨干之间残存有板状的骨端软骨(epiphyseal cartilage),它向两侧沿长轴方向伸长即继续骨化,停止生长后,骨端软骨也骨化,最后只留有痕迹即骨骺线(epiphy-seal line)。长骨的外表面有骨膜被覆,腔壁则被覆以骨内膜。长骨的代表骨有肱骨、股骨、胫骨等。

2. 短骨　较小,呈立体结构,为形状各异的短柱状或立方形骨块,主要分布于手、足等活动较灵活并固定牢靠的部位。短骨能承受较大的压力,常具有多个关节面与相邻的骨形成微动关节,并常辅以坚韧的韧带,构成适于支撑的弹性结构。主要参与这些部位的精细活动,如手腕骨及足的跗骨等。

3. 扁骨　扁平状,长而薄,如头颅骨、胸骨等,主要构成颅腔和胸腔的壁,以保护内部的脏器,扁骨还为肌肉附着提供宽阔的骨面,如肢带骨的肩胛骨和髋骨。

4. 不规则骨　顾名思义,其外形不规则,如椎骨。有些不规则骨内有腔洞,称含气骨(pneumatic bone),如上颌骨。骨根据发生部位,可分为膜化骨和软骨化骨。有的骨由膜化骨和软骨化骨组成,则称复合骨,如枕骨。发生在某些肌腱内的扁圆形小骨,称籽骨(sesamoid bone),如髌骨和第一跖骨下的籽骨。

（二）关节

关节是运动的发起处，它连接全身各骨，使其相互关联。关节软骨表面光滑，有滑液滋润，摩擦较小，不易磨损，且关节软骨具有弹性，故其运动灵活，可承受负荷及减缓震荡。关节分为不动关节、微动关节和活动关节。不动关节又叫纤维性关节，两骨之间由致密纤维结缔组织相连，无活动功能。如头颅骨由8块扁骨组成，边缘形似锯齿，相互交错，中间以骨膜相隔，连接成一整体，无法活动。微动关节（椎间盘、耻骨联合）又叫软骨关节，关节之间以软骨组织相连，这类关节只能稍微活动，如脊柱的活动，两椎体之间仅有一块环状的软骨相隔，周围由相应韧带束缚，使得头颈和胸腰部能够前后左右弯曲转动，但关节面之间的活动范围较小。活动关节（膝关节）：又叫滑膜关节。它有明显的关节腔，腔壁有滑膜，滑膜产生滑液为关节润滑。这类关节有较大的活动范围，但也易发生关节炎等症状。关节的构造包括：

1. 关节面　构成关节两骨的相对面叫关节面，一般是一凸一凹相互适应。凸的叫"头"，凹的叫"窝"，关节面被关节软骨覆盖，除少数关节（如胸锁关节）的关节软骨是纤维软骨外，其余均为透明软骨。其表面光滑，加上关节液的润滑，故磨损较小，有负重及减缓震荡的作用。

2. 关节囊　包裹在关节周围，使关节成为一个密闭的空间，两端附着于关节面周缘相应的部位。关节囊可分为外侧的纤维层及内侧的滑膜层。纤维层由致密的结缔组织构成，其厚薄、松紧随关节的部位及运动的情况而不同，此层有丰富的血管、神经和淋巴管分布。滑膜层薄而柔润，其构成以薄层疏松结缔组织为基础，内侧衬以单层扁平上皮-间皮，周缘与关节软骨相连续。滑膜上皮可分泌滑液，滑液是透明蛋清样液体，略呈碱性，除具有润滑作用外，还是关节软骨和关节盘等进行物质代谢的媒介。

3. 关节腔　关节腔由关节囊滑膜层及关节软骨共同围成，含少量滑液，呈密闭的负压状态，这种结构也体现了关节运动灵活性与稳固性的统一。

4. 韧带　分布在关节周围，大多数位于关节囊外面，也有少数韧带存在于关节囊内，如膝关节的交叉韧带。韧带的作用主要为加固关节及辅助关节进行各种活动。

二、骨关节血供

骨的血供系统由滋养动脉、骨膜动脉和关节周围的动脉组成。滋养动脉是骨主要的血供来源，数量常不等，它经过骨的滋养孔进入骨髓腔，进入骨髓腔后的滋养动脉向近端和远端分别分为升支和降支，两支再分为更为细小的分支，沿途供应骨干和骨髓，两端的终末分支为长骨干骺端提供部分血供。骨膜动脉主要来自周围的肌肉组织，在骨膜形成动脉网，并发出无数细小分支进入骨皮质，与髓内滋养动脉的分支吻合，供应有肌肉附着的骨密质的外层。关节周围动脉是由关节周围的动脉分支形成的干骺端动脉和骺动脉，分别为骨骺和干骺端提供血供。有学者认为，骨干部的骨皮质血供完全由髓内滋养动脉分支供给。但另一些学者认为是滋养动脉分支供给骨皮质内侧2/3或更广区域，剩余部分由骨膜内血管供给。当骨髓和骨膜的血液循环中断时，大约内侧2/3的骨皮质会发生缺血性坏死，但外侧1/3仍存活，相反，当骨膜被剥离时，滋养动脉完整，外侧1/3骨皮质发生缺血性坏死，并常伴随骨膜新骨形成，新骨围绕骨干生长。当滋养动脉受到挤压时（比如胫骨髓内针固定）会发生代偿性的骨膜血管增生。当滋养动脉及骨膜血管均损伤时，会发生整个骨干的骨皮质坏死。

上述动脉常有静脉与之伴行。动脉血管内的血液进入哈弗斯管中的毛细血管系统，为骨组织提供营养后，静脉血回流汇入髓腔小静脉。这些静脉管道可将血液直接引流入中央静脉窦，也可先引流至大的静脉分支内，然后再汇入中央静脉窦，进而汇入滋养静脉将静脉血引流出骨。

骨的血供非常丰富，血供系统间联系紧密。一旦发生骨折，血管会再分布。骨折第3天，骨折断端血肿周围即有新生血管生长，骨折1~2周后，便有大量新生血管，为骨折愈合创造条件。当骨的微循环发生障碍后，会导致许多临床疾病，如股骨头坏死。结核分枝杆菌随循环侵入骨或关节会导致骨结核或关节结核。当骨干发生骨折，髓腔内的滋养动脉断裂，滋养动脉末梢血压消失，周围侧支循环血压相对增高，会导致原有血流方向的改变，外伤后的骨坏死和骨折不愈合与骨的血供受到破坏有关。如胫骨下1/3段几乎无肌肉附着，一旦发生骨折，滋养动脉血供受到破坏，远端血供很差，极易发生骨折不愈合。

关节软骨主要由软骨细胞、软骨基质及蛋白多糖组成，无血管和神经分布。它主要由：①滑膜产生的滑液供给营养；②关节囊滑膜层的血管渗透供血；③进入骺板的小动脉分支紧靠软骨下区，为软骨提供营养。骨骺血供障碍会直接影响骺板软骨细胞的增殖能力，使软骨细胞不能钙化，肥大细胞堆积不能成骨，影响软骨内成骨过程。

三、骨关节的功能代谢情况

骨骼构成了人体的支架，是最坚硬的结缔组织。骨的三分之一由胶原纤维组成，三分之二由矿物质盐组成，其中主要的是羟基磷灰石。骨的大小和形状虽然是由基因决定的，但是，基因的表达却依赖于环境因素。骨结构不仅与其载荷有关，而且还能适应载荷变化，遵循数学定律改变自身结构。这种骨对载荷变化的适应性称为沃尔夫定律（Wolff law）。

骨质分为骨密质和骨松质。皮质骨拥有高度钙化、致密的结构，这种独特的结构使其能够抵抗强大的压缩载荷。同时，还能抵抗一定程度的拉伸和扭转载荷。这种功能的直接原因是骨皮质的超微结构是由具有韧性的胶原纤维和具有刚性的矿物质共同组成的复合体。骨密质通常存在于长骨骨干，骨干中央形成中空的腔，称为骨髓腔。

长骨的两端、肌腱的起止点、韧带的附着点的骨质扩大、膨胀，形成多孔结构的骨质，称为骨松质。骨松质中的骨小梁排列的方向与传递的负荷是平行的。它们的主要作用是将来自关节的应力传递到骨干。微观层面上讲，应力过大会导致单个的骨小梁断裂，如果所有的骨小梁断裂，便形成骨折（fracture）。由于骨内神经的存在，这样的过度负载会引起疼痛（关节炎患者的不适感是由于过度的机械载荷传递到关节使关节畸形或者侵犯关节软骨）。这些微观层面的骨折会通过增加钙盐的沉积而愈合，因此，软骨下骨的硬化和应力点的过度膨大都能在X线片上得到反映。

骨的代谢通过成骨细胞和破骨细胞的生物活性不断地产生和吸收，以此来达到稳定的平衡状态。在疾病的状态下，这种平衡将被打破。如急性骨髓炎、肿瘤、制动使骨产生减少，那么骨质溶解或者骨量丢失将会随之发生。相反，成骨细胞代谢占优势时，骨密度和骨硬度将会增加。不同疾病骨塑形异常比较见表1-2-1。

表 1-2-1　不同疾病骨塑形异常比较

疾病或状态	骨吸收	骨产生
骨质疏松	明显增加	不变或增加
糖皮质激素性骨质疏松	增加	明显减少
甲状旁腺功能亢进	明显增加	明显增加
佩吉特病（Paget 病）	明显增加	明显增加
炎症	明显增加	不变或减少
制动	减少	明显减少

组织学认为在骨组织中，存在5种类型的细胞：骨祖细胞、成骨细胞、骨细胞、破骨细胞和骨衬细胞。骨祖细胞分布在骨的表面，它可以分化为成骨细胞。成骨细胞主要通过膜内成骨和软骨内成骨形成骨骼，是骨形成的主要细胞。它是一种单核细胞，产生胶原蛋白和黏多糖，形成类骨质，同时，也与类骨质的矿化联系紧密。骨细胞是由成骨细胞分化而来的，它存在于骨陷窝中。骨细胞具有一定的溶骨作用和成骨作用，参与钙、磷平衡的调节。破骨细胞是一种多核细胞，作用是参与骨吸收和骨破坏。以往认为破骨细胞和成骨细胞组织学来源相同，然而，新的研究表明，这两种细胞来源于不同的细胞系。目前，人们普遍认为，破骨细胞来源于骨祖细胞在间质组织中分化的基质细胞，而成骨细胞来源于造血系统的单核吞噬细胞。骨衬细胞可能是成骨细胞灭活的形式。像成骨细胞一样，这些细胞分布在骨的表面，细胞扁平、瘦长，它们可能参与维护骨内矿质和晶体的平衡。

骨的形成主要是通过骨有机质和类骨质的矿化完成的，主要由胶原蛋白（90%）和周围的黏多糖组成。矿化开始于无机钙和磷酸盐沿着胶原纤维的纵轴沉积,这一过程称为成核现象。成核现象的发生是由于化学环境中沉积的磷酸盐浓度增加或者是钙盐的溶解度降低造成的,成核之后,随着越来越多的钙和磷酸盐的沉积,盐以晶体的形式存在,并形成规模。羟磷灰石结晶盐的形成与此有相似之处。

刺激骨形成的因素有很多,如应力、应变、钙的调节激素(甲状旁腺激素和降钙素)、生长激素、维生素 A 和维生素 E、钙和磷酸盐离子。另一方面,骨吸收的发生是由于破骨细胞分泌的胶原酶的蛋白水解作用使骨基质变性引起的。刺激骨吸收的因素包括制动、充血、甲状旁腺激素、维生素 D 的活性代谢产物、甲状腺激素、肝素、白介素-1 和前列腺素 E。

钙离子是骨内最主要的矿物质,如果骨内钙离子含量减少,会导致骨质疏松,增加骨折的风险。骨组织周围有一层细胞,通过它可以与细胞外液相互交换物质,故骨可以不断地吸收及沉积钙离子,保持着骨内及骨外(细胞外液、细胞内)钙环境的稳定。而小肠的吸收、激素(如甲状旁腺激素、降钙素)、肾脏的吸收(肾小管的再吸收)及维生素 D 等的代谢,对维持血钙浓度的平衡均起着重要作用。骨内矿物质除了钙离子还包含镁离子、磷酸盐离子、碳酸盐、氢氧化物等。

(一) 钙离子对于骨代谢的意义

钙元素(Ca)是人体重要的组成之一,一般以钙离子(Ca^{2+})形式存在。钙在人体内含量很大,绝大部分存在于骨骼和牙齿中,很少量存在于血液和组织里。在骨内主要以磷酸盐、碳酸盐等的形式存在。钙离子的主要功能有:①钙离子是凝血因子,参与凝血过程;②参与肌肉(包括骨骼肌、平滑肌)收缩过程;③参与神经递质合成与释放、激素合成与分泌;④是骨骼构成的重要物质。由于新陈代谢,人体每天都需要从食物中补充一定量的钙,成人每天需摄取 1 000mg,生长发育时每天需摄取 1 300mg。因为骨骼的发育需要,青少年需要的钙比成人高。

钙离子的吸收部位主要在小肠上段,部分也可在结肠被吸收。钙离子的吸收与以下因素有关:①维生素 D,是影响钙吸收的主要因素,它能促进肠黏膜细胞中钙结合蛋白的合成,从而促进小肠对钙的吸收。当维生素 D 缺乏或任何原因影响活性维生素 D 形成时,都可导致小肠对钙的吸收降低,造成缺钙。因此,临床上对缺钙患者补充钙剂的同时,补给一定量的维生素 D,能收到更好的治疗效果。②年龄,钙的吸收率与年龄呈反比。婴儿可吸收食物钙的 50% 以上,儿童为 40%,成人为 20% 左右。40 岁以后,钙的吸收率直线下降,平均每 10 年减少 5%~10%,这是导致老年人发生骨质疏松的主要原因之一。③食物成分及肠道 pH,钙盐在酸性环境中容易溶解,在碱性环境中易于沉淀。因此,凡能使肠道 pH 降低的因素如胃酸、乳酸、乳糖、柠檬酸、酸性氨基酸等均能促进钙的吸收。而食物中过多的碱性磷酸盐、草酸盐、鞣酸和植酸等,均可与钙结合形成难溶性钙盐,从而妨碍钙的吸收。此外,食物中的钙磷比例对钙的吸收也有一定影响,一般钙磷比例为 1:1 至 1:2 时,有利于钙的吸收。④血中钙磷浓度,血中钙、磷浓度升高时,小肠对钙、磷的吸收减少。反之,血钙或血磷浓度下降时,则小肠对钙、磷的吸收加强。而碱性环境会抑制钙的吸收。人体每天排出的钙约 80% 由肠道排出,20% 由肾排出。肠道排出的钙主要是食物和消化液中未被吸收的钙,其排出量随食入的钙量和钙的吸收状况而变化。正常人每天有 10g 左右的血浆钙经肾小球滤过,但其中 95% 被肾小管重吸收,随尿排出的钙仅为 150mg 左右。正常人每天从尿排出的钙量比较稳定,受食物的钙量影响不大,但与血钙水平有关。血钙高则尿钙排出增多,反之,血钙下降则尿钙排出减少。当血钙下降至 7.5mg/100ml 血清以下时,尿钙可减少到零。

钙离子在人体血浆中的浓度维持在 2.25~2.75mmol/L,儿童稍高一些。低于该浓度,就需要多摄入钙离子、减少肾脏的排泄或骨组织内的钙离子分解,以维持浓度平衡,维持内环境稳定;高于该浓度,则需要减少摄入、增加骨组织的吸收或增加排泄。钙的排泄主要通过肾脏完成,部分通过肠道排泄。而肾脏排泄钙离子的量差异较大,这主要与体内钙离子浓度、人体摄入量等因素有关,并且肾小管会根据体内钙离子浓度来适度吸收钙离子(95% 以上被重吸收),主要通过维生素 D 及甲状旁腺激素来调节。

(二) 磷对骨代谢的意义

磷是体内含量较多,仅次于氧、碳、氢、氮、钙而居第六位的元素,占体重的 1%。骨是含磷最为丰富的器官,成人体内含磷约 600~700g,其中 80%~90% 在骨骼中,与钙结合成羟基磷灰石(HA)晶体而存在,而且能释放至血液而调节血磷水平。一般认为,骨基质形成中磷比钙居于更重要的地位。在含磷最为丰富的骨组织内,磷不仅构成了骨骼最主要的无机成分,而且几乎参与了骨无机基质与骨有机基质形成的每一过程,这是由磷在生命化学中的特殊地位决定的。

血磷通常是指血浆无机磷酸盐中所含的磷,血浆无机磷酸盐主要以 HPO_4^{2-} 和 $H_2PO_4^-$ 形式存在。正常成人血磷浓度约为 1.2mmol/L,新生婴儿为 1.3~2.3mmol/L。血磷不如血钙稳定,其浓度可受生理因素影响而变动,如体内糖代谢增强时,血中无机磷进入细胞,形成各种磷酸酯,使血磷浓度下降。

正常成人每天需磷量约 1.0~1.5g,食物中的磷大部分以磷酸盐、磷蛋白或磷脂的形式存在,有机磷酸酯需在消化液中磷脂酶的作用下,水解为无机磷酸盐后才能被吸收。磷较钙易于吸收,吸收率为70%,当血磷下降时吸收率可达90%。因此,临床上缺磷极为罕见。磷可在整个小肠被吸收,但主要吸收部位为空肠。影响磷吸收的因素大致与钙相似。磷排泄与钙相反,主要由肾排出,尿磷排出量占总排出量的 60%~80%,由粪排出的只占总排出量的 20%~40%。当血磷浓度降低时,肾小管对磷的重吸收增强。由于磷主要由肾排出,故当肾功能不全时,可引起高血磷。

体内钙磷代谢主要受神经体液调节,其中甲状旁腺激素、降钙素和 1,25-(OH)$_2$-D$_3$ 是调节钙磷代谢的三种主要体液因素。它们主要通过影响小肠对钙磷的吸收、钙磷在骨组织与体液间的平衡以及肾脏对钙磷的排泄来维持体内钙磷代谢的正常进行。

（三）镁离子对骨代谢的意义

镁离子在人体内含量较低(约 $0.75×10^{-4}$mol/L),但它可以直接影响骨细胞的功能,影响骨的矿化过程,使骨生长受限,最终导致骨质疏松等,它主要是通过影响骨内钙离子的吸收及沉积来体现的。

镁主要经小肠黏膜吸收,但吸收量极少。在体内大约 2/3 的镁离子储存于骨组织内,只有少量存在于细胞外液中。体内镁离子浓度降低时,会引起甲状旁腺激素分泌减少,从而使钙离子浓度降低,影响骨内钙离子的沉积。体内镁离子浓度增加时,甲状旁腺激素分泌增加,钙离子浓度相应增加,有利于骨内钙离子沉积。镁的排泄主要经肾脏完成,肾近曲小管会重吸收 20%~30% 的镁离子。

（四）维生素 D、甲状旁腺激素及降钙素对骨代谢的意义

维生素 D 是胆固醇衍生物,主要参与调节体内钙磷代谢,可使血钙、血磷浓度上升,从而促进体内骨质矿化及骨形成。它还可以调节体内细胞的生长、发育、增殖及分化等过程。一般来说,人体无需刻意补充维生素 D,只需适度接受阳光照射即可。

甲状旁腺激素(PTH)主要由甲状旁腺产生,它是调节血钙浓度的主要激素,主要通过影响小肠对钙的吸收、肾脏对钙的排泄及重吸收来维持血钙浓度平衡。目前 PTH 公认的作用有:①升高血钙浓度;②增加肾脏对磷的排泄,降低血磷浓度;③增加骨对钙的吸收率;④增加骨内破骨细胞的数量;⑤促进维生素 D 的形成等。PTH 和维生素 D 对维持血钙浓度的平衡都十分重要,两者缺一不可,不管缺哪个,均会使血钙降低。

降钙素由甲状腺滤泡的 C 细胞分泌,可以抑制破骨细胞活力,抑制其对钙的吸收,可降低血钙浓度,也可降低血磷浓度。降钙素主要是抑制 PTH 对骨吸收的刺激作用,暂时性地减少了钙从骨组织内进入血浆,从而降低血钙浓度。

（五）关节软骨的代谢

关节软骨的代谢主要有两个方面,即合成代谢与分解代谢。但它不同于其他组织,因为关节软骨对氧的利用较低,主要通过无氧代谢提供能量。软骨细胞合成软骨基质所需的各种成分,并支配它们在基质中的排列。一些因素(如生长因子、白细胞介素、基质成分等)可以影响软骨细胞的代谢过程,可能使软骨变性,甚至退变,导致骨关节炎。

1. 合成代谢　软骨细胞主要合成蛋白多糖分子,并使其相互聚合及硫酸化。在儿童及青年人中,软骨细胞合成的蛋白多糖相对较稳定,但随着年龄的增长,细胞合成的蛋白多糖在成分及大小上均有较明显差异。软骨细胞还可合成胶原纤维。其合成受许多因素的影响,如骨关节炎、增长间隙流体静压变化、各种应力变化、pH、生长因子等。其中最主要的因素是生长因子,它在调节正常软骨的合成中起着重要的作用,而且生长因子与骨关节炎的发生有着极其重要的联系。生长因子主要有血小板衍生生长因子(PDGF)、碱性成纤维细胞生长因子(bFGF)、胰岛素与胰岛素样生长因子(IGF-Ⅰ与IGF-Ⅱ)及转化生长因子(TGF-β)。

2. 分解代谢　关节软骨产生的蛋白多糖会不断分解并被从软骨中排出,因为这样可以在组织的修复或退变过程中,使组织维持正常的生理活动。当发生骨关节炎时,其分解速度会明显加快。这种分解代谢主要受几种水溶性介质及关节所受的负荷影响。胶原在正常的关节内其降解速率极慢,而在发生退行性改变、软骨修复等过程中,其分解速度加快,这可能与某些酶类有关(如降解酶等)。

第三节　患者关爱与质量改进

一、患者关爱

患者关爱是在患者医疗全过程中,医务人员所提供的高质量医疗服务和人文关怀。核医学下设门诊诊室、问诊室、检查室、抽血室等部门,每个服务部门都应保证优质服务,并且要持续改善患者的就诊流程。核医学技师(nuclear medicine technologist,NMT)是唯一能够在核医学检查过程中向患者提供基础关怀的医护人员,故其需在整个检查过程中向患者提供高质量的关怀,包括优秀的患者导向、高质量服务及患者隐私保护。本章主要讨论技师对患者的相关责任,包括患者评估和患者关爱。

(一) 检查前准备

NMT 常常是最初接触患者的工作人员,在见到患者的初期与其建立信任并取得合作十分重要。患者就诊的一般流程包括以下几点:

首先是查对申请单,了解患者的病史,判断患者有无检查的禁忌证。病史资料一般来源于患者手中既往的检查资料、医院的病历保管系统以及申请医师的书面医嘱或者口头医嘱。部分核医学检查需要特殊的、标准化的患者准备,医务人员需要制作患者准备须知来提示、帮助患者完成相关的准备工作以防止检查过程的错误或延误。工作人员应该特别注意受检者是否进行过一些冲突性检查,比如钡餐检查、其他核医学检查或者服用对检查结果形成干扰的药物等。

患者申请单上的基本信息应该包括患者姓名、检查号、申请医师姓名和检查目的、检查项目等。住院患者则需要病房号、病床号以及患者的住院号等。针对申请的检查项目,查看对应药物的库存情况,对于库房没有的药物要适时进行申请或预定。患者预约检查流程见图1-3-1。

工作人员需要在患者到达之前做好以下准备:

1. 所有设备均需要进行质量控制,比如,对剂量校准器和伽马相机的日常质量控制。

2. 检查者必须经过检查技术方面的培训以及患者服务的训练。

3. 必要的物品准备齐全。

4. 根据国家规定校对放射性药物剂量。

5. 急救装备和物品必须确保可以使用。

(二) 患者准备

医护人员给患者留下好的第一印象是很重要的。患者的感受会对整个检查过程中的沟通、配

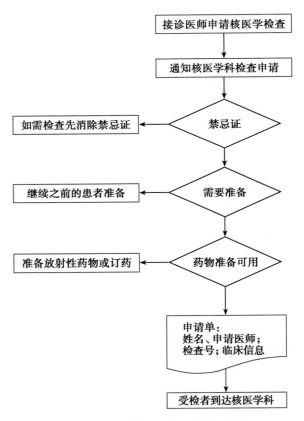

图 1-3-1　预约核医学检查的流程

合等情况产生影响。特别是核医学技师必须以优质的服务态度对待患者。大多数患者对核医学的了解有限，他们可能仅仅因为"核"这个字就可能产生恐惧，这种恐惧可能造成患者的不配合，所以需要在检查之前通过对患者进行安抚并对检查进行详细介绍，以消除恐惧。一般在检查前，告知患者检查相关内容，包括检查进行的方式、患者可能经历的所有不适、检查所需时间及他们得到检查结果的时间等。这有助于确保检查过程中患者的良好配合。另外，应该注意与患者交流时尽量使用其可理解的词语。

当患者到达核医学科时，必须首先确认身份。对于门诊患者，可以通过询问患者姓名、年龄或电话号码确认；对于住院患者，通常可以核查患者的住院手带信息。

当患者到达检查地点时，需要进一步确认检查项目是否正确及患者是否存在该项检查的禁忌证。在检查开始之前，技师必须收集完整的病史，特别是确认患者是否按质完成了该项检查所需的准备工作。关于患者的禁忌证，可以询问、查看病史资料，如既往检查、可能干扰检查的药物或疾病状态等。若进行了干扰性检查、服用了干扰性药物或存在特殊疾病状态，则需要特殊的预防措施或者使用备选检查、延迟或取消检查。门诊患者的病历往往都不完整，因此，技师或者相关工作人员必须准确获取其病史信息。

（三）特定年龄阶段的护理

技师必须评估患者的身体情况，并在需要时给予其适当帮助，如残疾患者（如不能自行移动或上、下检查床，听力损失等）、老年患者、儿童患者及精神科患者等。下文介绍了特定年龄阶段患者的身体功能、药物使用、感染控制、特殊设备使用以及基础患者护理技能（如监测生命体征和急救）；并讨论了如何为技师或者核医学团队建立服务质量的提高方案，包括策略规划、流程管理、患者满意度、数据分析和管理以及特殊问题解决工具和技术。

在核医学工作过程中，技师会接触到各个年龄段的患者。根据不同年龄阶段患者的特点，应采取不同的应对措施，例如技师对待幼儿与成人的处理十分不同。理解不同发育阶段的特点并且学习如何识别各个年龄阶段的正常行为能够帮助技师更好地保证优质服务。

1. 儿童/青少年的发育阶段

0~6个月：这个发育阶段的儿童是以自我为中心的。他们的安全感基于其自身需求得到满足。在生理上，婴儿能够产生大量的肌肉运动（手臂和腿）并且可以自行翻身。噪声会使其受到惊吓。对此年龄阶段的受检者，技师应该在患者到达之前准备好检查室。一般情况下，应嘱其父母最好在检查前将被检者哄睡以便检查。如果可能，被检者父母应陪同其完成检查。技师在整个检查过程中，要仔细观察受检儿童的状态，以便随时发现问题。

7~15个月：这个年龄段的儿童对于任何事物都很好奇，喜欢抓起所有东西并放进嘴里。此外，由于他们能够坐起并正在学习爬行，因此都十分好动。为了防止伤害发生，医疗用品（如纱布或针头等）的放置地点应该远离其接触范围。当对这个年龄段的儿童进行检查时，需要使用束缚设备进行全程控制或束缚。由于"白大褂"或实验室工作服可能导致这个年龄段的儿童惊慌，因此应限制进入房间的陌生人数量并让一名家长在附近以便缓解其紧张情绪。

16~24个月：在这个发育阶段，儿童变得更为独立，他们能够进行简单的交流并且非常活跃。如果检查时使用了任何限制措施，会使其非常抗拒。技师应该花时间与被检者发展良好的医患关系，允许其携带玩具或盖上他们喜欢的毯子，这样可以给儿童提供舒适感和安全感，并进行一定程度的束缚。当孩子对束缚产生抗拒后，对这个年龄段的儿童必须全程监控或约束。

3~5岁：学前儿童非常独立，在给这个年龄段儿童进行检查时，技师应该牢记保持持续的沟通和安慰。与儿童建立信任关系可能有助于安抚他们。在检查过程中，允许儿童合理地抓住医疗设备，与他们谈话并关心他们在检查中的感受，这些都有助于他们配合检查。

6~12岁：这个年龄段的儿童很喜欢通过语言表达，善于询问各种问题。能够理解和遵从指示。面对这个年龄段的儿童，技师需要事先简单而清楚地告知检查流程以消除他们对未知的恐惧并取得他们的配合，并应在检查前后留出时间来解答疑问。

13~18岁：这个年龄段是儿童期向成年期转变的时期。他们能够很好地遵从检查要求，并配合完成。在检查前,应向他们解释进行这项检查的目的,同时应尽可能让其家长参与其中。

2. 成年患者

19～65 岁:这个年龄段的患者随着年龄的增加,对身体不适的恐惧也会增加。受检者提前了解所要进行的检查十分重要。技师需要向其说明检查目的,并根据需要进行细节方面的讲述。

66 岁及以上:在这个阶段,患者身体可能存在基础疾病或高风险因素,如脑卒中、糖尿病、高血压、心脏病及骨折等。因此,常会服用一种或多种可能干扰核医学检查的药物,医护人员需要评估药物对检查的影响告知患者准备事宜,并确定检查方案。由于老年患者听力可能存在问题,交流时应当尽量放慢语速并使用简短直接的句子。另外,要充分考虑老年患者易摔倒的情况,确保显像区域的安全和整洁很重要。如果患者使用步行器、手杖或轮椅,则需把它们放在患者容易拿到的地方。由于老年患者的皮肤更容易撕裂或受伤,在使用胶带或将其固定在检查床上前需要特别注意。在整个过程中,须保证老年患者的尊严和隐私。

（四）患者搬运

在搬运患者前,应首先核对患者信息。确认后评估患者移动的能力,并向其解释搬运的过程。在搬运过程中,首先应该考虑患者安全性。如果需要,可在轮椅、担架或检查床上使用安全带。根据患者的行动能力选择搀扶或者平抬上、下检查床。在需要的情况下,患者往返所在地与检查室的全过程都应该有临床医师的陪同。

二、药物及其管理

（一）药物的管理

核医学技师需要熟悉所使用的药物并能够完成给药工作,包括放射性药物和核医学增强（介入）药物,如呋塞米和胆囊收缩素（CCK）。美国食品药品管理局（Food and Drug Administration,FDA）曾经将放射性药物和造影剂分类为生物制剂,目前已经重新分类为药物。大多数单位都需要技师进行检查相关药物的给药工作,所以技师应该掌握核医学检查中使用的所有药物的给药途径、药理学和不良反应等知识。具体内容可以查阅人民卫生出版社出版的《核医学》,中华医学会核医学分会编订的《核医学技师实用手册》《核医学护士工作手册》等资料来了解核医学技师给药实践范围内的每种药物或放射性药物的相关信息。

每个检查和核医学药物使用都必须在正确的书面或者口头医嘱下进行。药物医嘱可以使用通用名,也可以使用药品的商品名。所有给予的药物都必须在患者的医疗记录中准确填写。准确的记录包括药品名称、剂量、给药途径以及给药人员的姓名和职务。准确的记录也是记账的基础,这在本章的后文中将会提到。

（二）药品使用规则

1. **药物的查对制度** 在核医学检查使用药品时要遵循"三查七对"制度。

"三查":使用前查、使用时查、使用后查。

"七对":查对患者、查对药物、查对剂量、查对浓度、查对时间、查对用法（给药途径）、查对记录（图 1-3-2）。

另外,在给药时还必须牢记:

（1）给药之前了解药物的适应证和副作用。

（2）遵守无菌技术的规则。

（3）不管是谁准备的药物,技师都要为给予的任何药物负责。

（4）检查药物浓度是否合适,是否超过截止日期。

（5）技师在给药前确认患者身份。

（6）监视患者是否出现不良反应。对于需要解毒剂的药

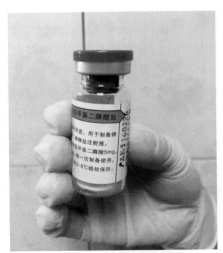

图 1-3-2 查对药物情况

物要熟悉,同样还要熟悉急救车的位置。

（7）药物使用错误必须根据单位政策进行报告,并通知临床申请医师。

2. 药物使用原则　核医学是应用放射性核素或核射线诊断、治疗疾病和进行医学研究的学科。作为显像剂的放射性药物通过口服、吸入或注射进入体内,特异性地集聚于靶器官或组织,用适当的手段和仪器对其产生的 γ 射线进行探测,从而获得药物在体内的位置及分布图像,用于诊断各种疾病及获得脏器或组织的功能状态。由此可见,让放射性药物进入人体是进行核医学检查的首要步骤。临床上常用的给药途径有静脉注射、皮内注射、口服法和吸入法等,其中以静脉注射法最为常见。

在给药的过程中,应遵循给药原则:

（1）根据医嘱给药:给药属于非独立性的操作,必须严格根据医嘱给药（注射单）。技师应具有一定的药理知识,熟悉常用药物的作用、副作用、用法、毒性反应,了解患者的健康状况,对有疑问的医嘱,应及时向医师提出,不可盲目执行,也不得擅自更改医嘱。

（2）严格执行查对制度。

3. 核医学药物的抽取

（1）从药瓶中抽取非放射性药物（图 1-3-3）

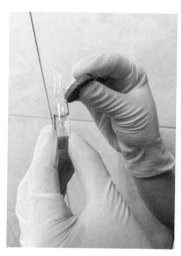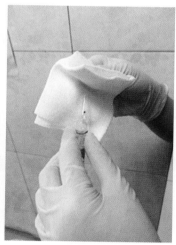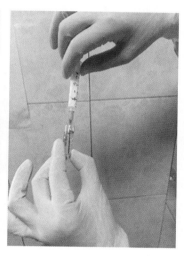

图 1-3-3　从药瓶中抽取非放射性药物

1）非放射性药物可能是以液体或冻干粉的形式分装在药瓶内。如果是冻干粉剂,则需要添加稀释剂,根据包装说明书将其制成溶液。阅读标签以确认药物、浓度和截止日期正确。

2）如果药物是装在单剂量安瓿中,需要使用小的砂轮划安瓿的颈部。用小纱布保护手指,折断安瓿头部。将针头斜面向下放入安瓿内的液面下,进行吸药。

3）如果药物是装在药瓶中,首先需要去除金属或塑料盖。在抽取非放射性药物前,应该先向药瓶中注入与抽取药物等体积的空气。去掉针帽,注意不要污染针头。将针头以 45°角插入橡胶隔片,刺穿之后将针拉直,抽取想要的量的同时检查是否有气泡。轻敲注射器边缘以去除气泡。

（2）从药瓶中取出放射性药物（图 1-3-4）:在接触放射性物质时,必须戴上手套。在抽取放射性药物时,应当使用适当尺寸的铅玻璃注射器防护来减少辐射暴露。组装注射器和针头,将其固定在注射器防护中。去掉针帽,注意不要污染针头。用酒精消毒防护药瓶的橡胶隔片,以 45°角插入针头,深度以刺破橡胶隔片为宜。刺穿之后倒转药瓶调整针头并抽取想要的体积,检查是否有气泡。在抽取放射性药物时不要向药瓶中注入空气。

4. 常规给药途径　药物的给药途径包括外用、舌下含服、口服和非肠道途径。

（1）外用途径:药物应用于有限的区域以产生局部作用。药物通过皮肤吸收并进入血液。

（2）舌下途径:药物放于舌下吸收入血。如硝酸甘油用以抵抗心绞痛。

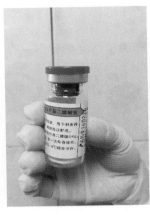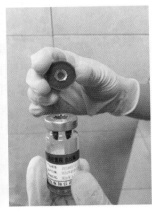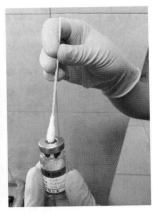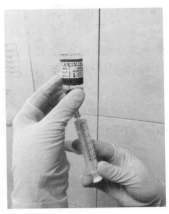

图 1-3-4　从药瓶中抽取放射性药物

（3）口服途径：口服药物的形式多样，比如片剂、胶囊、颗粒和液体。$Na^{123}I$ 或 $Na^{131}I$ 常常通过胶囊或液体的形式口服给药，用于甲状腺吸收、扫描和治疗。

（4）非肠道途径：药物直接注射进入人体。根据注射深度分为以下类别（图 1-3-5）：

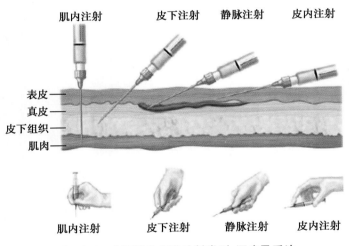

图 1-3-5　非肠道途径的注射类别、深度及手法

1）皮下注射：皮下注射是将少量药液注入皮下组织。最常用的注射部位是上臂或大腿外侧。注射量一般为 2ml 或更少（比如过敏免疫注射）。

2）皮内注射：皮内注射是指将药液注入皮肤的表皮与真皮之间。用很小的针头注射药物（比如青霉素皮试、结核菌素皮试和淋巴显像注射）。

3）肌内注射：药物注射入上臂三角肌、臀大肌上象限或大腿外侧的股外侧肌，以 90° 角进针。注射剂量最多 5ml（比如维生素 B_{12} 注射）。

4）静脉注射：根据注射类型和注射的药物不同，使用不同种类的设备进行注射。静脉注射是核医学最常使用的途径，后文将进一步讨论。

（5）鞘内注射：使用脊柱穿刺针直接将药物注射到脊髓的蛛网膜下腔内，比如造影剂或放射性药物。技师在这种胃肠外方法中的作用是协助医师准备无菌环境并在注射药物的过程中作为助手（比如核素脑池显像注射）。

5. 核医学药物给药方法

（1）静脉注射法：大部分的放射性显像剂都是通过静脉注射进入受检者体内。静脉穿刺可以通过注射器连接头皮针头或静脉留置管完成。注射器和针头一般仅用于单次注射取得血液标本。针头有多种直径和长度供选择,针头的尺寸以直径表示。静脉留置针常常用于需要多次静脉注射、输液或弹丸注射。留置针由腔内带有管心针的硅导管构成。

1)用物:注射治疗盘1套,注射单1本,药液按注射单准备,胶布1卷,皮肤消毒液1套,注射器1~2具(按注射药量备),头皮针或留置针1~2枚,注射铅筒1套,止血带1根,注射小垫枕1个。

2)部位:四肢浅静脉,常用腕部、手背浅静脉,动态显像时选择肘部浅静脉(贵要静脉、肘正中静脉),必要时可用足背部浅静脉(图1-3-6)。

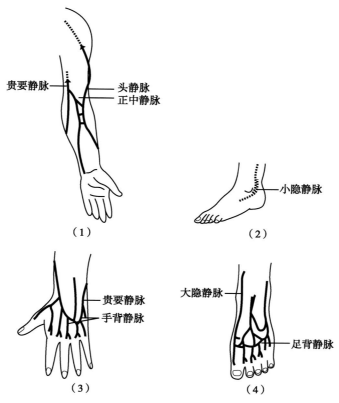

（1）　　　　　　　　　　　　（2）

（3）　　　　　　　　　　　　（4）

图 1-3-6　静脉注射法常用注射部位

3)方法(图1-3-7)

a. 洗手,戴口罩、手套,按注射单备药,备注射治疗盘。

b. 核对,向受检者解释操作目的,仔细交待候检时注意事项及检查时间。

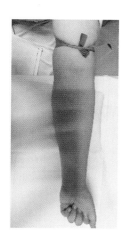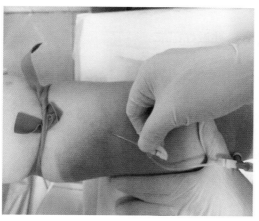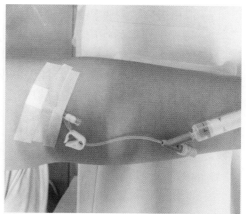

图 1-3-7　静脉注射过程

c. 选择合适静脉,以手指探明静脉方向及深浅,在穿刺部位的肢体下垫小枕。

d. 在穿刺部位的上方(近心端)约6cm处扎紧止血带,局部皮肤常规消毒,消毒范围应以穿刺点为中心,直径大于5cm。嘱受检者握拳。

e. 再次查对。接头皮针头留置针并排气。以左手拇指绷紧静脉下端皮肤,使其固定,右手持针,针尖斜面向上,与皮肤呈15°~30°角,由静脉上方或侧方刺入皮下,再沿静脉方向潜行刺入静脉。

f. 见回血,说明针尖已进入静脉,应再顺静脉进针0.5~1cm。使用静脉留置针时,去除针帽并将斜面朝上。固定静脉并以20°~30°角插入针头。降低针头直至几乎与皮肤平行,进针。观察回血以确认进入静脉,随后进针1/3以固定导管尖。一只手握住针头,另一只手的拇指和示指退出针芯,将导管轻轻推入静脉。不要将针芯重新插入留置针。松开止血带,嘱患者松拳,胶布固定针头,注入药液。

g. 注射完毕,将干棉签放于穿刺点上方,快速拔出针头,嘱受检者按压棉签5~10分钟。

4)设备:静脉穿刺可以通过蝴蝶针、注射器和针头或静脉留置管完成。蝴蝶针或带翼输液器由连接针头的软管和两侧的塑料"翅膀"组成。持针时拇指和示指夹住翅膀。在蝴蝶针插入静脉之前,管道中可以填充盐水或灭菌水以避免注射空气。蝴蝶针可以用于多种注射,常常用于弹丸注射,随后生理盐水冲洗。当药物需要注射入小的或浅表静脉时蝴蝶针非常有效,因为这种针头能够以小角度穿刺。技师在使用注射器和针头进行注射困难时可以使用蝴蝶针。

注射器和针头一般仅用于单次注射取得血液标本。针头有多种直径和长度供选择,针头的尺寸以直径表示。随着针号增大,针孔直径减小。

静脉留置针常常用于需要多次静脉注射、输液或弹丸注射时。留置针由腔内带有管心针的硅导管构成。通过静脉留置针给药在本章的后文中将会讨论。美国职业安全与健康管理局(OSHA)要求使用安全设计的尖锐设备以使员工的潜在健康危险最小化。新的设备已经被开发出来,包括无针静脉给药系统和内置能收回或保护针头的安全设备的注射器。OSHA承认这些设备可能不适用于核医学科的所有情况,因为必须考虑辐射安全。

5)注意

a. 操作时,严格执行查对制度(受检者姓名、性别、年龄、检查项目等)。

b. 推注显像剂前后均应推注生理盐水,以确保管道通畅在位及减少显像剂残留。

c. 应选择粗、直、有弹性,无静脉瓣,易于固定的静脉穿刺,避开关节和瘢痕。并应遵循由小到大、由远心端向近心端的原则。

d. 全身骨显像(全身骨扫描)通常选择未受累肢体的浅表静脉,应特别注意乳腺癌术后及行外周中心静脉导管(peripherally inserted central venous catheter,PICC)置管的患者;动态显像不选择下肢静脉。

e. 操作过程中一旦出现局部肿胀或受检者主诉疼痛,应立即停止推药。必要时拔出针头、按压局部,另选静脉重新穿刺。

f. 根据受检者的年龄、病情掌握推注速度。注射过程中应注意听取受检者主诉、观察病情变化。

g. 严格遵守放射性辐射防护原则。

h. 每天工作前后均应进行表面沾污测定,并做好记录。

(2)皮下注射法:主要用于淋巴显像时注射^{99m}Tc-硫胶体。

1)用物:注射治疗盘1套,针头1枚,注射器(1~2ml)1具,注射铅筒1副,注射药液按注射单备。

2)部位:显像剂注射部位应根据全身淋巴循环的解剖生理规律,按照检查部位和范围的不同,选择各部位淋巴回流起点的皮下、黏膜下、组织间隙、体腔及器官被膜下注射显像剂。

3)方法

a. 洗手,戴口罩、手套,按注射单备药,备注射治疗盘。

b. 核对,向受检者解释操作目的,仔细告知候检时注意事项及检查时间。

c. 选择注射部位,常规消毒皮肤,待干。

d. 再次核对,排尽注射器内空气,左手绷紧局部皮肤,右手以平执式持注射器,示指固定针栓,针尖斜面向上,与皮肤呈30°~40°角,快速刺入皮下,进针约1/2或2/3,松左手,抽吸无回血后,缓慢推注药液。

e. 注射毕,用干棉签轻压针刺处,快速拔针。

4)注意:行上下肢淋巴显像时,应嘱患者在候诊期间活动上下肢。

常见的注射部位及其所显示淋巴系统的范围见表1-3-1。

表 1-3-1 常用淋巴显像的注射部位和显像体位

显像区域	注射点	注射深度	显像体位
颈淋巴	双侧耳后乳突部 口内上下齿咬合线中点	皮下(0.5cm) 黏膜下(0.2cm)	前、左右侧位
腋淋巴	双手Ⅰ/Ⅱ指蹼	皮下(0.5~1cm)	前、左右侧位
胸廓内淋巴	双肋弓下1~2cm,中线旁3cm	腹直肌后稍前(3~6cm)	前位
腹股沟及髂部淋巴	双足Ⅰ/Ⅱ足蹼	皮下(0.5~1cm)	前、后位
盆腔内淋巴	肛-尾骨尖连线中点 肛周3点、9点	组织内(2~4cm)	后、前位
病灶引流淋巴	病灶周缘	皮下或黏膜下	按需
纵隔淋巴	右下腹阑尾点下	腹腔内	前位

(3)口服法:口服药物的形式多样,比如片剂、胶囊、颗粒和液体。Na^{123}I或Na^{131}I常常通过胶囊或液体的形式口服给药,用于甲状腺的检查和治疗。

口服药物的步骤如下:①洗手,备齐用物;②双人核对标签及注射单,准备给药;③患者吞食药物时守在患者身边,可适量提供饮水,避免药液撒漏及残留过多。

6. 预防渗漏 当液体从静脉系统向组织中渗出时即发生渗漏。必须采取下述措施来防止渗漏:①检查回血来确定针头的位置;②将针头或留置针固定在注射点;③如果患者表示注射局域不适、注射时感到阻力或者观察到注射点附近肿胀则立即停止注射;④如果发生了渗漏,保持对静脉的按压直至出血完全停止,这个步骤可能有助于预防令人痛苦的血肿;⑤在医疗记录上记下渗漏的发生、渗漏的体积以及渗漏的部位。

7. 废弃针头处理 将所有的废弃针头和注射器直接放入废弃针头容器中,不能重复使用针头。根据污染物类型将容器打上标签:感染性医疗废物、放射性医疗废物或两者都有。有时候放射性注射器在丢弃之前需要清洗以避免放射性污染。

8. 药物使用记录 检查完成后,使用的所有药物都应该记录在患者的病历系统中。记录的内容包括时间、药物名称、药物剂量和给药途径。这些记录必须包含记录人员的识别信息。技师在记录药品时必须遵守单位制定的流程和协议。

三、造 影 剂

正电子发射体层仪,简称PET。PET/CT和PET/MR是将解剖学信息和生理学信息融合到单个检查中的显像模式。这些显像模式的融合实现了衰减校正和PET检查中更精确的解剖定位,同时还向医师提供了高诊断质量的CT或MR图像以供判读。在进行诊断性CT或MR检查时,常常需要用到造影剂。

(一)CT造影剂的药理学

碘化合物作为一种阳性X线造影剂常用于CT检查来显示体内低对比度的组织,增加病灶检出率。碘具有高的原子序数,对X射线具有高的衰减系数。当造影剂分散在血管网内时,碘元素使光子能量衰减,在低对比度组织之间产生密度差异,这使得检查部位组织与周围组织区别开来。

X线造影剂是根据其化学结构、渗透压、碘含量和溶液中碘离子量来分类的。目前可用的造影剂只有离子型的和非离子型的。溶液的渗透压与溶液中的粒子数量呈正比。因此,能够解离成阳离子和阴离子的离子型造影剂比在溶液中不能分离的非离子型造影剂渗透压更高,并且渗透压可影响水的分布。高渗造影剂(HOCM)对水分布的影响会导致临床应用中药物副作用的较高发生率。

(二) MR 造影剂的药理学

常用的 MR 造影剂多为顺磁性物质。造影剂本身不产生信号,而是通过改变体内局部组织中氢质子的弛豫效率,与周围组织形成对比,从而达到造影目的。顺磁性金属离子有钆(Ⅲ)、锰(Ⅱ)、锰(Ⅲ)和铁(Ⅲ)。这些金属粒子拥有未成对的电子,有利于激励的质子之间或者质子与周围环境传递能量,使质子弛豫时间缩短。在临床应用中多利用质子 T_1 缩短的效应,如二乙三胺五乙酸钆(Gd-DTPA)。

造影剂可以通过静脉或口服给药。大部分造影剂是通过静脉给药的。造影剂可以是阳性,也可以是阴性,这取决于造影剂在图像上产生阳性对比还是阴性对比。大多数检查中使用的是阳性造影剂。金属钆有 7 个游离电子对,是一种典型的阳性顺磁性造影剂。钆被螯合物如二乙三胺五乙酸(DTPA)连接到有机配体上形成金属螯合物。与单纯的金属相比,金属螯合物对患者的毒性更低。当组织累积这种造影剂时,组织的 T_1 弛豫时间缩短,T_2 弛豫不受影响,从而增强了信号。这使得 T_1 加权图像上信号增强,表现为更亮的区域。钆基造影剂(gadolinium-based contrast media,GBCM)也是 MR 中最常用的造影剂,可为高渗透压或低渗透压的离子或非离子造影剂。

MR 也有阴性造影剂,例如氧化铁。它是由粒子构成的,被称为超顺磁性物质,因为它具有非常强的顺磁性。这种造影剂产生的局部磁场可以缩短 T_1 和 T_2 弛豫时间,T_2 弛豫时间的缩短更明显,最终导致阴性对比。阴性对比使得信号降低。随着造影剂的积累,相应区域在图像上表现为暗区。

(三) 造影剂给药

在进行 CT 和 MR 检查时,为了区别正常和病变组织,快速注射优于缓慢滴注。推荐注射方法是使用高压注射器,能够将注射速度控制在每秒 1~10ml。注射速度取决于检查的方案以及注射部位。快速注射需要使用大号的、柔韧的塑料套管。注射速度大于或等于每秒 3ml 时需要 20 号以上的套管。

高压注射器的准备包括排出注射器和管道中的空气。空气栓塞是潜在危险因素,但是极少见。相比于人工弹丸注射,高压注射降低了空气栓塞的发生率。治疗空气栓塞的方法包括给予 100% 氧气吸入并将患者调整到左侧卧位。在注射药物之前应该回抽静脉血以评估导管尖的位置。如果没有回流血或注射部位血管脆弱或出现渗漏,则改变注射部位。在离开检查室和开始检查之前,检查高压注射器和管道的位置以确认静脉通道能够允许检查床的最大移动范围。

中央静脉导管的高压注射器给药是很安全的,但是导管尖的位置需要使用定位相或近期的胸片进行确认。评估静脉回流,如果没有回流,技师可试着注射盐水来判断通道是否堵塞,如果注射盐水时没有阻力,那么中心静脉导管应该是通畅的。部分时候导管尖紧挨着静脉壁,也会阻碍静脉回流。通过大针孔的静脉留置针进行注射的最高速度为每秒 2.5ml。除非产品说明书表示允许,禁止利用小针孔的外周中心静脉导管进行高压注射。

高压注射器也能用于经外周中心静脉导管(PICC)推注造影剂。研究表明使用 PICC 通道注射造影剂的最高速度为每秒 2ml。特殊设计的 PICC 通道能够承受最高速度为每秒 5ml 的注射。具体情况视产品说明书进行使用。

(四) 造影剂的副作用

美国放射学会(American College of Radiology,ACR)认为使用前面提到的各种类型的碘造影剂所获得的 CT 图像在诊断质量方面没有明显的区别。决定在检查中使用高渗造影剂(HOCM)的首要考虑因素是降低出现副作用的可能性。在决定适合的造影剂时,必须结合患者的病史。在给予 HOCM 之前,获取患者的完整病史,如既往对造影剂注射的反应,是否有甲亢以及哮喘等疾病史是必要的。技师应该询问患者是否有食物过敏或既往对造影剂过敏的表现,以此来判断过敏的类型和程度。

副作用分为轻度、中度和重度三类。大多数副作用都不是致命的,归为轻度和中度。

轻度副作用是自限性的,不需要药物治疗,但需要监控。轻度副作用为打喷嚏、流泪、恶心、呕吐、全身发热伴脸红、头晕头痛、口中金属味、寒战、速脉、皮疹、发痒和焦虑。出现这些症状时技师应该停止输液,安抚患者、通知医师并监控患者至少 20 分钟,必要时肌内或者静脉注射地塞米松 10mg。根据报道,在使用 HOCM 的患者中有 5%~12% 会出现轻度副作用。这个发生率在使用低渗造影剂（LOCM）时降低到 1%~3%。

中度副作用需要更长时间解决，可能需要药物治疗。其症状包括心动过速、心动过缓、高血压、低血压、呼吸困难、轻度支气管痉挛等。除了停止输液、安抚患者、通知医师以外，技师还应该准备输氧和静脉给药。如果症状进展迅速，应该呼叫相应急救人员参与救治。致命的症状常常在给药后的 20 分钟以内出现。中度副作用的治疗包括抬高肢体以防低血压，给予苯海拉明治疗荨麻疹，β 受体激动剂治疗支气管痉挛，肾上腺素治疗荨麻疹或轻度喉头水肿。

重度副作用是致命的，包括血管迷走神经反射、由于喉水肿导致的呼吸困难、中度至重度的支气管痉挛、癫痫、低血压、心律失常、心肺骤停以及休克。如果患者出现任何的重度副作用，需要立即进行治疗。技师应该呼叫急救人员，随后通知医师。紧急治疗包括气管切开、人工呼吸、心脏按压及急救药物应用，随后进一步开展适当的高级支持治疗。

给予 HOCM 后产生副作用的机制有多种，但是准确的发病机制尚不清楚。免疫系统有时因给予 HOCM 后释放生物活性因子，比如组胺，能够导致副作用。从轻度的荨麻疹到全身性的及致命的反应称为过敏反应。过敏反应需要首次暴露于抗原（异物）后，其刺激免疫系统反应并产生抗体导致全身高敏感性。HOCM 可能不需要通过既往暴露来刺激免疫系统产生免疫应答从而导致过敏反应。这个反应与过敏类似，也能够致命。因此，皮试或既往过敏反应的病史并不能完全准确地预测副作用。

HOCM 的渗透压是产生副作用的原因之一，通过细胞外液体弥散进入血管稀释高渗透压的粒子。在这个过程中血管扩张，大多数患者表现为脸红。血管外间隙由于脱水而变为高渗，这又导致另外的液体转移，这可能是导致肾脏不良反应的部分原因。在对患者使用任何类型的 HOCM 之前必须了解患者的血清肌酐水平。血清肌酐水平增高的患者 HOCM 的给予剂量和肾脏不良反应之间存在直接关系。一般来说，早先存在脱水、肾脏疾病或糖尿病的患者存在较高的危险因素。根据患者的情况，充足的水化对于肾功能不全或可能脱水的患者来说是很有必要的。

对于那些被分类为有进展性副作用危险的患者来说，可能是造影剂使用的禁忌证，需要提前用药预防。高危的因素包括有哮喘、过敏、肾脏病、糖尿病、心脏病、焦虑、嗜铬细胞瘤、甲亢或甲状腺癌病史等。造影剂肾病（CIN）是无其他原因，在血管内使用造影剂后发生的急性肾功能下降。具体表现为：使用造影剂后 48~72 小时，血清肌酐水平上升 44μmol/L，或比基础血清肌酐水平上升 25%。但血清肌酐水平受年龄、性别、体重等的影响，所以有人提出用肌酐清除率反映 CIN。怀疑有肾脏病的患者需要测定血尿素氮（BUN）和肌酐水平的基础值或肾小球滤过率（GFR）的估计值。一般来说，处于危险中的患者应该只能接受 LOCM，因为使用这种造影剂时不良反应的发生率更低。可以联合使用 LOCM 和检查前用药来降低既往曾经发生不良反应的患者副作用的发生率。给予 HOCM 之前的检查前用药的常用方法列于表 1-3-2 中。

表 1-3-2　检查前用药方法

药　　物	用 法 用 量
皮质醇类/抗组胺类	
泼尼松	检查前 13、7 和 1 小时口服 50mg
苯海拉明（加）	注射 HOCM 前 1 小时静脉注射、肌内注射或口服 50mg
皮质醇类	
甲泼尼松	注射 HOCM 前 12 小时和 2 小时口服 32mg

（加）：泼尼松和苯海拉明联合使用。按照上述用法用量使用泼尼松，并在检查前 1 小时添加使用苯海拉明

在静脉注射碘造影剂之前，了解患者正在服用的药物中是否含有二甲双胍。二甲双胍是一种口服的降糖药，用于治疗非胰岛素依赖性糖尿病。美国食品药品管理局认为如果患者将要进行静脉注射碘造影剂的检查，二甲双胍可以暂时停用，否则可能增加乳酸酸中毒的风险。有肾功能损害的患者是高风

险人群。美国放射学会建议,停用二甲双胍48小时或直到随访肾功能正常时再恢复使用。其他情况也能降低乳酸代谢,比如肝功能损害或心力衰竭或严重感染导致的无氧代谢增加,也会使患者处于危险中。MR中使用的GBCM在常规剂量范围$0.1\sim0.3$mmol/kg之内不需要停用。

MR使用的造影剂是以小剂量给药的,相比CT使用的造影剂而言,不良反应发生率明显降低。尽管不常发生,MR造影剂的不良反应与使用非离子型造影剂产生的不良反应类似。GBCM是有渗透毒性的,意味着这些造影剂的使用能够打乱血液的渗透压平衡。高渗副作用包括低血钠和高血钾,这能导致脱水。急性轻度副作用包括脸红、头痛、恶心、面部肿胀以及皮肤问题(包括皮疹、瘙痒和荨麻疹)。由GBCM引起的重度肾脏不良反应是肾源性系统性纤维化(NSF)。NSF是一种导致皮肤和结缔组织纤维化的疾病。GBCM增加了肾功能不全患者[GFR<30ml/(min·1.73²)]患NSF或由于肝肾综合征导致急性肾功能不全的风险。

高渗造影剂的渗漏对于组织的毒性特别大。对于有渗漏危险因素的患者应该使用LOCM来降低造影剂渗漏对周围组织的毒性。在交流症状方面有困难的特殊患者风险会增加,这部分患者包括儿童和老年人、重症患者等。渗漏的其他危险因素包括慢性疾病、静脉受损、静脉经多次穿刺、动脉供血不足以及淋巴或静脉回流受阻。渗漏导致急性炎症反应,在$24\sim48$小时内达到高峰,并且有可能导致更严重的不良反应比如组织溃烂和坏死。随后可能转变为慢性炎症反应,并可能伴发纤维化和肌萎缩。

造影剂渗漏的治疗方法尚未被所有的放射学家认定,所以需要进一步研究来判断不同治疗方法的效果。最常用的治疗是将注射侧肢体抬高到心脏水平以上。造影剂渗漏造成的伤害主要是由于造影剂的高渗透性引起的。抬高肢体可使得毛细血管压力降低从而促进造影剂重吸收入血。也可以使用热敷或冷敷法治疗。冷敷法被认为能够缓解疼痛,热敷法被发现能够增加该区域的血流量,从而促进外渗造影剂的吸收。医务人员要观察患者状态,如果$2\sim4$小时之后患者肿胀或疼痛加重、组织灌注量改变、感觉异常或皮肤溃烂或起疱,应该考虑外科处理。患者应该被观察监控直到放射科医师判断症状缓解或者没有新的症状出现。造影剂渗漏和任何相关的治疗都应该记录到患者的病历中并且通知其申请医师。

四、无菌操作

无菌操作是一种通过减少感染微生物或病原体来防止感染或疾病扩散的技术。微生物包括细菌、病毒、原虫和真菌。

(一) 感染循环

感染循环包括致病生物、感染宿主、传播途径和易感人群(图1-3-8)。感染宿主可以是微生物能够找到营养、水分和热度的任何地方,人体即可提供这种条件。一些微生物以正常菌群及帮助消化和皮肤保护的方式生存在体表或体内。这些生物在被限制于它们日常的环境中时不会致病,但是在其他环境中能够致病。病原体也能生存在健康人体内但不引起显性疾病,这些人群称为携带者,也可以称为感染宿主。

人体是最常见的感染宿主,任何能够支持微生物生长的环境都有能成为次要来源,包括污染的食物、水,或任何潮湿温暖的没有定期清洁的地方。

患者免疫系统缺乏抵抗力使得他们成为易感人群。他们可能发生二次感染或院内感染。住院患者发生院内感染的年发病率接近5%。大多数这类感染都不致命。最常见的院内感染是尿路感染。调查显示,2018年我国二级综合医院感染例次发病率为0.18%,三级综合医院感染例次发病率为1.28%,这需要我们特别予以重视。

传染病的预防也是医务工作者的重要任务,针对传染病流行的三个基本环节,预防的主要措施包括控制传染源、切断传播途径和保护易感人群。其中切断传播途径通常是起主导作用的预防措施。

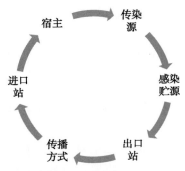

图1-3-8　感染循环示意图

（二）感染的传播途径

四个主要的疾病传播途径如下：

1. 接触传播　院内感染最常见的传播方式，又分为两类：直接传播和间接传播。

（1）直接传播：在没有任何外界因素参与下，传染源与易感者直接接触而引起疾病传播的方式。比如皮肤感染能通过直接接触传播。

（2）间接传播：易感者因接触被传染源排泄物或分泌物所污染的某些无生命的物体而引起感染造成疾病传播的方式。接触到病原体的物体称为污染物。污染物包括手套、污染的导尿管或伽马相机的表面等。

2. 飞沫传染　发生于含有病原体的飞沫通过咳嗽、喷嚏或交谈进入空气中，可能落在宿主的结膜、鼻黏膜或口中。飞沫不会总是留在空气中，因此将其独立出空气传播。需要使用专用的通风设备预防传播。

3. 空气传播　含有病原体的飞沫核（5nm 或更小）流通或蒸发后悬浮在空气中长时间停留或成为含有病原体的粉尘。需要使用专用的通风设备预防传播。病原体通过空气传播的例子有结核分枝杆菌和水痘病毒。

4. 虫媒传播　病原体在传播到新的宿主之前先在哺乳类或昆虫体内生长和繁殖。虫媒的例子有蚊子、苍蝇、鼠以及其他通过叮咬传播疾病的虫类。

（三）标准预防措施

美国职业安全与健康管理局（Occupational Safety and Health Administration，OSHA）发布规章要求医院应该为员工提供乙型肝炎病毒（HBV）免疫疫苗并且提供方法和装备以防止人类免疫缺陷病毒（HIV）和其他血液传染病的传播。大多数医院获得性乙肝病毒或艾滋病病毒的感染是经皮暴露。对乙肝免疫的个体几乎没有感染该疾病的风险。对于未接种免疫疫苗的个体经暴露后感染 HBV 的可能高达 6%～30%，而艾滋病病毒的感染风险仅为 0.3%。由于标准的预防措施和针对该病毒的疫苗的有效性，医院获得性的乙型肝炎病毒感染者减少了 95%。我们必须独立判断并确定何时需要保护屏障或个人防护装备（PPE）。

1. 将所有的患者标本和体液都看作为具有潜在的感染性物品。

2. 当可能接触到任何的体液、黏膜、非完整皮肤或被体液（如血液、尿液、粪便、伤口引流，口腔划伤、痰、呕吐物）污染的任何物品或表面时，请戴上手套。

3. 当可能暴露于口、鼻、眼黏膜分泌的体液时，请戴好口罩或防护眼镜。

4. 当衣服可能被身体异物污染时，请穿好防护衣。

5. 在接触患者前、后均应洗手。体液污染后应立即、彻底地清洗双手及相应皮肤表面。

6. 将无帽的针头/注射器和"利器"丢弃到抗穿刺的生物容器里。

7. 及时用消毒剂清洁血液和溢出的体液。

8. 及时报告所有针扎事件或污染事件（血液、体液或组织）。

洗手技术：应该在接触每个患者前后和手套使用前后进行洗手。七步洗手法是医务人员进行操作前的常规洗手方法，用七步洗手法清洁自己的手，可减少手部污物和细菌，帮助预防接触感染，减少传染病的传播。可采用口诀"内、外、夹、弓、大、立、腕"进行记忆。具体步骤如下（图 1-3-9），每一步洗手时间应不小于 15 秒。

第一步（内，图 A）：洗手掌。流水润湿双手，涂抹洗手液（或肥皂），掌心相对，手指并拢相互揉搓。

第二步（外，图 B）：洗背侧指缝。手指交错，掌心对手背沿手指缝相互揉搓，双手交换进行。

第三步（夹，图 C）：洗掌侧指缝。双手交叉沿指缝相互揉搓。

第四步（弓，图 D）：洗指背。弯曲各手指关节，半握拳把指背放在另一手掌心旋转揉搓，双手交换进行。

第五步（大，图 E）：洗拇指。一手握另一手大拇指旋转揉搓，双手交换进行。

第六步（立，图 F）：洗指尖。弯曲各手指关节，把指尖合拢在另一手掌心旋转揉搓，双手交换进行。

第七步（腕，图 G）：最后洗手腕、手臂。揉搓手腕、手臂，双手交换进行。

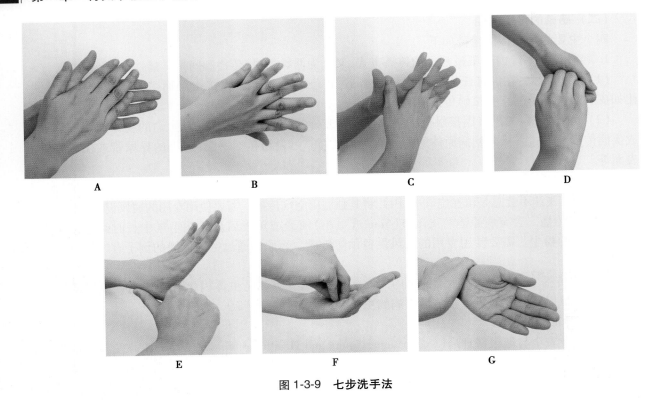

图 1-3-9　七步洗手法

(四) 内务处理

技师应负责保持工作环境的洁净,包括更换患者的床单和用抹布蘸消毒液进行成像区域的消毒。疾病预防控制中心建议使用次氯酸钠漂白剂作为首选消毒剂来预防 HIV 和 HBV 的传播,因为 HBV 在干燥血液中可以存活 7 天。当准备和使用该溶液时,技师应使用个人防护用品。一般情况下,漂白液应与污染源持续接触至少 10 分钟才是有效的。

五、生命体征和患者评估

在技师操作时,良好的观察评价技能在满足患者的需求方面起着重要作用。一些辅助手段可以帮助评估患者情况。在开始检查前检查病历,询问患者的感觉如何。在检查前应密切观察例如最容易识别的体征之一皮肤颜色。虽然个人情况不同,但如果患者出现苍白或发绀,需要迅速对患者的变化进行评价。发绀代表组织缺氧,需要立即就医。触诊患者使技师得以进一步评估患者以及安慰患者。重病患者可能会出现苍白、寒战和出汗。如果出现发绀、面色苍白、寒战等体征,则需判断是否为新发。

除了使用观察法来评估患者,还有一些评价方式比如生命体征。生命体征包括体温、脉率、呼吸、血压。

(一) 体温评估

健康人的体温是相对恒定的,正常体温根据测试部位的不同,体温的正常值稍有差异。常用的体温包括口腔温度、直肠温度和腋窝温度。体温的正常范围见表 1-3-3。

表 1-3-3　成人正常体温范围及平均值

测量部位	正常范围/℃	平均值/℃
腋温	36.0~37.0	36.5
口温	36.3~37.2	37.0
肛温	36.5~37.7	37.5

体温可随昼夜、年龄、性别、运动等因素而出现生理性波动,但其变化范围很小,一般不超过 0.5~1.0℃。体温过高又称发热,指机体在致热原作用下,体温调节中枢的调定点上移而引起的调节性体温

升高。当体温上升超过正常值的 0.5℃ 或一昼夜体温波动在 1℃ 以上即可称为发热。发热的常见分级（口温）见表 1-3-4。

表 1-3-4 发热的临床分级

分度	温度范围	分度	温度范围
低热	37.5~37.9℃	高热	39.0~40.9℃
中度热	38.0~38.9℃	超高热	≥41.0℃

（二）脉率评估

脉搏是由左心室收缩引起的动脉内压力波动。正常成人脉率是 60~100 次/min。快速脉冲被称为心动过速（>100 次/min），慢速脉冲被称为心动过缓（<60 次/min）。

常见的脉搏触诊点有桡动脉、肱动脉、股动脉、颈动脉（图 1-3-10）。

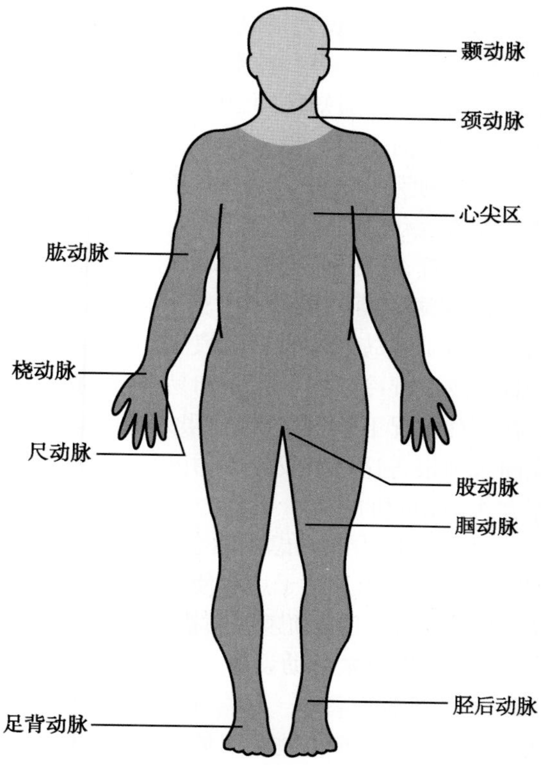

如果远心端的脉搏较薄弱，触诊可以向近心端移动。如果脉搏比较慢或不规则，可通过将听诊器放在左侧第五、六肋间听心音来评估。最简便的测脉搏方式是触诊患者手腕的桡动脉，用示指、中指、无名指并拢后，用三指指尖轻轻按压桡动脉感受脉搏。如果脉搏节律规则，可计数 30 秒脉搏次数，由此获得 1 分钟脉搏次数。如果节律不规则，必须计数一个 1 分钟完整周期的脉搏次数（图 1-3-11）。

（三）呼吸频率评估

正常成人的呼吸频率是 12~16 次/min，节律规则。呼吸节律有任何改变应告知医师。在患者自然状态下，计算呼吸周期（以一次呼气和一次吸气作为一个呼吸周期）。计数 30 秒，再乘以 2 获得每分钟呼吸次数。

图 1-3-10 全身脉搏触诊部位示意图

（四）血压评估

血压是血液在血管内流动时对血管壁的侧压力，一般以收缩压/舒张压的方式进行表示。在通常情况下，收缩压在 90~140mmHg（1mmHg=0.133kPa），舒张压在 60~90mmHg 为正常范围，血压升高称为高血压，血压降低称为低血压，低血压可能表明休克。在紧急情况下，技师或医师需要准确地测量血压以便对患者状态做出有效的评估。

测量血压最常见的位置是上臂肱动脉，但也可以测量手臂、大腿、小腿。当测量手臂血压时，患者既可以采用坐位，也可以采用卧位，应当注意手臂应和心脏在同一水平。

六、急救护理

当患者出现呼吸困难时，患者评估对决定所采取措施至关重要。气道阻塞、心脏病、脑卒中、癫痫和晕厥是医疗急救常见的原因。心

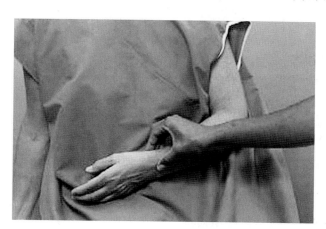

图 1-3-11 腕部脉搏计数方法

肺复苏(CPR)是当呼吸终止及心跳停顿时的基本生命支持系统。专业技师的教育应该包括心肺复苏培训。

（一）常见急救病因

1. 晕厥 晕厥是一种轻微的神经源性休克,患者会出现血管扩张、血压下降、心率减慢,导致脑组织氧供减少。发生晕厥时,患者可能会出现肤色明显变化,皮肤温度减低,短暂意识丧失,可出现病例反射。当把患者平放时,应注意保护患者的头部,将患者置于仰卧位,抬高患者的足侧。

2. 癫痫发作 技师的首要职责是保护患者免受伤害。帮助患者置于地板上或任何平地上,并注意重点保护患者的头部。癫痫发作有不同类型,可能会导致意识丧失。全面性强直-阵挛发作(癫痫大发作)通常会导致意识丧失,随后是严重的肌肉痉挛。肌阵挛发作没有意识丧失,但可能表现为换气过度和无法控制的颤抖。另一种类型的癫痫发作的特点是短暂的意识丧失,患者凝视并且停止响应。此时应呼叫其他人立即通知医师,尽可能准确地观察癫痫发作的症状。注意发作的开始和持续时间,两侧肢体是否是同样的表现等临床症状。

3. 心肌梗死 在排除其他危险因素后,突然出现胸痛或心绞痛可诊断为心肌梗死。技师应该通过限制患者的运动,防止进一步损害。患者可能会出现恶心、胸骨后疼痛、面色苍白,技师需要协助患者置于舒适的位置,并通知医师。如果有必要,技师需要准备实施心肺复苏。

4. 糖尿病 糖尿病患者因胰岛素分泌缺乏不能代谢葡萄糖。所以这些患者可能长期使用胰岛素,当他们注射了胰岛素却没有进食,有可能导致低血糖(血糖较低)。突然出现的症状可能包括全身无力,出汗、皮肤湿冷、颤抖、紧张和易怒、饥饿、视线模糊、失去意识。

在这种情况下,可通过快速摄入糖以减轻或纠正低血糖症状,如口服葡萄糖或静脉推注葡萄糖。技师应向医师报告这些突发症状,并保护患者、协助其平躺直到糖生效。未患糖尿病者也可发生低血糖,治疗方式是相同的。

5. 哮喘 压力或焦虑可能会加重支气管痉挛,从而诱发哮喘患者发生呼吸困难。治疗方式主要应当解除支气管痉挛。给予患者使用含支气管扩张药物的雾化器,通常能减轻症状。注射肾上腺素能减轻急性发作症状,但必须遵医嘱执行。

（二）常用急救辅助设备

1. 紧急抢救设备车 紧急抢救设备车内备有能够被用来处理紧急情况的必需用品。车应放在容易被找到的地方。车内物品可能会稍有变动,但是大多数车内都应有呼吸机、急救药物、静脉注射包、除颤仪、血压计及听诊器等。将这些物品列出清单并锁好以备用。为了能够在需要时使用,操作人员应该熟悉抢救设备车的位置和车内物品。

2. 血糖监测仪 血糖监测仪可用来监测患者的末梢血糖水平,若患者血糖值小于40mg/dl（1mg/dl=0.056mmol/L）或者大于400mg/dl,应马上使用新鲜的血液标本重复测定血糖。如果重复测试结果>500mg/dl,则表明患者出现严重高血糖症,应该立刻通知医师并马上安排实验室血糖检测;如果重复测试结果显示血糖降低,则应马上向医师说明情况,根据患者情况决定是否需要低血糖治疗。

因机体对^{18}F-氟代脱氧葡萄糖(^{18}F-FDG)摄取会受血糖水平影响,所以患者的血糖水平应该被控制在正常范围内。故血糖仪在核医学的临床工作中多被用来监测^{18}F-FDG PET/CT 检查前患者的血糖水平。

3. 胃管 胃管可用来向胃里注入食物或者抽出胃液、获取样本。胃管最远可以到小肠部位移除可能造成肠扩张的液体和气体。技师应该采取一定的预防措施来确保胃管在患者活动或者被搬动时不移位和不被用力拉扯,并报告任何有关胃管漏液或者误吸情况。当患者需要被转移观察时,抽液或者肠外营养是可以被中断的。

4. 吸氧 监护患者吸氧,需要在病历里或者医嘱里标明吸氧流量。吸氧通过高流量或者低流量吸氧设备执行。低流量吸氧设备大多数常用氧鼻导管或者简单的氧气面罩。鼻导管吸氧是将导管插入患者鼻子内,以低流量 0.5L/min 和最大流量 6L/min 直接提供氧气。简单面罩吸氧一定要设置吸氧流量不低于 6L/min,以预防二氧化碳潴留。在患者运输过程中,可使用便携式氧气装置进行供氧。常见的氧流量是 3~5L/min,创伤休克的患者可能需要更高的氧流量输入。慢性阻塞性肺疾病（COPD）患者则需要持续低流量吸氧,通常小于 3L/min。

5. 导管　最常见的导管类型是导尿管,导尿管是固定在患者尿道至膀胱的一种弹性塑料导管。尿液从膀胱通过导尿管流入引流袋。为了防止尿液逆流,引流袋应放置在膀胱的下方。导管插入术是一项无菌术,需要保持一个密闭的系统来预防尿路感染,引流袋可以放在床边、担架上或者轮椅上,但不要将其放置在地上。

七、质量改进

核医学技师应为患者提供优质的服务。这种优质的服务应该在工作中不断优化和完善,从而使患者得到更高效、更恰当的就诊体验。

在当前的医疗环境下,影像部门必须保持高质量的工作、合适的成本效益、便捷的就诊流程和优越服务,并且遵守相关的规章制度和法律以保持竞争力向患者提供优质的服务,并向临床医师提供准确和及时的检查结果。制定实施质量改进计划,不仅可以优化工作流程,同时也可以明显提高患者就诊体验。

(一) 质量定义

质量是反映能满足明确或者隐含需要的能力特性的综合。从某种程度上说,提供优质服务意味着通过努力尽量满足消费者的需求。质量管理(quality management,QM)是对确定和达到质量所必需的全部职能部门和活动的管理。其中包括质量方针的制定、执行过程或服务方面的质量保证和质量控制的组织、实施。

(二) 医学成像质量管理的分级

提供高质量的医疗服务需要各种级别质量管理。医学成像的质量管理主要包含三个级别:①质量控制(quality control,QC);②质量保证(quality assurance,QA);③质量改进(quality improvement,QI)。全面质量改进计划需要包括这三个组成部分以有效保证长期提供优质服务,改善患者体验,最终达到提高医疗管理质量的目的。

质量控制(QC)是针对项目产品的技术手段,致力于满足质量要求。大多数核医学技师都熟悉质量控制这个词语,因为每天、每周、每月或每季度都在实施相关的质量控制项目。此外,质量控制还包括设备校准、验收测试、预防性设备维护、软件监控等,以确保准确、优质的图像质量。

质量保证(QA)是针对项目实施过程的管理手段,致力于提供质量要求会得到满足的信任。这些质量指标确定了一个特定的过程或服务提供的信息。质量保证传统上只涉及部分对象或少量个体,总结数据以解决"特殊"的问题,强调识别异常值,然后采取步骤,使这些离群值符合规范。

全面评估检查过程和结果的方法是使用下一等级的质量管理方法,即质量改进(QI)。质量改进是一个系统性的过程,是提高整体护理质量的组织范围的方法,致力于增强满足质量要求的能力。与质量控制相比,QI 的重点是确定常见的原因和过程,而不是孤立的临床结果。质量改进是另一种进化的理念,强调不断改进,预防错误。加强沟通是所有过程的关键,大多数的流程结构、检查过程和患者的结果问题可以通过此步加以解决。

几十年来,制造和零售行业已经积极地使用质量管理方法,使他们的流程更精简、更准确、更高产。这些行业已经从中受益。虽然医院系统使用质量管理理论多年,但往往会选择较温和的技术,收益并不理想。现在,医疗系统已积极寻求更有效的质量管理方法,促进患者关爱质量上重大改进。由于当前理论和方法学已较为完整,很多措施起到了积极的作用。质量管理项目为推动单位日常流程实质性改善必要的方法和工具。

(三) 质量改进中的关键点

1. 保证患者安全　随着医疗卫生事业的发展,核医学部门的相关工作要求也发生了变化。以前核医学技师往往一整天只需要操作扫描仪,但是现在他们需要同时完成多项任务。技术的进步缩短了成像的时间,使核医学相关的工作进度相应加快。现在患者的高要求、更大的检查工作量以及合格核医学技师和医师的缺乏,使核医学受检者很难在医疗活动中受到完善的照顾,使得患者在医疗活动中的安全成为了工作的重中之重,所以质量改进在核医学实践中扮演着更加重要的角色。

在科室中评估患者安全时,技师和医师可以通过观察监控,观察患者进入科室到检查完成后离开的整个过程,充分保证就医流程符合科室或者医院的规章及专业标准。最终使相应的医师及时获得准确的检查结果。其中还应包括与以前的检查进行对比。

2. 连续提供优质护理服务 此外,随着如电子病历(EMR),以及电子处方、远距 X 线照相术、患者档案计算机录入系统、自动化的实验室测试和机器人手术等医学新科技的不断利用,医疗过程已逐渐发生变化。在医疗过程中,必须添加适当的方式以观察和实现正确的操作。以前,医务人员会要求患者携带之前所有的病史资料以使核医学检查更加正确可靠,现在这些资料都是通过电子方法进行传输。这极大地方便了将以前的资料和目前的资料进行对比观察。结果的对比可以在医疗服务中提供极大的好处,还可以比较不同单位的医疗服务。但如果患者的姓名或者医疗检查号码错误则不能得到以前的资料,这有可能影响患者的医疗管理。

3. 重视患者体验 重视患者体验对医疗机构来说至关重要,所以需从细节上提升医疗服务质量。患者在医疗环境中很容易产生烦躁与恐惧,这种情况下,积极地关注患者需求十分重要,让患者明白接下来要会发生什么,使其了解流程,保持安静,减少焦虑,更好地遵从指示完成诊疗。研究表明,相较于医务人员站着收集病史或宣教,坐着交流可以让患者感受到更好的医疗服务。

（四）全面质量改进计划的关键部分

建立全面质量改进模型的内容需注重以下方面:规划、患者服务、进程管理、数据分析和管理、问题解决模型。

1. 规划 任何质量改进都必须要联系核医学设备进行综合战略计划。短期计划通常是 1 年或更少的时间,长期规划通常为 3 年。规划应考虑到患者需求和期望、财政限制、已知的障碍、环境影响、国家法规许可和专业标准,所有这些都会影响学科发展。在规划中需要考虑大量的影响因素。比如要考虑到竞争、财政限制、人力资源和设备等方面内容。

2. 患者服务 对于核医学机构来说,患者是被提供服务、产品或信息的对象,确定和满足他们的需求尤为重要,同时,重视转诊医生也非常重要,因为他们可能决定着患者去哪里检查,是安排和提供患者的直接联系人。

患者的需求必须考虑在建立质量改进和执行计划中之中。此外患者的基本类型会影响服务观念。例如,老年人和小孩不会用完全相同的方式来定义卓越的服务。另外,还要注意到科室和医院的内部人员。很多时候核医学技师与其他患者或者科室的沟通会影响整个检查,如预约患者、订购或准备放射性药物、进行检查、出具报告及与其他检查进行对比和计费等。

3. 进程管理 最大的改进多体现在核医学设备高效的流程管理。评价程序的最有效途径之一就是要设立一个流程图。通过使用流程图,技师可以识别"瓶颈问题"所在。时间性和经济性同样是患者满意度的重要因素。完成时间降低,使效率和效益都得到。

可以通过标准做法定义最佳做法。一旦流程被确定,联系比较其他机构来确定哪些机构具有最高效的流程管理,例如有最短周转时间、最低的费用和最准确的结果。考虑流程设计的时候可以参考其他行业的应用案例。例如,核医学计费的方法与银行账单做法相似;及时运送患者可以向物流行业学习;患者入院过程可以学习酒店登记过程。

4. 数据分析和管理 一个人仅可以管理他们可以测量的数据。在系统内的任何测量必须是可靠和准确的。对于需要收集哪些数据应该基于相关重要性,这样的例子很多,比如测大量并且成本高的数据。测量必须是严格筛选和有意义的,应该符合流程管理、规划和患者满意度。

5. 问题解决模型 理解和正确运用解决问题的工具和技术可以帮助核医学技师去改进过程。PDCA 循环,即计划(plan)、实施(do)、核查(check)、行动(act)及其他类似的模式,被认为是解决问题的公认格式。它开始于"计划"阶段,确定问题或什么需要改变或改进;"实施"阶段包括数据收集和分析,进而确定问题的根本原因。基于数据,确定可能的解决办法,并建立管制机制;在"检查"阶段,检查、验证执行的效果,及时发现计划过程中的问题;在"行动"阶段,进行必要的检查和修正,进一步完善检查流程。

（五）质量改进工具

质量改进工具包括以下7项,可单独或联合使用这些工具到改进过程中:①头脑风暴法;②亲和图;③原因和效果图(鱼骨图);④力场分析;⑤流程图;⑥情形分析图;⑦关联图。

1. 头脑风暴法 是一种鼓励多人提出尽量多想法的方法。产生想法越多,最终的想法选择质量就越好。具体获取最好结果的方法如下所示:①选择一个主题;②记录所有的想法;③按给定的顺序记录想法;④跳过没有想法的参加者;⑤不批评、评价或对任何列出的想法进行判定;⑥继续集体讨论,直到所有的想法列出或达到时间限制;⑦阐明所有列出的想法;⑧鼓励结合和改善的想法。

2. 亲和图 是另一种有效的用于大群体的集体讨论方法。它常用于要求全体成员参与但又不在一起或需要避免"群体思维"的时候。当讨论敏感话题或者需要打破传统观念、混乱思维或需要很多的创意的时候,它也是一种有效的方法。把大量收集到的事实、意见或构思等数据,按其相互亲和性(相近性)归纳整理,使问题明确起来,求得统一认识。该过程包括以下步骤:①选择一个广泛的主题;②在单独的一张纸上写每一个清晰和简明的想法;③随机混合纸条;④没有讨论想法情况下将类似的纸片组合在一起;⑤当主意可属于多个组时,可重复记录;⑥在每个组中选出主要观点;⑦决定如何处理此信息。

3. 原因和效果图(也称为鱼骨图) 也是一种方法,用来确定结构化格式问题的原因。不同于其他基于质量管理的工具,鱼骨图不会去分析数据,它们帮助组织收集关于问题的潜在原因、想法和理论。这些理论需要由数据来核实。根据调查的焦点问题会在头部的图框中。一个指向头部的箭头形成了鱼的背骨,几个指向脊柱的大骨表示问题原因的主要类别,较小的"骨头"代表较大的骨头的深层次原因(图1-3-12)。

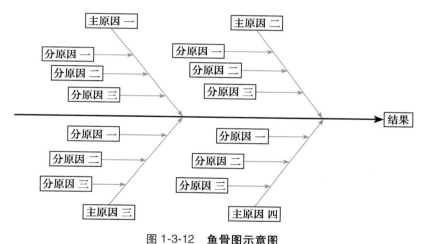

图 1-3-12 **鱼骨图示意图**

原因通常分为以下类别:①方法;②仪器;③人;④材料;⑤测量;⑥程序;⑦政策。

4. 力场分析 用于确定一种情况发生发展的驱动力和制约力。使用该方法的程序如下:①确定当前的形势;②确定所需的理想情况;③识别驱动力(使理想的状况得以实现的因素);④标识制约力(阻止当前局势成为理想的状况的因素);⑤确定哪些因素可以影响或改变理想情况。

5. 流程图 是确定和改进过程的最有用的工具之一。用图像来列举步骤,使"瓶颈"的区域可以被更容易识别和解决或更改。流程图使用典型符号,每个矩形表示流程中的步骤,菱形表示决策点,弯曲的矩形表示一个文档,箭头表示连接到下一步的过渡。

6. 情形分析图 是使用头脑风暴法或逆向思考过程来识别和画出在过程或计划中可能出现的错误,然后再运用逆向思考产生避免这些问题的方法。情形分析图的一般格式如下:①识别议题,将其突出地写在挂纸上。②头脑风暴思考问题会进一步发展及恶化。③当再也没有新观点产生时,开始逆向思考。对于每个写在挂纸上的观点,描述可能阻止其发生的行动。④当每个逆反的观点被再次翻转过来后,可以更广泛地思考,修改观点、合并观点、扩充模式,以及采用其他创见性的思考方法。

7. 关联图法 就是把关系复杂而相互纠缠的问题及其因素用箭头连接起来的一种图示分析工具,

从而找出主要因素和项目的方法。

它涉及以下过程：①决定题目-以标记写出主题；②小组组成-集合有关部门人员组成小组；③资料收集-运用脑力激荡，寻找原因；④用简明通俗的语言卡片；⑤连接因果关系制作关联图；⑥修正图形-讨论不足，修改箭头；⑦找出重要项目、原因并以标记区别；⑧形成文章-整理成文章使别人易懂；⑨提出改善对策。

（六）基于医院的质量管理工具

多年来，医院质量管理部门利用多种方法来评估和提高质量，并收集数据用以建立示范文件。以下工具可以很好地运用于质量改进计划。

1. 质量指标　确定质量改进计划中的各项特殊指标。这些指标可跟踪、监测、评估或重新评估部门内的具体过程。例如，追踪报告、用药记录、合法性等。

2. 标杆管理　标杆管理又称"基准管理"，其本质是不断寻找最佳实践，以此为基准不断地"测量分析与持续改进"。标杆管理是创造模板的工具，它可以帮助企业创造自身的管理模式或工作模板，是实现管理创新并获得竞争优势的最佳工具。要进行比较的数据包括结果、成本、效率和满意度。

3. 政策审查　确保在实际操作中能反映政策，政策中也能反映实际的做法。有时这两个项目也不相同。

4. 形式依从性　形式需符合规定，如药物文档、药物事件的报告和对比外渗性报告。这种监测是建立质量管理程序的重要步骤。

5. 性能改进焦点小组　鼓励他们监督项目并解决问题。

6. 满意度调查　患者、员工、医师——量化对他人的看法，并确定需改善问题。

7. 时间管理　研究周转时间，确定在哪里可有所改善，以缩短周转时间，提高生产率的工具。

8. 按规计费　按规记账，并将相应文件及药物记录文件发送给付款人。

（七）患者安全目标

当前患者安全目标专注对患者安全健康有积极意义的概念，如下：①提高护理人员之间沟通的有效性；②提高患者诊断的准确性；③提高药物使用的安全性；④减少医疗照顾中相关感染的风险；⑤准确地、完整地调整药物使用。

（八）影像医学成像的政策变化

放射性药物虽然一度被视为生物制品，但现在美国食品药品管理局（FDA）将放射性药物和造影剂重新归类为"药品"。这种分类的转变要求药物的配制、发放和管理要和其他任何药物在相同的标准下进行。《中华人民共和国药品管理法》也将放射性药物归类为药品。这一分类要求每个部门评估其当前存储、订购、管理、监测、放射性药物的记录等的处理政策。核医学技师应该接受过使用药物的药理作用、副作用识别及使用步骤的培训，例如当做肾图检查时需给予卡托普利，或者做肝胆显像时候需给予胆囊收缩素。对核医学技师来说，充分理解工作范围内任务是非常必要的。未按照规定行动会给技师及医院带来很大的责任风险。

（九）分解过程

任何问题往往看起来都是很复杂的。大多数人会被细节或不相干的问题束缚。很少有人可以思考到复杂问题的根源。分解的过程和评估流程有问题的地方可以更简单地找到解决问题的办法。对大多数人来说，如果将每一步分解为可管理的步骤，问题可以更好地理解和解决。一旦确定了差距和弱点，在这一章中提到的工具可以帮助纠正这些问题。

（十）问题解决技巧的临床应用

下面的示例说明一个团队如何使用解决问题的工具去改进一个过程。

成立一个小组去研究一种解决方案，可以确保最好的结果。在规划阶段，团队分析了已有的数据：在核医学工作中门诊患者占65%和住院患者占35%。团队建立了一个安排患者的流程图并发现导致门诊患者长时间等待的"瓶颈"是登记阶段，对于住院患者的问题则是等待检查完成后运送回护理单位的过程。基于这样的数据，团队决定改进对患者满意度评价影响最大的门诊患者登记和住院患者运送这两个环节。在这两个环节中，先要解决的是人数占比更大的门诊登记环节。

团队可以使用大量的方法来找到解决问题的办法。原因和效果(鱼骨图)可以用于脑力激荡以找到问题的根本原因。一旦确定原因,这个团队可以采取措施,确定更改哪些原因可以对门诊患者满意度带来最大的影响。情形分析图可以用于确定哪些因素会导致问题继续或恶化。力场分析可以用于标识理想情况(即该核医学程序门诊轮候时间大为减少),然后确定理想结果的驱动力和阻力。

一旦团队确定主要原因,则必须采取措施去证明这一假设。检查表常用的测量多变量,可能需要分开处置,如不同天、一天中的不同时间,或者不同的患者。在采取措施之前所有处理问题的参数都是很重要的,以免还要采取额外的措施。

分析数据通常需要绘制柏拉图表格,用以标识对问题产生最大影响的原因。这有时被称为 80:20 规则,这就意味着 20% 的因素导致 80% 的问题;如果 20% 解决了,80% 的问题就消失了。但是,那些 20% 通常是最难修复的因素。

另一种有帮助的图表是链图,用来确定一段时间里的发展趋势。如果团队分析了图可以得出结论,并会寻找原因,就可以基于数据分析列出行动方案。

当行动计划开始实施后,团队必须继续进行监测。一旦门诊患者满意度开始改善后,团队应该开始确定住院患者是否使用类似的技术来解决住院患者的问题。

第四节　骨关节核医学影像检查技术

一、核医学显像仪器

核医学显像仪器最初是扫描仪(scaner),随后发展为 γ 相机(gamma camera)。发射体层仪(emission computed tomography,ECT)包括单光子发射计算机体层显像仪(single photon emission computed tomography,SPECT)和正电子发射体层仪(positron emission tomography,PET)。

融合影像设备有 PET/CT、SPECT/CT、PET/MR 和 SPECT/MR 等。

γ 照相机是核医学影像设备中的一种最实用、最重要的基本仪器。目前临床使用最多、最普及的 SPECT 均为以 γ 照相机为基础的旋转型设备,其核心部件为 γ 照相机。一台性能优越的数字化 γ 照相机的主要平面性能指标需达到:①有效视野内的固有积分均匀性约 ±3.5%;②中心视野内约 ±2.5%;③固有微分均匀性约 ±2%;④固有能量分辨率约 9.5%;⑤固有空间分辨率约 FWHM = 3.5mm;⑥绝对固有线性约 0.5mm;⑦最大计数率大于 300k/s。

SPECT 可用于获得人体内放射性核素的三维立体分布图像,具有 γ 相机的所有功能,其性能高于普通 γ 相机。据统计,在临床应用中,70% 只用其 γ 相机的功能,即未旋转采集,仅获得平面图像。

将特定放射性药物注入患者体内,一定时间后放射性药物在体内达到显像的要求,开始进行 γ 相机或者 SPECT 成像。从人体中发射出的 γ 光子首先到达准直器,准直器限制入射 γ 光子的方向,只允许未被准直器孔壁屏蔽的 γ 光子透过,以达到 γ 光子定位的功能。到达晶体的 γ 光子与晶体相互作用,被晶体吸收并产生多个闪烁光子。闪烁光子通过光导,被各个相应位置的光电倍增管的"光阴极"接收。"光阴极"将闪烁光子转变成光电子。该电子经若干级的"打拿极"使其倍增,再通过特殊位置电路定位、能量电路甄别后,成为一个计数被记录下来。成像装置记录大量的闪烁光点,经过处理、校正,形成一幅人体显像剂分布图像,即为一幅 γ 相机图像或 SPECT 平面图像。

在 SPECT 断层成像采集时,探头围绕患者旋转。在旋转的过程中,探头表面总是与旋转轴平行,旋转轴与患者检查床平行。根据需要在预定时间内采 360° 或 180° 范围内不同角度处的平面图像,任一角度处的平面图像称为投影图像(projection image)。利用在不同角度处获得的多幅投影图像,通过数据处理、校正、图像重建获得体内断层图像,即 SPECT 断层图像。

(一)γ 照相机与 SPECT

γ 相机与 SPECT 系统均由硬件系统及软件系统组成。硬件系统由探头、电子线路部分、机架、扫描床及计算机组成;软件系统由采集软件、校正软件、图像处理软件及显示软件组成。

1. SPECT 与 γ 照相机的探头

(1) 结构与原理:γ 照相机的探头(图 1-4-1)是 γ 相机的核心部件,它决定整个系统的性能指标。SPECT 探头与 γ 相机探头的组成及原理基本相同,不同之处是 γ 相机的探头尺寸通常较小,多为圆形(直径 30cm 左右);而 SPECT 探头尺寸通常较大,多为方形(边长 40cm 左右)。探头主要由准直器、闪烁晶体、光电倍增管(PMT)阵列组成。在探头部件上,配置了维持探头正常工作的电路,如维持光电倍增管工作的高压电源、电子信号的前置放大电路、将模拟信号转化成数字信号的模数转换电路及确定接收射线位置坐标的 X、Y 定位电路等。临床使用的 γ 照相机通常只有一个探头(图 1-4-2),而 SPECT(图 1-4-3)通常配有两个或三个探头。

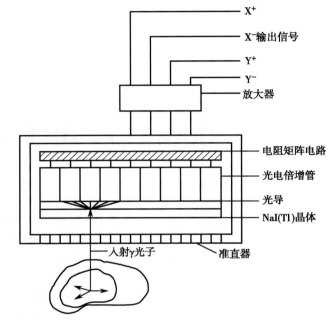

图 1-4-1 γ 照相机探头结构示意图

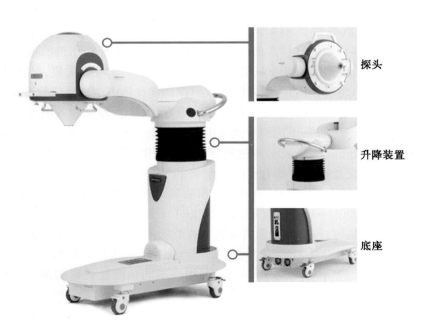

图 1-4-2 γ 照相机

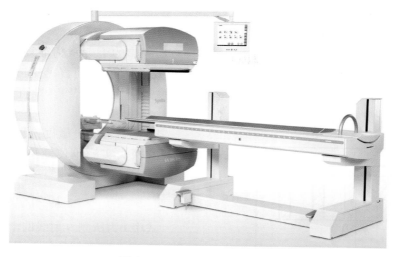

图 1-4-3　SPECT 外形结构图

穿过准直器的 γ 射线,射入闪烁体内,引起闪烁体中原子激发,原子退激发出荧光。荧光通过光收集部件,进入 PMT 并照射到光阴极上,光阴极受照后发生光电效应发出光电子。光电子经 PMT 中各极的倍增作用逐级放大,最后在 PMT 阳极产生一个负脉冲,该脉冲的幅度大小正比于射线能量,脉冲数量的多少正比于射线强度。

（2）准直器

1）准直器(collimator)的作用:探头的准直器是安置在晶体前方的一种特制屏蔽,作用是使探头具有空间指向性以获得足够的空间分辨率,只允许一定入射方向及范围内的 γ 射线通过,阻挡其他入射方向和范围的 γ 射线,从而使人体内放射性核素的分布定位投影到探测晶体上(图 1-4-4)。准直器吸收了来自患者体内的大多数 γ 光子,但只允许一小部分代表定位分布的 γ 光子通过,这是造成 γ 照相机及 SPECT 灵敏度降低的主要原因。此外准直器还可以起到保护晶体的作用。

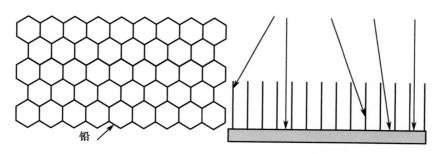

铅

图 1-4-4　平行孔型准直器俯视图及准直原理

因光子发射是各向同性的,若不装准直器,晶体的各处均能收到同一点源发出的射线,将无法确定该点源的准确位置。此外,两个点源探头也无法将两个点源分辨开来。

准直器是用吸收 γ 射线较多的金属材料(如铅)做成的,一般还掺入少量铋等元素。根据需要将准直器设计成不同的形状和结构,设计各异的准直器对 γ 光子的吸收程度不同,导致探头的灵敏度及分辨率等性能各不相同,可根据不同要求拆卸/更换探头上的准直器。

2）准直器的性能参数:准直器的主要参数有孔数、孔径、孔长(或称孔深)及间壁厚度,由它们决定准直器的空间分辨率、灵敏度和适用能量范围等性能。

a. 准直器的空间分辨率:空间分辨率表示对两个邻近点源加以区别的能力,通常以准直器一个孔的线源响应曲线的半峰全宽度(FWHM,简称半高宽度)作为分辨率(R)的指标,R 越小表示空间分辨率越好。R 可根据准直器及其有关的几何参数求得:

$$R = \frac{a+b+c}{a} \times d \qquad (\text{式 } 1\text{-}4\text{-}1)$$

式中 a 为孔长（即准直器的厚度），b 为被测物与准直器外口的距离，c 为准直器内口与晶体的平均距离，d 为外口直径（图 1-4-5）。由式 1-4-1 可见，对一个特定的准直器而言，空间分辨率随被测物与准直器外口距离的增加而减低（因此，显像时应尽量将探头贴近受检者体表）。准直器孔径越小，分辨率越好。准直器越厚，分辨率也越高。

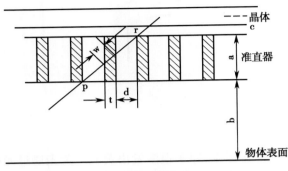

图 1-4-5　准直器结构示意图

b. 准直器的灵敏度：灵敏度（S）为配置该准直器的探头实测单位活度（如 1MBq）的计数率（计数/S）。

$$S = 10^6 \times f \times e \times E \qquad (\text{式 } 1\text{-}4\text{-}2)$$

式中 f 为所测 γ 射线的丰度，e 为光电子峰探测效率，E 为准直器几何效率，此公式中未考虑射线在被检物体内的衰减。对平行针孔准直器而言：

$$E = \left[\frac{kd^2}{a(d+t)} \right]^2 \qquad (\text{式 } 1\text{-}4\text{-}3)$$

式中 k 为随孔的形态而异的常数，d 为外孔直径，a 为准直器的厚度，t 为孔间壁厚度。可见准直孔越大，灵敏度越高；准直器越厚，灵敏度越低；孔间壁越厚，灵敏度越低。即 $E \propto R^2$。

因此，对给定核素和给定 γ 射线能量，准直器的空间分辨率与灵敏度是矛盾的，空间分辨率的提高必然伴随灵敏度的降低。核医学工作者的责任就是根据具体情况和特定要求，正确处理好这对矛盾，取得相对最好的结果。

3）准直器的类型

a. 按几何形状共分四类（图 1-4-6）。①针孔型：为单孔会聚型准直器，外口径 2~6mm，外口与晶体间距 15~20cm。这类准直器的有效探测立体角很小，故灵敏度很低，所成影像与实体倒向。影像的大

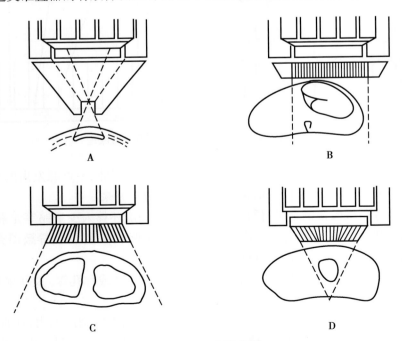

图 1-4-6　准直器类型
A. 针孔型；B. 平行孔型；C. 扩散型；D. 会聚型

小随着准直器外口与探测物体的间距变化而变化,间距缩短,视野缩小,但影像放大倍数增加,灵敏度也提高。应用要点是根据脏器的大小调整适当的距离,适用于较表浅的小脏器和小病变显像。②平行孔型:是最常用的准直器,其孔道与准直器内外垂直,内外孔径相等,故孔道平行。它的灵敏度较高。准直器外口与被测物体的间距对灵敏度、视野和影像大小影响不大,但随着间距的增加,空间分辨率将下降。③扩散型:这类准直器中的孔道仍保持平行,周边孔道逐渐向外扩散,结果是扩大了有效探测视野,但其代价是周边部位的灵敏度或分辨率降低。现多与直径不够大的 γ 闪烁计数器配套,用于全身显像,仅沿 X 轴扩展,沿 Y 轴保持平行不变。④会聚型:指多孔会聚型准直器,对脏器的放大倍数较小,但灵敏度和分辨率较高,较少使用。

b. 按适用的 γ 射线能量共分 3 类。①低能(<150keV)准直器:准直器厚 20mm,20 000~42 000 个孔;②中能(150~350keV)准直器:准直器厚 80mm,8 000~10 000 个孔;③高能(>350keV)准直器:准直器厚度>100mm,1 000~4 000 个孔。

c. 按灵敏度和分辨率共分三类:①高灵敏型;②高分辨型;③通用型,即兼顾灵敏度和分辨率的一类准直器。

(3) 闪烁探测器:目前临床用 SPECT 和 γ 照相机的探测器,多为 NaI 闪烁探测器。闪烁探测器(scintillation detector)(图 1-4-7)是探头的核心部件,其功能为能量转换,即把具有一定能量的 γ 光子,转换成后期电子电路系统可以处理的电信号。

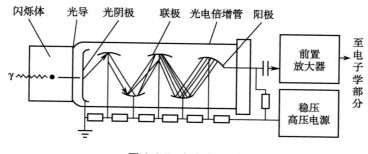

图 1-4-7 闪烁探测器

探头内可选择安装数量不等的 PMT(如 19、37、61、91 个),PMT 一般呈蜂窝状排列(图 1-4-8)。

闪烁晶体(图 1-4-9)是将 γ 射线或 X 射线转变为可见光的物质。射入 NaI(Tl)闪烁晶体的 γ 射线在闪烁晶体内与 NaI(Tl)晶体发生光电效应和康普顿散射,这时 γ 射线失去能量,发出近似紫色的闪烁光。

NaI(Tl)闪烁晶体是在 NaI 中掺入微量的 Tl 而形成的晶体,具有最大发光波长为 400nm,衰减时间

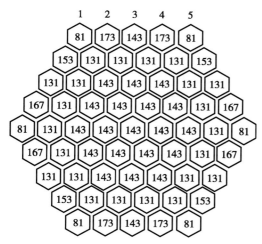

图 1-4-8 光电倍增管(PMT)排列方式

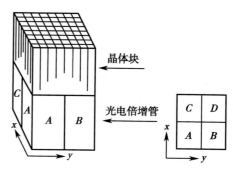

图 1-4-9 闪烁晶体

为 0.25μs 的特性。NaI(Tl)闪烁晶体的原子序数(原子量)大,对 γ 射线的吸收效率高,并能制成大型的晶体。NaI(Tl)闪烁晶体不耐急剧变化的温度,1 小时内 3℃的环境温度变化即可使其破损(将此称为潮解性)。NaI(Tl)晶体的厚度一旦增加,其吸收 γ 射线的灵敏度会升高,但分辨率会下降。像 ^{99m}Tc(140keV)等的低能 γ 射线,即使 NaI(Tl)晶体很薄,穿透的射线也很少,灵敏度和分辨率却都是很好的。

2. SPECT 与 γ 照相机的电路　SPECT 与 γ 照相机的电子线路,主要由放大电路、位置电路、能量电路、线性校正、能量校正及均匀性校正电路等组成。其中核心电路为位置电路和能量电路,位置电路的功能是确定探测到的 γ 光子的所在位置,能量电路的功能是甄别 γ 光子的能量,使之形成图像。

一个 γ 光子可在闪烁晶体中产生多个光子,继之由不同位置的多个光电倍增管接收,各个光电倍增管接收的闪烁光子数目,随其离闪烁中心(产生 γ 光子处)的距离增加而减少。由位置电路和能量电路根据不同位置的光电倍增管接收到的闪烁光的强度来确定 γ 光子的位置。首先,位置电路按照每个光电倍增管的位置为其信号分配不同的权重,X 和 Y 方向的权重分别为空间坐标值 X_i 和 Y_i;然后根据各个光电倍增管探测到的闪烁光的强度 I_i,位置电路将它们加权求和,输出幅度分别为 $\sum X_i I_i$ 和 $\sum Y_i I_i$ 的脉冲信号;而能量电路将各个光电倍增管探测到的闪烁光的强度直接求和,输出幅度为 $\sum I_i$ 的脉冲信号,将其进一步处理后形成能谱,通过脉冲幅度分析器(PHA)的分析,使满足设定能窗的 γ 光子被记录下来,剔除低能 γ 光子(例如,散射光子)及高能 γ 光子(图 1-4-10)。例如:对 ^{99m}Tc 发出的能量为 140keV 的 γ 光子(设定能窗为 ±10%),只记录能量为 126~154(140±14)keV 的 γ 光子。

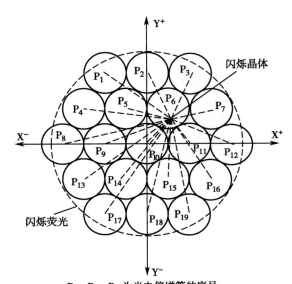

P_1,P_2…P_{19}为光电倍增管的序号

图 1-4-10　闪烁荧光传输 PMT 示意图

位置电路的输出,除以能量电路输出,得到闪烁光子在 X 方向和 Y 方向的位置坐标。即

$$X = \frac{\sum X_i I_i}{\sum I_i} \qquad (式 1-4-4)$$

$$Y = \frac{\sum Y_i I_i}{\sum I_i} \qquad (式 1-4-5)$$

位置电路是由一个 X、Y 电阻矩阵结构(图 1-4-11)实现的。矩阵中各个电阻值根据其所在位置赋予不同大小。经电阻矩阵处理后,落在探头不同位置的信号均可测出精确的 X、Y 方向的坐标值。位置电路是模拟电路,给出的位置也是模拟量,可以精准地确定点的位置。目前所有的 SPECT 都是针对数字信号做图像处理,故需要把此模拟信号转换为数字信号,模/数变换一般是在后续电路中进行的。有的机型则提早在前置放大器中完成这一过程,从而改善整机性能。

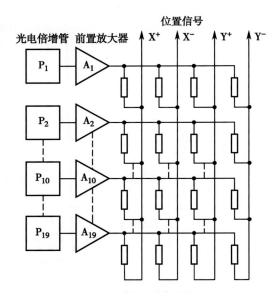

图 1-4-11　位置权重电阻矩阵示意图

经过计算机处理,最终形成放射性核素的计数分布图像。再将计数分布图像转变为不同灰度或颜色的分

布图像,显示在计算机屏幕上,所形成的可视图像即为 γ 相机图像或 SPECT 平面图像。

3. SPECT 或 γ 照相机的机架与扫描床   SPECT 机架与 γ 相机的机架不同,γ 照相机机架的功能仅为固定支撑探头,并使之能在一定范围内移动/转动。SPECT 机架除了上述功能外还提供使探头绕扫描床旋转的功能。

一个或多个 γ 照相机探头可装在一个能旋转的环形支架上,探头可绕人体长轴连续或步进旋转。探头从多角度获取多幅二维投影视图,利用重建软件,可得到横断面、矢状面和冠状面的断层图像。

γ 照相机通常不设置专用的扫描床,SPECT 需配置专用的扫描床。为进行全身扫描,有的 SPECT 配置可移动的扫描床,也有的配置可移动的扫描探头(图 1-4-12)。

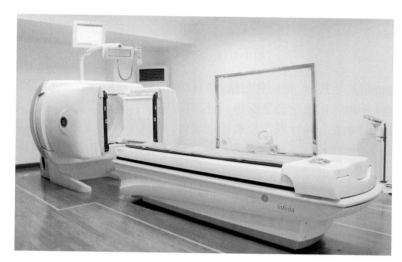

图 1-4-12 双探头 SPECT

4. 计算机   计算机作为 SPECT 或 γ 照相机的工作站,具有控制 SPECT 或 γ 照相机的采集、处理、存储及显示图像等功能。SPECT 的断层图像需要重建及经各种校正软件处理,并需要更大的图像存储空间,因此要求配置更高的计算机。

（二）SPECT/CT

医学影像技术的发展及临床应用的实践告诉我们:面临复杂的临床问题,没有哪一种方法可以单独解决问题,每一种影像技术都有各自的长处和不足。互补影像技术的使用,把有价值的生理、生化信息与精确的解剖结构结合在一起,给临床医师提供更加全面和准确的资料。

核医学图像的主要缺点是信息量较低,图像分辨率较低,特别是缺乏解剖学信息,而这些不足很难通过核医学本身来解决,CT 或 MR 与之相比,分辨率高,具有精细的解剖结构,但缺乏功能信息,而给 SPECT 配置 CT 不仅可以做衰减校正,还可以为核医学的图像提供解剖定位数据,将 SPECT 和 CT 的图像融合可以使图像的质量明显提高,而且提供了解剖和功能的双重信息。

SPECT/CT(图 1-4-13)是将 SPECT 和 CT 各自原有的优势有机结合起来的全新系统。早期的简易 SPECT/CT 中,CT 不仅可以定位病变,还能对 SEPCT 图像进行射线衰减校正的作用。随着 SPECT/CT 的不断改进和完善,其中 CT 的功能和作用已经发生了质的改变。

1. 硬件同机   将 CT 的 X 线球管和探测器安装在 SPECT 系统的旋转机架上,使患者可同机进行 CT 和 SPECT 检查。一般 X 线球管和 SPECT 探头并排安装在系统的旋转机架上,X 线球管在后方,SPECT 探头在前方。扫描过程中,系统会自动移动检查床的位置,使检查部位位于 X 线球管下或 SPECT 探头下。

2. 同机图像融合   一次摆位获得 CT 图像和 SPECT 图像,实现同机 CT 图像与 SPECT 图像的融合。

图像融合就是不同图像之间的空间配准和叠加。这些图像经过必要的变换处理,使它们的空间位置、空间坐标达到匹配。

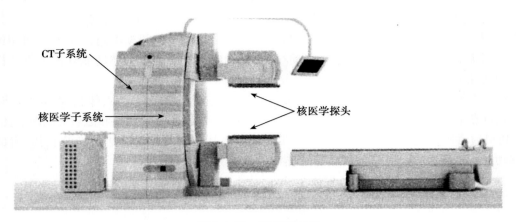

图 1-4-13 SPECT/CT

图像融合是把有价值的生理、生化信息与精确的解剖结构信息结合在一起,给临床医师提供更加全面和准确的资料。这样合理利用医学信息资源,不仅可以弥补各自的信息不完整、部分信息不准确引起的缺陷,而且使临床诊断和治疗、放疗的定位和计划设计、外科手术和疗效评估等更加全面和精确。从这个意义上说,SPECT/CT 和 PET/CT 的出现是医学影像学的一次重要变革,它们给图像融合提供了可靠的工具和方法(图 1-4-14)。

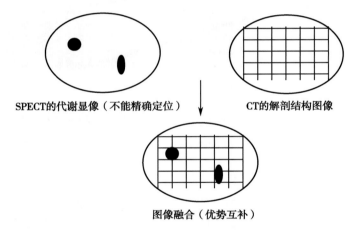

SPECT的代谢显像(不能精确定位) CT的解剖结构图像

图像融合(优势互补)

图 1-4-14 图像融合技术示意图

(三)SPECT 的性能指标和质量控制

因为重建过程包含求和、滤波等步骤,SPECT 的投影中如果有畸变,会在重建中被放大,造成断层图中的伪影。由于影响 SPECT 旋转稳定性的因素很多,故使用要十分小心。购买新仪器要做验收测试,平时要定期做质量控制。除 γ 照相机本身的质量控制因素外,SPECT 还有以下内容:

1. 物理方面的一般检查 支架、检查床、运动轨道等在垂直和水平方向是否倾斜。这些倾斜会造成全身扫描速度不匀,也可造成旋转中心位置的偏移,使重建图像出现伪影。

2. 旋转中心校正 SPECT 的旋转中心(center of rotation,COR)是个虚设的机械点,它位于旋转轴上,是机械坐标系统、探头电子坐标和计算机图像重建坐标共同的重合点。任何不重合都表现为旋转轴倾斜和旋转中心漂移(center of rotation offset)。旋转轴倾斜及旋转中心漂移会在 SPECT 图像上产生伪影。

3. 断层均匀性 断层均匀性是指对均匀体源所成的断层图像中显像剂分布的均匀性。断层图像的均匀性比 γ 照相机平面图像的均匀性差,因为探头旋转可造成均匀性降低,另外,重建过程对非均匀性有放大作用。保证断层图像均匀性首先要使 γ 相机的均匀性处于最佳状态。断层均匀性实际上是 SPECT 对核素在体内三维分布能否真实再现的指标。断层均匀性与重建算法及总计数有关。

4. **断层空间分辨率** 断层空间分辨率是指 SPECT 断层成像的空间分辨率,包括三个方向的分辨率:X 方向、Y 方向、Z 方向,或者径向、切向、轴向,用点源或线源的扩展函数在不同断层中的半高宽来表示。断层空间分辨率分有散射和无散射两种情况,半高宽越小,分辨率越高。

断层厚度也是 SPECT 的一性能指标,其实质上为轴向分辨率。

SPECT 空间分辨率在 10~20mm 范围内。SPECT 的空间分辨率与多种因素有关,准直器的类型、衰减校正、散射、晶体厚度、重建算法等都会影响空间分辨率。

5. **总体性能评价** SPECT 系统在与临床相似的条件下,对特定总体性能测试模型进行断层图像采集和重建,以此判断系统性能的优劣,同时检测系统各项校正、临床采集参数、图像重建处理、衰减校正和滤波函数运用是否正确。

本测试可以比较全面地反映系统的综合性能,但测试结果会因所用测试模型的不同而产生差异,为此测试时必须详细记录全部测试条件,以便日后参考。

(四) PET、PET/CT、PET/MR

PET 是一种放射性示踪剂成像仪器,将发射正电子的放射性核素标记在示踪化合物上,再注射到研究对象体内(图 1-4-15)。这些示踪化合物就可以用于活体追踪生理和生化过程。PET 在医学研究和实践中得以重用的主要原因是由发射正电子的核素如碳、氮、氧和氟所合成的示踪化合物与人体内自然存在的物质接近,这些核素的标记物可以参与人体的生理、生化代谢过程,因此 PET 所提供的影像是反映人体生理、生化、病理及功能的图像。

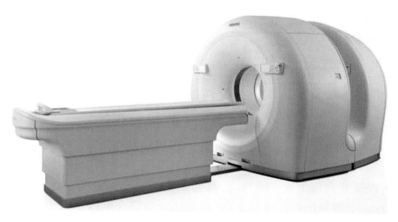

图 1-4-15 PET/CT

1. **PET 的基本原理** 正电子湮灭辐射是 PET 的核物理基础。正电子核素在衰变时发射出的正电子只能存在很短的时间,当它被物质阻止而失去动能之后,将和物质中的自由电子结合,并在毫秒内发生质能转换,转换的结果是正负电子对消失,它们的质量转化为两个能量相等(511keV)、运动方向相反的光子,这一过程称为正电子湮灭。PET 就是利用闪烁探头探测此能量相同、方向相反的一对光子而成像的。因此,PET 探测的基本物理基础即正电子湮灭辐射(图 1-4-16)。

在核医学中应用较广的正电子放射性核素是 ^{11}C、^{13}N、^{15}O、^{18}F 等。它们的半衰期一般较短或超短,故而在体内、外均会很快发生衰变,其优点是生物辐射剂量低;其次是在许多动态研究中,可在短时间内数次注射实验,以获得重复观察结果。

PET 常用的正电子放射性核素及其主要物理性质见表 1-4-1。

符合事件和符合探测:将标记有发射正电子的放射性核素的示踪化合物注入体内后,其在组织和器官中的生物学分布,不可

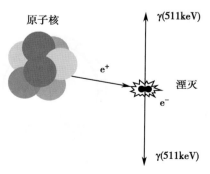

图 1-4-16 正电子湮灭示意图

能通过探测正电子来达到显像目的。该正电子将在很短的时间和距离内发生湮灭辐射,转化为一对光子(γ射线),它具有较强的组织穿透能力,并且组织衰减较小,这样即可通过围绕在人体周围的闪烁探头进行符合探测,探测到每次湮灭辐射所产生的两个运动方向相反的能量为 511keV 光子,并利用探头的电路辨认出现在同一个时间窗口内的符合事件为来自一次湮灭(图 1-4-17)。这些"符合事件"被储存在与来自患者的投影相应的阵列中,并可用标准的断层技术重建。得到的图像显示了正电子核素示踪剂在人体内的分布情况。

表 1-4-1　PET 常用的正电子核素的物理性质

正电子核素	半衰期/min	最大能量/MeV	水中最大射程/mm	水中平均射程/mm
^{15}O	2.05	1.72	8.2	1.10
^{13}N	9.9	1.19	5.4	0.60
^{11}C	20.4	0.97	5.0	0.28
^{18}F	109.7	0.64	2.4	0.22
^{68}Ga	68	1.89	9.1	1.35
^{82}Rb	1.3	3.35	15.6	2.60

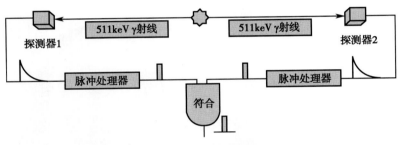

图 1-4-17　符合探测示意图

PET 的每个探头在探测到每个光子事件时,都会产生一个定时脉冲。这些脉冲被结合到符合电路中,如果两个脉冲落在一个很短的时间窗口之内,就被认定为符合事件。每个符合事件都被赋予一个连接两个相关探头的响应线(LOR)。通过这种方式可以从探测的射线得到位置信息而无需物理(铅)准直器。通常称之为电子准直。与物理(铅)准直相比,电子准直具有的主要优点是:改进了点源响应函数的灵敏度和均匀性。

物理准直器是通过铅壁阻挡与准直器表面不垂直或垂直度差的光子射到探头,以获得方向和定位信息。而用电子准直时,对双光子进行符合探测,将极大地改善灵敏度(对 2D 模式的 PET 而言,比SPECT 增大了 10 倍)。

PET 中的符合事件有三类:真符合、散射符合和随机符合(图 1-4-18)。

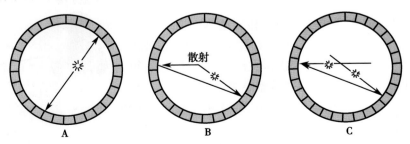

图 1-4-18　PET 的三种符合事件示意图
A. 真符合;B. 散射符合;C. 随机符合

（1）真符合：当来自一个湮灭事件的两个光子，同时被符合探头探测到时，即为"真符合"，且这时的两个光子在被探测到之前都没有与物质发生任何形式的作用，并且在符合时间窗内，没有其他事件被探测到。

（2）散射符合：如果有某个光子在被符合探测到之前，至少发生过一次康普顿（Compton）散射，则探测到的事件即为"散射符合"。由于康普顿散射改变了光子的方向，所以很有可能将符合事件赋予到错误的 LOR 上。散射符合在真符合分布上加入了本底，并随位置变化而缓慢变化，降低了对比度并过高评估了核素的浓聚值，也会在信号上带来统计噪声。探测到的散射事件的数量取决于成像物体的体积和衰减特性以及探头的几何尺寸。

（3）随机符合：随机符合是指在系统的符合时间窗内作为符合探测到的两个光子不是来自一个湮灭事件。随机符合的数量与该 LOR 连接的两个探头所测的单个事件的速率密切相关，随机符合率则大致按视野（FOV）中活度的平方递增。与散射事件的相同，随机符合的数量也取决于体积和成像物体的衰减特性以及探头的几何尺寸。

符合处理：定时信号从每个脉冲产生后，就被传送到符合电路中进行处理。图 1-4-19 为符合电路的示意图。

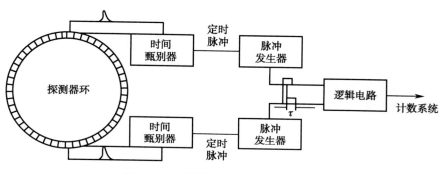

图 1-4-19　PET 符合处理系统示意图

由于探头和恒比定时甄别器（CFD）系统的时间分辨率有限，从一个符合事件产生的两个定时信号之间通常会有一些时间差别。为解决这个问题，定时脉冲被传入一个能生成持续时间为"t"的电子脉冲的门信号发生器，"t"被称为系统的符合分辨时间。这些固定宽度的脉冲被传入一个逻辑单元，当两个输入同时发生时它会生成一个脉冲，这样如果在时间"t"时一个通道中生成一个定时脉冲，而在另一个通道中在时间"T-t"和"T+t"之间也有一个定时脉冲，就会记录一个符合。t 必须仔细选择。如果与探测系统的时间分辨率相比过小，将会丢失真符合。如果过大，会记录较多的随机符合而并没有明显增加真符合数。对一个典型的锗酸铋（BGO）块状探头而言，t 约为 12ns，比 BGO 的退光时间 300ns 要短得多。如果 t 足够小，飞行时间效应会很重要。当来自一个湮灭事件的光子到达探头的时间比另一个要长很多时，就会有飞行时间效应。对环直径为 1m、有效 FOV 为 60cm 的相机，光子到达探头的最大时间差异约为 2.7ns。有人利用飞行时间信息来改善 PET 的空间分辨率和信噪比。这需要响应非常快的闪烁体如 BaF_2，其退光时间为 0.8ns。

多数相机采用了块状探头技术，可以"2D"模式或"3D"模式采集。在 2D 模式下，使用薄的铅或钨隔片使每一个晶体环分隔开，只有在同一个环内或紧邻环内的两个探头记录到才作为符合事件。紧邻环的探头之间的符合被相加或重分割从而生成一个数据列。去除隔片后，对单个事件的 FOV 增加了，这可导致探测到的随机事件数明显增加，特别是对活度很强的器官（例如脑、心脏和膀胱），显像时更明显。

2. PET 的基本结构　PET 设备主要由扫描机架、检查床、主机、操作控制台等几部分组成。其中机架是最大的部件，其包括探测器环、探测器电子线路、移动控制系统等。它的主要功能是采集数据。而这其中决定 PET 性能好坏的关键部件就是探测器。

（1）PET 探测器：PET 探测双光子的过程与 SPECT 探测单光子的过程类似，均需要经过以下过程：

由闪烁晶体将 γ 光子转换为荧光光子、PMT 继之将荧光光子转换为电信号,再经光电倍增管放大及一系列的信号处理技术得到最终的重建图像。PET 的探测器是由许多小晶体组成的环状探测器,再将多个环排列成一个圆筒。不同类型的 PET,探测器的晶体排列方式不同,目前多采用探测器组块(detector block)的方式。由于正电子湮没时向各个方向发射的光子是均等的,因此扩大探测系统的立体角就可以更有效地记录符合事件。这就要求 PET 扫描仪尽可能装备更多环的闪烁晶体和/或尽可能缩短探测器与待测放射源之间的距离,即缩小探测器环的直径。

目前 PET 仪器的探头,均采用晶体块组成晶体环,其后接光电倍增管。每一块晶体又被分割成多个更小的块(如 8×8,6×6 等),构成一个探测器模块(block),其中每一个小晶体块为一个探测器(图 1-4-20)。每一个探测器组块后连接 4 个光电倍增管。每个探测器的整块晶体被深浅不一的槽切割成 8×8=64 个小晶体矩阵。切割的深浅程度不一是为了使每一个小晶体块中产生的闪烁光子按一特定的比例分配到 4 个光电倍增管,从而准确定位入射光子。64 个小晶体与 4 个光电倍增管构成探测器组块,一个组块同一时刻只能接受一个入射光子,否则将产生脉冲叠加。探测器组块排列成环,整个探头由多个这样的环组成,目前已达到 52 环之多。每个环上的探测器都可以与对面的同一环及邻近环的多个探测器形成符合线。总符合线数达到几千万条。

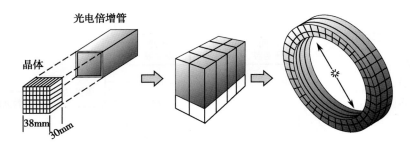

图 1-4-20 PET 探测器模式图

入射光子的位置,可由探测器模块(block)中的 4 个光电倍增管接受到的光强度来确定:

$$X = \frac{(A+B)-(C+D)}{A+B+C+D}$$ （式 1-4-6）

$$Y = \frac{(A+C)-(B+D)}{A+B+C+D}$$ （式 1-4-7）

式中:A、B、C、D 分别为 4 个光电倍增管接受到的光强度。

探测器晶体的性能及尺寸,是影响 PET 系统性能的关键因素之一。

晶体的厚薄会影响探测效率和能量分辨。晶体加厚可增加入射光子与晶体的相互作用机会,使探测效率提高;但晶体所产生的闪烁光在到达光电倍增管之前,被晶体自身吸收或散射的机会也增加,使光电倍增管产生的脉冲能谱展宽,能量分辨下降。

晶体块的表面积会影响灵敏度和空间分辨率,晶体面积大,接受入射光子的机会增加,则灵敏度提高;但因晶体块上任何位置接受的入射光子均被定位到晶体块中心(符合线),空间分辨率下降。因此,对晶体尺寸的设计,应折中兼顾这些影响因素。

(2)闪烁晶体的特性

1)发射光谱:闪烁晶体发射光子的能量并不是单一的,而是有一能谱分布。所发射的光子数量,随波长的分布曲线称为发射光谱。发射光谱愈窄,在光电倍增管中的光电转换效应愈好。

2)衰减长度:衰减长度为入射光强度衰减到初始值的 1/e 时所走的距离。衰减长度短,则阻止本领强,探测效率提高,从而可使用较薄晶体,以提高空间分辨率,并且不同位置的空间分辨率也均匀。

3)闪烁衰减时间:闪烁晶体的闪烁衰减基本为指数衰减。闪烁晶体被单次激发后,晶体发射光子的数量下降到初始值的 1/e 时所需的时间称为闪烁衰减时间,也称余辉或退光常数。衰减时间短,则时间分辨好,可使随机符合事件数下降,也使系统死时间缩短。

4）光电效应分支比:光电效应分支比即入射光子在晶体中发生光电效应的概率。发生光电效应时,入射光子的能量全部沉积在晶体的作用点,使闪烁光子位置集中。而康普顿散射光子,会使晶体的闪烁光子位置分散,或飞出晶体致使闪烁光子数量减少。所以光电效应分支比高,则定位精度好,能量分辨率好。

5）发光效率:发光效率表征闪烁晶体将入射光子能量转变为闪烁光子的本领。常用光产额(S)来表示,为吸收入射光子单位能量所引发的闪烁光子数,光产额高,则能量分辨好。

$$S = n/E_0 \qquad\qquad\qquad (式1-4-8)$$

式中:E_0 为入射光子的能量,n 为晶体吸收入射光子产生的闪烁光子的数量。

6）能量分辨率:由于产生光脉冲各个过程的统计性,对应于入射单能光子输出的脉冲幅度在一定范围内有一分布。能量分辨率(R_E)为:

$$R_E = FWHM_{脉冲幅度}/h \qquad\qquad\qquad (式1-4-9)$$

式中:h 为输出脉冲幅度,$FWHM_{脉冲幅度}$ 为脉冲幅度分布的半高宽。R_E 的值越小,晶体的能量分辨率越高。

因为能量与输出脉冲幅度呈正比,因此能量分辨率也可表示为:

$$R_E = FWHM_E/E \qquad\qquad\qquad (式1-4-10)$$

式中:E 为入射光子的能量,$FWHM_E$ 为能量分布的半高宽。

3. PET 常用的闪烁晶体　用于 PET 的闪烁晶体,要求具有理想的特性。即要求 PET 的闪烁晶体时间分辨好、阻止本领强、光子产额高。在目前的高档 PET 商品中,使用掺铈的氧化正硅酸镥[$Lu_2SiO_5[Ce]$,LSO]、锗酸铋($Bi_4Ge_3O_{12}$,BGO)或掺铈的氧化正硅钆[$Gd_2SiO_5[Ce]$,GSO]。以往较低档的 PET 商品,主要使用掺铊的碘化钠[$NaI(Tl)$]晶体。

NaI 晶体的主要缺点是阻止本领不高,易潮解(透明度减低,性能变坏);优点是光子产额高,能量分辨好,自吸收系数低,可做成大块闪烁体,易加工等。

BGO 的主要优点是:阻止本领强,光电效应分支比高,化学性能稳定,机械强度好。

LSO 的主要优点是:其密度和原子序数都较高,对 γ 射线有高的探测效率,余辉时间短便于符合定时,光子输出额较高。此外,它很牢固且不吸湿,容易制造探头。

GSO 的主要优点是:具有较高的能量分辨、高的阻止本领及好的温度稳定性。

4. 光电倍增管　光电倍增管(PMT)是组成探测器的另一关键部件。它的作用是把晶体产生的微弱闪烁光信号转换、放大成电信号,放大倍数高达 $10^6 \sim 10^9$。PMT 主要由光阴极、电子聚焦系统、多级倍增极和阳极组成。光阴极上喷涂有光敏材料,将入射的光子转换成光电子。光电子经电子聚焦系统聚焦和加速后,打到倍增极上二次发射,产生更多的电子。有多个倍增极,各个倍增极上加有依次递增的电压。从光阴极发射的电子逐级倍增,最后飞向阳极被收集形成脉冲电流输出。此信号再由后续电子线路处理。具体原理参见前述。

5. PET 的飞行时间技术　飞行时间(time of flight,TOF)技术于 20 世纪 60 年代提出,在 20 世纪 80 年代成熟,是 PET 技术的主要发展方向之一。TOF 是通过测定正电子湮灭时发出的一对光子到达探测器时间的不同,而直接计算出湮灭发生的具体位置,从而极大地降低了图像的噪声水平,这样通过图像信噪比的提高,达到改善图像质量的效果。目前,TOF 技术无法提高 PET 的分辨率,也无法解决远离视野中心图像分辨率下降的问题。但是它能够提高图像对比度,从而改善大体重患者 PET 图像的质量。TOF 技术还能显著减少采集计数的丢失,提高系统灵敏度,减少患者的注射药量,从而降低对受检者的辐射剂量。

TOF 重建技术必须以 TOF 数据采集作为基础,其定位精度取决于探测器和后续线路的时间分辨率。传统的 PET 是在符合时间窗内确定有多少符合事件发生,TOF-PET 必须在时间窗内确定符合事件产生的光子对到达各自探测器的时间差,两者在采集方式上有本质区别。传统 PET 在采用表模方式采集时,按照湮灭事件发生在响应线(LOR)中点模式列表;TOF-PET 以表模方式采集,数据按分割后的定位区域采集和列表保存,采集位置精度时间分割精度和数据量远大于传统 PET。TOF 图像重建示意图见图 1-4-21。传统间接图像重建方法和直接 TOF 重建方法采集的 LOR 数据比较见图 1-4-22。常规的 PET 仅能确定湮灭作用发生的可能位置在 LOR 上,而 TOF 方法可以确定其发生在 LOR 上某一加权范围,所以 TOF 方法定位精度比常规迭代法高,符合探测系统的时间分辨率直接影响探测组织器官的定位精度。

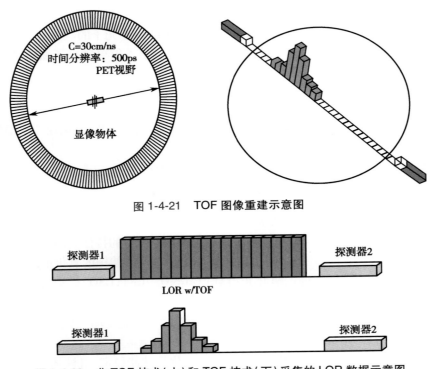

图 1-4-21 TOF 图像重建示意图

图 1-4-22 非 TOF 技术(上)和 TOF 技术(下)采集的 LOR 数据示意图

由于 TOF 技术的发展,使得用于临床和研究中的 PET 设备,已经从技术上划分为不带 TOF 功能的 PET 和具有 TOF 功能的 PET 两种类型。TOF 技术的发展,对晶体的要求也越来越高,因此快速采集晶体的发展已是必然趋势。

PET/CT 由 PET 和 CT 两部分组成,两者组合在同一个机架内,CT 位于 PET 的前方,后配 PET/CT 融合对位工作站。完成 CT 及 PET 扫描之后,PET/CT 融合工作站可分别重建 CT 和 PET 的断层图像以及两者的融合图像。

PET/CT 具有 PET 和 CT 各自的全部功能,但它绝不是两者功能的简单叠加。PET 可以显示病变部位的病理生理特征,更容易发现病灶;CT 可以精确定位病灶,显示病灶结构变化。PET/CT 独有的融合图像,将 PET 图像与 CT 图像融合,可以发挥两者优势的互补作用,同时反映病灶的病理生理变化及形态结构,产生了 1+1>2 的效果,明显提高了诊断的准确性。此外,PET/CT 以 CT 图像进行衰减校正,与传统 PET 透射扫描所使用的棒源相比,全身显像时间缩短约 40%,提高了设备的利用率,衰减校正后的 PET 图像质量也优于传统 PET 图像,分辨率提高了 25% 以上,校正效率也提高了 30%。采用功能代谢图像和 CT 解剖结构图像相结合,确定放射治疗靶区的方法也已经广泛被临床接受和认可。

PET/MR 一体机是最新研制成功的高端影像融合设备,实现了在同一个设备上同时进行 PET 和 MR 信号采集,并且通过一次扫描得到融合 PET 和 MR 信息的全身成像。PET/MR 同时兼备 MR 高空间分辨率和高组织分辨度的特点,与 PET 的高探测灵敏度和高示踪特异性相结合,具有高度互补性,同时 MR 成像软件可保证多次扫描的 100% 定位一致性,便于治疗前后的随访观察,从而为临床诊断的准确性提供了最为可靠的保障。由于该系统可在 PET 扫描过程中同时进行 MR 信号的采集,不仅极大地缩短了患者扫描时间,也不存在二次扫描所带来的定位偏差的可能性,真正实现了代谢和生理功能在 PET 与 MR 上的同步,有助于对疾病的精确诊断。由于 MR 不存在放射线损伤,可以反复多次进行检查,这对于危重患者、射线过敏患者和儿童等特殊群体来说,无疑是最为理想的影像学检查手段。

（五）PET/CT 的质量控制

1. 质量控制项目

（1）性能指标测试项目:①空间分辨率;②灵敏度;③均匀性;④散射分数;⑤计数丢失;⑥随机符合计数率;⑦噪声等效计数率。

（2）日常质量控制项目:①空白扫描;②标准化设定;③剂量与标准摄取值（SUV）校正;④数据库维护;⑤环境控制。

2. 质量控制频率 质量控制的频度要求见表 1-4-2。

表 1-4-2 PET 的质量控制频率

项目	日	周	月	季	年	验收	升级或大修后
环境控制	●						
机械安全检查	●						
本底计数率	●						
空白扫描	●						
均匀性校正	●					●	●
数据库维护		●					
系统均匀性			●			●	●
剂量与 SUV 校正				●			
标准化设定				●		●	●
空间分辨率				●		●	●
系统灵敏度				●		●	●
硬件除尘					●		
散射分数					●	●	●
计数丢失					●	●	●
随机符合计数率					●	●	●
噪声等效计数率					●	●	●
PET 成像质量测试					●	●	●
临床图像质量评审					●	●	●

二、骨关节显像的放射性药物

（一）^{99m}Tc-MDP（^{99m}Tc-亚甲基二膦酸盐）

理想的骨显像剂应具备亲骨性好、血液清除快、骨/软组织比值高、有效半衰期短及 γ 射线能量适中等特点。^{99m}Tc-MDP 分子结构中含有机的 P-C-P 键,其不易被磷酸酶水解。静脉注射后,^{99m}Tc-MDP 与血浆蛋白质结合率较低,在 20 分钟左右进入骨骼羟基磷灰石晶体和与骨内新生成的未成熟胶原结合。^{99m}Tc-MDP 在体内稳定性好、血液清除快、骨骼摄取率高,静脉注射后 2~3 小时 50%~60% 的显像剂沉积在骨骼中,其余的经肾排出,是比较理想的显像剂,也是目前临床主要使用的骨显像剂。

（二）^{18}F-NaF（^{18}F-氟化钠）

随着正电子显像在临床越来越多的应用，^{18}F-NaF 已成为骨显像剂中重要的一员，近年来亦被应用于骨显像。^{18}F 与羟基磷灰石晶体中的 OH^- 化学性质类似，可与之进行离子交换而具有很好的亲骨性。与 ^{99m}Tc 标记的显像剂比较，^{18}F-NaF 在骨骼中摄取更高，血液清除快，具有更佳的骨/本底放射性比值，显示解剖结构更为清晰，但由于 ^{18}F 必须由加速器生产，价格昂贵，且为正电子发射体，需用 PET 进行显像，限制了其在临床上的应用。

（三）^{18}F-FDG（^{18}F-氟代脱氧葡萄糖）

^{18}F-FDG 是葡萄糖的类似物，在体内与葡萄糖有相似的生物学行为，是临床肿瘤显像最常用的显像剂。静脉注射 ^{18}F-FDG 后，在细胞膜葡萄糖转运体蛋白的作用下通过细胞膜进入细胞。细胞内的 ^{18}F-FDG 在己糖激酶作用下磷酸化，生成 $6-PO_4-^{18}$F-FDG，由于 $6-PO_4-^{18}$F-FDG 的 2 位碳原子上的羟基被 ^{18}F 取代，与葡萄糖的结构不同，不能进一步代谢，而且 $6-PO_4-^{18}$F-FDG 不能通过细胞膜而滞留在细胞内。在葡萄糖代谢平衡状态下，$6-PO_4-^{18}$F-FDG 在细胞内的滞留量通常与组织细胞葡萄糖的消耗量一致，因此，^{18}F-FDG 能反映葡萄糖的利用状况。由于骨骼也可利用葡萄糖作为能量物质，因此 ^{18}F-FDG 也是一种骨骼显像剂，常用于骨髓和骨骼病变的诊断。

（四）^{68}Ga-枸橼酸盐或 ^{67}Ga-枸橼酸盐

^{67}Ga-枸橼酸盐：临床上均用无载体的 ^{67}Ga-枸橼酸盐作为显像剂，该溶液为无色澄明液体，可以直接静脉注射。^{67}Ga-枸橼酸盐经口服、皮下注射或肌内注射时吸收都很差，因此必须通过静脉给药。枸橼酸镓和胶体镓可用调至 pH 6.0 的水-乙醇-吡啶（体积比 4:2:1）进行纸层析鉴别，胶体镓在原点，枸橼酸镓的 Rr 为 0.75~0.90，国内生产的 ^{67}Ga 放射性浓度 >37MBq/ml，pH 6.0~7.5，放射化学纯度不低于 90%。^{67}Ga 由回旋加速器生产，电子俘获方式衰变，可释放多种能量，称为射线，其能峰分别为 93keV（41%）、185keV（23%）、300keV（18%）、394keV（4%）。其物理半衰期为 78 小时。

^{68}Ga-枸橼酸盐：目前国内外采用 ^{68}Ga-枸橼酸盐进行炎症显像的研究较少。^{68}Ga 是 ^{67}Ga 的同位素，具有与 ^{67}Ga 相似的理化性质。其半衰期为 68 分钟，显著低于 ^{67}Ga 的半衰期，因此 ^{68}Ga 标记的化合物可显著降低患者和工作人员的辐射剂量。^{68}Ga 由 ^{68}Ge/^{68}Ga 发生器获得，^{68}Ge/^{68}Ga 发生器中的 ^{68}Ge 的半衰期是 271 天，^{68}Ge 通过电子捕获（EC）将其 100% 分解为 ^{68}Ga 基态，^{68}Ga 通过正电子发射（89%；E_{max}：1 899keV；E_{mean}：890keV）和电子捕获（EC）分解成稳定的 ^{68}Zn。将发生器获得的 ^{68}Ga 与枸橼酸盐前体混合，在 pH 4~4.5 时室温下反应 10 分钟，可获得放射化学纯度 >99% 的 ^{68}Ga-枸橼酸盐。

（五）放射性核素标记白细胞

常用的白细胞标记的放射性核素有两种，即 ^{111}In-oxine-白细胞（^{111}In-8-羟基喹啉-白细胞）或 ^{99m}Tc-HMPAO-白细胞（^{99m}Tc-6-甲基丙二胺肟）。

^{111}In（铟）由加速器生产，通过电子俘获进行衰变，释放两种不同能量的 γ 射线，分别为 173keV 和 247keV，其物理半衰期为 67 小时。Oxine 是一种可与 ^{111}In 结合的脂溶性螯合物。^{111}In-oxine 为脂溶性复合物，可以无选择地标记所有的血细胞，因此，在标记自体白细胞之前，要分离自体白细胞，去除红细胞和血小板。通常采用红细胞重力沉降法和差速离心法分离白细胞。白细胞分离完成后，将分离的白细胞悬浮在生理盐水中加入 ^{111}In-oxine，室温下孵育 30 分钟并轻轻摇动，离心去除含游离 ^{111}In 的上清液，标记完成后，抽取 18.5MBq（500μCi）^{111}In-oxine-白细胞再次悬浮于储存血浆中，在 2~4 小时内进行静脉注射。

^{99m}Tc-HMPAO-白细胞比 ^{111}In-oxine-白细胞具有更大的优势。^{99m}Tc 由钼锝发生器生产，可以直接进行标记，其发射的单光子射线非常适合 SPECT 显像，能量为 140keV，半衰期 6.02 小时，对患者各器官组织的辐射剂量小，适合较大剂量使用，可得到更清晰的图像，提高诊断率。HMPAO 具有亲脂性，可穿过细胞膜进入细胞内，再由亲脂性复合物转变为水溶性复合物滞留在细胞内。^{99m}Tc-HMPAO 标记白细胞时，可在血浆中直接标记，有助于保持白细胞的结构和功能的完整。^{99m}Tc 不能直接对白细胞进行标记，要先与 HMPAO 形成复合物，再借助 HMPAO 的脂溶性进入白细胞内。

三、^{99m}Tc-MDP 骨显像及 SPECT/CT

（一）显像原理

骨显像是核医学最常用的、最具显像优势、临床使用频率最高的显像检查之一，一次检查就能够显示全身骨骼形态、结构，而且能敏感反映骨骼的血流供应和代谢情况，对于各种骨骼疾病的诊断、监测和疗效评价具有重要价值。由于全身骨所含骨松质的量不同，血运和代谢旺盛程度不同，使得各部位吸收骨显像剂的程度也不同。扁平骨、大关节以及骨端均较长骨骨干的显像剂浓聚增加，并呈对称性分布。因骨显像敏感性高，骨骼疾病的早期检查就有异常表现。近年来 SPECT/CT 骨显像和 ^{18}F-NaF 骨显像进一步得到了临床的使用和认可。骨显像方法包括骨三时相、骨四时相、局部显像、骨全身、SPECT/CT 骨断层融合显像、^{18}F-NaF 骨显像等。

骨组织由有机物、无机盐和水等化学成分组成。有机物主要包含胶原纤维、骨细胞及细胞间质等。无机物主要成分是羟基磷灰石晶体 $[Ca_{10}(PO_4)_6(OH)_2]$，其中羟基磷灰石晶体类似于离子交换树脂，全身骨骼系统即如一个巨大的离子交换柱，显像剂静脉注射后随血液到达全身骨骼，多数与骨骼组织中的羟基磷灰石晶体通过化学吸附和离子交换方式沉积于骨骼中，部分通过与骨胶原结合，聚集于骨组织，其余经肾脏排出。局部骨骼对显像剂的摄取与骨的局部无机盐代谢更新速度、血流灌注量、成骨细胞活跃程度相关。当局部血流灌注量、无机盐代谢更新速度加快，成骨细胞活跃和新骨生成时，骨骼较正常骨摄取更多的显像剂，影像上表现为局部显像剂浓聚（即"热区"）；反之当骨质破坏增加或血供减少时影像上则表现为显像剂摄取减低，分布稀疏或缺损（即"冷区"）。

^{99m}Tc-MDP 静脉注射后 1 小时，58% 浓聚到骨骼，显像剂在血液中的分布水平 30 分钟、1 小时、2 小时、3 小时、4 小时分别为注射剂量的 10%、5%、3%、1.5%、1%。一般选择静脉注射后 2~3 小时开始显像。

羟基二磷酸（HDP）在血液和非骨组织中清除比 MDP 快，静脉注射后 1~2 小时可以进行显像，等候扫描时间较 MDP 缩短。

（二）显像方法

1. 患者准备　注射显像剂后，患者可以正常饮食，成人在注射显像剂后 2 小时内应多喝水，一般要求饮水 1 000~1 500ml，检查前排空膀胱，以减少膀胱内高摄取对图像的影响。嘱患者排尿时注意不要污染身体和衣物。检查前去掉身上所有金属物品（手机、钥匙、皮带、发夹、硬币等）。对于不能配合检查的可在检查前给予适当的镇静剂。

2. 显像设备及方法

（1）骨静态显像：骨静态显像包括全身骨显像及局部骨静态显像。

1）全身骨显像：显像前准备 γ 相机、SPECT 或 SPECT/CT，选用低能高分辨准直器（LEHR），能峰 140keV，窗宽 20%，矩阵 256×1024，患者采用仰卧位平躺于检查床上，移动床将头部置于显像视野中心，扫描速度 15~20cm/min 获取全身骨骼的前位和后位的影像。

2）局部骨静态显像：骨静态显像同全身骨显像的检查方法基本一致，通常不单一做骨静态显像，一般是在全身显像影像有局部代谢异常增高、模糊或怀疑体表及衣物有污染而造成影像分辨不清的情况才加做，一般是对局部感兴趣区经过处理后加做左右侧位，有必要时可以加做左前/右后斜位、右前/左后斜位（双探头可一次性完成）。骨静态显像常用矩阵为 128×128 或 256×256，采集计数要求在 500~1 000K。

（2）骨动态显像：骨动态显像通常也称为三时相骨显像（three-phase bone scan），是一次静脉注射显像剂后分别于不同时间进行显像，获得局部骨及周围组织的血流、血池及延迟显像的数据和图像，即为"血流相""血池相"及"延迟相"。如果在三时相骨显像的基础上加做 24 小时的骨静态显像，则称为四时相骨显像。骨动态显像有助于鉴别骨病变的良恶性。

显像配备低能通用准直器（LEGP），能峰 140keV，窗宽 20%，矩阵 64×64 或 128×128。显像前先给患者静脉预置留置针，用 5ml 一次性注射器准备好显像剂 20~30mCi（体积要求在 0.5~1ml）及冲洗用生理盐水 20ml。患者仰卧平躺于检查床上，探头对准患者需要检查的部位，对于不能配合检查的患者可以给予适当的镇静剂。图像采集前在显像仪上设置不同的采集速度及采集的帧数,血流相一般为2s/帧,连续采集30帧;然后以1min/帧采集1~5帧即获得"血池相";3~5小时后采集的静态相即为"延迟相"。

数据采集结束后,使用感兴趣区技术(regional interest imaging)勾画出病灶范围,做局部病变部位的时间-放射性曲线,进行定量或半定量分析,计算血流灌注、血池和骨骼的摄取比值,进行对比分析。

(3) 骨断层及SPECT/CT融合显像:骨断层显像(bone tomography imaging)是在平面的基础上(显像剂、用药剂量、采集开始时间同骨静态显像)以病灶或感兴趣区(region of interest,ROI)部位为中心,利用SPECT的探头沿人体长轴旋转,连续采集不同方向的信息,经过计算机后处理获得局部骨骼的冠状面、矢状面、横断面的影像信息。骨断层显像克服了平面显像组织结构重叠的问题,图像的对比度和分辨率得到提高。SPECT主要提供局部组织功能和代谢方面的信息。其灵敏度高,但空间分辨率和解剖结构显示不清,SPECT/CT则可以提供局部组织器官的解剖信息,其空间分辨率高。将SPECT断层影像同CT影像进行同机或异机融合可得到融合断层影像,实现两者影像的优势互补,获得组织的功能信息和解剖结构信息,对精确病灶的大小、范围及周围组织的关系,实现对病变的定性诊断,对肿瘤的诊断、肿瘤的放疗计划、组织活检部位及疗效有重要价值。

骨断层显像或SPECT/CT融合显像采用低能通用准直器(LEGP)或低能高分辨准直器(LEHR),能峰140keV,窗宽20%,矩阵64×64或128×128,放大倍数1.0~1.5,圆形或开启体表跟踪旋转360°,每帧3°~6°,每帧采集时间15~25秒,共采集60~64帧图像。SPECT/CT中CT采用螺旋扫描方式,其管电流为30~100mAs,管电压120keV,螺距1.0~1.5,矩阵512×512。图像采集结束后进行均匀性校正,采用适当的滤波函数和滤波因子,重建后获得各个断面的图像。

(三) 适应证和禁忌证

1. 适应证　骨显像适应证很多,一般可分为三大类:①存在或怀疑某一特定骨病;②探索无法解释的症状;③在治疗开始前进行代谢评估。虽然骨显像的诊断敏感性很高,但较低的特异性通常要求患者做其他影像学检查(如X线平片、CT或MR)或核医学检查(如^{18}F-FDG PET/CT)。因此,解剖影像检查和骨显像应该被看作是互补的方法,每一个都不能被另一个取代。

(1) 存在或怀疑某一特定骨病

1) 肿瘤性疾病:①具有骨高亲和性的实体肿瘤,包括前列腺癌、乳腺癌、肺癌和肾癌;②局限于骨骼的恶性血液病,包括霍奇金淋巴瘤和非霍奇金淋巴瘤。骨肿瘤和骨发育不良,包括骨肉瘤、骨样骨瘤、骨母细胞瘤、纤维性发育不良、巨细胞瘤和骨蛋白症;③软组织肉瘤,包括横纹肌肉瘤;④副肿瘤综合征,包括肥厚性肺骨关节病、疼痛性骨营养不良、风湿性多肌肉疼痛、多(皮)肌炎和骨软化症;⑤在放射性核素治疗前进行骨重建的评估[^{223}RaCl$_2$、^{89}SrCl$_2$、^{153}Sm-EDTMP、^{186}Re-HEDP(^{186}Re-羟基亚乙基二膦酸)]。

2) 风湿病性疾病:①慢性炎性关节炎,包括类风湿关节炎、脊椎关节炎及相关疾病(强直性脊柱炎、银屑病关节炎、赖特关节炎、SAPHO综合征(滑膜炎、痤疮、脓疱症、骨肥大、骨炎)、慢性复发性多关节炎和骶髂炎;②腰椎及关节骨性关节炎,包括髋关节、膝关节炎、腕关节病和跗骨关节炎;③起止点病,包括足底筋膜炎、阿基里斯跟腱炎和黏液囊炎;④(缺血性)骨坏死,常位于股骨头、股骨髁和胫骨平台;⑤颌骨骨坏死;⑥手、髋、膝、足Ⅰ型复杂性区域疼痛综合征;⑦Tietze综合征(肋软骨炎);⑧多肌炎;⑨佩吉特病(Paget病);⑩朗格汉斯细胞组织细胞增生症(LCH),单系统LCH和多系统LCH伴骨受累;⑪非朗格汉斯细胞组织细胞病,如Erdheim-Chester病、Schnitzler综合征及Rosaï-Dorfman病;⑫其他罕见的骨关节疾病,如结节病伴骨受累、肥大细胞病、白塞综合征、家族性地中海热。

3) 骨和关节感染:①骨髓炎(急性、亚急性或慢性、细菌、真菌或真菌来源);②脓毒性关节炎;③椎间盘炎或脊柱炎;④感染性关节内固定(长骨或脊椎)松动或器械并发症或关节成形术(臀部、膝盖、脚踝或肩部);⑤恶性(坏死性)外耳道炎。

4) 骨伤、运动和创伤学:①骨膜炎,包括胫骨夹板和股骨夹板;②起止点病,包括足底筋膜炎、跟腱炎和黏液囊炎;③脊椎滑脱(急性或亚急性);④隐蔽性应激放射相关骨折(如足周骨、跗骨)或非特异性症状;⑤衰竭骨折,包括骨质疏松性椎体或隐匿性骨折,骶骨骨折,股骨头、胫骨骨折,胫骨平台骨折,跗骨和跖骨骨折；⑥内固定(长骨或脊椎)或假体(臀部、膝盖、脚踝或肩)松动、机械并发症及滑膜炎；⑦假关节(延迟愈合、不愈合)；⑧关节周围异位骨化；⑨骨移植存活。

5）骨代谢骨病：①甲状旁腺功能亢进(原发性及继发性)；②骨软化病；③肾性骨营养不良；④罕见内分泌疾病骨骼表现，包括甲亢和肢端肥大症；⑤维生素 D 缺乏。

6）儿科：①髋关节骨软骨炎(Legg-Calvé-Perthes 病)；②臀部短暂性滑膜炎；③骨样骨瘤；④儿童受虐综合征；⑤下颌髁突增生；⑥骨梗死(镰状细胞病、地中海贫血)。

（2）探索无法解释的症状

1）临床查体和影像学检查未见异常的亚急性或慢性骨肌痛或骨痛、关节痛，单关节炎，多关节炎，局灶性或多发性骨痛和背疼。

2）进一步探索生化(如钙、磷代谢异常)或放射学异常。

3）不明原因发热：应排除骨髓炎。

（3）治疗前的代谢评估

1）放射性滑膜切除术前或关节面类固醇渗透法治疗前，评价关节病变或滑膜炎活动性。

2）在使用二膦酸盐治疗前，评价佩吉特病成骨细胞活性。

3）椎体成形术或椎体后凸成形术前，评估良性或恶性椎体压迫性骨折。

（4）疗效监测：定量骨 SPECT/CT 显像是一种新的显像技术，在骨疾病疗效检测方面具有潜在应用价值，但其在常规临床实践中的确切作用有待进一步证实。

2. 禁忌证　以下情况一般不首选骨显像检查：

1）骨显像表现不一的骨骼病变：如浆细胞瘤、多发性骨髓瘤、脊索瘤或尤因肉瘤。

2）放射学检查已正确定性的良性骨病和意外瘤：包括骨岛、非复杂性血管瘤、致密性髂骨炎、非骨化性纤维瘤、长骨的无症状性软骨瘤、腱鞘囊肿和无症状性佩吉特病。

3）放射学检查已经正确定性、根据疼痛症状正确诊断并进行了良好的临床检查的症状性退行性骨关节病。

（四）定量 SUV SPECT/CT 的研究进展

定量的发射性断层成像技术是临床实践和生物学研究领域中一个重要工具，其原理利用放射性核素标记的化合物进行显像，最主要的两种成像设备是 SPECT 和 PET。因为两者准直方式的不同，PET 相较于 SPECT 具有更高的灵敏度和更高的空间分辨率，但 SPECT 仍然具有一些独特优势。比如许多 SPECT 放射性核素的物理半衰期一般较长，与生理过程的生物学半衰期更一致；很多放射性示踪剂更易获取，并能够远距离配送。并且 SPECT 可以在单次成像过程中，同时研究多种放射性核素，以检查不同的生物功能。另外，SPECT 系统的成本相对更低，并且在全国范围内使用更加普及。因 PET 扫描时，光子的吸收校正相对简单，并且早期 PET 成像为二维采集成像，散射光子也相对较少(<5%)，所以自从1975 年第一台可行断层显像的 PET 扫描仪原型诞生，到 1976 年第一台用于临床的商业化 PET 扫描仪(ECAT)面市以来，PET 就可以用来产生可定量分析的图像。但是，对于 SPECT，各种校正工作更多也更加复杂。故 SPECT 的定量研究面临更大的挑战。有研究阐述：PET 在灵敏度和空间分辨率方面都优于 SPECT，此外，PET 能定量测定组织放射性浓度。

然而，因为对采集时间的要求，现在的 PET 系统多为三维采集方式，即将二维采集使用的隔板撤出扫描视野进行成像，这样虽然很大程度地提高了采集的灵敏度(大约是 2D 采集的 10 倍)，但是 3D 采集的散射和随机符合事件明显增多。这样，所需的散射校正与 SPECT 所要求的相同甚至更大。

随着计算机技术和医用设备研发的进展，SPECT/CT 应运而生。SPECT/CT 即将 SPECT 和诊断/定位 CT 进行融合，两者轴心一致，共用一个检查床，使得患者可在同一检查设备、同一体位进行 SPECT 功能成像和 CT 结构成像。SPECT/CT 扫描仪的成功研发，再次推动了 SPECT 定量研究这一目标。虽然 CT 的数据对于产生定量的 SPECT 图像并不是必要的，但是 CT 数据通过获得物质的三维空间分布及组织密度等信息有助于更容易地对散射和衰减的光子进行校正。

1. 定量的发射断层显像　PET 和 SPECT 在断层显像中生成定量数据的要求是相同的。主要的特点是在重建算法中,显像剂浓聚的计算需要是线性的,并且在算法中要对体内光子吸收进行补偿,去除数据中散射光子,并且能将采集到的数据换算成每单位体积里的放射性活度(kBq/cm^3)。此外,还有其他因素也可能影响 PET 和 SPECT 定量的准确性,包括小于系统空间分辨率 3 倍的物体表面放射性浓度会减少,部分容积效应的影响,系统死时间导致的计数丢失,成像过程中放射性衰变,探测光子的空间位置和时间的校正等。

但是两者仍然有不同。PET 的图像是以每单位体积的放射性活度进行重建的,而 SPECT/CT 按照计数进行图像重建,这种差异在重缩放时会更加明显:PET 在进行软件放大时每体素的数值是恒定的,即放射性的浓度与图像大小无关;相反,SPECT 的算法中会保持浓聚活度量不变,随着图像的放大,每个体素中包含的值会随着计数的总数不变而减少。所以有说法是 PET 图像是能定量的,而 SPECT 不能。当然,这两种情况之间可在重建之后进行简单的转换。

目前发射断层成像的算法多基于统计迭代算法,与经典滤波投影重建算法不同。许多应用程序使用有序子集最大似然期望值算法(OSEM)。OSEM 有很多特点,包括图像质量和准确性提高,并且能够更好地控制图像的信噪比。只要 SPECT 图像的每单位体积放射性的量化准确性得以保障,结合受检者的体重或者体积,在注射一定活度的放射性药物后经过一定时间采集数据,就有可能通过对数据进行衰减校正后计算其标准摄入值(SUV)。有研究使用双探头 SPECT/CT 系统和一个带有 TOF 功能的硅酸镥晶体 PET/CT 扫描仪扫描体模的图像对比,其中 PET 的放射性浓度比值为 7.3∶1,SPECT/CT 的放射性浓度比值为 8.2∶1。图像采集在典型的临床条件下进行,SPECT 数据采用 OSEM 算法进行重建,并应用 CT 数据进行衰减校正及散射校正,但未进行部分容积效应校正及点分布函数分辨率校正。PET 数据的算法为 3D-OSEM 算法,并进行了点扩展函数校正。其中 PET 分辨率为 4.6mm,SPECT 分辨率为 15mm。

2. 衰减校正和散射校正 SPECT 中散射校正或衰减校正在成像过程中是很重要的。利用 CT 数据对 SPECT 进行衰减校正比利用放射性核素透射扫描进行衰减校正的方案还要早。散射校正方法也通过多次实验进行了验证。这些都基于当今快速发展的计算机处理技术。如今,CT 和发射型断层成像设备的融合提高了诊断的准确性。用 CT 数据作为衰减和散射校正等成果已经为 SPECT 精准定量做好了准备。在目前看来,包括[99m]Tc、[111]In、[123]I、[131]I、[177]Lu、[186]Re 和[201]Tl 在内的多种放射性核素的定量研究也已经展开。

3. SPECT 定量准确度研究 尽管科学家们经常在实验中使用模型来演示并改善图像构造的准确性,然而对人体进行显像的情况是非常不同的,在模型实验中得到的结果往往无法简单地在人体进行重复,有文章报道,不同放射性核素的放射性浓度的误差能超过 20%。目前,SPECT/CT 是获得适合生成定量 SPECT 图像的最方便的数据采集方法。

4. 定量 SPECT 临床应用 上文中已经列出了定量 SPECT 的潜在临床应用,但常规 SPECT 并没有进行衰减校正及散射校正,所以现在临床应用还较少。目前临床衰减校正主要用于 SPECT 心肌灌注显像以去除衰减伪影,而不是用来定量评估。同样地,在日常 SPECT 临床脑显像、腹部显像及盆腔软组织显像(如[67]Ga 炎症显像或者[123]I/^{131}I-MIBG)中应用衰减校正也是为了减轻衰减伪影或者提高图像质量,而并非为了实现定量重建。

5. 实施定量 SPECT 的困难 前文已证实[99m]Tc 定量 SPECT 显像是可以实现的,特别在如今多学科 SPECT/CT 设备广泛应用的情况下,已经具备了实施定量 SPECT 必要的硬件及软件,并能够得到可靠的结果,一般要求在活体多种成像条件下达到真实值±10% 的范围内。为实现广泛应用,下一步需要在 SPECT 系统引入常规方法学以实现特殊放射性核素的校准。在 PET 应用上,厂家都为定量 PET 提供了校准因子,并将定量 PET 包含在重建软件中使 PET/CT 准确度测试已经能够达到真实值±5% 的范围内。故制造商同样应该为 SPECT 系统校准提供技术,明确什么情况下可以应用定量 SPECT,并将定量 SPECT 技术的常规验证作为系统质量控制的一部分。

6. SPECT/CT 的质量控制 像 PET 系统一样,对于定量 SPECT/CT 来说,质量控制也十分重要。PET 系统的校正要比 SPECT 稍微简单,因为在 PET 中所有放射光子都具有相同的能量和特性,与所用放射性示踪剂无关。但是对于 SPECT/CT,不同的放射性示踪剂具有不同的光子能量,需要不同的准直器、脉冲高度分析器能量窗及很多其他因素,这都需要分别校准、检测。如果制造商能够协助将很多必要的参数(如散射校正的参数)预先确定,并设定于特定的放射性核素/准直器/脉冲能量分析器设置中,将会有利于临床推广使用。到目前为止,已经有关于定量 SPECT 协议的研究了。

尽管 SPECT 是一项极其有用并且临床应用十分广泛的检查项目,但是仅将其用于定性目的还远远没有发挥其应有的功能。同机融合 SPECT/CT 将会从多个方面改变这一现状,并将 SPECT 放射性核素断层显像的应用推进到一个新的定量领域,虽然目前这一领域仍以 PET 或 CT 为主。但是,随着研究者不断开发定量 SPECT 方法学,并不断提高硬件制造水平必将使定量 SPECT 有更广泛的临床应用。综上所述,定量 SPECT 临床应用的时代到来了。

四、^{18}F-NaF 骨显像

(一) 显像原理

^{18}F-NaF 是一种用于探测骨骼病变的高灵敏亲骨性 PET 显像剂,其在体内的摄取机制类似于^{99m}Tc-MDP,但具有更好的药代动力学特性,如更快的血液清除速率和更高的骨骼摄取(相当于^{99m}Tc-MDP 的 2 倍)。^{18}F-NaF 因成像质量高、检查时间短、空间分辨率高等优点,在检测恶性肿瘤骨转移成像中的价值得到广泛认可,在诊断骨良性病变中也逐渐被认可。^{18}F-NaF 的摄取反映了血流状况以及骨骼重建情况。

PET/CT 是一种将功能和解剖影像融为一体的分子影像学设备。PET/CT 显像分为局部区域(如头颈部、胸部、腹部或盆腔)、躯干(从颅底到大腿中段)和全身(从头顶到脚趾)显像。由于 PET/CT 中的 CT 可提供病变的形态解剖信息,可更好地鉴别病变的良恶性,所以该影像技术进一步提高了^{18}F-NaF 骨显像的特异性。随着 PET/CT 和回旋加速器的普及,^{18}F-NaF PET/CT 全身骨显像成为一种重要的骨显像方法,PET/CT 的高分辨率和^{18}F-NaF 在骨骼的高摄取,使骨骼的影像更清晰可靠。

(二) 显像方法

^{18}F-NaF PET/CT 骨显像的适应证同 SPECT 全身骨显像一致。静脉注射显像剂后 40~120 分钟开始显像(可延迟到 4 小时后),扫描前嘱患者排尿,仰卧位,双上肢自然下垂紧贴身体,全身放松保持体位不变,对于不能配合的患者可给予适量镇静剂。

PET/CT 采集参数同^{18}F-FDG 一致,CT 管电流 30~100mAs,管电压 120kV,螺距 1.0~1.5,矩阵 512×512;PET 采集根据患者的身高确定采集的床位数,一般每个床位采集 50~90 秒,矩阵为 128×128 或 256×256,床位重叠 25%,3D 模式采集。数据采集结束后采用迭代重建或傅立叶变换对图像进行重建,还可以适当改变滤波函数调整图像的平滑度。

(三) 适应证和禁忌证

同本章^{99m}Tc-MDP 骨显像。

五、^{18}F-FDG PET/CT

(一) 显像原理

PET/CT 是借助 PET/CT 示踪剂,从分子水平观察药物及其代谢产物在生物体内的生理、生化变化,从而达到诊断疾病的目的。PET/CT 示踪剂在检查中发挥了不可替代的作用。而^{18}F-FDG,即 β-2-[^{18}F]-2-脱氧-D-葡萄糖,则是目前临床最常见的 PET/CT 示踪剂,被世人誉为"世纪分子",是目前 PET/CT 和符合线路成像系统临床最常使用的正电子放射性示踪剂,占日常临床使用正电子放射性示踪剂的 95% 以上。

葡萄糖是组织细胞能量的主要来源之一。其在细胞内被己糖激酶磷酸化成葡萄糖-6-磷酸,葡萄糖-6-磷酸被多种酶催化生成葡萄糖-1-磷酸或果糖-6-磷酸,进一步生成丙酮酸及乙酰辅酶 A,经柠檬酸循环释放出能量。^{18}F-FDG 是 2-位碳原子上的羟基被^{18}F 取代的葡萄糖的类似物,可被细胞膜表面分布的葡萄糖转运蛋白摄取入细胞内,在己糖激酶磷酸化成氟[^{18}F]-2-脱氧葡萄糖-6 磷酸。由于其不能被特异的果糖-1-磷酸酶识别和催化,无法生成相应的二磷酸己糖参加有氧和无氧糖代谢。由于 6-磷酸-^{18}F-

FDG 带负电荷,难以反向通过细胞膜离开细胞,而肿瘤细胞内使 6-磷酸-^{18}F-FDG 去磷酸化的葡萄糖-6-磷酸酶活性极低,所以 6-磷酸-^{18}F-FDG 最后停留、集聚在肿瘤细胞的胞质内。通过 PET 显像仪探测^{18}F 湮灭辐射后发射的 γ 光子对,再经过计算机的处理,就可以获得反映体内葡萄糖代谢状态和水平的^{18}F-FDG 的分布影像。

在葡萄糖代谢平衡状态下,氟[^{18}F]-2-脱氧葡萄糖-6 磷酸滞留量与组织细胞葡萄糖消耗量大体一致,因此,^{18}F-FDG 能反映体内葡萄糖利用情况。在肿瘤显像方面,由于恶性肿瘤细胞异常增殖,葡萄糖需求量大,^{18}F-FDG 主要被恶性肿瘤细胞摄取。因此,^{18}F-FDG 可用于原发肿瘤、转移性肿瘤、淋巴瘤、骨髓瘤等肿瘤的显像,并可用于良恶性肿瘤的鉴别诊断,肿瘤的分期、分级及全身情况的评估,各种治疗手段的评估(包括手术后癌肿残留情况或复发与瘢痕组织的鉴别,放疗和化疗前后肿瘤的变化)及肿瘤转移的全身监测。对原发灶不明的转移性肿瘤进行原发灶寻找或全身转移情况判断。

（二）显像方法

采用静脉注射,剂量范围成人 0.15~0.2mCi/kg,儿童酌减。

^{18}F-FDG 是放射性标记的葡萄糖类似物,静脉给药后,迅速分布于全身各器官。^{18}F-FDG 通过与葡萄糖相同的转运载体 Glut-1 转运入细胞,在胞质内经己糖激酶Ⅱ催化生成 6-磷酸-FDG 后,与葡萄糖代谢途径不同的是,其不被果糖-1-激酶识别和催化,无法生成相应的二磷酸己糖参加有氧和无氧糖代谢而停留聚集在胞质,因此^{18}F-FDG 的摄取和清除反映了该组织器官中葡萄糖转运蛋白和己糖激酶活性。肿瘤组织因缺氧,葡萄糖转运蛋白和己糖激酶活性增高,表现为^{18}F-FDG 摄取增加,同样炎症细胞也会摄取^{18}F-FDG。

^{18}F-FDG 静脉注射后,血中放射性以三指数模型清除,有效半清除时间分别为 0.2~0.3 分钟、10~13 分钟和 80~95 分钟,在心肌中的清除需 96 小时以上,肝、肺和肾清除快,并大多以原型从尿中排出,^{18}F-FDG 不能被肾小管重吸收。注射后 33 分钟,尿中放射性为注射剂量的 3.9%,膀胱中放射性在注射后 2 小时为注射剂量的 20.6%。

1. 患者准备

（1）受检者在检查前日晚 9 点开始禁食、禁酒、禁饮含糖饮料、禁做剧烈或长时间的运动。可饮少量清水。

（2）检查当日尽量避免与人交谈,不咀嚼口香糖等;避免紧张。

（3）避免服用止咳糖浆等含糖类药物。

（4）在注射显像药物前后都须保持安静,并以卧位或半卧位休息,尽量避免走动。

（5）糖尿病患者需提前与 PET/CT 中心联系,以控制血糖浓度。

（6）在检查前取出身上的金属物品,检查中确保身体不要移动。

（7）检查前需排空小便,避免尿液污染体表和衣裤。

2. 患者体位　仰卧位,自然放松,调整床位将患者置于视野中心,双臂上举。如患者不能坚持该体位,可将双臂放于身体两侧并用绑带束紧。

3. 图像采集　采集顺序、总计数与时间参照设备厂家的推荐方法。

PET/CT 静态采集:是临床最常用的方法。局部静态断层显像可在静脉注射^{18}F-FDG 后 60 分钟后进行。

PET/CT 全身显像:用于发现身体任何部位具有异常^{18}F-FDG 摄取的病灶,特别是肿瘤原发灶或转移灶。图像采集和处理方法与局部断层采集基本相同。

先行 CT 采集,^{18}F-FDG PET/CT 检查 CT 采集参数见表 1-4-3。

表 1-4-3　^{18}F-FDG PET/CT 检查 CT 采集参数

项目	参数	项目	参数
管电流	50~150mAs	矩阵	512×512
管电压	120kV	扫描方式	螺旋
螺距	≥1.0		

再行 PET 采集，^{18}F-FDG PET/CT 检查 PET 采集参数见表 1-4-4。

表 1-4-4 ^{18}F-FDG PET/CT 检查 PET 采集参数

项目	参数	项目	参数
每床位采集时间	0.5~3.0min	矩阵	128×128 或 256×256
总床数	视患者身高和 CT 采集一致	扫描方式	螺旋
采集模式	3D		

（三）图像处理

对采集所得数据进行时间和组织衰减校正。根据仪器与图像条件选择合适的滤波函数进行图像重建，获得横断面、冠状面及矢状面三维断层图像用于视觉分析，局部 ^{18}F-FDG 异常浓聚常视为阳性表现。

半定量计算肿瘤各种摄取比值，如肿瘤靶/本比值（即等范围兴趣区肿瘤与周围或对侧正常组织的放射计数比值）、标化摄取值（SUV）=（局部放射性活度/ml 组织）/（实际放射性注射剂量/g 体重）。

（四）适应证和禁忌证

同本章 ^{99m}Tc-MDP 骨显像。

六、^{67}Ga-枸橼酸盐或 ^{68}Ga-枸橼酸盐炎症显像

（一）显像原理

1. **原理** 体内炎症病灶的定位和定性诊断对临床治疗及预后判断具有重要作用，而 ^{67}Ga-枸橼酸盐或 ^{68}Ga-枸橼酸盐可以被炎性病灶摄取，并被体外探测装置以显像的方式显示，此称为 ^{67}Ga 或 ^{68}Ga 炎症显像（Gallium-67 or Gallium-68 inflammatory imaging）。其机制主要是基于 ^{67}Ga/^{68}Ga 和三价铁离子在原子结构、生物活性上均很相似，经静脉注射 ^{67}Ga/^{68}Ga 后，90% 与体内的运铁蛋白（transferrin）、铁蛋白（ferritin）、乳铁蛋白（lactoferrin）及吞噬细菌后的含铁血红素巨噬细胞等结合。这些铁的结合蛋白均经肝代谢，而机体炎症时出现明显的组织细胞的变质、渗出、增生，病灶局部渗出大量的白细胞，而白细胞内含有丰富的乳铁蛋白。因此，^{67}Ga/^{68}Ga 既可被肝摄取，又可被炎症灶中的白细胞摄取，其具体的摄取机制仍不十分清楚，可能是 ^{67}Ga/^{68}Ga 进入血管后与白细胞内的乳铁蛋白结合，并随白细胞趋化移动到炎症部位，浓集于病灶处；或 ^{67}Ga/^{68}Ga 以离子形式与运铁蛋白结合漏出血管而进入病灶，使病灶部位形成异常显像剂浓集区；^{67}Ga/^{68}Ga 亦可被炎症部位的微生物摄取，生成铁蛋白-^{67}Ga/^{68}Ga 复合物而滞留于局部，使病灶部位形成异常的显像剂浓聚区。

2. **放射性药物** ^{67}Ga-枸橼酸盐或 ^{68}Ga-枸橼酸盐，详见本节前述的骨关节显像药物。

（二）显像方法

1. **显像前准备** 一般无需特殊准备，近期内不能行钡剂造影。但当病变位于腹部时，为减少肠道内放射性干扰，应当先清洁灌肠或每天给予缓泻药，直至检查结束。

2. **注射剂量及显像**

（1）^{67}Ga-枸橼酸盐：通常成人静脉注射的活性是 150~220MBq（4~6mCi）。儿童的通常注射剂量是 1.5~2.6MBq/kg（0.04~0.07mCi/kg），最小剂量为 9~18MBq（0.25~0.5mCi）。儿童的最大注射剂量不应超过成人的最大剂量。在给药后 6~24 小时对疑诊部位可进行早期显像，48 小时常规做局部显像或者断层显像，必要时做 72~96 小时显像。

（2）^{68}Ga-枸橼酸盐：目前没有明确的针对 ^{68}Ga-枸橼酸盐显像的应用指南，但国外研究显示其成人注射剂量范围为 0.06~0.13mCi/kg，儿童酌情减量。在静脉注射后 60 分钟后行早期显像，90~120 分钟时行延迟显像，但 150 分钟后显像质量会显著下降。

3. **采集条件**

（1）^{67}Ga-枸橼酸盐：使用大视野 SPECT 探头配中能或高能准直器，取 93、185 和 300keV 三个能峰，窗宽 20%，行前位、后位及全身显像和病灶局部显像，采集时应做好骨性解剖标记便于图像分析。

（2）^{68}Ga-枸橼酸盐：采集参数同^{18}F-FDG PET/CT，详见本章第五节。

（三）适应证和禁忌证

同本章^{99m}Tc-MDP骨显像。

七、放射性核素标记白细胞炎症显像

（一）显像原理

1. 原理　放射性核素标记白细胞显像是利用机体防御系统这一生理过程来探测体内感染灶和炎性病灶的诊断技术。当细菌等病原体侵入人体后，机体发生炎症反应，由于中性粒细胞的趋化性，白细胞趋化因子的作用使中性粒细胞向炎症部位游走，并穿出毛细血管壁，迁移至感染灶/炎性病灶处，吞噬感染源或外源体，释放溶菌酶，杀死病原体。根据这一原理，临床上使用放射性核素标记人自体的白细胞，回注至血液循环，通过显像，就可探测到人体内的感染或炎症病灶。

2. 药物　常用的标记白细胞的放射性核素有两种，即^{111}In-oxine（^{111}In-8-羟基喹啉）和^{99m}Tc-HMPAO（^{99m}Tc-6-甲基丙二胺肟）。^{111}In（铟）位于元素周期表第三族，由回旋加速器生产，通过电子俘获进行衰变，释放2种不同能量的γ射线，分别为173keV和247keV，其物理半衰期为67小时。oxIne（8-羟基喹啉）是一种与^{111}In结合的脂溶性螯合物。^{111}In-oxine为脂溶性复合物，可以无选择地标记所有的血细胞，因此，在标记自体白细胞之前，要分离自体白细胞，去除红细胞和血小板。通常采用红细胞重力沉降法和差速离心法分离白细胞。白细胞分离完成后，将分离的白细胞悬浮在生理盐水中加入^{111}In-oxine，室温下孵育30分钟并轻轻摇动，离心去除含游离^{111}In的上清液，标记完成后，抽取18.5MBq（500μCi）^{111}In-oxine-白细胞再次悬浮于储存血浆中，在2~4小时内进行静脉注射。^{99m}Tc-HMPAO标记白细胞比^{111}In标记白细胞具有更大优势。^{99m}Tc由钼锝发生器生产，可以直接进行标记，其发射的单光子射线非常适合SPECT或γ相机显像，能量为140keV，半衰期6.02小时，对患者各组织器官的辐射剂量小，适合较大剂量使用，可得到更清晰的图像，提高诊断率。HMPAO是一种脑血流灌注显像剂，具有亲脂性，可穿过细胞膜进入细胞内，再由亲脂性复合物转变为水溶性复合物滞留在细胞内。^{99m}Tc-HMPAO标记白细胞时，可在血浆中直接标记，有助于保持白细胞的结构和功能的完整。^{99m}Tc不能直接对白细胞进行标记，要先与HMPAO形成复合物，再借助HMPAO的脂溶性进入白细胞内。

静脉注射放射性核素标记的白细胞后，随血流分布于肺、肝、脾、骨髓及血池内，此后肺和血池内放射性逐渐减少，肝、脾内放射性逐渐增加。在许多情况下，^{99m}Tc-HMPAO-白细胞可以替代^{111}In-oxine-白细胞。但与^{111}In-oxine-白细胞相比，有人报道静脉注入^{99m}Tc-HMPAO-白细胞，会有一些^{99m}Tc-HMPAO从白细胞中释出，并从肾（注入后数分钟）及胆囊（数小时内）排出。因此探测肾、膀胱及胆囊感染，应首选^{111}In-oxine-白细胞；检测炎性肠道疾病，可用^{111}In-oxine-白细胞或选用^{99m}Tc-HMPAO-白细胞，但后者显像最好在注射显像剂后2小时内完成。在进行上呼吸道感染、肺炎、鼻窦炎等患者炎症显像时，由于患者可能吞下脓性分泌物或有肠道出血等情况，导致假阳性，临床应用时需高度注意。

许多临床研究表明：核素标记白细胞显像探测感染和炎症病灶的灵敏性可达95%以上，尤其是在急性感染和炎症病灶。但显像剂制备烦琐，需专业技术人员操作，并且有一定的风险（全过程要求无菌操作），是该显像方法的不足之处。

（二）显像方法

首先分离白细胞。取血30~40ml，制备白细胞混悬液。

1. ^{111}In-oxine标记白细胞　制备^{111}In-oxine：取^{111}InCl$_3$溶液37MBq（1mCi），加入等体积消毒蒸馏水，再顺次加入50μg oxine溶液（1mg/ml无水乙醇）及200μl 0.3mol/L醋酸缓冲液（pH 5.5），充分混匀。在上述反应液中加入等量的氯仿进行萃取，移取氯仿层在沸水中蒸发至干，以50μl无水乙醇溶解，并以200μl生理盐水稀释，制成^{111}In-oxine。标记：在白细胞混悬液中加入^{111}In-oxine 37MBq（1mCi），轻摇混匀，室温孵育20分钟。以生理盐水10ml清洗^{111}In-oxine-白细胞，150g离心5分钟，弃上清液，加入5ml生理盐水，制成^{111}In-oxine-白细胞混悬液。在上述操作中，所用的玻璃器皿要彻底清洗，并避免使用金属器械。

2. ^{99m}Tc-HMPAO 标记白细胞 首先以 HMPAO 药盒制备^{99m}Tc-HMPAO。抽取新鲜标记的^{99m}Tc-HMPAO 370~1 110MBq（10~30mCi）/（1~3ml），加入白细胞混悬液内，室温孵育 15~30 分钟,150g 离心 5 分钟,弃上清液。以生理盐水 10ml 清洗^{99m}Tc-HMPAO-白细胞 2 次，每次均经 450g 离心 5 分钟，最后用不含血细胞的自身血浆 3~5ml 重新悬浮^{99m}Tc-HMPAO-白细胞。标记好的白细胞应尽早使用。

3. 显像

^{111}In-oxine-白细胞:取标记完成后的^{111}In-oxine-白细胞 18.5MBq（500μCi）经静脉注入体内，使用中能平行孔准直器，能峰 173、247keV;4 小时行早期显像,24 小时行全身显像，必要时行断层显像。

^{99m}Tc-HMPAO-白细胞:取标记完成后的^{99m}Tc-HMPAO-白细胞 370MBq（10mCi）,2 小时早期显像（适用于肠道感染或消化道炎症）,4 小时后行全身显像（适用于外周骨髓炎显像）,配低能平行孔准直器，能峰 140keV。常规行前后位、后前位及病灶部位平面显像，必要时可行断层显像。

（三）适应证和禁忌证

同本章^{99m}Tc-MDP 骨显像。

八、骨关节 PET/MR

PET/CT 作为将功能代谢与结构信息融合的专用设备,在肿瘤、神经疾病、心血管疾病和感染/炎症等临床应用逐渐普及,已成为临床医学中不可缺少的重要工具。与 CT 相比,MR 具有结构对比度高、组织特征参数多、功能和生物化学信息显示能力强及无电离辐射等优势,而且 MR 还有一些功能检查技术,如弥散加权成像（diffusion weighted imaging,DWI）检测组织内水分子扩散运动,磁共振波谱（magnetic resonance spectroscopy,MRS）定量分析组织代谢浓度等。将 MR 与具备高灵敏度、多种靶向示踪剂、分子水平生物信息显示及便于定量化分析等优势的 PET 技术融合为 PET/MR 成像,开创了分子生物学研究和临床多模式影像新的应用前景,多参数的 PET/MR 有潜力成为疾病早期精确诊断和疗效评估的强而有力的工具。

（一）PET/MR 设备分类

PET 与 MR 的融合存在诸多技术障碍,如 PET 干扰磁场均匀性、PET 电路在磁场内产生涡电流（eddy current）和热,而 MR 的强磁场破坏 PET 工作、影响 PET 硬件、改变正电子飞行轨迹以及缺少对 PET 光子衰减校正的直接手段等。为克服两种设备互不兼容带来的严重干扰,不同厂家采用了不同策略,由此形成了目前 PET/MR 不同的机型设计。目前应用于临床的 PET/MR 影像设备按照 PET 与 MR 两个设备的探测器之间关系可以分成一体化 PET/MR 和分体式 PET/MR 设备（图 1-4-23）。

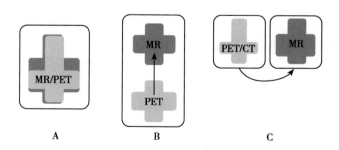

图 1-4-23 PET/MR 影像设备分类
A. 一体化 PET/MR;B. 分体式 PET/MR（同室配置）;C. 分体式
PET/MR（邻室配置）

1. 一体化 PET/MR 一体化 PET/MR 设备是将 PET 探测器镶嵌在 MR 设备内,可以完成同步 PET/MR 采集。使用晶体、光电二极管或半导体探测器,磁场对探测器影响比较小,可以直接将整个探测器镶嵌在 MR 中。使用半导体探测器或晶体、光电二极管探测器的一体化镶嵌式 PET/MR 是发展的方向。PET/MR 一体化带有飞行时间（TOF）技术,能够真正实现 PET 与 MR 同步扫描的 TOF PET/MR 设备,不但具有最先进的 PET 的飞行时间成像技术（TOF-PET）,而且具有全部 MR 成像功能。

在 PET/MR 系统中,需通过间接计算法进行衰减校正。目前主要研究的方法有:①组织分类法,即采用不同的 MR 序列获得组织中气体、脂肪、水和骨组织的信息;②图谱配准法,即利用预先获得的图像模板与实际采集的患者图像进行配准,进而得到相应的组织成分差异,然后进行衰减图像的估计;③透射扫描法和发射数据重建法,即采用透射扫描获得衰减系数(attenuation coefficient,ACe),或通过特殊算法直接处理 PET 图像进行衰减校正。

2. 分体式 PET/MR

(1)同室配置 PET/MR 系统:同室配置的 PET/MR 系统是依据共同平面的设计理念,在同一个房间同时配置 TOF PET 系统和 3.0T MR 系统,两个系统通过两者间的一个固定的旋转床平台进行连接。这种 PET/MR 系统要求受检者做完 PET 检查后,躺在检查床上不动,旋转 180°后进行 MR 扫描,以便能够准确地融合。该系统中的 PET 与 MR 是各自分开的,进行顺序扫描。在该系统中,需通过间接计算法进行衰减校正。

由于同室配置 PET/MR 系统是将在 PET 与 MR 系统放在同一扫描室内,PET/MR 扫描室需要同时具有 PET 扫描室的放射防护屏蔽性能和 MR 扫描室的射频屏蔽性能、磁场屏蔽性能等,使 PET 系统与 MR 系统能够彼此兼容。对于同室配置的 PET/MR 系统,PET 机架中心与 MR 磁体之间的距离通常需要保持在 5~7m,这才能保证 PET 与 MR 彼此之间的兼容性。为了满足同室配置 PET/MR 系统的各种要求,需要采用面积较大的复合扫描室。

(2)邻室配置 PET/CT-MR 系统:邻室配置的 PET/CT-MR 多模式系统是将 TOF 技术的 PET/CT 与 3.0T MR 两套独立的设备分别放入相邻的扫描室内并组合在一起,在两套系统之间,配置一套运送患者的公用移动转运床,将两者连接起来,同时后处理工作站上配有一套统一的图像采集和后处理软件系统。这是一种顺序操作,受检者只需上、下床一次就完成两次扫描。PET 图像的采集采用 TOF 技术及 CT 衰减校正得到,完成 PET 和 CT 或 MR 多模式检查后,通过专业融合软件,将 PET 中的 CT 与 MR 进行精准的图像配准,可以得到包括 PET/CT、PET/MR、CT/MR、PET、CT 及 MR 不同序列在内的多模式图像。其中,MR 进行全身扫描后可以融合形成全身 PET/MR 与 PET/CT 进行对比,也可以在病变部位进行 MR 局部平扫与增强扫描。

PET/CT-MR 中每个系统的组成是完整的,PET/CT 与 MR 两组系统相互之间不受影响,它们可以联合起来串联使用,也可以并联使用,即两组系统同时使用或各自独立使用而不相互影响。邻室配置的 PET/CT-MR 可以大幅度提高 PET/CT 系统及 MR 系统的单机利用率,同时,由于彼此系统分开,所以不存在 PET 探测器与 MR 磁场相互兼容的问题。该系统 PET 图像通过 CT 进行衰减校正。

(二)PET/MR 特点

PET/MR 与 PET/CT 相比较,具有以下优势:①PET/MR 的辐射剂量较 PET/CT 低,使受检者免除了 CT 的部分辐射剂量;②PET/MR 具有较高的图像分辨率并且软组织的对比度好;③PET 结合多参数、多序列及多功能 MR 成像技术,可以对病变进行综合分析。随着 PET/MR 的技术发展,这些 MR 技术在临床应用上会越来越多地体现各种优势。

但 PET/MR 系统也尚存在一些不足,如扫描时间长、设备价格与检查费用相对昂贵,金属禁忌、技术欠缺(设备结构设计、PET 探头与磁场兼容性和图像衰减校正)及伪影繁杂等。作为一种全新的融合设备,特别是硬件设计改变较多的一体化 PET/MR,临床使用仍存在多种不确定因素,如 PET/MR 的相互干扰是否会影响最终图像,与 PET/CT 的疾病诊断效能是否存在差别,利用 MR 信息完成的 PET 衰减校正是否可靠,PET/MR 的定量参数 SUV 与 PET/CT 是否一致,PET/MR 的临床优势等问题,还缺乏足够的临床研究证据。

(三)临床应用

1. 原发性骨肿瘤 ^{18}F-FDG PET/CT 检查无法区分良性和恶性病灶的 SUV 阈值,但较低的 SUV(< 2.5)更倾向于良性病变。在肿瘤难以发现的情况下,对这些融合图像定量测量是有价值的,但 PET/CT 或 PET/MR 的 SUV 不能取代对原发性骨肿瘤准确诊断的活检。大多数原发性骨肿瘤显示 ^{18}F-FDG 摄取增加(图 1-4-24),但也有不少良性肿瘤显示 ^{18}F-FDG 明显摄取,容易与恶性肿瘤混淆。这些病变包括骨

巨细胞瘤、纤维发育不良、嗜酸性肉芽肿、成软骨细胞瘤、软骨样纤维瘤、成纤维细胞性纤维瘤、甲状旁腺骨病、动脉瘤样骨囊肿和非骨纤维瘤等。但了解骨肿瘤的形态特征有助于正确诊断与鉴别诊断。尽管一些良性骨病变显示明显的^{18}F-FDG摄取而可能被误认为是恶性肿瘤，但也有恶性肿瘤如低级软骨肉瘤，由于低^{18}F-FDG摄取可被误认为是良性病变。

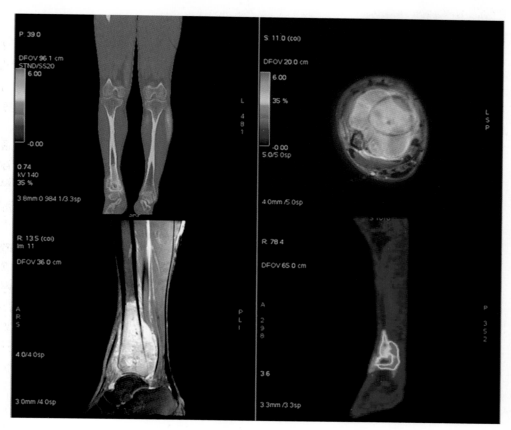

图 1-4-24　原发性骨肿瘤 PET/MR 图像

目前，MR已成为恶性原发性骨肿瘤诊断和T分期的首选成像方式。此外，PET/MR的PET信息能够指导诊断活检，并有助于最大限度地提高正确分期和分级的准确性，从而对治疗和结果产生影响。MR数据有助于T分期，PET数据有助于N分期，PET和MR这两种模式的组合有助于M分期。因此，一次性全身PET/MR检查可以提供高准确度的TNM分期。在一项评估治疗反应的前瞻性比较研究中，^{18}F-FDG PET/CT能够区分儿童骨肉瘤中的治疗有无效果，但对尤因肉瘤的疗效评估无效。常规MR以及功能性MR可以提供肿瘤大小、灌注、组织成分和肿瘤坏死程度等全部信息，并且在评估软组织肉瘤的治疗反应中起重要作用。弥散加权MR是评估细胞毒性治疗反应的有价值的工具，^{18}F-FDG PET/CT的代谢显像对于评估软组织肉瘤患者的治疗反应也很敏感。

2. 骨转移瘤　^{18}F-FDG PET/CT、^{18}F-FDG PET/MR，对骨转移瘤的检测比骨显像和单独CT更准确。然而，^{18}F-FDG PET/CT也显示一些假阳性病灶，这些病变须采用其他影像学方法进行随访。一个小样本的前瞻性比较研究报道，全身MR对骨转移诊断的准确度（91%）比^{18}F-FDG PET/CT（78%）更高。由于MR和^{18}F-FDG PET/CT检测骨转移最小病灶分别为2mm和5mm，^{18}F-FDG PET/CT可能漏掉弥漫性和体积小的骨转移灶（图1-4-25）。骨骼PET/MR融合成像比PET/CT更有前景。

在一些研究中，全身MR对肺癌患者骨转移灶检测的敏感性和特异性比^{18}F-FDG PET/CT和骨显像差。与此相反，MR在乳腺癌骨转移灶的检测比^{18}F-FDG PET/CT和骨显像更敏感。这些研究结果表明，对不同的肿瘤的骨骼成像模式做出合理的判断是必不可少的。MR特别是采用弥散加权（DW）序列，其准确度似乎高于^{18}F-FDG PET/CT。此外，DWI有助于评估骨转移瘤系统治疗的反应。MR无辐射且可

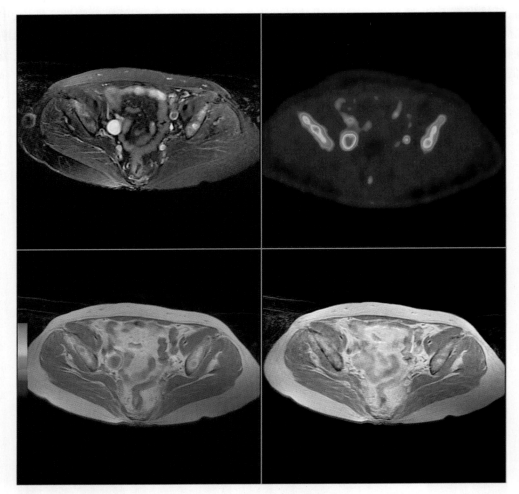

图 1-4-25　骨转移瘤 PET/MR 图像

以多次随访检查,有助于监测治疗效果。

在儿童和青少年骨转移的检测中,全身 MR 和[18]F-FDG PET/CT 比常规的骨显像具有更高的灵敏度。在儿童中,MR 的同相和反相脉冲序列可以反映造血细胞增殖和肿瘤骨髓的差别,可以降低骨髓巨噬细胞的信号强度,而不降低肿瘤骨髓的信号强度。因此,[18]F-FDG PET/CT 和 MR 的融合成像对于儿童和成人骨转移灶的评估是非常有价值的。

3. 多发性骨髓瘤　多发性骨髓瘤的不同分期采用不同的治疗方案并具有不同的预后,故准确分期至关重要。PET/CT 在评估多发性骨髓瘤的范围和疾病活动性方面比其他影像技术有较大的优势,尤其是在评估病灶活动性方面。全身 MR 具有良好的软组织对比,有助于骨髓瘤的骨髓特征,尤其是骨髓浸润的评价。MR 发现弥漫性脊髓受累可能为[18]F-FDG 阴性。此外,在小直径的病灶和使用 SUV 2.5 作为判断标准,[18]F-FDG 摄取可能导致假阴性结果。因此,[18]F-FDG PET/CT 和其他成像模式应该是互补的。当它们一起使用时,会增加骨骼和软组织病变的检出率。一个系统的随访评估似乎需要不同的影像学研究相结合。

全身 MR 在评估疾病的活动性方面与 PET 相比,具有更高的敏感性和特异性。然而,也有数据表明[18]F-FDG PET/CT 对评估治疗反应具有价值。MR 骨髓指数也可能是评估脊柱受累患者治疗反应的最佳方法。因此,全身 PET/MR 有助于肿瘤的初分期和治疗后随访反应的评价(图 1-4-26)。

4. 其他疾病　感染、炎症、术后变化和血管瘤[18]F-FDG PET/CT 显像显示放射性摄取。有研究提示[18]F-FDG PET/CT 可用于鉴别 MR 成像中发现的退行性和感染性终板炎,但即使在活动性(Modic Ⅰ型)退变性终板炎,PET 也不能显示[18]F-FDG 摄取增加。此外,在 MR 影像学表现模棱两可时,[18]F-FDG

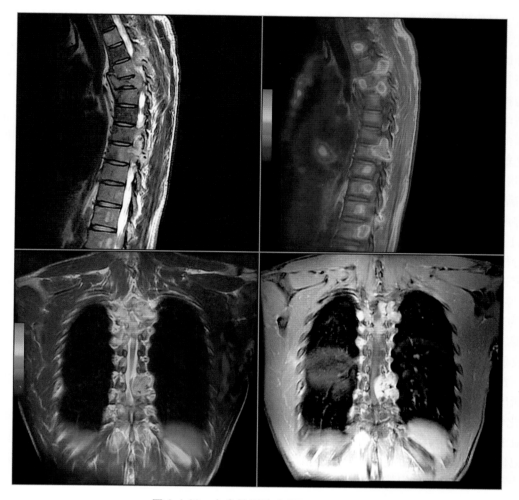

图 1-4-26　多发性骨髓瘤 PET/MR 图像

PET/CT 可作为区分良性和病理性椎体压缩性骨折的一种辅助诊断方法。然而,[18]F-FDG 摄取值对鉴别良恶性椎体压缩性骨折较为困难。与 MR 相比,[18]F-FDG PET/CT 灵敏度稍高,特异性较低。然而在炎性关节病(如类风湿关节炎),[18]F-FDG PET/CT 发现是疾病活动的可靠指标。其他疾病如痛风、强直性脊柱炎也有报道显示[18]F-FDG 摄取阳性。PET/MR 是显示解剖定位和放射性摄取的可靠工具。

九、骨关节显像质量控制

骨关节显像目的是短时间获得高质量的诊断信息。为了保障骨关节显像的质量,需要制订骨关节显像质量保证计划,建立和健全受检者准备、机房与环境、放射性药物、显像仪器、病史采集、操作规程、图像处理、图像存储、报告书写、复查随访等各项管理制度,从管理制度和质量控制程序上保证骨关节显像的正确实施,熟练掌握规范化操作流程。

(一) 机房与环境

γ 相机、SPECT、SPECT/CT、PET/CT、PET/MR 机房有不同的要求,机房修建前要做好预评价。

同时需要有核医学预约室、候诊室、热室、设备间、显像机房、控制室、报告室、办公室、卫生间等房间。核医学治疗需要有核素治疗病房、护士站等办公场所。

要满足各种人群进行核医学检查需求。儿童、老年人常需要家属陪伴。国外核医学显像检查操作控制台,与显像仪器在同一个房间,显像机房内有供家属坐的凳子。在核医学显像检查期间核医学技师、受检者、家属都在检查机房内,便于相互交流沟通、及时发现与解决问题,密切配合,顺利完成检查,获得高质量核医学影像。

核医学显像机房需要配备急救设备和药品。部分需要实施麻醉检查者,机房还需配备麻醉期间需要的氧气、吸管、输液装置。也应安装电话方便联系。

各种影像检查需要检查期间保持体位不动。欧美国家和地区的部分医院为了方便影像检查时镇静,影像科、核医学科常设置有专用的镇静房间,并配备相应的设施,按照影像诊断镇静标准化规范,进行设置与操作,顺利完成各项影像检查。

核医学办公区域应该提供一个轻松舒适、温馨愉快的就诊环境,地面、墙面可以装饰美观,消除受检者不必要的恐惧,轻松完成核医学无创性检查。机房照明灯开关应能调节光线强弱,检查期间可以调暗。灯光能够保障照明,满足检查床旁注射需要。有挂输液瓶、输液袋的挂钩。机房房间应配备专用空调,保障房间温湿度恒定。机房门要大,或者用双扇门,方便病床、担架、急救设备等的进出。多配备电源插座,满足各种设施用电需要。

最好配备儿童及行动不便人员专用卫生间,满足他们进行核医学诊断与治疗的需求。

(二) 放射性药物

进行核医学检查与治疗,需要保障放射性药物的安全性、有效性、稳定性,严格按照国家放射性药物管理规定进行日常管理,做好放射性药物的质量保障系统。放射性药物质量控制至关重要,包括物理鉴定、化学鉴定、生物学鉴定。

1. 物理鉴定 包括形状、放射性核纯度、放射性活度。放射性药物的物理外观非常重要。形状包含澄明度、颜色、颗粒度。放射性药物多数为无色澄清液体。^{99m}Tc-MDP、^{18}F-NaF、^{18}F-FDG 均是无色澄清液体。放射性核纯度是指特定放射性核素的放射性活度占总放射性活度的百分比。放射性核纯度不低于99%。放射性活度是放射性药物的一项重要指标,任何放射性药物在使用前必须测定放射性活度,用放射性活度计测定放射性活度。

2. 化学鉴定 包括 pH、放射化学纯度、化学纯度。特定的 pH 对于放射性药物的稳定性很重要。理想的血液 pH 是 7.4,因血液缓冲能力很强,放射性药物的 pH 可以在 3~9。放射化学纯度是指特定放射性标记化合物的放射性活度占总放射性活度的百分比。放射化学纯度应不低于 90%~95%。化学纯度是指特定化学形式存在的某物质的质量占总质量的百分比。

3. 生物学鉴定 放射性药物用于人体前,需要进行灭菌、热源和毒性检查。常规临床用放射性药物必须保证无菌、无热源。

放射性药物的质量保障系统包括多方面:足够经过培训的技术人员、设施良好的规划与监控、足够合适的设备、适合的 SOP 文件与记录、适当的质量控制。质量保障系统是长期的过程,形成重视质量保障的文化,需要不断努力与奉献精神。

(三) 显像仪器

为了保障 γ 相机、SPECT、SPECT/CT、PET/CT、PET/MR 正常运行,需要定期进行相应设备的质量控制,见表 1-4-5 和表 1-4-6。

表 1-4-5 SPECT、SPECT/CT 稳定性检测项目、方法及频度

仪器名称	检测项目	检测方法	检测周期
SPECT	系统本底	针对不同的准直器及核素	每天
	能峰	采用点源及设备附带的每天或每周质控程序进行	每周
	固有均匀性	采用点源及设备附带的每天或每周质控程序进行或执行 NEMA 2007	每周
	固有分辨率及线性	四象限铅栅或执行 NEMA 2007	每周
	旋转中心	采用设备附带的质控程序进行或执行 NEMA 2007	每月
	系统灵敏度	执行 NEMA 2007	每半年
CT		按照 CT 相关要求进行	
SPECT/CT 整体性能	SPECT 和 CT 的融合精度	采用设备附带的质控程序进行或对点源或线源断层图像分析	每半年

NEMA 2007:美国电气制造商协会 2007 年标准

表 1-4-6　PET、PET/CT、PET/MR 稳定性检测项目、方法及频度

仪器名称	检测项目	检测方法	检测周期
PET	探测器工作状态	采用设备附带的校准源(^{68}Ge、^{22}Na 等)对 PET 探测器性能进行校准	每周
	SUV 验证(定标、校准)	采用设备附带的程序及方法进行	每半年
	空间分辨力	NEMA 2007	每年
	灵敏度	NEMA 2007	每年
CT、MR		按照 CT 及 MR 的相关要求进行	
PET/CT、PET/MR 整体性能	融合精度	采用设备附带的质控程序进行或对点源或线源断层图像分析	每半年
CT		按照 CT 相关要求进行	
SPECT/CT 整体性能	SPECT 和 CT 的融合精度	采用设备附带的质控程序进行或对点源或线源断层图像分析	每半年

安装核医学新的显像设备,需要进行验收测试,各项性能参数需达到申购标书的要求,验收测试报告是验收清单的重要内容。

日常质量控制是仪器在临床正常运行后,日常对仪器进行的性能检测。需要保存好日常质控记录。每年都需要制定年度质量控制计划,定期落实执行。

许多省市有核医学临床质量控制中心,显像仪器定期接受省市核医学临床质量控制中心的质量控制,达到核医学质控要求。

(四)病史采集

详细的病史采集,是获得临床需要的骨关节显像图的前提。

1. 显像方式与种类选择　应选择能满足临床需求的显像方式与种类。

是否进行三时相骨显像或者标准全身骨显像？是否进行全身或者局部骨显像？是否进行融合显像？

骨髓炎、局部外伤疼痛,三时相骨显像有诊断价值。寻找肿瘤转移灶,常需要进行全身骨显像。局部病灶、疼痛部位等,常需要进行断层融合显像。

2. 潜在肿瘤病史

(1)患者是否有骨转移？何时进行过骨显像用于肿瘤分期？

肿瘤患者常发生骨转移。骨显像最通常的适应证就是肿瘤骨转移诊断。没有比骨显像能够更快速、有效地诊断肿瘤全身骨转移的方法。骨显像容易完成,无禁忌证,灵敏度高。骨显像已经成为乳腺癌、肺癌、前列腺癌等肿瘤骨转移诊断的常规检查,在术前、放疗、化疗前,均常规行骨显像检查。骨显像常规用于神经母细胞瘤、骨肉瘤、尤因肉瘤检查。骨显像也用于多种肿瘤的临床分期。

在我国,核医学在临床工作中尚不普及,许多医院没有核医学影像设备,由于受到设备条件限制或者核医学的认识不足,仅 10% 左右的恶性肿瘤患者做了骨显像检查。提高三级综合医院医疗服务能力,应该按照《三级综合医院医疗服务能力指南(2016 年版)》要求,配置核医学 ECT 设备,开展好核医学骨关节显像,让更多肿瘤患者能够常规进行核医学骨显像检查。

(2)骨显像是否用于随访骨转移灶活动性？

骨转移灶的活动性可以用骨显像进行随访。原有显像剂摄取高的骨转移灶,随访显像剂摄取明显减低或者显像剂分布缺损,是治疗有效的重要指征。半定量指标 SUV_{max} 有利于治疗后的随访比较。

应加强肿瘤患者随访,了解是否有骨转移,及时治疗,以取得较好预后。无骨转移的恶性肿瘤每 6 个月随访,进行 1 次骨显像检查。重视随访很重要,全身骨显像检查随访比较逐年增加,见表 1-4-7。

表 1-4-7　西南医科大学附属医院乳腺外科患者全身骨显像检查与复查情况

项目	2014 年	2015 年	2016 年	2017 年
乳腺外科检查人次	460	1 069	1 232	1 292
复查人次	130	498	682	839
复查占比	28%	47%	55%	65%

已经明确诊断的骨转移也应缩短随访周期，及时了解治疗效果，指导临床治疗方案确定。已经有骨转移的恶性肿瘤患者每 6 周随访，进行 1 次骨显像检查。

（3）是否用于骨髓瘤诊断？

多发性骨髓瘤常累及多部位，全身骨显像可表现为显像剂摄取增高或者减低。SPECT/CT 融合影像，结合 CT 形态特点，可以诊断多发性骨髓瘤。

（4）是否用于原发性骨肿瘤分期与随访？孤立病灶是否是转移灶？

X 线、CT 和 MR 是诊断原发性骨肿瘤的主要方法。核医学全身骨显像可以确定是单发或者多发病灶，能够发现更多病灶，SPECT/CT 融合影像、^{18}F-FDG PET/CT 检查可以提高诊断准确性，^{18}F-FDG PET/CT 能同时发现原发灶与转移灶。

原发性骨肿瘤术后、放疗后或者化疗后肿瘤显示非特异显像剂摄取增加。也可出现"闪烁显像"。与治疗前比较，治疗后 6~12 个月显像剂摄取持续性增高，应考虑局部复发。骨扫描阴性是预后良好表现。

3. 疼痛

（1）患者骨痛的原因是什么？

骨显像是骨痛检查的极佳方法，尤其是弥漫性或者各种疾病引起的疼痛。必须根据病史和体检判断每种情况的疼痛。局部疼痛尤其是创伤后疼痛，首先用 X 线平片评价。X 线平片是局部疼痛的价廉、基本的诊断方法。如果 X 线平片阴性，应该行核医学骨显像（全身显像、SPECT/CT）检查，判断有无外伤骨折、应力性骨折、缺血性坏死、原发性肿瘤、隐匿转移、感染、外胫夹、撕脱性骨折或者其他原因。如果怀疑软组织病变，MR 更为准确、有价值。

对于退行性疾病或陈旧性创伤等情况，骨显像诊断疼痛病因有独特价值。比如疼痛位于盆腔、上胸或肩部。骶骨退变，骨显像可以发现典型的骶骨不全性骨折。疼痛时可用 X 线摄片。因骨扫描具有灵敏度高的特点，是疼痛筛查的极佳方法，可以提出进一步的诊疗建议。

（2）是否是外伤后骨折引起的疼痛？

核医学骨显像是诊断骨折的高灵敏方法。以前核医学骨显像不是急性创伤的快速、有效的理想方法。急性创伤首先行 X 线平片检查，X 线平片骨折不明显，3~5 天后行 X 线平片随访。

部分骨折 X 线平片不明显，需要行核医学骨显像、SPECT/CT、SPECT/CT 融合 3D 检查，早期发现骨折，及时治疗。避免出现关节脱位、畸形愈合、无菌性不愈合、急性感染、慢性感染和感染性不愈等并发症。

急性创伤骨折需要早期、灵敏诊断，^{18}F-NaF PET/CT 检查是理想的诊断方法。^{18}F-NaF 注射后 40 分钟可以检查。如果局部疼痛，行局部 ^{18}F-NaF PET/CT 检查，检查时间仅需要 1~2 分钟，对于疼痛难以忍受者，局部 ^{18}F-NaF PET/CT 检查优于 MR。疼痛不能保持长时间不动或有金属不能行 MR 者，局部 ^{18}F-NaF PET/CT 检查是理想的诊断方法，可以用于急性创伤急诊检查，核医学科 ^{18}F-NaF PET/CT 检查，从注射显像剂到检查结束，不到 1 小时，且非常灵敏。

对多发创伤者进行骨显像全身扫描，能发现初期遗漏的骨折。骨显像对于 X 线平片很难诊断的盆腔、四肢远端等部位更有帮助。X 线平片未见异常的脊柱与盆腔骨折，术前计划行 CT 扫描也有价值。

同机 SPECT/CT 融合断层扫描，在外伤骨折术前计划、术后评价中具有重要价值，具有早期、灵敏的特点，将解剖与功能结合。全身骨显像发现的异常显像剂浓聚区域，行 SPECT/CT 检查，避免漏诊。

SPECT/CT 融合 3D 具有早期、立体、直观、全面的特点，三维 CT 可减少金属和射线硬化伪影，获得高质量图像。能全面地对病变情况做出判断和评价，并准确地了解病变部位、范围、活动程度，能进行分型，在创伤患者中有广泛的应用。为临床诊断、制订合理的手术方案以及术后疗效评价提供了极大的帮助。

同一台 SPECT/CT 设备能够做三时相动态、全身扫描、SPECT/CT 融合断层、SPECT/CT 融合 3D 检查，能够提高灵敏度、准确性，减少在不同设备检查的预约等候时间，能够早期全面诊断，制订合理的治疗方案，评价治疗效果。骨显像在外伤等疾病检查中的优势还没有很好发挥，随着骨显像临床应用价值的认识增加，核医学骨显像检查在外伤等良性骨疾病的应用将增加（表 1-4-8）。

表 1-4-8　西南医科大学附属医院骨科患者全身骨显像检查情况

单位：例

项目	2014 年	2015 年	2016 年	2017 年
脊柱外科检查人次	128	365	420	459
骨关节科检查人次	105	272	369	486
合计	233	637	789	945

（3）是否有延迟的骨折愈合？对陈旧骨折的评价如何？

针对骨折不愈合的情况，骨显像能帮助骨科医师制订治疗计划。活动性不愈合在骨折区域有高的显像剂摄取，提示对电刺激有较好的反应。显像剂缺损区域提示萎缩不愈合（对电刺激无反应），提示有假关节形成、软组织嵌入或感染，或者缺乏血供。

三时相骨显像常用于评价陈旧骨折。最初 3~4 周血流相阳性，最初 8~12 周血池相阳性，愈合多年后延迟相可能阳性，但典型的愈合在 2 年后表现应正常。

（4）是否有应力性骨折或者不全骨折？是否有胫骨应力骨折或外胫夹存在？

临床怀疑应力性骨折或者不全骨折，骨扫描敏感性和特异性接近 100%，是评价应力性骨折的"金标准"。骨扫描能够在 X 线平片发现异常之前很早就能显示骨代谢的微小变化。

^{99m}Tc-MDP 摄取速率主要取决于骨质更新和局部血流速率，异常摄取可能会在损伤后 6~72 小时出现。应力性骨折典型表现"灶性浓聚，皮质区梭形或横带状高摄取区"（图 1-4-27）。

如果有局部疼痛，首先行 X 线平片检查。X 线平片未见异常，需要行全身骨显像或者局部骨显像。MR 敏感性高，但特异性差。CT 敏感性低，不适合范围广的疼痛。当全身骨显像不能明确诊断时，可以考虑行 CT 或 MR 检查。

胫骨应力骨折三时相摄取高，延迟相胫骨皮质区梭形、细长、表浅的显像剂摄取增高，外胫夹显像剂摄取低。

骶骨不全骨折常延迟显像表现为 H 形，延伸到骶骨翼。此外，全身显像能够发现隐匿的未被怀疑的其他应力性损伤。

（5）是否有无菌性坏死存在？

MR 和骨显像常用于评价髋部无菌性坏死。在无菌性坏死最初 7~10 天，延迟骨显像显示显像剂摄取缺损区，修复期短暂摄取增高（血流相没有帮助）。

成人髋部无菌性坏死出现症状常在修复期，此时常见显像剂摄取增高。骨显像敏感性高，但特异性差，空间分辨率低。MR 用于髋部无菌性坏死评价与分级。骨显像阴性可以排除骨坏死。对于不能坚持完成 MR 检查的老年人，骨显像可以发现盆腔骨折或其他异常。

儿童怀疑 Legg-Calvé-Perthes 病（股骨头骨骺骨软骨病），早期常常出现症状，典型表现为股骨头前侧部位显像剂摄取缺损。儿童骨显像比 MR 更容易完成，不仅能诊断股骨头无菌性坏死，也能诊断骨髓炎。全身骨显像没有额外辐射暴露。

（6）是否是脊柱疾病引起腰背痛？

MR 和骨显像在腰背痛诊断中扮演着互补的重要作用，应根据年龄、临床症状选用不同诊断方法。

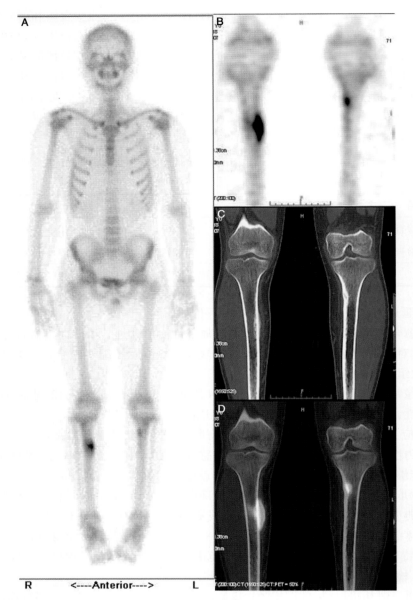

图 1-4-27 应力性骨折的^{99m}Tc-MDP 全身骨显像和 SPECT/CT 影像
患者男,18 岁,反复长期大量跑步锻炼,双下肢疼痛。^{99m}Tc-MDP 全身骨显像
(A)、SPECT(B)、CT(C)及 SPECT/CT(D)见左胫骨、右胫骨上份皮质区梭形、
条带状显像剂高摄取区,诊断为应力性骨折

如果疼痛部位确定,首先行 X 线平片检查。骨显像是诊断背部、盆部、髋部痛的极佳方法,尤其适用于老年人。因疼痛部位常不固定,骨显像对儿童腰背痛诊断也有很大价值。SPECT/CT 诊断腰椎峡部裂、骨样骨瘤、椎小关节炎等病变敏感性高。

骨显像有助于鉴别良恶性病变,多发、不规则显像剂异常摄取灶是骨转移灶的特点。如患者有神经症状,选用 MR 检查。

SPECT/CT 在腰背痛术前评估方面有优势,可以明确疼痛病因。部分疼痛形态异常不明显,而代谢异常明显。代谢程度最高的部位常常是引起疼痛的部位。

与 CT/3D 相比,SPECT/CT 诊断腰椎不融合的特异性更高,鉴别小关节退变敏感性更高。SPECT/CT 可以有效减少金属植入物伪影的影响。

(7) 是否能诊断骨样骨瘤?

骨样骨瘤初期局部疼痛较轻,呈间歇性。病情进展逐渐变为持续性,常影响睡眠,服用水杨酸类药物疼痛可以获得暂时性缓解。首先行 X 线平片检查，阳性发现者行 CT 检查，寻找骨样骨瘤的核心"瘤巢"。如果 X 线平片检查阴性，需要行骨显像检查，能够发现病灶，病灶在骨显像三时相均见显像剂摄取增高，延迟显像呈典型的"双密度征（double density sign）"，表现为瘤巢中心显像剂摄取高，周围硬化的骨质摄取相对少。

4. 术前评估与术后疗效评价　SPECT/CT 用于评价脊柱术后融合成功与否、假关节运动形成、植骨成活情况、螺钉稳定性具有优势。

三维 CT 是诊断跨节段骨小梁形成的"金标准"。SPECT/CT 融合 3D 在跨节段骨小梁形成诊断方面有独特价值，可使解剖与功能融合，双重评价，避免 2 次（1 次 SPECT/CT 与 1 次三维 CT）预约检查，节省检查时间，骨显像一次获得三时相骨显像图像、全身骨显像图像、骨 SPECT/CT 图像、骨 SPECT/CT 融合 3D 图像，SPECT/CT 设备的诊断价值远大于分开的 1 台 SPECT 与 1 台 CT，即 1+1>2。因为 SPECT/CT 融合 3D 包含了三维 CT，是诊断跨节段骨小梁形成的"金标准"。

（1）术后疼痛持续存在的评价：三时相骨显像有助于髋部术后评价。骨显像有助于诊断松动或异位骨化。炎症显像能够诊断术后感染，感染灶显像剂摄取增高。

膝关节置换或者其他假体显像剂摄取是变化的。置换膝关节周围正常骨骼持续性显像剂摄取在术后几年可见。当然无显像剂异常摄取提示并发症可能性小。当不能确定术后恢复情况时，随访进行不同时间系列骨显像非常有必要。

（2）移植骨存活与否的评价：三时相骨显像是非创伤性评价移植骨存活的极佳方法。自体骨再血管化形成时，三时相骨显像见显像剂摄取增高。移植骨成活后将同周围骨一致。异体移植物常无显像剂摄取，应该行系列随访骨显像。

（3）术前对异位骨化的评价：三时相骨显像是评价异位骨化的有用方法。血流相摄取增高早于 X 线平片显示有钙化灶。一旦异位骨化确诊，应该行手术治疗，以减少复发机会。

5. 儿童

（1）评估是否存在虐待儿童：X 线平片与骨显像结合是评价潜在儿童受虐待的关键方法。骨显像用于评价全身骨骼，而没有额外辐射，尤其适用于 X 线平片难于发现的肩胛骨、肋骨和胸骨受损。X 线平片有助于显示骨折、确定类型与治疗、排除骨骼疾病。骨显像尤其有助于不能表达疼痛的婴幼儿。当然 X 线平片与骨显像阴性，也不能终止进一步调查，因为不是儿童受虐待都会引起骨骼受损。

（2）儿童跛行是否存在骨病：病变部位首先行 X 线平片。跛行可能由多种原因引起，比如 Legg-Calvé-Perthes 病、应力性骨折、创伤后骨折、良恶性肿瘤和感染等。如果 X 线平片不能发现病变，或者怀疑区域不能明确诊断，骨显像是最佳筛查方法，能够发现全身各个部位骨骼病变，具有简便、价廉、敏感的特点。

6. 代谢骨病、炎症骨病或者其他

（1）放射性核素骨显像是否有助于代谢性骨病？骨显像适用于原发性与继发性甲状旁腺功能亢进患者钙代谢骨病首选诊断方法。超级骨显像提示钙代谢异常。骨显像是用于诊断代谢性骨病并发症的最佳方法，比如假骨折、棕色瘤等并发症。

（2）骨显像是否有助于 Paget 病诊断？基线和随访系列骨显像可用于 Paget 病的诊疗，特别是发现骨折并发症、监测治疗疗效有着重要价值。早期溶骨与骨硬化期间，骨显像剂摄取高；骨硬化后期显像剂摄取减少。与基线骨显像比较，显像剂摄取明显增高怀疑有骨折或者骨肿瘤形成。70% Paget 病呈多灶性。骨显像特别适用于 X 线平片不易发现的应力性骨折或者隐匿性骨折。

（3）是否有助于关节炎诊断？骨显像对多数骨关节炎敏感，但特异性差。骨关节炎常出现关节周围弥漫性显像剂摄取增高（图 1-4-28）。骨显像可以用于关节炎部位、范围、活动程度诊断与疗效评价。一次完成全身骨显像，可以诊断关节炎部位、范围与活动程度，也用于评价治疗效果。骨显像特别用于其他方法不易发现，尤其是 X 线平片未见异常的受累关节疼痛。

（4）是否存在反射性交感神经营养不良综合征？反射性交感神经营养不良综合征（reflex sympathetic dystrophy syndrome，RSDS）目前没有病理诊断标准或好的临床诊断标准。骨显像应用取决于四肢

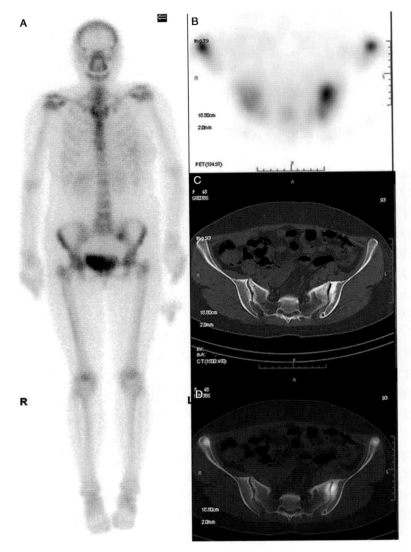

图 1-4-28　骶髂关节炎的^{99m}Tc-MDP 全身骨显像和 SPECT/CT 影像

患者女,48 岁,左下背部疼痛 5 个月。^{99m}Tc-MDP 全身骨显像(A)、SPECT(B)、CT(C)及 SPECT/CT(D)见左骶髂关节周围弥漫性显像剂高摄取,诊断为骶髂关节炎

远端疼痛与疾病分期。发病 0~6 个月,血流相、延迟相关节周围显像剂摄取增高;6 个月~1 年,血流相显像剂摄取恢复正常,延迟相摄取仍然增高;1 年后血流相显像剂摄取减低,延迟相恢复正常。手远端有上述特征表现,膝和脚远端没有上述特征表现。因此三时相骨显像诊断早期手反射性交感神经营养不良综合征的敏感性与特异性高。

X 线平片诊断不敏感也不特异。MR 没有诊断价值。

(五) 受检者准备

使受检者获得满意的显像效果,需要排除干扰和某些影响检查的因素,检查前、检查期间充分做好准备,以获得满意的图像质量。如果是儿科受检者,需要受检儿童和家属的密切配合。

^{99m}Tc-MDP、¹⁸F-NaF 骨显像检查前,受检者不必特殊准备,不禁食,不禁水。检查前多饮水,很好的水化能提高图像质量。注射显像剂后饮水不少于 1 000ml。检查前排小便,能更好地显示骨盆。需要注意防止注射显像剂后尿液污染受检者衣裤、皮肤,避免造成假阳性。检查前取下带有金属的饰品或者衣物(如手表、项链、皮带、鞋等),避免造成伪影。检查后也应多饮水。

¹⁸F-FDG 显像检查前,受检者需要禁食 6 小时以上,可以饮水。显像前避免剧烈运动。检查前测定

身高、体重。测定血糖,血糖水平一般应低于 11.1mmol/L。避免静脉输入含葡萄糖的液体。

检查期间因疼痛不能保持不动者,可以使用镇静剂。

（六）显像方式与种类

选择合适的显像方式,能够更好地观察显像剂生物分布,充分了解显像剂分布、变化规律等重要信息,协助疾病诊断。

常见的显像方式与种类如下：

1. 根据获取状态不同分类　分为静态显像与动态显像。

静态显像:显像剂在脏器或者病变部位达到平衡,放射性活度呈相对稳定时进行的显像称为静态显像。

动态显像:显像剂引入人体后,按照设定的显像模式动态采集脏器多帧或者系列影像,称为动态显像。定量与半定量分析常用计算机 ROI 技术勾画 ROI,可以获得每帧图像同一个感兴趣区的放射性计数,生成时间-放射性曲线,可以计算出各种定量指标,比如标准化摄取值(standardized uptake value,SUV)靶与非靶比值(target to nontarget ratio,T/NT)。也可以进行不同部位时间-放射性曲线比较。

2. 根据获取部位不同分类　分为局部显像与全身显像。

局部显像:显示身体的某个部位或者某个脏器显像剂的分布,称为局部显像。可以用较大的采集矩阵,图像清晰,分辨率高。

全身显像:利用显像仪器从头到足,采集全身显像剂分布,得到一幅全身显像剂分布图像,称为全身显像。全身显像是核医学显像的突出优势之一。全身范围发现异常显像剂摄取病灶。骨显像绝大多数进行全身骨显像,PET/CT 常进行躯干显像(从头到股骨上段显像)。

3. 根据线性与层面不同分类　分为平面显像与断层显像。

平面显像:核医学显像仪探测器置于体表的一定位置,采集脏器或病变区域的显像剂分布,称为平面显像。平面显像获得的图像是显像区域各处显像剂分布叠加投影。

断层显像:用旋转或者环形探测器,在体表连续或间断采集多体外平面影像数据,计算机处理重建各种断层影像,称为断层显像。如冠状位、矢状位、横断位断层图,三维立体影像。

4. 根据获取时间不同分类　分为早期显像与延迟显像。

早期显像:显像剂引入人体内,2 小时以内进行的显像称为早期显像。反映脏器血流灌注、血管床和早期功能状态。

延迟显像:显像剂引入人体内,2 小时以后进行的显像称为延迟显像。有些显像剂在病变组织摄取缓慢,周围正常组织的清除也缓慢,需要足够时间,提高靶与非靶比值,改善图像质量,提高阳性检出率。

5. 根据病变组织对显像剂亲和力不同分类　分为阳性显像与阴性显像。

阳性显像:病变组织摄取显像剂比正常组织多。病变组织呈热区。骨显像中多数病变组织显像剂摄取比正常组织高。

阴性显像:病变组织摄取显像剂比正常组织少。病变组织呈冷区。

6. 根据机体状态不同分类　分为静息显像与负荷显像。

静息显像:显像剂引入人体后,受检者没有受到运动或者药物等的干预,进行的显像称为静息显像。

负荷显像:受检者受到运动或者药物等的干预下进行的显像,称为负荷显像,又称为介入显像。

7. 根据显像模式不同分类　分为功能显像与融合显像。

功能显像:核医学显像是一种较高特异性的功能影像,核医学显像多称为功能显像。X 线、CT 是解剖影像。γ 相机、SPECT、PET、X 线平片、CT、MR 单台设备进行的影像检查,获得的图像是单模态影像。

融合显像:将两种或多种显像方法获得的信息集中展示在一个图像,称为融合影像。融合影像获得更多的影像信息,利于定位、定性、定量综合分析。临床常用的 SPECT/CT、PET/CT、PET/MR 是融合显像设备,整合两者的优势,获得 1+1>2 的效果,明显提高了诊断的准确性。融合显像是现代医学影像学发展的趋势,是医学影像的未来。两种或者两种以上影像设备融合成一个设备,即同机融合。两种以上的影像常称为多模态影像。

（七）操作规程

核医学显像涉及多个环节,每个环节都要严格按照操作规范执行,核医学医师、药师、技师、护理人员密切配合完成核医学显像。医师处方写明显像种类与放射性药物。放射性药物活度要满足显像要求。为了提高放射性药物静脉注射成功率,采用留置针三通阀,能够保障静脉注射顺利完成,避免显像剂渗漏影响图像质量。三时相骨显像对放射性药物静脉注射质量要求高,应该常规采用静脉留置针三通阀,检查床旁注射,注射与采集1人可以轻松完成,将图像采集的遥控器放在注射区域。

检查前需要摆好受检者体位。手、足的摆放应该统一规范。双手平放,紧贴双大腿,拇指在外侧,便于观察尺骨、桡骨、腕关节、手指关节,避免重叠影响。用1个三角模具将双脚尖靠近,让下肢内旋,能最佳观察腓骨、髋关节和股骨近端。

检查期间体位保持不动,需要采用胶带、纱布、各种形状的沙袋等固定方法,保证检查期间不动。

采集菜单中,应该输入受检者姓名、性别、年龄、身高、体重、检查编号、检查类型、检查日期等各种信息。为了提高显像质量,医师、药师、技师、护理人员对各自从事的工作负责,在采集菜单中应该录入显像剂注射者、采集者姓名,增强注射者及采集者的责任心,如果图像某个环节出现质量问题,能够溯源,可以明显提高影像质量。

为了保障图像质量,动态显像、全身显像、断层显像、融合显像都需要按照操作规范流程执行。

显像结束后,技师应该上传图像给医师,医师查看图像达到诊断要求后,才能让受检者离开。根据情况部分检查需要加做断层显像、融合显像、不同部位检查或者延迟显像。

技师应确定显像范围与显像体位正确。显像剂与显像目的相符。没有放射性药物活度不足、显像时间不符、显像剂外渗、衣裤沾染显像剂等情况。没有显像期间体位移动或仪器质量引起的伪影。

（八）图像处理

动态显像、全身显像、断层显像、融合显像按照常规进行图像处理。图片上面有受检者姓名、性别、年龄、检查编号、检查日期、医院名称等信息,如果是延迟图像需要注明;前后随访图像分别注明检查日期。动态显像应该有时间-放射性曲线。全身显像需要标明左右、前后位或者后前位。断层显像有冠状位、矢状位、横断位断层图像,病灶全面、客观、清晰显示。SPECT/CT融合3D影像或者PET/CT融合3D影像需要进行多体位、多角度展示。图像色阶或灰度调节良好,图像浓淡程度适宜,组织显示清晰,病变与正常组织能较好区分与识别。SPECT/CT、PET/CT、PET/MR融合图像,病灶对位准确、清晰显示。病灶伪彩色浓淡调节适中,能真实显示病灶对显像剂的摄取范围和程度。

定量或者半定量测定方法准确及记录全面,能够提供核医学检查的动态显像、全身显像、断层显像、融合显像、SPECT/CT融合3D等各种图像资料,作为临床重要的参考资料。可以装订成册,随报告发给受检者。

对于三时相骨显像,要求勾画病灶部位感兴趣区与对侧比较,并存储血流相及血池相图、感兴趣区曲线放在一张图片。同时增加1张X线平面图片,便于解剖定位。

对于平面骨显像,应存储4幅图。前两幅为正反面,标注前后位,调灰阶,稍提高窗位,达到清楚显示脊柱各个椎体,能加以辨别及定位病灶位置;后两幅为正反面,标注前后位,调灰阶,可以轻度显示软组织,达到清楚显示肋骨。若加做局部显像,根据仪器自带模板调整为前面两幅为前后位全身图像,后面两幅为局部。尽量加做局部SPECT/CT融合显像。

对于断层骨显像,保存图像要求能够多方位显示病灶:冠状位、矢状位、横断位显示病灶信息;病灶要进行定位,使临床医师对图像一目了然,并能在图像上得出病灶位置、形态、代谢信息。四肢图像应包含病变骨邻近的关节,颈椎图像包含第一颈椎,胸椎可根据邻近的第7颈椎或第1腰椎进行定位,其余骨骼应选择合适的解剖信息定位。

SPECT/CT融合显像同时具有SPECT图像、CT图像、SPECT/CT融合图像。SPECT图像不推荐将色阶限定很窄,只能显示某个突出的病灶,而忽略了全貌。SPECT/CT融合3D能够全面直观反映病变位置、形态、大小、数量,能够提供清晰的病变信息。

融合图片最好用红色,容易识别出病变组织;并设置为 75% PET+25% CT,或者 75% SPECT+25% CT,以便使有浓聚的病灶更明显,也能观察到 CT 上的解剖结构。图片不要加"十字"定位线或者其他不能去掉的东西,避免影响观察。可以用颜色醒目的箭头符号标明病变部位。影像图片的长和宽只能等比例缩放,不能随意拉伸(不能太宽、太高),不能让图像失真。插图具有代表性,兼有美学信息,美观不失真。影像图片的箭头比较重要:①箭头要有条理,不能所有病灶都用同样的箭头,可以用不同形式加以区分,如粗和细、断线和连续线、长和短、曲线和直线;②不同图片的相同病灶使用箭头要有所呼应,不同图片表示不同检查项目的相同病灶,则同样的病灶在方向、大小或者形态上应该完全一致。图片说明文字应该包括显像剂、显像方法、异常影像等内容。所有图像原始数据双机双备份保存。图像资料保存完好。在 SPECT/CT 融合 3D 图像或 PET/CT 融合 3D 图像中,显像剂异常摄取位置、形态、大小和数量应该与 SPECT/CT 或者 PET/CT 融合图像一致,避免失真。并应该提供多角度投影图,全方位显示病变。

(九)复查随访

随访是核医学影像诊断的重要环节。所有核医学影像报告都要进行随访,科室制定随访报告制度,保存随访资料,不断提高诊疗水平,更好地服务临床。

定期随访对于提高诊断水平、总结经验教训很重要。随访能够对手术后、放疗或化疗后疗效进行评价。定期随访可以早发现病灶,早期治疗,提高治疗效果,对患者改善预后很有帮助。定期按时随访也是医师提高诊断水平、制订个体化治疗方案的重要参考依据。随访能够促进学科及医院的发展,是医疗、教学和科研的重要需求,没有随访就没有临床医疗、临床教学与临床科研的提高。

1. 术后随访提高诊断水平 核医学影像诊断随访,能够提供诊断阳性率、准确性等医疗所需的基本指标,能够检查影像诊断是否符合最后临床诊断、手术结果与病理诊断。通过随访结果的反馈,发现不足,提高诊断水平。随访是提高疾病认识、掌握不断出现的影像诊断新技术的根本途径。随访可以使医师掌握第一手临床资料,总结临床经验,发现不同疾病影像特点与规律,进行统计分析,撰写临床研究论文,利于医学科研工作的开展和医务工作者业务能力的提高,从而更好地服务临床。

2. 定期随访早发现早治疗 疾病发生发展有一定过程,一次检查不可能了解疾病发展的全过程,因此疾病发展到不同阶段,需要进行相应的检查,进行再分期,确定相应治疗方案。

核医学骨显像具有早期、灵敏、全身等优势,肺癌、乳腺癌、前列腺癌等恶性肿瘤患者进行早期、动态连续的骨显像追踪监测,对于患者得到及时正确的诊断与治疗十分重要。骨显像可早期发现病变,常较 X 线平片早 3~6 个月甚至 18 个月发现病变,已经成为肺癌、乳腺癌、前列腺癌等恶性肿瘤的常规检查方法,还能判断有无骨转移。肿瘤早期发现、早期诊断是临床有效治疗的关键,且早期诊断早期治疗,费用更少,预后更好(图 1-4-29)。

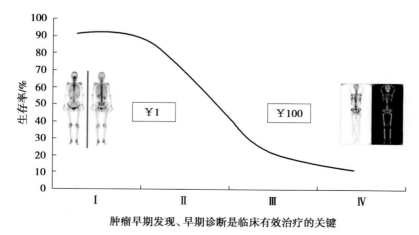

图 1-4-29 **肿瘤不同临床分期诊断与治疗费用及生存示意图**
早诊断早治疗,费用少,预后好;晚期诊断晚期治疗,费用高,预后差

目前在国内,有很多医疗机构尚无骨显像设备。有数据显示,国内仅10%左右肺癌、乳腺癌、前列腺癌等恶性肿瘤患者常规进行了骨显像检查。多数患者没有及时进行随访复查骨显像,有的患者第1次全身骨显像检查没有发现骨转移,几年后出现疼痛症状后才去医院就诊,才进行全身骨显像检查,可能已经发现多处转移。没有进行早期诊断和早期治疗,费用更多,预后更差。因此肺癌、乳腺癌、前列腺癌等恶性肿瘤患者为了获得更好预后,应该定期随访,进行全身骨显像检查,高度重视随访的重要性。如果没有进行定期规范随访,就不能早期及时发现骨转移灶,延误早期治疗机会(图1-4-30)。

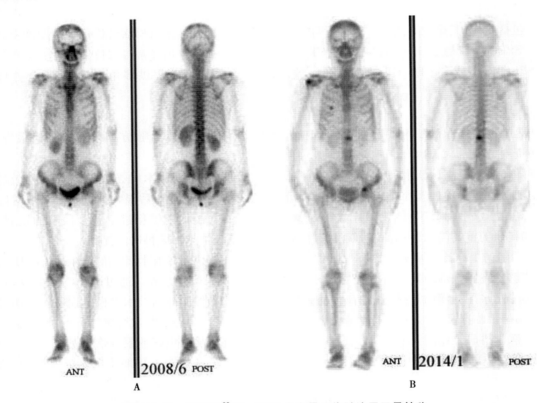

图1-4-30　乳腺癌⁹⁹ᵐTc-MDP全身骨显像随访显示骨转移

患者女,52岁,2008年6月行乳腺癌手术治疗术后5年余。2008年6月^{99m}Tc-MDP全身骨显像未见显像剂分布异常(A),2014年1月^{99m}Tc-MDP全身骨显像见多处显像剂分布异常增高(B),诊断为全身多发骨转移

按照疾病诊治专家共识,骨核素扫描应作为肺癌、乳腺癌、前列腺癌等恶性肿瘤患者常规检查。同时,应加强这些恶性肿瘤患者的随访,早期了解是否有骨转移,及时治疗,取得较好预后。对于无骨转移的恶性肿瘤应每6个月随访1次,并进行1次骨显像检查。已经明确诊断的骨转移应缩短随访周期至每6周随访1次,进行1次骨显像检查,及时了解治疗效果,指导临床治疗方案确定。

骨关节炎、骨折治疗后也应该定期随访(图1-4-31),进行早期疗效评价,指导临床治疗,及时调整治疗方案,提高治疗效果。

3. 术后随访疗效评价　术后需要定期随访,评价手术治疗效果,骨关节术后,需要影像学进行评价。

腰椎融合术后疗效评价的内容包括融合成功与否、假关节运动形成、植骨成活情况、螺钉稳定性。SPECT/CT在上述四方面发挥着重要价值。

腰椎融合术后3个月随访,进行骨SPECT/CT检查。

4. 恶性肿瘤骨转移瘤放疗、化疗或者放射性核素靶向治疗后的疗效评价　骨显像是骨肿瘤或骨转移瘤放疗、化疗或者放射性核素靶向治疗后早期疗效评价的方法。定量骨SPECT/CT是一种有潜力监测治疗反应的新技术。^{18}F-NaF PET/CT、^{18}F-FDG PET/CT能够定量测定,是监测治疗效果的理想方法。

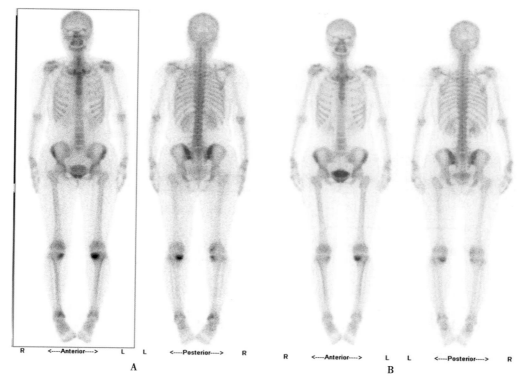

图 1-4-31　隐匿性骨折 ^{99m}Tc-MDP 全身骨显像

患者女,35 岁,长距离跑步 1 周后左膝关节剧烈疼痛。2017 年 5 月 ^{99m}Tc-MDP 全身骨显像见双胫骨上端显像剂分布异常增高(A),诊断隐匿性骨折;2017 年 6 月 ^{99m}Tc-MDP 全身骨显像见双胫骨上端显像剂分布异常增高有一定减少,症状缓解(B),3 个月后随访疼痛消失

随访出现新病灶、原有病灶扩大、显像剂摄取增加或 SUV_{max} 增加,是进展恶化的表现;反之是治疗有效的表现。

随访病灶显像剂摄取无明显变化,提示病情稳定,并不表明治疗反应差,这类患者存活期与影像改善者大致相同。

恶性肿瘤骨转移瘤放疗或化疗后 2~3 个月内,约有 10%~15% 的患者原有病灶骨显像剂摄取进一步增高,也可出现新病灶,但临床确有改善的表现,这种不匹配的现象称为"闪耀现象"(flare phenomenon)。治疗 3 个月后随访骨显像,显像剂摄取减少。可能是由于治疗后原来病灶好转,修复性新生骨骨盐代谢活跃。这类患者需要长期系列随访,避免"闪耀现象"的干扰。

恶性肿瘤骨转移瘤治疗后随访骨显像很重要,随访病情恶化者,需要及时改变治疗方案。PET/CT、SPECT/CT 分子影像早期随访,可以及时调整治疗方案,优于传统解剖影像随访,不同随访模式见图 1-4-32。

大多数实体肿瘤 ^{18}F-FDG 摄取增高,成骨性骨转移灶 ^{18}F-FDG 摄取低或无摄取;而溶骨性骨转移灶 ^{18}F-FDG 摄取高,且预后较差。

恶性肿瘤骨转移以溶骨性骨转移最为常见。^{18}F-FDG 显像诊断溶骨性骨转移的准确性优于骨扫描。一些医疗机构将 ^{18}F-FDG 作为恶性肿瘤的常规检查方法。

经过治疗的恶性肿瘤,成骨性转移灶不摄取 ^{18}F-FDG,但是骨扫描或者 ^{18}F-NaF 摄取增高会持续较长时间。前列腺癌成骨性转移灶和软组织转移灶 ^{18}F-FDG 摄取常较低,^{18}F-NaF、^{68}Ga-PSMA 和 ^{18}F-PSMA 等显像剂更适合探测前列腺癌骨转移。

骨转移瘤治疗后骨扫描或者 ^{18}F-NaF PET/CT 显像病灶呈"闪耀现象",并不代表病情恶化。^{18}F-FDG 显像,治疗后转移灶没有"闪耀现象",容易鉴别治疗后进展与治疗后愈合。治疗后骨转移灶 ^{18}F-FDG 摄取降低和 CT 成骨性增加提示治疗有效。

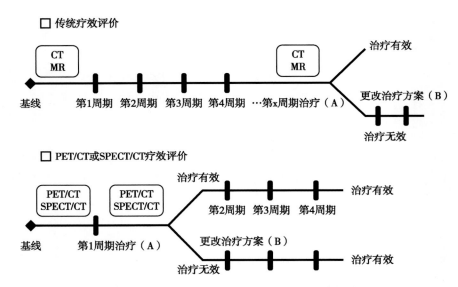

图 1-4-32　传统解剖影像随访和分子影像早期随访模式流程图

传统解剖影像随访,根据病灶大小改变调整治疗方案,判断有效与无效的时间长,而 PET/CT、SPECT/CT 分子影像早期随访,可以及时调整治疗方案

（十）SPECT/CT 评价指标

1. SPECT/CT 图像基本要求

（1）准确恰当标示:必须标明血流相、血池相、前位、后位、左、右,延迟(不同时间点 30 分钟、2 小时、24 小时、72 小时)等英文字母[Flow,Blood pool,ANT,POST,L,R,Delay(30min、2h、24h、72h)]。

（2）无图像伪影。

（3）图像色阶或灰度调节良好,病变和正常组织能较好地区分和识别。

（4）SPECT/CT 融合图像中病灶定位准确、显示清晰,能真实显示病灶对显像剂的摄取程度以及病灶累及范围。

（5）病灶全面、客观、清晰显示:断层显像有冠状位、矢状位、横断位图像。SPECT/CT 需要提供病灶冠状位、矢状位、横断位的 SPECT、CT、SPECT/CT 融合图像。

（6）对一些特殊病灶,提供特殊的图像显示,如放大、三维立体显示、融合定位,能提供对临床诊断有帮助的重要病变细节。

（7）文字报告中的诊断可在图像上找到相应的影像改变。

（8）定量测定方法准确,结果记录齐全。

2. SPECT/CT 图像避免错误

（1）SPECT/CT 融合错误:①躯干或者肢体移动;②呼吸运动;③肠道蠕动;④造影剂移动;⑤膀胱快速充盈。局部移动对位不准确的,需要重新采集,保证对位准确。

（2）衰减校正伪影:①特殊密度材料,如牙科材料;②金属植入物;③缺乏 CT 值。

（3）SPECT 与 CT 软件对位误差。

（十一）需要做骨 SPECT/CT 融合检查的情况

当平面骨显像诊断有困难、模棱两可的情况下,需要加做 SPECT/CT 融合影像,能提高诊断的敏感性、特异性和准确性。

SPECT/CT 比平面骨显像在骨关节疾病中的优势如下:①准确定位病灶和累及范围诊断;②获得病灶成骨性与溶骨性及典型良性病变的 CT 表现;③增强对溶骨病灶的探测;④发现软组织肿块侵犯;⑤发现原发病灶或骨外转移;⑥意外发现不摄取骨显像剂的病灶;⑦发现恶性肿瘤更多骨转移病灶;⑧骨痛病因的诊断;⑨治疗后疗效评价;⑩外伤骨折、压缩性骨折、隐匿性骨折的诊断;⑪退行性病变的诊断。

除平面显像外,下列情况需要做骨 SPECT/CT 融合检查,SPECT/CT 检查可以获得增益价值:①肿瘤平面骨扫描异常浓聚灶的定位(应特别注意颅底、鼻咽部、脊柱、盆腔、手、足等部位);②中轴骨、手腕、脚踝可疑创伤;③跗骨、腕骨小骨创伤后病变评价;④中轴骨、四肢骨可疑骨样骨瘤;⑤脊柱、骶髂关节风湿病评价;⑥骨坏死与骨梗死诊断;⑦骨感染病变诊断(骨髓炎、椎间盘炎);⑧肌腱炎诊断;⑨假体疼痛评价;⑩中轴骨、四肢骨术后疼痛评价;⑪恶性、非恶性骨病变评价;⑫骨外病变或摄取检查;⑬患者自述疼痛区域(应特别注意颅底、鼻咽部、脊柱、盆腔、手、足等部位);⑭部分多发异常浓聚区;⑮膀胱影像干扰骶骨,且该区域有症状。

(十二)　骨显像 SPECT/CT 融合 3D 或者 PET/CT 融合 3D 显像适应证

三维容积成像技术可以逼真地再现骨骼系统及其与周围结构的空间形状,立体直观且较全面地显示骨骼系统的解剖关系。

3D 融合显像可较好显示病变直观立体的形态、丰富的密度层次、清晰的细微结构以及明确的空间关系。三维 CT 可减少金属和射线硬化伪影,获得高质量图像,也能采集实时影像。

SPECT/CT 融合 3D 或 PET/CT 融合 3D 能早期、立体、直观、全面显示骨骼病变的功能与结构,能全面地对病变情况做出判断和评价,并准确地进行分型,特别是在创伤患者中有广泛的应用前景。采用三维容积成像重建技术,克服了 CT 冠状位、矢状位、横断位的不足,真实、立体、全面地再现了骨折的病理解剖关系及形态学上的改变,为临床诊断、制订合理的手术方案以及术后疗效评价提供了极大的帮助。

骨显像 SPECT/CT 融合 3D 或者 PET/CT 融合 3D 适应证:①骨关节创伤、感染、肿瘤和骨骼发育异常疾病临床诊断,特别是颅底、面部、耳鼻喉、骨盆、脊柱、膝、足、踝、腕部等部位;②术前手术方案制订;③术后疗效评价。

十、骨关节显像图像布局

骨三时相、全身骨显像、SPECT/CT、SPECT/CT 融合 3D、PET/CT、PET/CT 融合 3D 图像需要将图像进行合理选择、编辑与布局,为了同时反映血流、血池、全身、局部、断层、融合、3D 影像,常需要将各种图像用 Photoshop 等图像处理软件编辑,将多种影像信息全面提供给临床。

编辑好的每张 JPG、TIF 文件图片保留患者姓名、编号、检查日期、单位等基本信息,避免引起失误,编辑图片不可影响图片的诊断信息。

提供给临床的每张典型全身骨显像、SPECT/CT 图片应当包括全身、局部断层、病灶放大层面,便于临床诊疗参考。

全身骨显像前后对比:上次与本次全身骨显像图像放到一张图片上,报告需要描述有无改变。上次图片放左边,本次图像放右边,并标注具体日期。

SPECT/CT 融合图像需要提供必要的解剖定位信息。冠状位、矢状位、横断位都要显示。CT 选择恰当的窗宽、窗位,同时具有 SPECT 图像、CT 图像、SPECT/CT 融合图像。SPECT 图像不推荐将色阶限定很窄,否则只能显示某个突出的病灶,而忽略了全貌。

几种临床常用的核医学骨关节显像图像布局见图 1-4-33～图 1-4-43。

十一、骨关节显像报告书写

骨关节显像报告中常规核医学显像是基础。需要充分体现全身(全身大于局部)动态、早期、灵敏优势;多呈现 SPECT、PET 的检查优势;诊断 CT、MR 的信息要充分体现;充分发挥 SPECT/CT、PET/CT、PET/MR 融合图像诊断优势("1+1"大于 2,融合影像大于单一影像)。

核医学影像诊断报告是对核医学显像、SPECT/CT 融合图像、PET/CT 融合图像、PET/MR 融合图像所获得信息的概括与总结,是对临床申请医师关注问题的书面报告。诊断报告应以简洁的文字和全面的影像资料,清晰、准确地描述影像所见的三时相骨显像、全身骨显像、SPECT/CT 融合图像、PET/CT 融合图像、PET/MR 融合图像。用标准术语、规范的语言进行翔实描述。

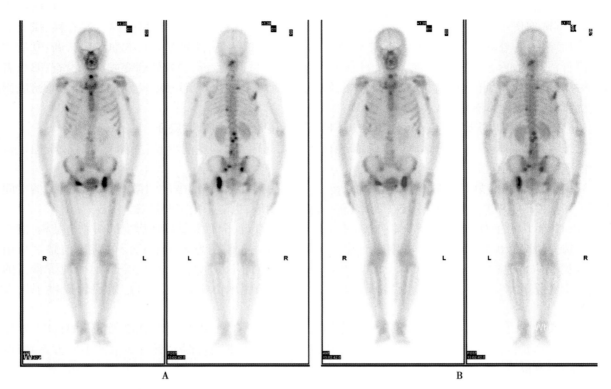

图 1-4-33 ^{99m}Tc-MDP 全身骨显像图片布局
放置黑白前位和后位（A）与彩色前位和后位（B）

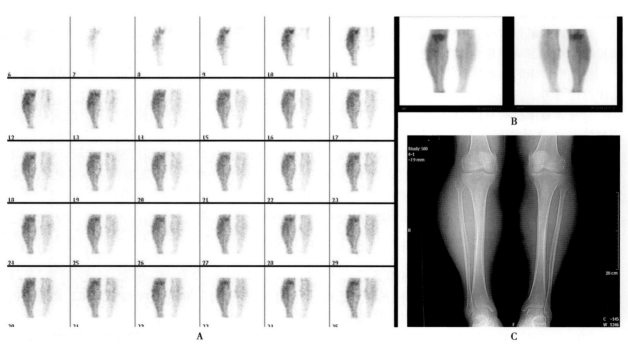

图 1-4-34 ^{99m}Tc-MDP 骨动态显像与 X 线平片图片布局
放置血流图（A）、血池图（B）、X 线平片图片（C,相同区域,必须包括相邻关节）

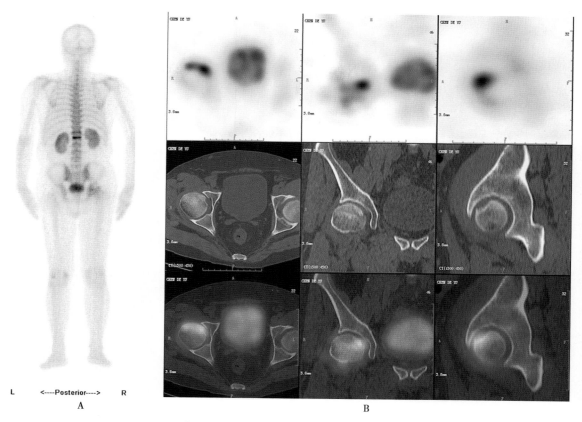

图 1-4-35　^{99m}Tc-MDP 骨静态显像和局部 SPECT/CT 图片布局
静态后位（A）与横断位、冠状位、矢状位的 SPECT、CT、SPECT/CT（B）

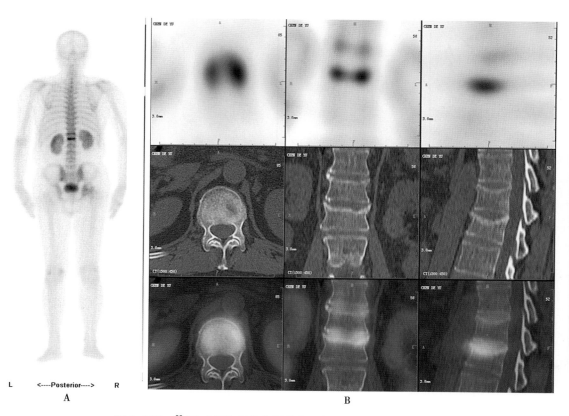

图 1-4-36　^{99m}Tc-MDP 骨静态显像和局部 SPECT/CT 图片布局
静态后位（A）与横断位、冠状位、矢状位的 SPECT、CT、SPECT/CT（B）

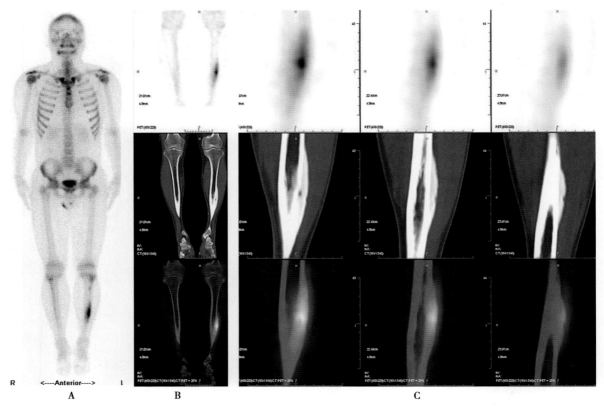

图 1-4-37 ^{99m}Tc-MDP 骨静态显像和局部 SPECT/CT 病灶放大图片布局

前位全身骨显像(A),病灶局部冠状 SPECT、CT、SPECT/CT(B),以及放大冠状 SPECT、CT、SPECT/CT(C)

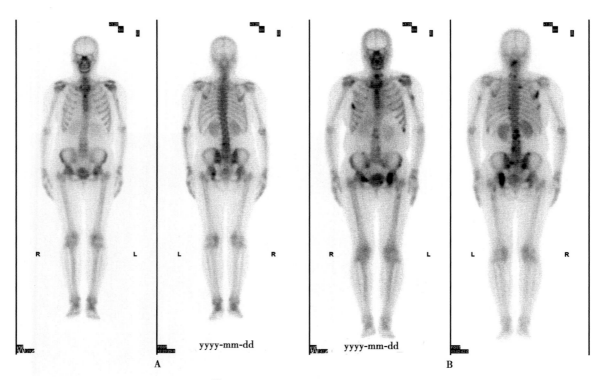

图 1-4-38 ^{99m}Tc-MDP 全身骨显像和前后对比图图片布局

上次全身骨显像(前位、后位,A)与本次全身骨显像(前位、后位,B),必须标注上次和本次检查日期(yyyy-mm-dd)

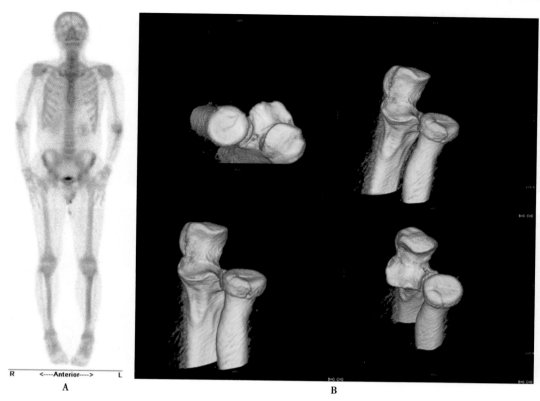

图 1-4-39 99mTc-MDP 骨静态显像和 CT 3D 显示图片布局

患者男,48 岁,摔倒后 3 天。99mTc-MDP 全身骨静态显像(前位)见左肘部局灶显像剂摄取增高(A),局部多角度骨 CT 3D 图像见桡骨头 2 条骨折线(B)

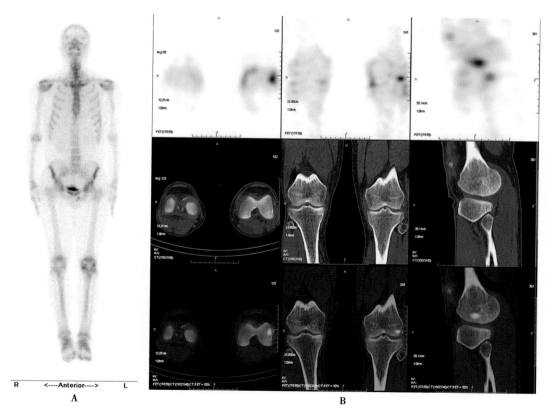

图 1-4-40 99mTc-MDP 骨静态显像和局部 SPECT/CT 图片布局
静态前位(A)与横断位、冠状位、矢状位的 SPECT、CT、SPECT/CT(B)

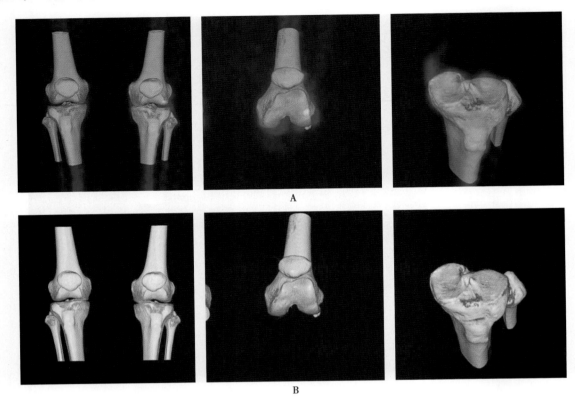

图 1-4-41　^{99m}Tc-MDP SPECT/CT 融合 3D 显示图片布局

多角度 SPECT/CT 3D 图像（A），多角度 CT 3D 图像（B）

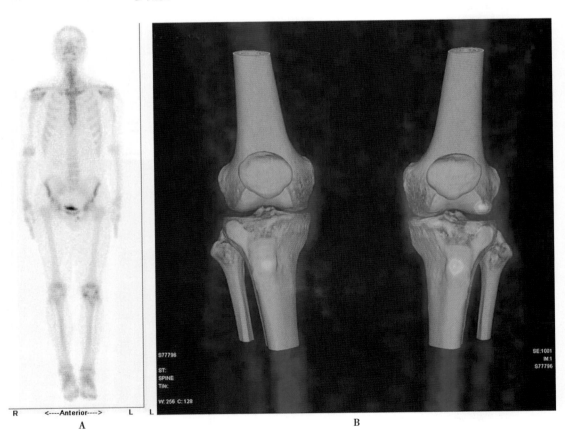

图 1-4-42　^{99m}Tc-MDP 骨静态显像和 SPECT/CT 融合 3D 显示图片布局

静态前位（A）和 SPECT/CT 融合 3D 图像（B）

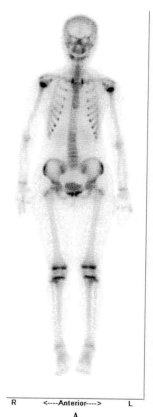
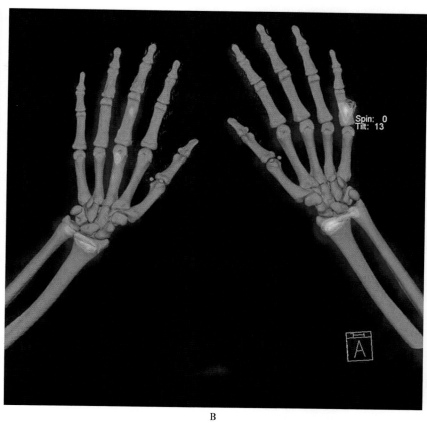

图 1-4-43　^{99m}Tc-MDP 骨静态显像和 SPECT/CT 融合 3D 显示图片布局
静态前位（A）和 SPECT/CT 融合 3D 图像（B）

诊断报告应该包括受检者基本信息、检查目的、临床病史、检查过程、影像所见、诊断结果和其他等部分内容。现就基本信息、检查目的、影像所见、诊断结果和其他内容进行介绍。

（一）基本信息

姓名、性别、年龄、病历号、检查项目、检查时间、显像剂、放射性活度、检查医疗机构名称等。

（二）检查目的

1. 诊断　如查找骨痛病因。

2. 分期与再分期　如肺癌患者术前分期。

3. 动态观察　疑似病变的定期随访等。

4. 疗效评价　明确诊断病变，治疗后的再评价。

5. 功能评价　如移植骨存活等。

（三）平面显像影像信息汇总与描述

1. 图像的质量评价。

2. 总体显像剂分布的描述。

3. 病灶部位显像剂分布的描述。

4. 建议进行 SPECT/CT 检查部位。

（四）SPECT/CT 融合图像影像信息汇总与描述

1. 融合图像的质量评价。

2. 融合图像所涵盖的范围。

3. SPECT 征象的描述。

4. CT 征象的描述，病灶及其边缘的性状，CT 值测定，CT 高密度、低密度病变大小描述（mm×mm）。

5. SPECT/CT 融合图像的描述。

6. 病灶部位显像剂浓聚程度的半定量分析 SUV 描述(SPECT/CT 性能具备者需要描述病灶部位 SUV),T/NT 的比值计算。

7. 与以前检查对比的动态变化描述。

8. 比邻结构的改变。

9. SPECT/CT 扫描全视野的描述。

10. 非重点病变的描述。

对于 CT 图像与 SPECT 图像所反映信息不一致以及平面图像与 SPECT 图像所反映信息不一致者,需要给予分别描述,尽可能地给予解释。

注意描述有意义的影像表现的部位和范围,包括骨骼的名称、异常显像剂摄取的范围(局限性或弥漫性),必要时还应指明骨骼受累的解剖细微结构。CT 上相关的表现也应该描述(如未见异常,硬化,溶骨的、成骨的或者混合性改变等),如果病灶大小有重要的临床意义,则要描述此病灶 CT 相应层面的测量值。还要描述有意义病变相应的 ^{99m}Tc-MDP 摄取水平。尿路及软组织中的摄取也应予以描述。

有疼痛等症状的部位,需要进行 SPECT/CT 检查,应该重点描述 SPECT/CT 影像特征,如果是阴性结果,也应该加以描述。

(五) 诊断意见

1. 尽可能给出明确的诊断(未见异常/异常/不确定)。

2. 在适当的情况下给出鉴别诊断。报告或结论中应该包括与既往检查和报告的对比。

3. 如果可能,建议进一步随访(比如恶性肿瘤无骨转移者,6 个月随访 1 次骨扫描,有转移者 6 周随访 1 次骨扫描)。

4. 可能影响诊断准确性因素的阐述。

5. 医师签名、报告日期。

(六) 其他

1. 报告模板中单位名称、检查项目名称信息全面正确。

2. 科室地址、检查联系电话详细正确,供临床、患者之间沟通联系。

3. 受检者联系电话、通信地址详细正确,便于找到,方便随访检查。

4. 坚持定期随访,及时登记随访结果,保存到报告系统,便于检索与统计。

5. 随访时将病理报告或者病理报告扫描单扫描到报告系统。

6. 报告中提供前后对照图像或者典型融合图像。如果有多张核医学影像图片,可以将图像装订成册,随报告发放。

7. 报告描述与诊断意见按照上下、左右、前后顺序,避免出现错误(比如先写上肢、再写右下肢;先写左股骨、再写右股骨;先写肋骨前支,再写肋骨后支)。

8. 报告需要第三者认真核对,校对报告者签字,避免报告中出现错别字。

十二、临床常用骨关节影像比较

(一) 临床常用骨关节影像方法比较

近 30 年来,CT 和 MR 在骨关节的诊断价值得到充分发挥。脊柱和四肢骨的常规 X 线平片检查仍然有其临床价值。

以前多认为核素 SPECT、PET 特异性差,但 SPECT/CT、PET/CT、PET/MR 融合影像设备,极大提高了核素显像的特异性。

核医学平面骨扫描在国内临床应用不普及,核医学新型设备 SPECT/CT、PET/CT、PET/MR 出现时间相对较晚,临床应用价值没有得到充分体现。

全身骨扫描、SPECT/CT、PET/CT、PET/MR 被临床忽略,未被足够重视,其有非常大的发展空间。随着核医学影像技术的发展,核医学影像扫描速度更快、图像更清晰,具有多种图像后处理功能,在骨关节疾病的应用日益广泛。临床常用骨关节影像方法比较见表 1-4-9。

表 1-4-9　骨关节影像诊断方法比较

影像方法	优　点	缺　点
X 线平片	空间分辨率高，首选、简便、费用低	密度分辨率较低，敏感性低
CT	结构、密度信息清楚，可 3D 显示	软组织、髓内病变、早期病变有局限
MR	软组织分辨率高 对骨髓病变、隐匿性骨折诊断有利	骨化、钙化、气体显示欠佳，检查时间长
超声	鉴别血流与囊实性	特异性差
数字减影血管造影（DSA）	观察血供、血管解剖	有创
全身骨扫描	早期、敏感、全身 肿瘤骨转移的常规检查方法 诊断应力性骨折的"金标准"	特异性较差
SPECT/CT	早期、灵敏、血供。融合 SPECT 与 CT 优点。解剖与功能结合，可融合 3D 显示	软组织显示欠佳
PET/CT	早期、灵敏、分辨率高、定量。融合 PET 与 CT 优点。解剖与功能结合，可融合 3D 显示。有 ^{18}F-NaF、^{18}F-FDG 等多种显像剂	软组织显示欠佳，普及不高
PET/MR	融合 PET 与 MR 优点，功能与解剖结合，灵敏度高、特异性高，软组织分辨率高，骨髓病变显示较好	价格较贵，不普及，检查时间长

1. X 线平片　X 线平片是骨关节影像检查的基本方法，常作为首选的影像检查方法。X 线平片简便、费用低廉，尤其适用于急诊。X 线平片的空间分辨率高。计算机 X 线摄影（computer radiography，CR）和直接数字化 X 线摄影（digital radiography，DR）能够对影像资料进行后处理，可以获取更多诊断信息。但是 X 线平片的密度分辨率较低，敏感性低。

2. CT　CT 已经广泛应用于全身各部位检查，在骨关节中弥补了普通 X 线平片的影像重叠及软组织结构分辨不清的缺点。极大地提高了病变的检出率和诊断的准确性。多层螺旋 CT（multi-slice CT，MSCT）一次扫描范围可达 100~170cm，甚至更大，特别适合多发伤、多脏器损伤患者的 CT 检查。多层螺旋 CT 容积扫描利用计算机图像后处理功能，可以重建为三维立体图像、多平面重建图像、曲面重建图像等，方便临床诊断与鉴别诊断。但是 CT 在软组织、髓内病变、早期病变诊断有局限。

3. MR　MR 软组织分辨率高，对病变范围显示更清楚，解剖关系更明确。对骨髓病变、隐匿性骨折诊断有利。其缺点是骨化、钙化、气体显示欠佳，检查时间长。

4. 超声　超声可以分辨关节内积液、关节周围囊肿、炎症等，在肌腱、韧带和关节软骨的厚度、完整性、连续性等方面有一定参考价值，缺点是特异性差。

5. DSA　DSA 是一种微创性的医疗技术，能观察血供、血管解剖，用于诊断、活检与治疗。对四肢血管疾病、创伤性血管损伤、肿瘤介入血管栓塞和化疗灌注有其独特的价值。

6. 全身骨扫描　全身骨扫描具有早期、敏感、全身的特点。已经成为恶性肿瘤骨转移的常规检查方法，是诊断应力性骨折的"金标准"。对早期骨转移、早期骨坏死、骨栓塞、骨质疏松、移植骨成活非常灵敏，应用也非常广泛。平面骨显像特异性较差。SPECT/CT 明显提高骨显像的敏感性和特异性。

7. SPECT/CT　SPECT/CT 具有早期、灵敏，可以观察血流代谢情况，诊断特异性和准确性高于平面骨扫描的特点。SPECT/CT 融合 SPECT 与 CT 的优点，实现同机解剖与功能结合，并可融合 3D 显示。随着 SPECT/CT 仪器的发展，SPECT/CT 除能完成 SPECT、CT 的所有功能外，也能定量分析，比单台 SPECT 或单台 CT 在骨关节系统的发挥的临床价值更大。SPECT/CT 缺点是软组织显示欠佳。

8. PET/CT　PET/CT 具有早期、灵敏高、分辨率高、定量分析的特点，其融合 PET 与 CT 的优点，实现同机解剖与功能显示结合，也可融合 3D 显示。PET/CT 有 ^{18}F-NaF、^{18}F-FDG 等多种显像剂。^{18}F-NaF

局部 PET/CT(1 个部位)检查,检查时间仅需 1~2 分钟,对局部疼痛、应力性骨折诊断有明显优势。[18]F-FDG 除能发现骨关节病变外,也能诊断其他器官异常葡萄糖代谢,是多种实体肿瘤诊断、分期与再分期、评价疗效、预后判断的重要方法。PET/CT 设备普及率低,临床应用还有待发展。[99m]Tc-MDP 与 ^{18}F-NaF 骨显像比较见表 1-4-10。显像流程见示意图 1-4-44。

表 1-4-10　[99m]Tc-MDP 与 ^{18}F-NaF 骨显像比较

特　　点	^{99m}Tc-MDP	^{18}F-NaF
生产方法	Mo-Tc 发生器	回旋加速器
剂量	20~25mCi	5~10mCi
物理半衰期	6h	110min
摄取方式	与羟基磷灰石的磷酸交换	与羟基磷灰石的羟基交换
血浆清除	比较慢	快 2 倍
蛋白结合	注射后 30% 结合,24 小时 70% 结合	无
主要排出途径	肾脏泌尿道	肾脏泌尿道(相同)
显像模式	平面、SPECT 或 SPECT/CT	PET 或 PET/CT
显像剂注射后检查时间	注射后 3~4h	注射后 1~1.5h 口服后 1.5~2h
局部断层融合检查时间	15min	2min
全身断层融合检查时间	90min	15min
分辨率	8~10mm	5.5mm
灵敏度	+	++
定量	+-	++
有效剂量	5.3mSv	4.45mSv(相当)

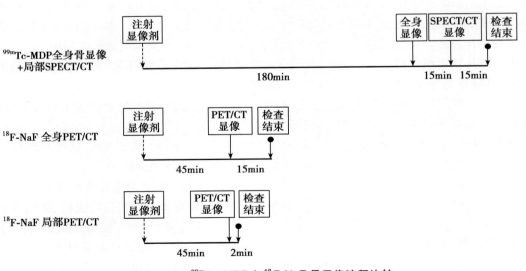

图 1-4-44　[99m]Tc-MDP 与 ^{18}F-NaF 骨显像流程比较

9. PET/MR　PET/MR 融合 PET 与 MR 优点,实现同机功能与解剖显示结合,灵敏度高、特异性高,软组织分辨率高,骨髓病变显示较好。PET/MR 价格较贵,不普及,检查时间长。然而,目前 PET/MR 仍有许多技术问题需要解决。

在临床诊断与术后评价疗效中,X线平片、CT、MR、全身骨扫描、SPECT/CT、PET/CT、PET/MR 等各种影像技术具有互补性(表 1-4-10)。临床上了解各种影像的优缺点,选择恰当的影像方法,能够获得早期、灵敏、全面的解剖与功能信息,指导临床治疗,提高临床治疗效果。

^{99m}Tc-MDP、^{18}F-NaF、^{18}F-FDG 多模态显像结合,可以鉴别骨关节细菌性炎症与无菌性炎症、骨肿瘤良恶性等,也能用于治疗后随访,多种显像剂摄取恢复正常预示病变痊愈。如果某种显像剂摄取正常,其他显像剂摄取异常,说明病变还没有恢复到正常状态。

(二) CT、骨显像和 SPECT 的各种影像表现与临床意义

放射性核素显像是功能显像,显像剂分布提示脏器血流、功能、代谢等方面的信息,脏器血流、功能、代谢等方面的变化多是疾病的早期改变,随后才逐渐出现结构形态学变化,因此核医学显像有利于多数疾病的早期探测与诊断,早于 X 线平片、CT 或 MR 等反映解剖形态变化的影像。

^{99m}Tc-MDP 全身骨显像图像显像剂摄取与局部血流量、骨骼无机盐代谢和成骨的活跃程度相关,局部骨盐代谢增加 5%~15%,可见显像剂异常摄取增高。除骨折外,X 线平片对病变的检查取决于病变脱钙或钙质沉积导致骨密度变化的程度,一般局部钙量变化大于 30%~50% 时,X 线平片才能显示异常。因此全身骨显像常较 X 线平片早 3~6 个月甚至 18 个月发现骨骼病变。当病变进入进展期,全身骨显像和 X 线平片都表现为阳性。进入静止期后(陈旧性病变),全身骨显像阴性,而 X 线平片阳性。

骨转移性疾病影像检查的关键是评估潜在病理骨折的病变范围。发生病理性骨折最大风险是当髓样溶骨性病变导致骨内吸收大于皮质厚度 50%。其他高风险情况是骨皮质溶骨病变尺寸超过骨横断面直径、骨皮质病变长度大于 2.5cm 或放疗后引起的功能性疼痛。骨矿物质转化率少于 10% 的骨显像出现阳性。骨转移始于骨髓,随后转移到皮质骨,然后转移到全身多个部位(图 1-4-45)。

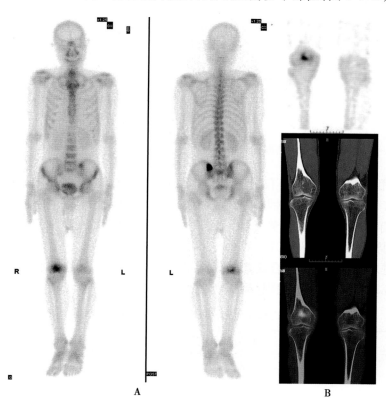

图 1-4-45 肺腺癌骨转移的 ^{99m}Tc-MDP 全身骨显像和 SPECT/CT 骨显像

患者男,59 岁。因右膝疼痛 4 个月,加重 1 个月入院。^{99m}Tc-MDP 全身骨显像见左髂骨、右股骨下端显像剂异常摄取增高(A),右膝关节 SPECT/CT 见右股骨下端骨髓质见显像剂摄取异常增高(冠状位 SPECT、CT、SPECT/CT,B),骨转移瘤最先从骨髓质开始。^{18}F-FDG PET/CT 显像与病理诊断为肺腺癌骨转移

CT 能弥补 X 线平片的影像重叠及软组织结构分辨不清的缺点,能发现 X 线平片阴性的病变。SPECT 也能弥补平面全身骨显像的显像剂重叠的影响,能发现平面全身骨显像阴性的早期小病灶。

在应力性骨折评价方面,全身骨显像能够在 X 线平片发现异常很早之前就能显示骨代谢的微小变化。显像剂 ^{99m}Tc-MDP 的摄取速率主要取决于骨质更新和局部血流速率,异常摄取可能会在损伤后 6~72 小时出现。全身骨显像敏感性接近 100%。应力性骨折典型表现为灶性浓聚,皮质区梭形或横带状高摄取区。全身骨显像是评价应力性骨折的"金标准"。全身骨显像在隐匿性骨折、衰竭性骨折、压缩性骨折等方面都有独特临床价值。

以前多认为核素显像特异性差。临床上一个怀疑有骨关节病变的患者事先做 X 线平片和 CT 检查(第一次),未见异常再做全身骨显像检查(第二次),全身骨显像发现异常后再进行异常部位 CT 检查(第三次)。一个患者往返多个地方行三次以上的检查,耽误诊断时间。

现在随着核素显像设备的发展,特别是同机融合 SPECT/CT 的出现,同时可以进行 SPECT、CT、SPECT/CT 融合、3D 融合检查,SPECT/CT 比平面显像的敏感性、特异性明显提高。SPECT/CT 一站式检查,得到的 SPECT/CT 融合影像,优于上述三次检查的结果,节省诊断时间,减少住院时间,从而节省诊疗费用。核医学科骨扫描检查可以同时获得全身显像图、SPECT、CT、SPECT/CT 融合、3D 融合检查。发挥功能解剖融合影像设备优势,患者"最多跑一次路",同时获得功能与解剖图像,极大方便了临床诊疗(图 1-4-46)。

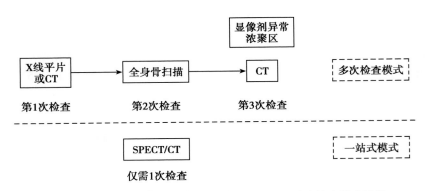

图 1-4-46　传统多次检查模式与 SPECT/CT 一站式检查模式比较
X 线平片或 CT 平面、骨显像与 SPECT/CT 在骨关节疾病的不同诊断模式,SPECT/CT 一站式检查,可以节省时间与费用

骨显像是最常用的核医学显像,不仅是急性和严重的骨关节疾病的诊断方法,也是大部分骨骼疾病的标准诊断方法。随着 SPECT/CT 敏感性与特异性的极大提高,骨显像的诊断潜能更大,临床应用价值更广。

SPECT/CT 具有 SPECT 和 CT 优势,优于 X 线平片、平面骨显像、SPECT 和 CT。为了更好体现核素显像早期灵敏的优势,应尽量行 SPECT/CT 检查,而不是仅行平面全身骨显像。不应该停留在平面骨显像检查,应该全面进入 SPECT/CT 融合显像时代,使其发挥更大临床价值,更好地服务临床诊疗。CT、平面骨显像和 SPECT/CT 各种影像表现与临床意义见表 1-4-11。

表 1-4-11　CT、骨显像和 SPECT 的各种影像表现与临床意义

影像表现	CT	全身骨显像	SPECT	临床意义
影像表现 A	−	−	−	没有病变或痊愈
影像表现 B	−	−	+	早期、小病灶
影像表现 C	−	+	+	早期病变
影像表现 D	+	−	+	小病灶
影像表现 E	+	+	+	晚期病变
影像表现 F	+	−	−	陈旧、坏死、特殊病变

第五节 骨关节显像正常影像

一、骨静态显像正常影像

骨静态显像包括全身骨显像及局部骨显像。全身骨显像在临床应用多于局部骨显像。全身骨显像与局部骨显像正常图像的表现是一样的。

正常骨静态显像可见全身骨整个骨骼清晰显影（图1-5-1）。放射性显像剂对称性、均匀性分布于全身骨骼。颅骨、颅底、上颌、下颌、脊柱、胸骨、锁骨、肩胛骨、肋骨、骨盆、骶骨、长骨和关节呈对称性、均匀性清晰显影。在前位图像中，颅骨、颈椎、胸骨、胸锁关节、双肩、髂嵴、股骨粗隆、膝关节、踝关节可见均匀显像。后位图中能清晰显示颅骨、双肩、肋骨、肩胛骨的尖部、胸腰椎、骶骨和股骨头。

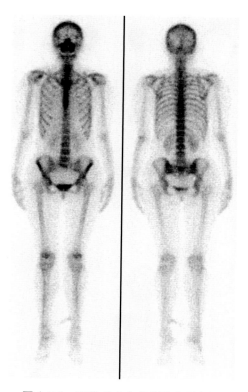

图 1-5-1 正常成人全身骨静态显像图

各个部位的骨骼由于结构不同，代谢活性程度及血运情况不一，显像剂分布可以有差异。一般来说松质骨含有较多的矿物质，较密质骨显像剂摄取多。例如扁平骨就较长骨显影清晰，长骨干骺端显像剂摄取多于骨干，大关节显像剂摄取多于小关节。由于正常生理弧度及更靠近γ相机探头，胸椎和腰椎在后位图像上显示更为清楚。肩胛下角、双侧骶髂关节和坐骨由于重力作用，出现局部显像剂摄取增浓。

儿童及青少年由于骨质生长活跃，骨骼的骨生长区血流灌注和无机盐代谢更新速度快，成骨细胞活跃，能摄取更多的骨显像剂，特别是在骨骺位置，显像剂摄取明显高于成年人（图1-5-2）。不同年龄全身骨显像正常分布图见1-5-3。

由于空间分辨率的限制，一些较小的骨骼无法在静态显像中分辨出来。而血清中未结合的游离^{99m}Tc从肾脏进行排泄，膀胱、肾脏及软组织可以显影。肾脏显影后位较前位清楚，软组织一般显影浅淡。

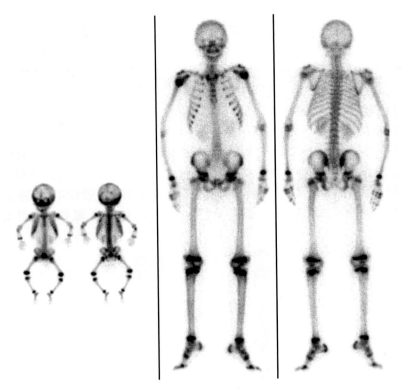

图 1-5-2　正常儿童及青少年全身骨静态显像图

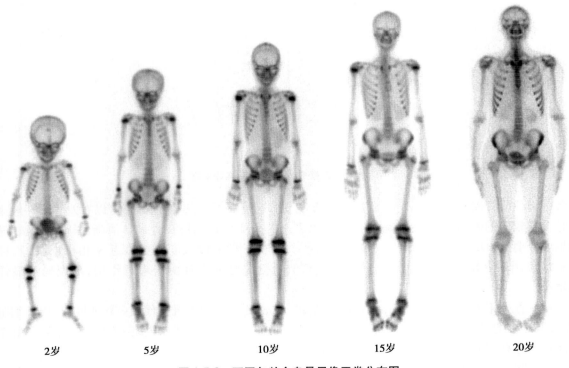

| 2岁 | 5岁 | 10岁 | 15岁 | 20岁 |

图 1-5-3　不同年龄全身骨显像正常分布图

^{18}F-FDG 正常显像：^{18}F-FDG 显像反映的是全身的葡萄糖代谢情况，无特定的靶器官。受检查者在检查前 12 小时开始禁止剧烈运动，检查前 6 小时开始禁食、禁水，空腹血糖要求在正常范围内。检查者建立静脉通道，成人注射剂量按 2.96~7.77MBq/kg 计算，静脉注射药物，再用 5ml 生理盐水冲洗。药物注射完毕后受检查者在 22~26℃ 环境下休息，避免咀嚼及谈话，1 小时排尿以后开始采集图像。正常人体各脏器 ^{18}F-FDG 浓聚程度由高到低依次为大脑、肝脏、心脏、红骨髓及肾脏。纵隔、骨骼肌、脾脏、消化道及大血管也有不同程度摄取，约 20% 的 ^{18}F-FDG 将通过泌尿系统排泄。

此外，肌肉收缩运动可使糖酵解增加，^{18}F-FDG 浓聚，多呈对称性分布，多见于斜方肌及肩部肌肉，需注意与头颈部肿瘤及淋巴结鉴别。咽部环甲、环杓软骨后肌肉可因受检者频繁说话使显像剂分布增加。受检查者处于饥饿状态时，正常心肌主要使用脂肪酸作为代谢底物，但仍有部分受检者心肌出现不同程度显影。胃壁在大多数正常人群中呈轻度弥漫性摄取增高，邻近食管和胃的贲门部可显示孤立浓聚影，注意与异常病灶鉴别。子宫显影常受女性生理周期影响。根据患者饮水和排尿情况，泌尿系统可见不同程度显像剂分布。

^{67}Ga/^{68}Ga-枸橼酸盐正常显像：正常 ^{67}Ga-枸橼酸盐的图像主要取决于显像的时间，通常在注射 ^{67}Ga-枸橼酸盐 48~72 小时后，血液中放射性计数已经达到最低，图像本底低，可以获得比较理想的显像图像。^{67}Ga 已经被证实主要积聚在细胞质中，对正在快速增长的细胞具有高度亲和力，并且可以聚集在富有乳铁蛋白的部位；注射 24 小时内，近 10%~25% 的注射剂量通过泌尿系统排泄。^{67}Ga-枸橼酸盐的正常生物分布涉及泪腺、腮腺、鼻咽部、乳腺、胃肠道、肝脏、骨髓、骨骼、肾脏、膀胱，偶见脾脏摄取，但其显像剂分布的量可能因为血流量以及肠蠕动等因素发生变化。以肝脏摄取为基准，不同正常个体的相同器官对该显像剂的摄取可能高于肝脏，也可能低于肝脏，也可能与肝脏相当。此外，^{68}Ga-枸橼酸盐在双侧乳房及乳头的对称性摄取常因月经期、怀孕期、泌乳期或口服避孕药而发生变化。

由于 ^{68}Ga 的半衰期较短（68 分钟），所以高质量的成像时间在注射后 1~2 小时。注射 ^{68}Ga-枸橼酸盐 60 分钟后获得的图像质量良好，150 分钟后图像质量显著下降。^{68}Ga-枸橼酸盐正常生物分布于泪腺和唾液腺、心脏、脾脏、骨髓、大血管和硬脑膜窦。该显像剂具有显著的血管活性，心血池以及大血管的摄取非常明显。正常 ^{68}Ga-枸橼酸盐生物分布的典型 SUV$_{max}$ 如下：骨髓 4.0（3.0~4.4），肝脏 4.8（3.84~5.8），纵隔血池 5.6（4.3~7.2），脾脏 3.4（2.9~4.2）（括号中的值代表第 25 百分位到第 75 百分位）。

放射性核素标记白细胞正常显像：核素标记的白细胞（WBC）进入体内循环后在化学趋向机制作用下向炎症部位迁移，是特异性的炎症示踪剂。静脉注射新鲜制备的 ^{111}In-oxine-WBC 悬液 18.5~37MBq（0.5~1.0mCi），于 4~6、18~24 小时进行显像。早期显像剂分布于肝、脾、骨髓及肺部，18~24 小时显像剂分布基本局限于肝、脾、骨髓和大血管的网状内皮系统，胃肠道和泌尿系统无显像剂浓聚。静脉注射新鲜制备的 ^{99m}Tc-HMPAO-WBC 悬液 370MBq（10mCi），于 1、4、24 小时进行显像，显像剂主要分布于脾脏、肝脏、骨髓、肾脏、肠道、膀胱。肾脏和膀胱可在较早期出现显像剂分布；肠道显像剂分布通常于 3~4 小时出现并随时间增加，与 ^{111}In-oxine-WBC 相比，^{99m}Tc-HMPAO-WBC 对肠道干扰较大，对于腹部炎症性病变，更有必要进行早期显像。

二、骨动态显像正常图像

（一）血流相

在血流相时，静脉注射骨显像剂后 8~12 秒可见局部大血管显影，随后软组织轮廓逐渐出现，两侧大血管和软组织显像剂分布基本对称，显影时间基本相同，骨骼部位没有或仅见少许显像剂的分布。此相主要反映的是较大血管的通畅和血流速度的状态。

（二）血池相

在血池相时，软组织显影更加清晰，显像剂分布增多，基本均匀、对称，仍可见大血管影像，骨骼部位显像剂分布较前增加，但影像不清晰。

（三）延迟相

图像表现同骨静态显像，骨骼显像基本清晰（图 1-5-4）。

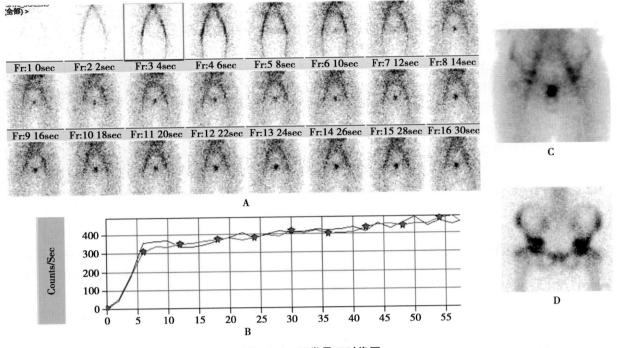

图 1-5-4　正常骨三时像图

A. 血流相；B. 时间放射曲线；C. 血池相；D. 延迟相

第六节　骨关节显像正常变异

一、生理性变异

骨显像图像质量不仅受仪器设备、操作人员等因素影响，同时患者的年龄结构、用药情况、水化程度、肾脏功能等也会影响最终成像结果（表 1-6-1）。一般来说，骨重建旺盛的区域会摄取更多的显像剂。

表 1-6-1　^{99m}Tc-MDP 骨显像正常变异

部位	正常变异
头、颈部	颅缝，枕骨隆突，下颌角，额骨肥厚，鼻窦感染或炎症，牙齿的良性病变，甲状软骨钙化
胸部	胸锁关节，肩锁关节，肋软骨摄取，肩胛下角，棘旁肌均匀性插入后位肋骨（点状显像剂浓聚）
腹部、盆腔	肾脏、膀胱、膀胱憩室，骨盆分离
长骨	三角肌粗隆，大转子滑膜炎

儿童由于处于生长发育期，干骺端可以出现均匀的较强的显像剂浓聚，尤其是长骨的干骺端及颅缝。这一现象可以一直持续到成长发育完成，干骺端闭合。外周关节则可以出现圆形或弥漫的显像剂摄取增高，这通常是因为关节的退行性变引起的。肥胖患者软组织摄取显像剂增多会影响最终骨显像结果。水化不充分、肾脏功能受损都会导致放射性药物在软组织内滞留，从而影响骨显像结果。喙突、髂骨翼、肩胛下角、肋软骨交界处、膝盖、肌肉附着点这些区域显像剂摄取可以出现对称性增高，属于正常生理性摄取。脊柱侧凸患者凹面较凸面显像剂摄取增高。有时候颅骨可以出现放射性不均匀性摄取，可见点状或者斑片状的不规则影像。额骨肥厚的患者前位显像时近矢状缝处有对称性浓聚影像；冠状缝及人字缝还可以见到针尖样增浓区（图 1-6-1）。随着年龄的增长，骨骼的代谢减慢，老年患者骨显像图像显像剂摄取较为稀疏（图 1-6-2）。

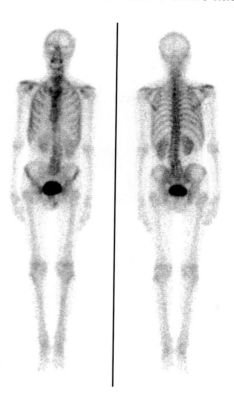

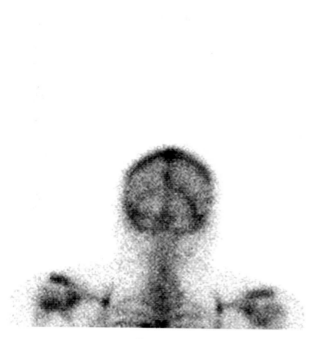

图 1-6-1　患者男，54 岁，^{99m}Tc-MDP 全身骨显像示人字缝显像剂浓聚（正常变异）

图 1-6-2　患者男，74 岁，^{99m}Tc-MDP 全身骨显像示肋骨、脊柱显像剂普遍减低

二、骨显像常见伪影

患者相关因素及技术因素均可造成伪影，从而造成骨显像的假阳性（表 1-6-2）。

表 1-6-2　骨显像常见伪影

摄取因素	摄取原因
放射性药物因素	游离高锝酸盐（胃、甲状腺、唾液腺）
技术因素	注射点渗漏、淋巴结（放射性药物渗漏）、注射入中心静脉导管、注射入动脉
患者因素	尿液污染、受检者移动、乳腺假体、金属假体
金属因素	皮带扣、金属挂坠、首饰、起搏器
设备因素	光电倍增管、图像对比度
治疗因素	放射性治疗后

（一）患者自身因素

注射点的渗漏是骨显像伪影最常见的原因。注射点渗漏造成的伪影有时容易和病变相混淆。注射点渗漏还可以引起同侧淋巴结显影，当与肩胛骨或肋骨重叠时有可能误认为是骨的病变。因此注射显像剂后注射者一定要记录注射点的具体位置，有利于出具报告的医师辨明是否为注射点渗漏（图 1-6-3）。

膀胱憩室或者膀胱充盈过大遮盖耻骨（图 1-6-4），尿液污染（图 1-6-5）、尿潴留等是骨显像伪影较常见的原因。脱掉污染的衣物或者清洗污染皮肤后再行局部显像，可以避免误诊。当膀胱留置导尿管时，体外导尿管及尿袋中的尿潴留可以造成伪影（图 1-6-6）。

患者身上的金属物品可能造成显像剂摄取稀释区，例如首饰、起搏器、硬币、皮带扣等。因此做骨显像检查前，应嘱咐患者除去随身的金属物品。人工假体也会造成伪影，导致假体部位显像剂摄取稀疏、缺损（图 1-6-7），因此结合患者病史十分重要。

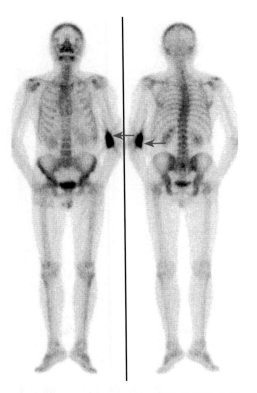

图 1-6-3　患者男,48 岁,^{99m}Tc-MDP 全身骨显像中红色箭头所示为注射点渗漏

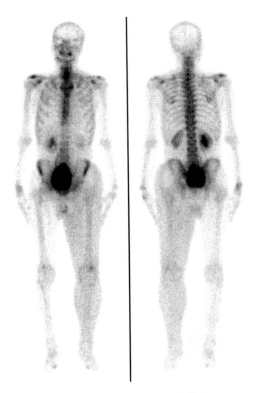

图 1-6-4　患者男,78 岁,^{99m}Tc-MDP 全身骨显像示膀胱过度充盈遮挡盆骨

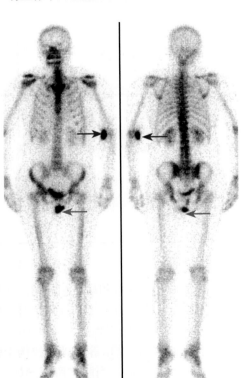

图 1-6-5　患者女,45 岁,^{99m}Tc-MDP 全身骨显像中红色箭头所示为女性患者会阴部尿液显像剂污染;蓝色箭头所指为注射点渗漏

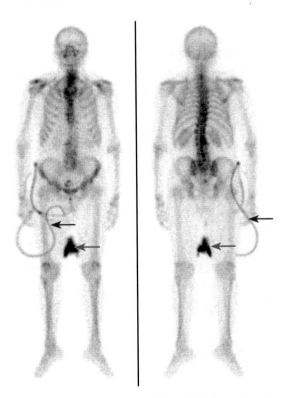

图 1-6-6　患者男,75 岁,^{99m}Tc-MDP 全身骨显像中蓝色箭头所示为患者导尿管伪影,红色箭头所示为尿袋伪影

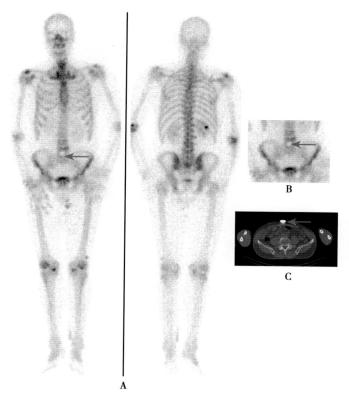

图 1-6-7 患者男,64 岁,^{99m}Tc-MDP 全身骨显像伪影
A. ^{99m}Tc-MDP 全身骨显像图中红色箭头所示为腰椎体金属物品遮挡造成的显像剂缺损区;B.红色箭头所示为金属物品遮挡造成显像剂缺损区;C. CT 断层扫描示显像剂缺损区域为金属物(红色箭头)

(二)仪器及显像剂因素

骨显像伪影可以由技术原因或者患者相关等原因引起。技术原因包括显像设备、放射性药物、显像过程相关因素等。仪器设备造成的伪影通常是由于质量控制及设备校正等原因造成的。放射性药物制备等因素导致药物在体内分布改变,可影响图像质量,从而影响最终的诊断结果。例如放射性药物制备过程中游离高锝酸盐过多,胃、甲状腺、腮腺出现摄取,影响图像质量。其他因素,例如放射性药物长时间空置未使用出现铝离子,pH 过高及加入葡萄糖溶液等均会影响骨骼对放射性药物的摄取。

第七节 骨关节显像异常影像

一、骨静态显像异常图像

(一)异常显像剂浓聚(热区)

显像剂浓聚是骨显像图像最常见的异常影像,多见于骨骼疾病的早期和伴有破骨、成骨过程的进行期。如转移性骨病、原发骨肿瘤、骨折、骨髓炎等,骨质代谢紊乱病变如畸形性骨炎,均可以产生异常显像剂浓聚。

放射性显像剂聚积的程度与骨病的性质有关。恶性肿瘤常可见明显异常显像剂浓聚;异常影像的数量和病灶的形态也有一定的意义。骨显像上出现多个、弥散分布的显像剂浓聚,提示骨转移可能性很大。单个异常显像剂浓聚要根据病灶的形态、位置,必要时联合 SPECT/CT 明确诊断(图 1-7-1~图 1-7-3)。

(二)异常显像剂分布稀疏或缺损(冷区)

凡是可产生骨骼组织血供减少或溶骨性病变时,均可显示异常放射性"冷区"。骨显像上的"冷区"

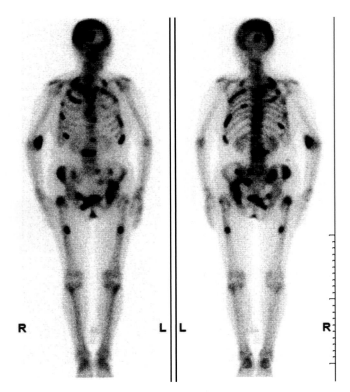

图 1-7-1　患者男,58 岁,肺癌。^{99m}Tc-MDP 全身骨显像示全身骨多处异常显像剂浓聚

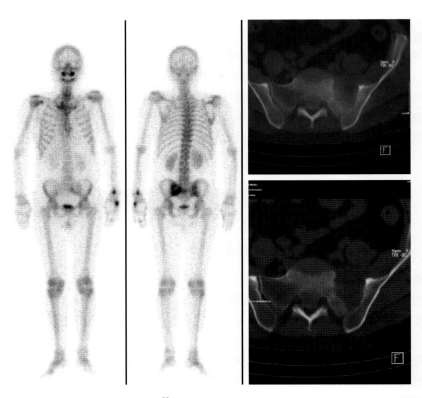

图 1-7-2　患者男,54 岁,肺癌。^{99m}Tc-MDP 全身骨显像示左侧骶骨翼局限性显像剂摄取增高,图像融合提示骨质破坏,考虑骨转移

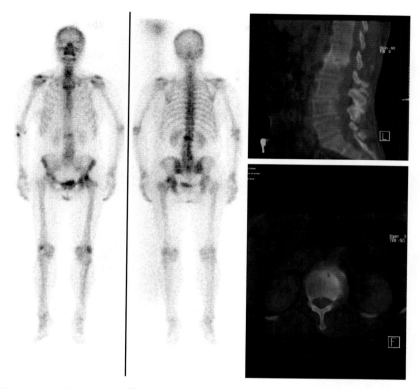

图 1-7-3　患者女,71 岁。^{99m}Tc-MDP 全身骨显像示腰 1、2 椎体显像剂摄取增高,图像融合提示腰 1、2 椎体骨质增生

最多见于恶性肿瘤骨转移,以肺癌、前列腺癌、肝癌多见,多发生于扁平骨、胸椎和骨盆。在良性病变中,骨显像"冷区"多见于骨缺血性坏死早期、骨梗死、骨囊肿以及放射性治疗后,还可以见于急性化脓性骨髓炎早期、反射性交感神经营养不良等。上述情况导致骨质的破坏、溶解,不能摄取显像剂或摄取较少的显像剂而出现显像剂分布缺损,形成"冷区"显像。

（三）显像剂分布呈"混合型"

骨显像上病灶中心显像剂摄取缺损,呈明显的"冷区"改变,而冷区周围出现放射性异常浓聚的"热区"改变,"冷区"与"热区"同时存在,称为"轮圈样"改变。这是因为在骨代谢中,骨质的合成与骨质的破坏、溶解常常同时存在,两者互相影响。在破骨细胞活跃导致溶骨性破坏同时,邻近损伤的周边部位对骨的损伤进行修复,因此成骨细胞活性增加,出现显像剂分布异常浓聚的"热区";而在骨损伤的中心部位,破骨细胞活跃导致溶骨性破坏不摄取显像剂而出现显像剂分布缺损的"冷区"改变。混合型影像多见于骨无菌性坏死、骨膜下血肿、不愈合的骨折、急性骨髓炎、关节感染、骨巨细胞瘤、多发性骨髓瘤、骨转移病灶等(图 1-7-4、图 1-7-5)。

（四）超级骨显像

放射性骨显像剂在全身骨骼分布时呈均匀性、对称性的异常浓聚,骨骼影像非常清晰,而肾区显影不清甚至不显影,膀胱内显像剂分布较少,软组织内亦无显像剂分布,这种影像称为"超级骨显像"。常见于恶性肿瘤广泛骨转移、甲状腺旁腺功能亢进的患者(图 1-7-6、图 1-7-7)。超级骨显像产生的机制为弥漫的反应性骨形成,骨摄取大量的放射性骨显像剂而致。

（五）闪烁现象

一些恶性肿瘤骨转移(最初发现于乳腺癌、前列腺癌)患者骨骼转移病灶在经过化疗或放射性治疗后的早期数月(2~3 个月),出现病灶部位摄取骨显像剂增强,而临床症状有明显好转,再经过一段时间后,骨骼病灶的显像剂浓聚又会消退,这种现象称为"闪烁现象"。出现闪烁现象的原因可能是治疗后短期放射性骨炎所致局部血流增加和新生骨代谢增强,是骨愈合和修复的表现。

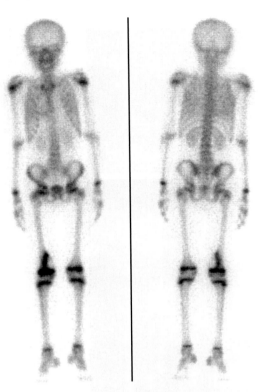

图 1-7-4　患者男,11 岁。^{99m}Tc-MDP 全身骨显像示右股骨下段梭形细胞恶性肿瘤,病灶显像剂分布呈"混合型"

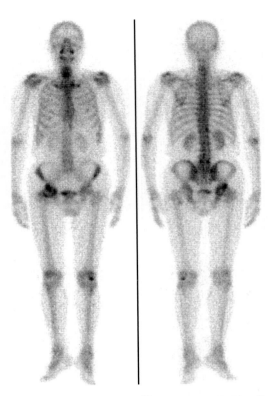

图 1-7-5　患者男,72 岁。^{99m}Tc-MDP 全身骨显像示右侧股骨头缺血性坏死,病灶显像剂分布呈"轮圈样"改变

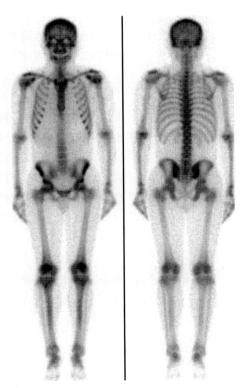

图 1-7-6　患者男,27 岁,甲状腺旁腺功能亢进症。^{99m}Tc-MDP 全身骨显像示"超级骨显像",符合代谢性骨病表现

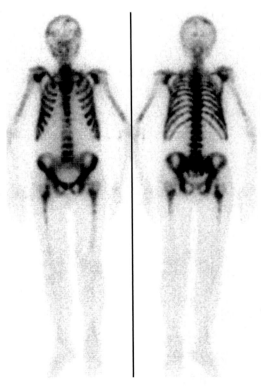

图 1-7-7　患者男,62 岁,肺癌。^{99m}Tc-MDP 全身骨显像示"超级骨显像",提示全身骨广泛转移

二、骨动态显像异常图像

（一）血流相

血流相中出现患侧局部放射性增高伴显影提前,提示该部位动脉血流灌注增强、增快,血供增加,常见于原发性骨肿瘤和急性骨髓炎。而局部放射性减低则表明动脉血流灌注减少,血供减低,常见于股骨头缺血性坏死、骨梗死等良性病变。

（二）血池相

血池相反映放射性增高提示局部软组织或骨骼病变处于充血状态,可见于急性骨髓炎、蜂窝织炎等;放射性减低则提示局部软组织或骨骼病变血供减少。血池相获得的是小动脉灌注状态和静脉回流的状态,反映软组织的血液分布状况。

（三）延迟相

延迟相异常表现与骨静态显像表现相同（图 1-7-8）。

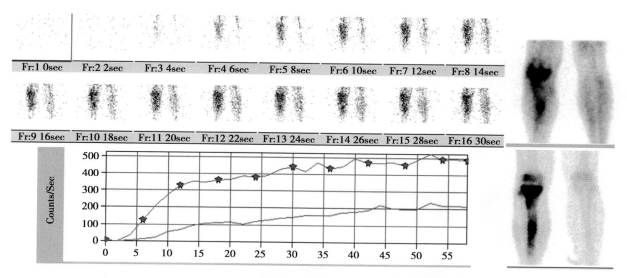

图 1-7-8　胫骨骨髓炎 ^{99m}Tc-MDP 骨三时相表现

患者女,43 岁,右侧胫骨骨髓炎。^{99m}Tc-MDP 骨三时相显示患者右侧胫骨周围软组织血流灌注增加,血池相右侧胫骨部位显像剂摄取增高,延迟相示右侧胫骨显像剂摄取增高

第八节　骨关节显像骨外摄取

骨显像剂例如 ^{99m}Tc-MDP 是一种趋骨性显像剂,静脉注入人体后,随血流到达全身骨骼,与骨中的羟基磷灰石晶体进行离子交换或化学吸附作用而沉积于骨骼内,最终成像。正常情况下,除全身骨骼清晰显影外,肾脏、膀胱可有一定显像剂浓聚,而骨外软组织一般不显影。但临床工作中常常会发现骨外组织摄取显像剂（表 1-8-1）。

表 1-8-1　骨显像常见骨外摄取

部位	疾病
经胸部摄取	乳腺癌、哺乳期、慢性囊性乳腺炎、乳房组织增生、男性乳房发育症
肺摄取	恶性胸腔积液、原发性甲状旁腺功能亢进、转移性骨病导致的高钙血症、慢性肾功能不全导致的继发甲状旁腺功能亢进、支气管癌、长时间使用（磷酸盐、皮质激素、钙制剂）药物、结节病、放射性肺炎
心脏摄取	淀粉样变、心肌梗死、心脏钙盐沉着、高钙血症、阿霉素导致的心脏毒性、心包肿瘤、心包炎

部位	疾　　病
肝脏及胆囊摄取	转移瘤(结肠癌、乳腺癌、肺癌)、肝细胞肝癌、放射性药物制备过程中形成胶体、发生器洗脱液中铝离子含量增高、骨显像注射后注入造影剂、重型地中海贫血、缺血性肝病、大剂量甲氨蝶呤治疗后、可卡因导致的肝毒性
肾脏摄取	肾盂扩张、泌尿系梗阻、肾脏放射治疗后、化疗后(环磷酰胺、长春新碱、阿霉素)、肾脏肿瘤、肾脏转移瘤、甲状腺旁腺功能亢进、阵发性睡眠性血红蛋白尿症、重度地中海贫血、多发性骨髓瘤、交叉性肾异位
膀胱摄取	结肠膀胱瘘、膀胱结石、膀胱外翻、膀胱憩室、骨肉瘤的膀胱
肌肉摄取	感染、皮肌炎、McArdle综合征、肌病、肌肉萎缩、肢体瘫痪、单侧交感神经切除术、电击伤、肌肉创伤、局部缺血、用力过度、骨化性肌炎、放射性治疗后、脂肪坏死、肾功能不全、酒精或毒品中毒、硬皮病、多发性肌炎

骨外组织摄取骨显像剂的机制尚不完全清楚,目前考虑与以下情况有关。

一、软组织钙盐沉积

由肿瘤转移或者营养不良导致的高钙血症,引起软组织内钙盐沉积,可以使软组织摄取骨显像剂(图1-8-1、图1-8-2)。

原发性甲状旁腺功能亢进、慢性肾功能不全、淋巴瘤、乳碱综合征、维生素D过多症、转移性骨病等都可能引起钙代谢障碍,钙盐沉积于软组织内(图1-8-3~图1-8-10)。肺、心脏、肝脏、胃和肾脏弥漫性摄取骨显像剂多见于碱性环境下导致的软组织微钙化(图1-8-11、图1-8-12)。

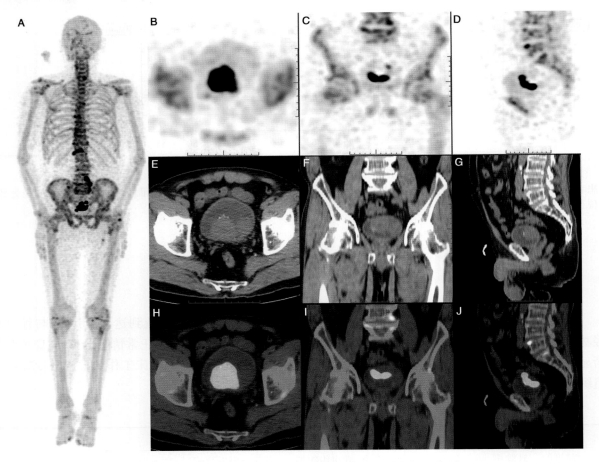

图1-8-1　^{18}F-NaF PET/CT 骨显像图提示膀胱癌摄取显像剂

患者男,72岁,下腰痛3个月。行^{18}F-NaF PET/CT检查以评估下腰痛的原因。最大密度投影(MIP)图(A)显示多个椎体边缘可见显像剂摄取增高的病灶,盆腔膀胱区域内可见不规则团片状显像剂摄取增高灶。PET图(B~D)显示盆腔内见片状显像剂摄取增高影。CT图(E~G)及融合图(H~J)示膀胱后壁散在钙化软组织肿块,其中一个可见显像剂摄取增高。最终此病灶经尿道肿瘤切除术后,病理诊断为移行细胞癌

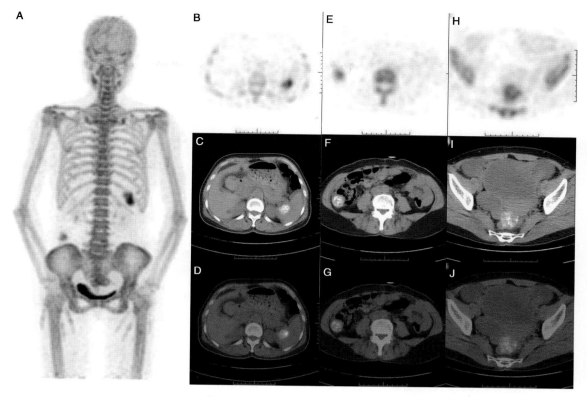

图 1-8-2 ^18F-NaF PET/CT 骨显像提示骨外肿块摄取

患者女,59 岁,绝经后不规则阴道流血 6 天,为明确诊断行^18F-FDG PET/CT 发现子宫双侧附件区囊实性肿块,实性部分糖代谢增高,考虑卵巢癌。脾实质内、肝包膜、肠系膜及腹盆腔内散在大小不等的结节样致密影,上述病灶伴糖代谢增高,考虑多发转移瘤。后行^18F-NaF PET/CT 检查以明确骨骼转移与否,MIP 图(A)全身骨骼未见明显异常显像剂摄取增高影,而腹部及盆腔内见显像剂摄取增高影。断层图像(B~D)发现脾脏内不规则结节状致密影,SUV_{max} 约 14.1;断层图像(E~G)发现右下腹内结节状致密影,SUV_{max} 约 7.5;断层图像(H~J)发现盆腔内不规则软组织肿块伴钙化,SUV_{max} 约 10.3

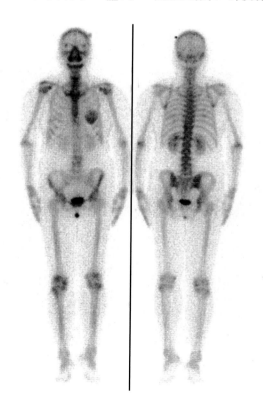

图 1-8-3 患者女,49 岁,乳腺癌。^99mTc-MDP 全身骨显像示左侧乳腺包块摄取显像剂

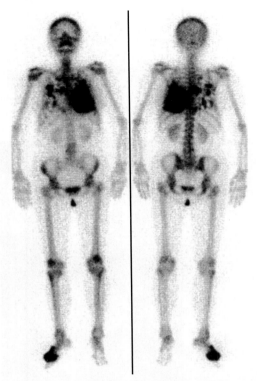

图 1-8-4　患者女,66 岁,右足骨软骨肉瘤伴双肺转移。^{99m}Tc-MDP 全身骨显像示双肺摄取显像剂

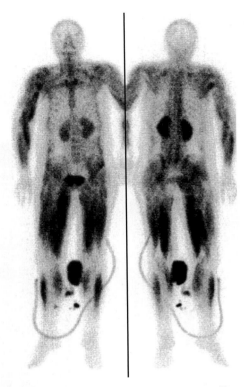

图 1-8-5　患者女,42 岁,多发性肌炎。^{99m}Tc-MDP 全身骨显像示全身肌肉弥漫性摄取显像剂

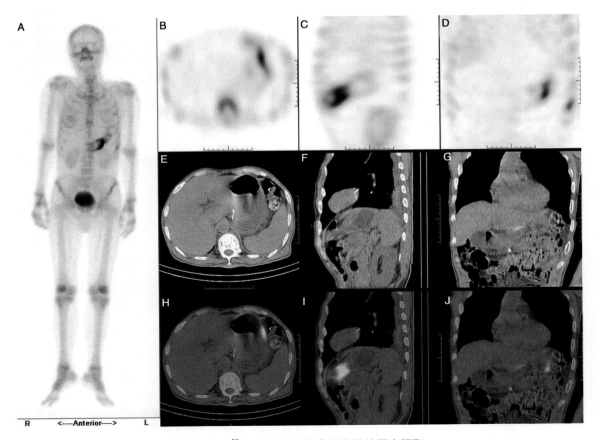

图 1-8-6　^{99m}Tc-MDP 全身骨显像骨外器官摄取

患者男,69 岁,腰背部疼痛 4 个月,加重半月,血钙为 3.5mmol/L。^{99m}Tc-MDP 骨显像前位(A)示左上腹见一不规则显像剂摄取增高影;ECT 图像(B~D)及融合图像(H~J)示胃大弯胃壁局部显像剂摄取增高,断层 CT(E~G)未见胃壁明显异常

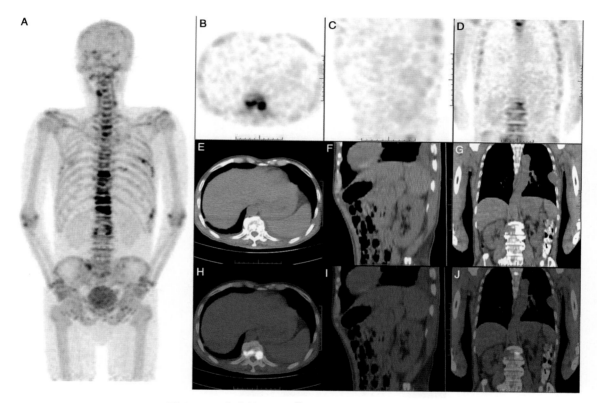

图 1-8-7　多发性骨髓瘤 ¹⁸F-NaF PET/CT 骨显像

与图 1-8-6 为同一患者。¹⁸F-NaF PET/CT MIP 图（A）、横断位（B~J）示胃壁显像剂摄取未见明显增高。图 1-8-6A 及
图 1-8-7A 上可见患者颈胸腰椎、双侧多支肋骨多发骨代谢增高灶,最终临床考虑多发性骨髓瘤

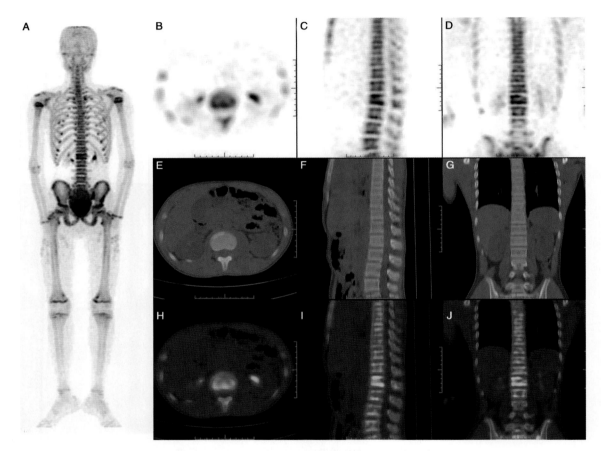

图 1-8-8 ^{18}F-NaF PET/CT 骨显像提示腰椎非霍奇金淋巴瘤摄取显像剂

患者男,15 岁,腰背部疼痛半个月,加重伴双下肢麻木疼痛及活动障碍 7 天。查体 T_{10}~L_4 椎体棘突间压痛,腰椎主、被动活动受限,左下肢腘神经支配区域感觉减退,右下肢膝关节以下各神经支配区域感觉减退。MR 示腰椎生理曲度存在,T_{11}~L_2 节段椎管内占位。^{18}F-NaF PET/CT MIP 图(A)示 L_1 椎体见横条状显像剂摄取增高影,PET(B~D)及 PET/CT(H~J)示 L_1 椎体见不规则显像剂摄取增高影,CT(E~G)示 L_1 椎体边缘部分骨质密度稍增高,左侧椎间孔扩大,椎管内见肿块影,并向外生长,左侧腰大肌受压外移。行"椎管减压+内固定+植骨融合"术,术中活检示非霍奇金淋巴瘤(伯基特淋巴瘤)

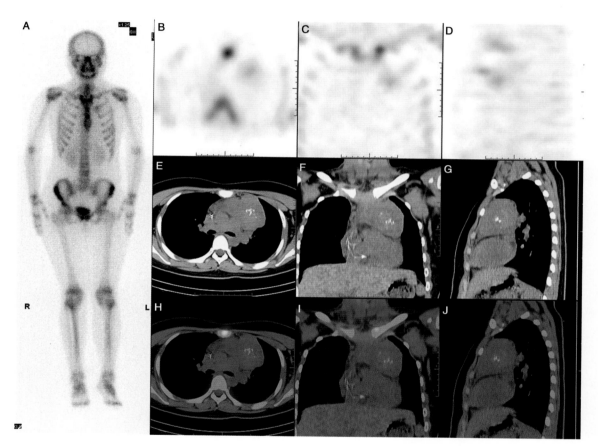

图 1-8-9 ^{99m}Tc-MDP 全身骨显像提示纵隔肿块伴钙化灶摄取显像剂

患者女,17 岁,因摔伤后腰背部痛行骨扫描。^{99m}Tc-MDP 骨显像前位(A)示左上胸部局部可见显像剂摄取增高影,其余未见异常显像剂摄取增高影,断层 CT(E~G)示纵隔肿块内见部分钙化灶,此部位 ECT 图像(B~D)及融合显像(H~J)可见显像剂摄取增高

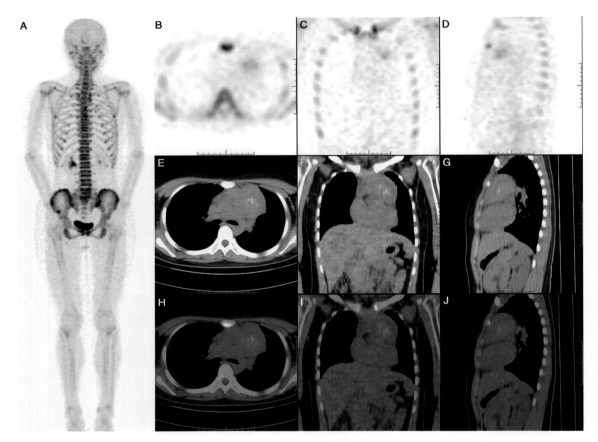

图 1-8-10　^{18}F-NaF PET/CT 骨显像提示纵隔肿块伴钙化灶摄取显像剂

与图 1-8-9 为同一患者，^{18}F-NaF PET/CT MIP（A）示左上胸部局部可见显像剂摄取增高影，余全身骨骼未见异常显像剂摄取增高影。断层 CT（E～G）示纵隔软组织肿块内部分钙化，PET 图像（B～D）及融合图像（H～J）示钙化部位显像剂摄取增高。后追问病史患者发现颈部包块 1 个月，行^{18}F-FDG PET/CT 显像示双侧颈根部、双侧锁骨上窝、纵隔内多发淋巴结增大，部分融合、钙化，糖代谢明显增高，考虑霍奇金淋巴瘤，活检后病理组织学诊断为霍奇金淋巴瘤

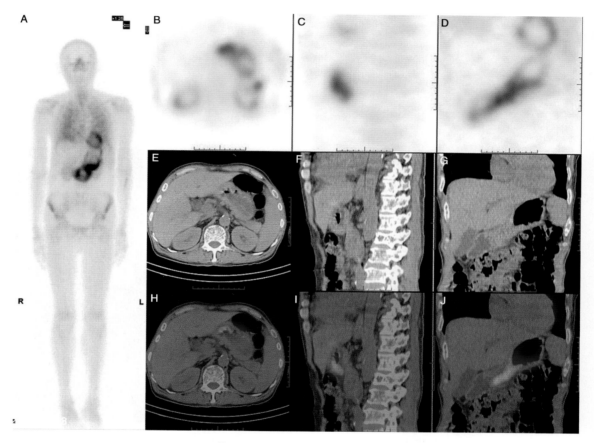

图 1-8-11　99mTc-MDP 全身骨显像提示胃摄取显像剂

患者男,60 岁,胸背部疼痛,活动受限 3 周。查体胸背部活动轻度受限,叩压痛明显。血钙为 4.23mmol/L。MR 示 T_8 椎体压缩性骨折。99mTc-MDP 骨显像前位(A)示左上腹见不规则显像剂摄取增高影,ECT 图像(B~D)及 SPECT/ CT 图像(H~J)示胃体胃壁局部显像剂摄取增高,断层 CT 未见胃壁明显增高(E~G)

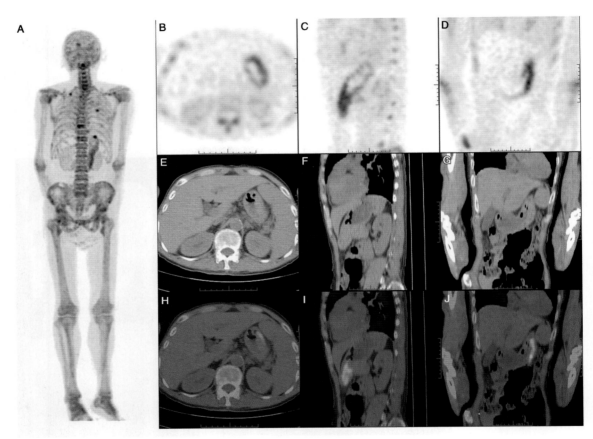

图 1-8-12　^{18}F-NaF PET/CT 骨显像亦提示胃摄取显像剂

与图 1-8-11 为同一患者，^{18}F-NaF PET/CT MIP 图（A）示左侧腹部见不规则长条状显像剂摄取增高影，T_8、T_{10} 椎体见不同程度横条状显像剂摄取增高影，双侧多支肋骨见结节状显像剂摄取增高影。T_8 椎体压缩性骨折。PET 图像（B~D）及融合显像（H~J）示胃壁显像剂摄取增高，SUV_{max} 约 8.5，而断层 CT 未见胃壁明显增厚（E~G）

　　患者既往有外伤、组织缺血、坏死等病史,可以导致营养不良性钙化,此类患者血钙及血磷酸盐通常正常。可能的机制是磷酸酯酶产生磷酸基团,磷酸基团与钙结合,从而导致钙盐形成。其他可以引起钙盐沉积的原因包括甲状腺结节的钙化、肾钙质沉着症、肿瘤样钙质沉着症等(图 1-8-13、图 1-8-14)。

二、软组织铁沉积

　　较多的临床研究表明患者注射右旋糖酐铁后,软组织摄取骨显像剂增加。在系统性铁过载病例中也发现患者肾脏摄取骨显像剂增加(图 1-8-15)。这一现象发生的机制可能是,机体内出现较多铁离子时,^{99m}Tc 与铁离子形成新的配体,替代了骨显像剂^{99m}Tc 标记的二膦酸盐,最终导致放射性药物分布出现变化。

三、局部组织缺氧

　　酸性环境及组织缺氧导致的乳酸增加均可增加软组织摄取骨显像剂。酸性环境及组织缺氧引起^{99m}Tc 标记的膦酸盐脱标,从而形成骨外组织的摄取。

四、血管渗透性改变

　　肿瘤毛细血管渗透性发生改变,可以导致肿瘤部位骨显像剂的聚集。

五、局部软组织梗死

　　梗死软组织也能摄取骨显像剂。软组织缺血、坏死后,血流灌注减低,钙离子进入细胞内,缺血性坏死的细胞摄取骨显像剂,从而显影。

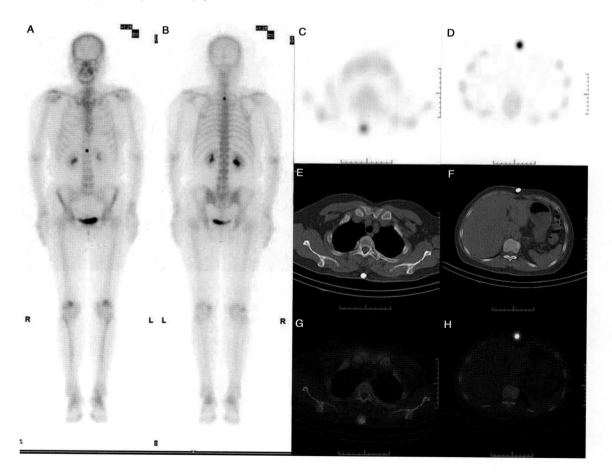

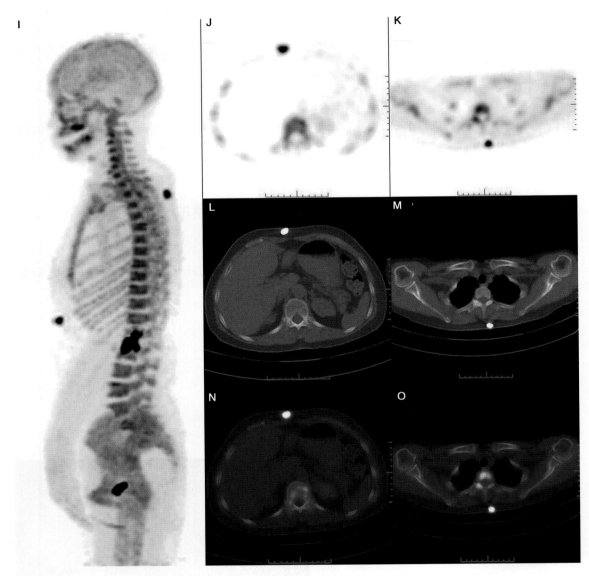

图 1-8-13 ^{18}F-NaF PET/CT 骨显像图提示异物骨外摄取

患者女,61 岁,左乳浸润性导管癌术后 2 年。复查^{99m}Tc-MDP 骨显像前位(A)、后位(B)及横断位图(C~H)示颈部及上腹部皮下高密度结节影(异物)伴显像剂摄取增高;^{18}F-NaF PET/CT 矢状位 MIP 图(I)及横断位图(J~O)示颈部及上腹部皮下高密度结节影(异物)伴显像剂摄取增高,SUV$_{max}$ 分别为 23.2 和 23.1

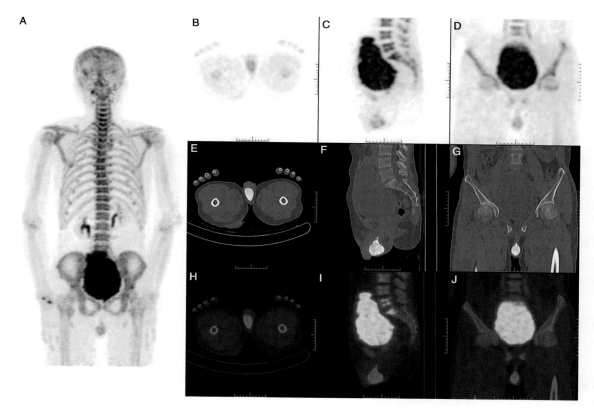

图 1-8-14 ^{18}F-NaF PET/CT 骨显像提示尿道结石骨外摄取

患者男,48 岁,车祸伤后下背部疼痛 1 周,行腰椎平片未见明显异常。行^{18}F-NaF PET/CT MIP 图像(A)示腰椎未发现显像剂异常摄取的情况,膀胱内见不规则大片状显像剂摄取增高影,提示尿潴留;耻骨下方可见结节状显像剂摄取增高影。会阴部断层 PET 图像(B~D)上见结节状显像剂摄取升高影,SUV$_{max}$为 4.7,与 CT 和融合图像(E~J)上尿道内致密物质(约 4.4cm×3.0cm×5.2cm)相对应。可见尿道结石会摄取^{18}F-NaF。这种情况需要与体外污染相鉴别

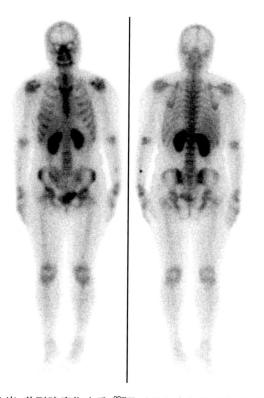

图 1-8-15 患者男,59 岁,前列腺癌化疗后。^{99m}Tc-MDP 全身骨显像示双肾弥漫性摄取显像剂

第九节 骨密度测量

一、概　述

骨组织由两类物质构成:①细胞外物质,包括有机基质、骨样组织和无机物晶体;②骨细胞,主要包括成骨细胞、破骨细胞。骨是一种活的、动态的组织,陈旧骨不断地被分解并被新生骨取代,这种持续的过程一直处于动态平衡中,骨骼矿物质的含量保持相对不变。然而,在一些异常情况下,骨的代谢平衡被打乱时,这个持续的平衡过程就会被打破,造成骨量的增加或减少。

骨的生长和矿物质化受各种因素影响,最重要的是脑垂体分泌的生长激素、甲状腺分泌的降钙素和甲状旁腺分泌的甲状旁腺激素,以及随着饮食在肠道吸收或排泄、维生素 D、钙和磷的含量。正常的骨密度随着年龄的变化而变化,从婴儿到 35~40 岁之间是增加的,而到以后女性每年减少 2%~3%,男性每年减少 0.25%~1%。

目前,国内外测定骨密度的原理是测定各种放射源释放的 γ 射线或 X 射线通过人体后所剩射线和被吸收的射线多少来计算出骨矿物质的含量,即骨密度(BMD)。

常用的测定骨密度的方法有:

1. 单光子和单能 X 射线吸收法(single photon absorptiometry,SPA)　SPA 用来测量外周骨的矿物质含量,如测量手指或桡骨的骨皮质。一般使用镅-241 或碘-125 作为放射源。这种方法的缺点在于它需要更换衰减的放射性核素和空间分辨率不足,而且测量值相对地对代谢刺激不敏感,并且软组织厚度的变化也可以导致骨密度测量结构的不准确。

2. 双光子吸收法(dual photo absorptiometry,DPA)　DPA 可克服 SPA 的一些局限,可以测量中轴骨(如脊柱和髋关节)骨密度。放射性核素来自钆-153,并用两个能量级来产生(44 和 100keV),这样可以获得全身的直线扫描。扫描中可以反映骨小梁的精密结构。它的优点主要是辐射剂量低,诊断准确性高,并且允许多点测量。缺点则是由于是全身扫描,采集时间过长。

3. 双能 X 线吸收法(dual X-ray energy absorptiometry,DXA)　目前,双能 X 线吸收法是最有效的测定骨矿物质密度的方法,其基础研究在 30 多年以前就已开始,但应用于临床仅仅是近 10 年才得以实现。DXA 可以测量脊柱、髋关节等全身骨密度,其测定过程是将从 X 线球管释放的 X 线通过 k-edge 吸收过滤,分成高低两种(40keV 和 70~80keV)X 线,以区分患者是正常、骨量减少还是骨质疏松。DXA 的光子由低剂量的能量源产生。DXA 与 DPA 均使用相似的检测原理,然而,钆-153 的两个能级被 X 线取代,并能将骨及周围软组织区分开来,利用骨骼和软组织对不同能谱段的 X 线会产生不同的衰减,即骨骼对 45keV 左右的 X 线吸收大,而软组织对 80keV 左右能谱段的 X 线吸收大。使用一个区域为基础的 2D 图像,计算出测量产生的骨矿物质密度,并与实际年龄的正常范围相比较。由于 X 线管的辐射剂量大于放射性核素的能量,所以扫描时间和散射线都会减少。DXA 优于 DPA 主要在于 X 线管能产生更多的光子流而使扫描时间缩短,并使图像更清晰,测量结果的准确性和精确性得以提高,是骨密度测定的"金标准"。此外,DXA 没有核素衰变问题,目前 DXA 已基本上取代了 DPA。DXA 具有测量精度高、时间短、剂量低和价格适中的优点,已广泛地在世界上发达国家所应用。

4. 定量 CT 法(quantitative computed tomography,QCT)　是在临床 CT 扫描数据的基础上,经过 QCT 体模校准和专业软件分析,对人体骨骼进行骨密度测量的方法。测量数据由 CT 来执行,在 QCT 中,可以获得椎体的横断图像,区分骨小梁和骨皮质。用钙羟基磷灰石作为体模表示骨小梁密度,单位 mg/cm³。标准的测量方法:CT 扫描 3~4 个相邻椎体的中平面,通常选用 T_{12}~L_3 或者 L_1~L_4。当患者躺在标准体模上时,扫描椎体的中平面得到椎体的横断图像,根据所有的椎体计算出平均密度,将患者测量值与标准化体模的骨密度相比较。对于腰椎的测量,QCT 比其他测量方法有优势,因为它有很高的敏感性及准确性,并能显示测量区域的三维结构,它能区分骨松质和骨皮质,也能排除骨外矿物质对测量的影响。

尤其适用于绝经后妇女、骨质疏松患者和使用糖皮质激素治疗的患者的腰椎骨密度测量。

5. MR 和定量超声（QUS）测量法　新近还有学者利用 MR 和定量超声测量法来测量骨矿物质含量。超声成像是基于频率 20~100MHz 的机械波震动。这种波穿过骨小梁和骨皮质造成微小的震动，逐渐改变传播波的形状、强度、速度，Haus 等指出，主要依靠穿带超声衰减和超声速度使鉴定骨组织成为可能。这些技术主要用于测量跟骨的密度。虽然这种方法没有前面的方法准确，但是由于没有电离辐射，便于携带并且成本较低，它仍是筛选疑似骨质疏松患者的很好选择。

目前应用最多的骨密度测量法是双能 X 线吸收法，下面我们就双能 X 线吸收法做简要讲述。

二、双能 X 线吸收法

双能 X 线骨质密度仪器系统由双能 X 射线源、扫描床及控制台、探测器及核电子学数据采集电路、计算机控制图像处理及诊断软件、扫描驱动机构等五大部分组成。X 射线束通过人体后，X 射线能量有了一定的衰减，衰减后的 X 射线到达 CdZnTe 探测器，在 CdZnTe 探测器中光子激发电子空穴对，在探测器外加电场的作用下，电子和空穴分别被正、负极板收集形成电荷脉冲，该电荷脉冲送到 ASIC 信号读出专用集成芯片中，该芯片由单路或多路前置放大器组成。

另外，双能量调光子骨密度仪也可基本分为测量系统和数据处理系统两部分。数据处理系统就是一台 PC 计算机配上高分辨彩色显示器、彩色打印机及完整的 DXA 软件包。数据处理系统接收测量系统传递过来的测量数据并实时地将数据转换成图像进行显示。DXA 软件包包含了临床所需的全部功能，即能够提供评价腰椎、股骨、前臂、胫骨、肱骨、侧位腰椎、全身等部位以及身体组织成分的能力。软件包里还有各个年龄组人群骨密度和骨矿物含量的正常值范围，用于与受检者进行对照比较。测量系统较为复杂，它包括双能量调线发生器、单探测器或多探测器阵列、CT 床、C 型臂、Y 方向运动的机械传动机构，还有用于测量与控制的电子学线路部分。测量系统具有单独的自控系统，它控制测量系统的全部运作并将采集到的数据传送给上位机。双能 X 线以高、低能（40keV 和 70~80keV）两种能量 X 线对骨骼及软组织进行测定和计算。此方法的优点是图像分辨率高（1mm），图像清晰度相当于甚至高于 X 线椎体摄片，精确度高（1%），检查时间短（1 分钟），不仅可以检测骨密度，还可以测量人体脂肪含量和肌肉含量等，且避免了使用 γ 射线测定骨密度需要定期更换放射源的麻烦。

简而言之，DXA 是采用两种不同能量的 X 线，利用高能和低能射线通过被检测的不同衰减分布来计算骨的能量衰减分布，扫描系统将所接受的信号传递到联机的计算机进行数据处理，计算出骨矿物质含量、面积和骨密度。并且，DXA 具有扫描时间短、辐射量小、测量精确度和准确度较高、可以检查任何部位骨等优点，患者在检查前无需任何准备。而且，在测量骨密度的方法中，只有 DXA 建立了世界卫生组织（WHO）推荐的诊断标准，所以，它已成为国际学术界公认的诊断骨质疏松症的"金标准"。因此，建议骨质疏松症易患因素人群，应尽早选择施行 DXA 骨密度检测。早期发现、早期预防和接受正规治疗，不仅可以改善腰酸背痛的症状，还可减少骨折的危险，最大限度地提高健康水平及生活质量。

三、骨质疏松的诊断标准

骨质疏松常以骨密度（BMD）来定量表示，单位为 g/cm^2。根据体内诸骨的矿物质含量，骨结构和年龄不同可测得正常 BMD 量。常用的测量部位为椎体骨、髋骨、跟骨、尺桡骨和胫骨。由于影响 BMD 的因素（检查方法和设备、年龄、性别、体重和身高、运动、饮食等）较多，各单位最好建立自己的正常参考值。

世界卫生组织（WHO）的诊断标准如下：以 T 值作为诊断标准，T 值含义为测得的 BMD 与同性别健康年轻人均值比较的差别，单位以标准差（SD）表示。计算公式如下：

$$T(SD) = （被检查者 BMD - 正常对照的 BMD）/正常对照的 BMD \qquad （式 1-9-1）$$

诊断标准：①T 值≥-1.0SD，为正常；②-1.0SD<T 值<-2.5SD，为骨量减少；③T 值≤-2.5SD，为骨质疏松；④T 值≤-2.5SD 并发生一处或多处骨折，为严重骨质疏松。

《中国老年骨质疏松症诊疗指南(2018)》推荐使用 WHO 诊断标准,但建议检查设备所选用的参加数据库采用认可的中国人群数据。

如未做峰值骨密度调查,可用骨丢失百分率(%)诊断法。M>-12%为正常;M 在-24%~-13%为骨量减少;M<-25%为骨质疏松症;如同时伴有一处或多处骨折,为严重骨质疏松症。

腰椎是进行性骨质疏松症评价时最广泛使用的解剖部位。椎骨(L_1~L_4)内有大约 40%的皮层骨与 60%横梁骨,大量的横梁骨及脊柱定位的重要性相对容易使得脊柱可作为基准骨密度数据的重要来源。

髋部、股骨颈、股骨转子、股骨转子间以及 Ward(沃德)三角区这 5 个部位也是 DXA 测量骨量的重要部位。

四、骨密度测量的临床价值

(一) 骨质疏松症的诊断

生理状况的改变和许多病变及其他原因都会导致骨矿物质丢失,例如,老年、妇女绝经、疾病、药物和营养缺乏都可引起骨矿物质的丢失而导致骨密度的降低,最后造成骨质疏松。骨质疏松症分为原发性和继发性两类。原发性又可分为绝经后骨质疏松症(Ⅰ型)和老年性骨质疏松(Ⅱ型)。继发性骨质疏松症是由肾病、甲状腺功能亢进症、甲状旁腺功能亢进症、库欣综合征、药物、营养、遗传、生活习惯等因素引起的骨矿物质减少,骨细微结构(主要是骨小梁)退化,骨脆性增加,严重者可造成骨折、致残,甚至发生并发症而死亡。骨质疏松症患者的骨质丢失往往是全身性的,骨质一旦丢失,目前尚无有效的治疗措施来使骨质恢复正常。因此早期诊断骨质疏松症对确定治疗方案、检测疗效、判断预后和随访均有重要意义。很多骨质疏松症患者早期可无任何症状,且临床上尚没有直接测定骨强度的手段,因此,目前主要通过仪器在体外对骨骼中的矿物质进行测量和定量分析,即测定骨密度来判断是否有骨质疏松症以及严重程度。骨矿物质含量(bone mineral content,BMC)即骨密度测定,能反映不同生理和病理状态下,骨质代谢和骨量的变化,是诊断骨质疏松症的最常用方法。

1. 原发性骨质疏松症 机体和骨本身生理性退变引起的骨质疏松症,主要指老年性骨质疏松症,尤其是妇女绝经后由于雌激素减少而导致的骨质疏松症。

2. 继发性骨质疏松症 是指由于某些原因(药物或疾病等)而导致的骨质疏松症,引起继发性骨质疏松症的原因很多,可分为内分泌性、营养性、血液性、药物性、缺乏运动性和骨性等。最常见于甲状腺功能亢进症、甲状旁腺功能亢进、糖尿病和长期服用激素(长期应用皮质激素,皮质激素促进分解代谢,使电解质丢失)或卵巢切除术后(雌激素骤减引起)等。

(二) 骨质疏松性骨折的预测及骨折愈合的评估

骨质疏松的一个重要并发症是骨折,导致骨折的因素有很多方面,其中骨密度降低是最重要的因素之一。

骨密度测定可预测骨折危险性的理由为:

1. 骨的强韧性取决于骨密度。

2. 骨折危险性的增加与骨矿物质含量减少的水平相一致。

3. 无论丢失情况如何,预防性药物可以减少髋部和脊柱的骨折(一般认为,骨密度每多降低 1SD,骨折的相对危险性即可增加 1.5~3 倍)。骨盆骨折是骨质疏松症引起骨折中数量最大、程度最危险的一种,无论男性还是女性,骨盆骨折的发生率随年龄的增加而升高。骨盆骨折者 1 年内的死亡率比无骨盆骨折者高 15%~20%。因此对于骨盆危险性的预测具有重要的意义。

4. 骨质疏松性骨折愈合评估 骨质疏松与骨折愈合的关系复杂,骨质疏松在骨折愈合的不同阶段作用不同。

(三) 随访及对治疗效果的估计

骨密度测定不但可用于诊断骨质疏松症,而且可用于随访骨质疏松症的病情变化和评价骨质疏松症药物治疗的效果。鉴于目前骨质疏松症是威胁老年人健康的重要疾病之一,因此,有这样一个观点:

测定骨密度被认为与测量血压发现高血压、预防脑血管意外同等重要。通过测定骨密度实现骨质疏松症的早发现、早治疗,可减少由骨质疏松症骨折导致的致残率、死亡率,从而减少家庭、社会的精神和经济负担。对已经明确的骨质疏松症患者来说,可以通过定期进行骨密度测定,了解骨质疏松症的病情变化与评价骨质疏松症药物治疗的效果。一般来说,骨密度每年测一次。

女性在绝经期开始进行雌激素的补充治疗,可减缓骨老化过程并减少50%左右的骨折发生,骨密度测量可以指导临床医师根据治疗反应不断调整治疗方案。长期进行雌激素补充会引起不良反应,通过对服药者骨密度的连续监测,可以得到一个雌激素治疗的最佳剂量,既最大限度防止骨丢失,又不致产生严重不良反应。

五、双能 X 线吸收法的其他临床应用

目前,双能 X 线吸收法临床上主要用于骨量测定来对骨质疏松做出诊断,也可以测量和计算全身脂肪、肌肉组织和骨组织,进行人体成分测量分析;进行臀腹脂肪评估,可有效评估向心性肥胖,预测糖尿病及冠心病的发病风险,扩展了临床或科研应用。

第十节　钙磷代谢检测

人体内大多数钙和磷是以羟基磷灰石的形式存在于骨骼中,构成人体的支架,钙磷代谢的平衡是维持人体正常生理功能的重要因素。血浆中的钙分为蛋白质结合钙、复合钙和离子钙,调节腺体的分泌、兴奋组织的兴奋性和骨骼代谢的平衡;血浆中的磷主要以无机盐为主,是维持酸碱平衡的重要因素。食物是人体内钙磷的主要来源,人体内主要调节钙磷的激素有甲状旁腺激素、降钙素和 1,25-二羟维生素 D_3,通过调节对钙磷的肠道吸收、肾脏排泄和骨骼活动等调节钙、磷平衡。

一、甲状旁腺激素

(一) 概述

甲状旁腺激素(parathyroid hormone,PTH)是甲状旁腺主细胞合成和分泌的碱性单链多肽类激素,由 84 个氨基酸组成,分子量为 9 500,主要包括"整分子 PTH"(PTH 1~84)、"N-端片段 PTH"(PTH 1~34)、"C-端片段 PTH"(C-PTH)及"中间片段 PTH"(M-PTH)。其中 PTH(1~84)用 iPTH 表示,也称为全段 PTH,是 PTH 发挥生物学作用的主要成分,也是临床监测钙磷代谢的主要指标。正常人血浆中的PTH 呈昼夜节律波动,清晨 6 点最高,以后逐渐降低,至下午 4 点达最低,以后又逐渐升高。主要在肝脏水解灭活,经肾脏排出体外。

PTH 通过促进骨钙入血、促进肾对钙重吸收和抑制对磷重吸收、促使 1,25-二羟维生素 D_3 生成而增加小肠对钙磷的吸收等机制,达到升高血钙降低血磷的作用。

PTH 的分泌主要受血钙浓度变化的调节,长时间低血钙使甲状旁腺增生,长时间高血钙使甲状旁腺萎缩。

(二) 标本采集及要求

禁食一夜,早晨 7 点以后空腹采集静脉血,避免溶血。在室温条件下,血样充分凝集,及时低温离心和分离血清,密封。4℃ 可短时间保存,-20℃ 可保存 1 个月。反复冻融的血清,10 天内不影响测定结果。

(三) 检测方法与参考值

目前,多数采用化学发光免疫分析法检测。因 PTH 易受生理节律和进餐状态的影响,推荐在过夜空腹状态下检测。建议正常参考值范围是 2.0~8.6pmol/L。

(四) 临床意义

1. 甲状旁腺功能亢进症的诊断　甲状旁腺功能亢进症,简称甲旁亢,主要包括原发性、继发性、三

发性和假性甲旁亢四种。

（1）原发性甲旁亢：是由于甲状旁腺增生、腺瘤、腺癌引起PTH合成和分泌过多，导致钙、磷和骨代谢紊乱的一种全身性疾病。血清Ca^{2+}-PTH反馈机制被破坏，血PTH和Ca^{2+}同步升高，血PTH超过正常值上限2倍，血Ca^{2+}超过0.25mmol/L是诊断原发性甲旁亢的重要依据。

（2）继发性甲旁亢：由于在慢性肾功能不全、维生素D缺乏或抵抗以及妊娠、哺乳等情况下，甲状旁腺受到低钙、低镁、高磷的刺激而分泌过量的PTH，是一种慢性代偿性变化。

（3）三发性甲旁亢：在继发性甲旁亢的基础上，由于腺体受到持久而强烈的刺激，部分增生组织转变为腺瘤，自主分泌过多的PTH，临床上较少见。

（4）假性甲旁亢：某些恶性肿瘤如肺、肝、肾和卵巢等分泌类似PTH的多肽物质，导致高钙血症，称为伴瘤高钙血症。

2. 甲状旁腺功能减退症的诊断　甲状旁腺功能减退症，简称甲旁减，是PTH分泌过少或效应不足而引起的一组临床综合征，主要包括特发性甲旁减、继发性甲旁减、低血镁性甲旁减和假性甲旁减。

（1）特发性甲旁减：原因不明，可能与自身免疫有关，呈散发性，家族性极少见。本病可检出甲状旁腺抗体，同时也有肾上腺皮质、甲状腺或胃壁细胞抗体等检出。

（2）继发性甲旁减：常见于甲状腺或颈前部手术后，甲状腺旁腺因为手术受到损伤或破坏，患者血PTH和Ca^{2+}降低，血磷增高。

（3）低血镁性甲旁减：由严重低镁血症引起，血PTH和Ca^{2+}明显降低，低镁纠正后，低PTH和低血Ca^{2+}随着恢复正常。

（4）假性甲旁减：是一种罕见的家族性疾病，由于靶细胞对PTH出现抵抗，导致甲状旁腺增生，PTH分泌增多，血PTH浓度升高，但血Ca^{2+}降低。

3. 骨质疏松症的辅助诊断　骨质疏松症（osteoporosis，OP）以低骨量和骨组织微结构破坏为特征，PTH水平增高与部分骨质疏松症相关。

（1）甲旁亢性骨质疏松：甲旁亢时，PTH持续高水平，激活破骨细胞，使骨骼的吸收大于骨的形成，骨量严重丢失，出现骨质疏松。

（2）糖尿病致骨质疏松：高尿糖诱导尿钙排泄增加，PTH分泌增多，刺激破骨细胞，增加骨质吸收。PTH分泌增多是糖尿病致骨质疏松的重要因素之一。

二、降　钙　素

（一）概述

降钙素（calcitonin，CT）是甲状腺滤泡旁细胞（C细胞）分泌的含有一个二硫键的32肽分子，相对分子质量约为3.4kD，血浆半衰期小于1小时。主要通过肾脏降解后排出。

CT通过抑制破骨细胞的活动，减少肾小管对钙和磷的重吸收机制达到降低血钙和血磷。CT与PTH是一对相拮抗的激素，两者共同维持血钙和血磷的正常水平。

（二）标本采集及要求

采集空腹静脉血，避免溶血。在室温条件下，血样充分凝集（若需要血浆，则用肝素抗凝），离心分离血清，-20℃可短时间保存，-70℃可长期保存。

（三）检测方法及参考值

CT测定的敏感性和特异性尚待改进，结果随不同方法而异。一般采用双向免疫测定法，特异性测定成熟CT。正常基础血清CT<10ng/L（pg/ml）。

（四）临床意义

1. 甲状腺髓样癌的诊断、疗效观察和随访　甲状腺髓样癌细胞大量分泌CT，所以血CT是甲状腺髓样癌术前诊断最重要的指标，疑似甲状腺髓样癌而CT不高者，通过五肽胃泌素-降钙素激发试验进一步明确诊断。甲状腺髓样癌术后，若CT降至正常水平，提示肿瘤清除彻底；若CT水平降至正常后又升高，提示肿瘤复发或转移。甲状腺髓样癌细胞也分泌CEA，患者血CEA和CT升高基本一致，两者联合检测可以有效提高诊断率。

2. 异源性 CT 综合征的诊断　肺燕麦细胞癌、支气管癌、前列腺癌和胰腺癌等也分泌 CT,导致血 CT 升高。

3. 其他　严重骨骼疾病、慢性肾功能不全、肢端肥大、恶性贫血、胰腺炎和高胃泌素血症的 CT 可以升高。甲状腺切除术后或重度甲状腺功能亢进患者有时 CT 分泌减少。

三、1,25-二羟维生素 D_3

（一）概述

维生素 D 经肝细胞线粒体内的羟化酶羟化形成 25-羟维生素 D_3,这是维生素 D_3 在血液循环的主要形式,经肾小管细胞内羟化酶作用转化成具有生物活性的 1,25-二羟维生素 D_3(1,25-dihydroxyvitamin D_3,1,25-$(OH)_2D_3$)。1,25-$(OH)_2D_3$ 属于第二甾体类激素,靶细胞是小肠上皮细胞、甲状腺细胞、肾细胞和骨细胞。1,25-$(OH)_2D_3$ 主要有 4 个作用:促进钙和磷自小肠吸收;动员骨钙和磷入血;使骨无机盐化,刺激成骨细胞,促使钙和磷沉着于骨;通过远端肾小管细胞受体,与 PTH 共同增进钙的重吸收。因为 PTH 有升高尿磷的作用,所以血钙升高后抑制 PTH 而增加磷的重吸收。血清钙和磷降低具有提高血 1,25-$(OH)_2D_3$ 浓度的作用,1,25-$(OH)_2D_3$ 的生成又可以提高对钙的吸收。

血清钙和磷降低可提高血 1,25-$(OH)_2D_3$ 浓度,其与 PTH、CT 相互反馈调节,以维持人体正常钙磷代谢。

（二）标本采集及要求

不能采用快速样品采集法。用玻璃管采集 5ml 或 10ml 静脉血,在室温(15~25℃)放置待血液自然凝固;若需分离血浆则以 EDTA 或肝素抗凝,轻轻摇匀,置于冰水。未溶血样品 1 000r/min,离心 15 分钟分离血清或血浆立即检测,或-20℃以下保存。所有塑料、玻璃或其他与样品接触的材料均对结果可能产生影响。

（三）检测方法与参考值

高效液相法是测定血清 1,25-$(OH)_2D_3$ 浓度的"金标准",但由于该法耗时且费用高,不利于广泛应用。目前最常用的检测方法是放射免疫法测定。参考值:血清<20μg/ml 为维生素 D 缺乏,20~30μg/ml 为维生素 D 不足,老年人水平高于 30μg/ml 可降低跌倒和骨折风险。

（四）临床意义

1. 1,25-$(OH)_2D_3$ 含量增多

（1）抗维生素 D 佝偻病:靶器官缺乏 1,25-$(OH)_2D_3$ 特异性受体,导致钙不能进入血浆,血钙降低,血中 1,25-$(OH)_2D_3$ 增多。

（2）甲状旁腺功能亢进:患者因 PTH 大量分泌,促进合成 1,25-$(OH)_2D_3$,继而导致肠钙吸收增多,血钙上升,1,25-$(OH)_2D_3$ 增多。

2. 1,25-$(OH)_2D_3$ 含量正常或降低

（1）维生素 D 过多症:长期服用维生素 D 可使外周血维生素 D 浓度升高,血钙升高,而 1,25-$(OH)_2D_3$ 无明显变化。

（2）低血磷抗维生素 D 佝偻病:由于原发性肾小管上皮细胞刷状缘及肠道对磷的转运障碍,导致尿磷增加,测定中 1,25-$(OH)_2D_3$ 含量正常,但血磷降低。

（3）营养性维生素 D 缺乏:多见于婴幼儿,特别是早产儿及人工喂养的婴儿,测定 1,25-$(OH)_2D_3$ 含量降低。

（4）维生素 D 依赖性佝偻病:此病为常染色体隐性遗传,临床特征与维生素 D 缺乏症相似,故称假性维生素 D 缺乏性佝偻病。

（5）甲状旁腺功能减退:因 PTH 分泌减少,肾脏生成 1,25-$(OH)_2D_3$ 减少,肠吸收障碍,导致低钙高磷。测定血中 1,25-$(OH)_2D_3$ 减低。

四、骨 钙 素

（一）概述

骨钙素（osteocalcin，OC）也称骨 γ-羧基谷氨酸蛋白（bone γ-carboxyglumatic protein，BGP），是反映成骨活性敏感和特异的标志物，血清 BGP 随成骨细胞活性增高而增加。由成熟的成骨细胞、成牙质细胞和肥大软骨细胞合成，是骨组织含量最丰富的非胶原蛋白质。BGP 与骨矿化同时出现，在骨骼生长和羟基磷灰石沉积时，BGP 合成增加。血清 BGP 具有多样性，约 1/3 为全段的完整 BGP，1/3 为氨基酸短肽，1/3 为 N 端中分子片段。BGP 主要生理功能是维持骨的正常矿化速率，抑制异常羟基磷灰石结晶形成和抑制生长软骨矿化。

（二）标本采集及要求

采集空腹静脉血，避免溶血。血液充分凝集后及时离心和分离血清，密封。2~8℃ 可保存 48 小时，-20℃ 可保存 2 个月。

（三）检测方法与参考值

BGP 的大 N 端片段（N-MiD OC，1~43 氨基酸残基）比 BGP 全段更稳定，检测敏感性和重复性更佳。通常采用电化学发光系统进行检测。我国研究者得出基于 30~45 岁女性的 N-MiD OC 参考范围为：4.91~22.31μg/L。

（四）临床意义

1. 骨质疏松症的辅助诊断　绝经后骨质疏松患者不仅血清 BGP 升高，而且升高越明显，骨质丢失越快，骨折危险性越大。经药物治疗后，早期血清 BGP 降低，伴随后期的骨密度增加，提示血清 BGP 可以作为评价抗骨吸收药物治疗反应的指标。2 型糖尿病容易发生骨质疏松，骨密度较低者，血清 BGP 和 C 肽呈同步降低。

2. 恶性肿瘤骨转移的辅助诊断　恶性肿瘤发生骨转移时，由于转移肿瘤对骨的刺激，一般表现为成骨活性增高和血清 BGP 升高。

3. 监测小儿生长发育　小儿血 BGP 水平与年龄关系密切，出生后第 1 年和青春期是骨骼生长最快的时期，血清 BGP 出现高峰。生长激素缺乏症患儿骨成熟延迟，血清 BGP 水平低于正常同龄儿。真性性早熟患儿骨成熟加速、骨骺早闭、身材矮小，血清 BGP 水平高于正常同龄儿。

4. 其他　原发性甲状旁腺功能亢进症和肢端肥大症血清 BGP 增高，库欣综合征和甲状旁腺功能减退症血清 BGP 减低。

五、骨转换标志物

（一）概述

骨组织本身的代谢（分解与合成）产物称为骨转换标志物。分为形成和吸收两大类，前者主要反映成骨细胞功能状态的直接或间接产物，后者是在骨吸收过程中破骨细胞分泌或被代谢的骨组织产物。

在正常人不同年龄段，以及各种代谢性骨病时，骨转换标志物的动态变化代表了全身骨骼的状况。这些有助于判断骨转换类型、骨丢失速率、骨折风险的评估、了解病情进展、干预措施的选择以及疗效监测等。

1. 骨形成标志物　成骨细胞中 90% 以上都是 1 型胶原，在形成骨时，1 型胶原被裂解成 1 型前胶原 N 端前肽（P1NP）、1 型前胶原 C 端前肽（P1CP）和 1 型胶原 3 个片段。1 型胶原被组装在类骨质中，无机矿物质沉积于其中，形成羟基磷灰石；而 P1NP 和 P1CP 则作为代谢产物进入人体血液和尿液中，故检测 P1NP 和 P1CP 可以反映骨形成水平。

2. 骨吸收标志物　在骨组织中，1 型胶原交联氨基端肽区（NTX）或 1 型胶原交联羧基端肽区（CTX）通过吡啶啉（Pry）或脱氧吡啶啉（D-Pry）将相连两个 1 型胶原分子相连，而羟辅氨酸（HOP）在胶原分子内部通过氢键稳定。1 型胶原在赖氨酰氧化酶作用下降解后，释放出 HOP、Pry、D-Pry、NTX、CTX

这5种标志物。

目前国际及国内指南均推荐指标 P1NP 和 β-CTX 反映抗骨质疏松情况。

（二）标本采集与要求

生理节律、年龄、性别和绝经状态是最重要的影响因素,因此建议收集过夜空腹状态下的血液和尿液标本。血液充分凝集后及时离心和分离血清,密封。$2\sim8℃$ 可保存48小时,$-20℃$ 可保存2个月。

（三）检测方法与参考范围

采用电化学发光系统进行检测,我国研究者得出基于 $30\sim45$ 岁女性的参考范围为 P1NP 13.72~58.67μg/L,β-CTX 0.112~0.497μg/L。

（四）临床应用

骨转换标志物在临床上主要应用于骨质疏松症治疗的疗效监测。除此之外,这些标志物浓度变化还对鉴别诊断骨质疏松症及其他各类骨病有帮助,包括软骨病、成骨不全症、Paget 病、甲状旁腺功能亢进症或高钙血症、肾性骨病和转移性骨病,应用前景广泛。

第十一节　放射性核素骨关节显像辐射安全

长期大量临床实践证明,核医学检查对受检者、公众和医务人员是安全的,不必要"恐惧",也不必要过度防护。

一、受检者的辐射安全

（一）成年受检者

放射性核素骨关节显像成年受检者全身的有效剂量见表1-11-1。

表 1-11-1　骨显像时受检者全身有效剂量

放射性药物	用量/MBq	有效剂量	
		mSv/MBq	mSv
^{99m}Tc-MDP	925	0.006	5.6
^{99m}Tc-WBC	740	0.011	8.1
^{111}In-WBC	18.5	0.360	6.7
^{18}F-NaF	400	0.024	9.6
^{18}F-FDG	370	0.019	7.0
^{67}Ga	150	0.100	15.0

据表1-11-1可以看出,进行一次放射性核素骨关节显像,受检者全身有效剂量在 $5.6\sim15.0$mSv,与天然本底照射量相当。因此做一次骨扫描,相当于乘1次飞机受到的额外辐射剂量。

目前尚无研究显示,常规放射性核素显像存在诱癌风险。美国健康物理学会(Health Physics Society)也进一步提出对于低照射剂量(<50mSv)及低照射剂量率的医源性诊疗技术,不应进行具体的诱癌风险评估。

对于应用 ^{99m}Tc 及其标记物显像的受检者,显像剂用量小于 28 000MBq,对其探视者、医护人员及家属等周围人群不会产生大于 5mSv 的剂量约束。对于应用 ^{18}F-FDG 显像受检者,也不会产生对其探视者、医护人员及家属等周围人群的辐射剂量约束。

因此进行 ^{99m}Tc、^{18}F-FDG 检查者,受检者不会对周围人群有辐射影响,其活动不应该被限制,可以进行正常的日常活动和工作。受检者到其他科室进行检查,也不应受到限制,因为其不会对周围人群进行额外辐射。核医学科医务人员核医学显像日常工作中,辐射吸收剂量没有超过剂量限制,妊娠前、妊娠期间正常工作不受影响(图 1-11-1)。

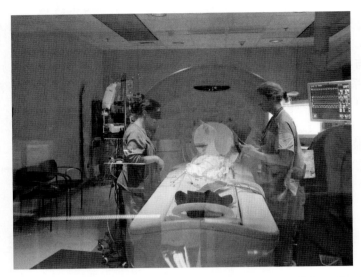

图 1-11-1　核医学科医师、技师与护理人员在妊娠前、妊娠期间正常工作
核医学科技师在妊娠期间每天正常工作(PET/CT 检查床左边)。儿童注射显像剂后,行 PET/CT 检查,儿科医师在检查床右边

(二) 妊娠期女性

美国妇产科医师学院(American College of Obstetricians and Gynecologists)在 2016 年发布的有关妊娠和哺乳期女性诊断性影像学检查指南中明确提出,因疾病诊治的需要,可以对妊娠期女性进行放射性核素显像。表 1-11-2 为妊娠女性行放射性核素骨关节显像时胎儿的吸收剂量。

表 1-11-2　妊娠不同阶段行放射性核素骨关节显像时胚胎/胎儿的受照吸收剂量

放射性药物	用量/MBq	吸收剂量/mGy			
		妊娠早期	妊娠 3 个月	妊娠 6 个月	妊娠 9 个月
^{18}F-FDG	370	8.14	8.14	6.29	6.29
^{18}F-NaF	400	8.80	6.80	3.00	2.72
^{99m}Tc-MDP	740	4.51	3.99	1.99	1.78
^{67}Ga	150	13.95	30.00	27.00	19.50
^{111}In-WBC	18.5	2.41	1.78	1.78	1.74
^{99m}Tc-WBC	740	2.81	2.07	2.15	2.07

从表 1-11-2 可以看出,妊娠的不同阶段行放射性核素骨关节显像,其胎儿的吸收剂量存在一定差异,但均远低于 50mGy。目前认为,胚胎、胎儿的吸收剂量不超过 50mGy 时,对其生长、发育不会产生影响。美国妇产科医师学院、疾病预防控制中心、国家辐射防护与测量委员会及国际辐射防护委员会均认为,妊娠期女性如因疾病诊治的需要行放射性核素显像检查,胎儿受到的照射不会对生长、发育造成影响。妊娠期女性不应因接受了放射性核素显像而终止妊娠。

(三) 哺乳期女性

哺乳期女性行放射性核素显像,放射性药物可能会通过乳汁进入婴儿体内,对婴儿造成一定的内照射。围绕着哺乳期女性行放射性核素显像是否须暂停哺乳以避免对婴儿的内照射这一问题，国际辐射防护委员会（106 号出版物）对 47 种放射性药物做出了建议，部分建议见表 1-11-3。

表 1-11-3 关于哺乳期女性行放射性核素骨关节显像是否中断哺乳的建议

中断哺乳	放射性药物	中断哺乳	放射性药物
不需要	^{18}F-FDG, ^{18}F-NaF, ^{111}In-WBC	12 小时	^{99m}Tc-WBC
4 小时	^{99m}Tc-MDP	>3 个月	^{67}Ga

从表 1-11-3 可以看出，利用^{18}F-FDG、^{18}F-NaF 及^{111}In-WBC 行骨关节显像时，不须中断母乳喂养。考虑到游离锝的出现，利用^{99m}Tc-MDP 骨显像时，建议中断母乳喂养 4 小时。利用^{99m}Tc-WBC 行骨关节显像时，建议中断母乳喂养 12 小时。

（四）儿童

儿童、青少年具有较高的辐射敏感度，在保证影像质量的同时，应合理地降低放射性核素的用量。2010 年，美国核医学学会（Society of Nuclear Medicine）、儿童放射学会（Society for Pediatric Radiology）及放射学院（American College of Radiology）联合发布了儿童、青少年放射性核素显像药物用量指南（表 1-11-4）。指南建议根据儿童的体重确定放射性核素显像药物的静脉用量。

表 1-11-4 儿童行放射性核素骨关节显像药物用量

放射性药物	推荐量/（MBq/kg 体重）	最小用量/MBq	最大用量/MBq
^{18}F-FDG	3.7~5.2	37	M*
^{18}F-NaF	2.22	18.5	M*
^{99m}Tc-MDP	9.3	37	M*
^{99m}Tc-WBC	7.4	74	555

M*：受检者体重与推荐用量的乘积

二、公众辐射安全

行放射性核素骨关节显像时，在注射放射性药物后的瞬间或开始显像时，距受检者 1m 处的当量剂量率见表 1-11-5，该值多低于美国核管理委员会（Nuclear Regulatory Commission）对公众自由活动区当量剂量率的限值（<20μSv/h）。

表 1-11-5 注射放射性药物后距受检者 1m 处的当量剂量率

放射性药物	用量/MBq	药物注射后时间/h	当量剂量率/（μSv/h）
^{99m}Tc-MDP	740	0	9.0
		3	3.5
^{18}F-FDG	370	0	39.8
		1	18.8

实测研究显示，放射性核素显像受检者完成检查离开核医学科，如立即恢复正常的起居生活，即在不同时间、不同距离接触家人、同事或乘坐公共交通时，上述人群的受照剂量均低于我国《电离辐射防护与辐射源安全基本标准》（GB18 871-2002）提出的限定（<1mSv）。

对于应用^{99m}Tc 及其标记物显像施用量不超过 757mCi，对周围人群的辐射剂量不会大于 5mSv 剂量约束。对于施用量不超过 151mCi 时，对周围人群的辐射剂量不会大于 1mSv 剂量约束。临床骨显像施用量仅 20~30mCi。

有研究显示对于生活完全不能自理需要护工照顾的受检者,完成^{18}F-FDG显像返回病房,护工受到的照射剂量仅为76μSv。放射性核素显像受检者,显像结束如后续安排有CT、MR或超声等检查,相应医护人员受到照射剂量较低。即使行耗时相对较长、须近距离接触的心脏超声检查,超声医师的受照剂量仅为40μSv。因此,放射性核素显像受检者,显像结束后,不应限制其活动范围。

骨扫描结束后,可以同其他人接触。骨扫描检查结束后,可以进行超声、X线、CT、MR检查。

三、核医学工作人员的辐射安全

因分装注射放射性药物、搀扶行动障碍的受检者上下扫描床及指导受检者体位摆放等,核医学技师不可避免地接触受检者,受到一定的照射。分装、注射放射性药物过程中,手部是全身受照剂量最高的部位。分装、注射^{99m}Tc类放射性药物,技师手部当量剂量分别约为430μSv/GBq和230μSv/GBq。分装、注射^{18}F类放射性药物,手部当量剂量分别约为1 200μSv/GBq和930μSv/GBq。

实测研究显示,利用^{99m}Tc-MDP、^{67}Ga及^{18}F-FDG行骨关节显像,技师因搀扶受检者上下扫描床及指导体位摆放短暂接触受检者时,全身受照当量剂量分别为0.57μSv、0.45μSv及0.76μSv。

近年来,随着操作流程的规范化及防护用品的合理使用(如穿戴铅防护服、使用注射器防护套),我国不同地区核医学工作人员年平均当量剂量在0.86~1.09mSv,低于我国居民受到的天然本底平均照射量(2.3mSv/年)及放射性工作人员的年职业受照限制(<20mSv/年)。目前,美国等国家核医学技师在受检者行核素显像期间,全程在机房陪伴受检者完成检查(图1-11-2)。

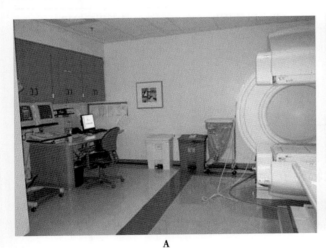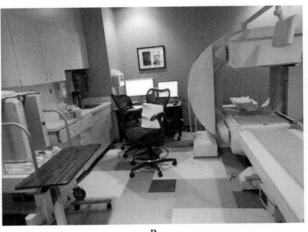

A　　　　　　　　　　　　　　　　B

图1-11-2　骨显像仪器和操作控制台在同一个房间,控制室未被单独隔开

放射性核素显像检查期间,核医学技师全程在机房,医务人员与家属等都可以同时在机房。机房有洗手台、储物柜、家属坐凳等设施,A、B图分别为2个核医学科的显像机房,操作台都在仪器旁边

目前,尚未见核医学工作人员较自然人群肿瘤发生率增高的报道。操作流程的规范化和防护用品合理使用的背景下,核医学工作人员不必过度担心工作环境中的辐射对身体健康造成的损害。美国等国家核医学科工作人员,妊娠期间正常工作,仍分别在各自岗位进行放射性药物注射和扫描等工作,见图1-11-1。

总之,进行核医学骨扫描检查,显像剂在受检者体内经过分布、吸收与排泄等过程,受检者接受的有效剂量与天然本底照射量相当。公众与受检者接触,接受的有效剂量微乎其微。核医学医务人员接受的有效剂量也极其微量,因此绝大多数国家核医学SPECT操作控制台没有被单独隔开,核医学医务人员与受检者在同一个房间,有时候家属、临床医师也在机房陪同检查。孕期从事核医学骨扫描工作,也不会超过剂量限制。核医学骨扫描检查对受检者、公众与医务人员没有任何危害。

第二章　肿瘤和肿瘤样疾病

第一节　概　述

一、骨肿瘤及肿瘤样疾病核医学诊断价值

不同影像学检查方法对于骨肿瘤患者的诊断、分期和随访作用不同。评价肿瘤的方法多种多样，X线平片、CT 对原发性及转移性肿瘤的诊断起着重要的作用，MR 是重要的补充，尤其在原发性骨肿瘤的诊断上。骨显像在术前诊断原发性骨肿瘤虽然作用有限，但因近年来 SPECT/CT 融合图像的广泛运用，其应用得到一定提升。对于早期发现病变，检查骨或骨外恶性肿瘤的骨转移灶，以及肿瘤骨转移治疗后疗效随访，骨显像有着不可比拟的优势。目前，越来越多的放射性药物被证实可以用作骨显像的示踪剂，SPECT 可用^{99m}Tc-MDP、^{123}I-MIBG、^{201}Tl、^{67}Ga、^{99m}Tc-MIBI 等，PET 可用^{18}F-FDG、^{18}F-NaF、^{11}C-MET 等。本章将讨论核医学相关显像方法在原发性骨肿瘤以及肿瘤骨转移诊断中的运用。

二、肿瘤及肿瘤样疾病的分类

骨肿瘤通常分为原发性骨肿瘤及转移性骨肿瘤。原发性骨肿瘤按其细胞来源分类分为成骨性肿瘤、成软骨性肿瘤、纤维性肿瘤和骨髓肿瘤（表 2-1-1）。中胚层分化为成纤维细胞、网状细胞，成纤维细胞分化为成骨细胞，成骨细胞即成骨性肿瘤的前体，成骨性肿瘤一般包括骨肉瘤、骨样骨瘤和骨母细胞瘤等。成纤维细胞还可分化为成软骨细胞，成软骨细胞即成软骨性肿瘤的前体，此类肿瘤包括软骨肉瘤、内生软骨瘤、骨软骨瘤等。纤维骨性及纤维组织细胞肿瘤起源于成纤维细胞，此类肿瘤有纤维肉瘤、恶性纤维组织细胞瘤和纤维皮质骨缺损等。网状细胞可分化为血细胞前体，造血系统、网状内皮及淋巴系统肿瘤起源于此，此类肿瘤包括骨巨细胞瘤、尤因肉瘤、恶性淋巴瘤以及骨髓瘤等。

表 2-1-1　根据细胞来源肿瘤及肿瘤样疾病分类

组织起源	良性	恶性
成骨性肿瘤	骨瘤、骨样骨瘤、骨母细胞瘤	骨肉瘤
成软骨性肿瘤	内生软骨瘤、内生软骨瘤病、骨软骨瘤、多发性骨软骨性骨疣、软骨母细胞瘤	软骨肉瘤
纤维骨性及纤维组织细胞肿瘤	纤维皮质骨缺损、非骨化性纤维瘤、良性纤维组织细胞瘤、纤维性骨结构不良	纤维肉瘤、恶性纤维组织细胞瘤
造血系统、网状内皮及淋巴系统肿瘤	骨巨细胞瘤、交界性肿瘤	尤因肉瘤、恶性淋巴瘤、骨髓瘤
其他骨肿瘤与肿瘤样疾病	单纯性骨囊肿、动脉瘤样骨囊肿、实性动脉瘤样骨囊肿、低磷骨软化症	

三、骨肿瘤及肿瘤样疾病的病理生理基础

成骨性肿瘤起源于成骨细胞，即骨细胞前体，其特点为骨形成或骨样组织形成。这类肿瘤常见的有骨肉瘤、骨样骨瘤和骨母细胞瘤等。

骨肉瘤是一种具有肉瘤组织的成骨性肿瘤，是骨关节系统最常见的恶性肿瘤之一。男性与女性患病比率为 3:2，男性居多，这可能与男性的骨生长期更长有关。60% 的患者在 20 岁以前发病，原因可能是骨骼生长高峰多在 20 岁以前。第二发病高峰在 50~60 岁之间，多见于早期接受过放射治疗的患者。骨肉瘤最常见的部位是生长较快的骨骼，如长管状骨，特别是长管状骨的干骺端。在其他的某些特定的骨，骨肉瘤则多见于生长较快的部位。骨肉瘤最好发的部位是股骨远端和胫骨近端，约占所有骨肉瘤的 50%。约 15%~20% 的患者会发生转移。最常见的转移部位是肺，其次是骨、胸膜、心包、肾、肾上腺及颅脑。骨肉瘤鲜少侵及骨髓。

骨样骨瘤是一种常见的良性成骨性肿瘤，儿童常见。其病损较小，通常直径小于 2cm，生长具有自限性，可导致周围骨组织广泛的反应性改变。病变骨夜间疼痛明显，非甾体抗炎药可有效缓解疼痛。骨样骨瘤可产生前列腺素，尤其是 PGE_2 和 PGI_2，剧烈疼痛可能与局部前列腺素增多有关。有研究报道，病灶对环氧酶-2 有较高的免疫反应，而周围正常组织没有。环氧酶-2 是骨样骨瘤产生前列腺素的递质之一，也可能是骨样骨瘤在 MR 上出现继发性改变的原因。骨样骨瘤常见的易发部位有下肢、骨盆和脊柱，也可见于其他部位。骨母细胞瘤与骨样骨瘤是同类型的肿瘤，临床症状相似，但病灶较大，直径常大于 2cm，好发于脊柱，其余部位也可发生。

成软骨性肿瘤起源于成软骨细胞，其特点为可以产生软骨组织、原始软骨组织或是软骨样组织。这类肿瘤常见的有软骨肉瘤和骨软骨瘤等。

软骨肉瘤是最常见的成软骨细胞来源的恶性肿瘤，通常分为原发性软骨肉瘤和继发性软骨肉瘤两类。原发性软骨肉瘤好发于 50~70 岁，继发性软骨肉瘤多见于 20~30 岁，常由良性成软骨性肿瘤发展而来，如内生软骨瘤等。最常见的生长部位为髂骨、股骨和肱骨，干骺端和骨干均可累及，少见于脊柱、颅骨以及四肢短骨。软骨肉瘤由透明软骨组成，其中伴有未分化细胞带和纤维组织，位于长骨末端的肿瘤可浸润关节间隙，此肿瘤也可生长于软组织内。

骨软骨瘤是最常见的良性骨肿瘤，是骨膜下生长板移位异常生长发育的结果。骨和软骨帽由软骨内骨化形成，因此软骨帽也可摄取 ^{99m}Tc-MDP。此肿瘤可单发，也可多发，多发者常具有家族遗传性。骨软骨瘤可发生于骨的任何部位，常见于长骨和骨盆。

纤维骨性及纤维组织细胞肿瘤起源于成纤维细胞，其特点是可产生纤维结缔组织。这类肿瘤常见的是纤维肉瘤等。

纤维肉瘤是一种恶性的成纤维梭形细胞肿瘤，可发生于任何年龄，其中 30~40 岁常见，女性多于男性。继发性纤维肉瘤可继发于 Paget 病、放射治疗后区域以及迁延不愈的骨髓炎，可发生于骨骼的任何部位，常见于股骨或胫骨的干骺端。此肿瘤发生于骨髓腔内并累及骨小梁，病理检查可见胶原纤维、恶性成纤维细胞，偶可见巨细胞。

造血系统、网状内皮及淋巴系统肿瘤起源于网状细胞及各种血细胞前体。这类肿瘤常见的有骨巨细胞瘤、尤因肉瘤和骨髓瘤等。

骨巨细胞瘤因其起源于网状细胞被很多学者归为骨髓肿瘤。10~70 岁均可发生骨巨细胞瘤，20~40 岁高发，女性多于男性。多发于膝关节周围、桡骨以及肱骨。骨巨细胞瘤复发率很高，常侵犯局部软组织，但远处转移少见。骨巨细胞瘤由破骨样巨细胞、未发育的间质细胞、少量骨样组织及胶原组成。

尤因肉瘤是一种起源于血细胞前体的恶性肿瘤，多发于 5~15 岁，30 岁后鲜有发生。男性以及白种人多见，与 11 号和 22 号染色体易位有关。尤因肉瘤可发生于骨骼的任何部位，多见于长骨骨干以及扁

平骨。肿瘤从骨髓发生,沿皮质蔓延形成肿块,其中不含骨样组织。尤因肉瘤较早转移至肺、其他骨、骨髓、淋巴结、肝脏、脾以及中枢神经系统,预后较差,尤其是发生在骨盆的肿瘤较长骨预后差。

骨髓瘤起源于骨髓网状内皮组织的浆细胞,可以单发,也可多发。骨髓瘤常为高度恶性,多发于40岁以上人群,80岁为发病高峰,男性和黑种人多见。此病预后较差,放化疗疗效都比较有限。骨髓瘤主要侵犯脊柱、骨盆、肋骨、颅骨以及四肢长骨近端。患者可存在肾衰竭、贫血、血小板减少、尿中出现本周蛋白。最常见的症状是骨痛,并随着病程延长不断加剧,同时也可发生病理性骨折。

脊柱骨良恶性病变常见部位见图2-1-1。

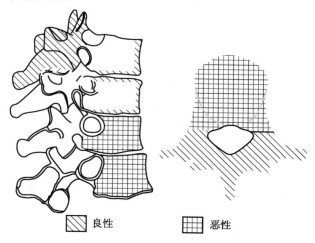

▨ 良性　　⊞ 恶性

图 2-1-1　脊柱骨良恶性病变常见部位

第二节　成骨性肿瘤

一、骨　肉　瘤

(一)概况

骨肉瘤是最常见的原发恶性骨肿瘤之一,占所有原发恶性骨肿瘤的大约20%。骨肉瘤的特征是结缔组织中恶性细胞形成的骨样组织和骨基质。大部分骨肉瘤的病因不明,因此被认为是特异性或原发性病变。少许肿瘤和导致恶性的已知因素有关,如Paget病、纤维结构不良、外源性电离辐射、摄取放射性物质。骨肉瘤可以根据病变所在的解剖位置是附肢骨还是中轴骨进行分类,也可根据病变所在部位是骨髓质、骨皮质或骨皮质旁进行分类。另有单独的一型是起源于软组织的原发骨肉瘤,因此称为骨外或软组织骨肉瘤。目前,按照世界卫生组织(WHO)的分类,首先从肿瘤发生部位分为两大类:中心性与表面性骨肉瘤。然后在中心性骨肉瘤中,将分化较好、恶性程度较低的骨肉瘤以及临床病理具有特殊表现的圆形细胞骨肉瘤和血管扩张型骨肉瘤从普通型骨肉瘤中分出来,在表面性骨肉瘤中分为骨旁骨肉瘤、骨膜肉瘤和高恶性表面性骨肉瘤,因此共分七种类型。最常见的骨肉瘤是普通型骨肉瘤,以下均以普通型骨肉瘤为重点讲解。

(二)影像的病理基础及分子机制

骨肉瘤起源于成骨细胞,从骨髓腔开始,向骨骺端和另一端骨髓腔发展,偶尔可穿越骺板侵犯关节。同时,肿瘤向骨干周围扩展,侵犯破坏骨皮质,浸润骨外软组织并形成肿块。当肿瘤向骨外浸润时,骨外膜被掀起,骨膜细胞受刺激,在与骨干相连的夹角内形成新生骨,在X线平片中显示呈三角形,称为Codman三角。瘤体部肿瘤组织顶起骨外膜,致使骨外膜通往骨皮质的小血管受到牵拉而垂直呈放射状分布,在X线平片上表现为"日光放射征"。"Codman三角"和"日光放射征"是X线平片诊断骨肉瘤的特征性表现。

(三)临床表现

临床症状主要表现为局部疼痛与肿胀。如若侵犯关节,常伴有关节的功能障碍。侵犯骨皮质后,易发生病理性骨折。血清学检验可见碱性磷酸酶增高。骨肉瘤是高度恶性的肿瘤,早期即可经血行发生远处转移,常转移到肺、骨、脑等。无转移的患者经手术、放疗等治疗后,5年生存率为60%～70%,转移或复发者,5年生存率仅约20%。

（四）骨显像、SPECT/CT

骨显像在骨肉瘤的诊断中得到了广泛地运用。因骨肉瘤具有富血供、高侵袭性、肿瘤骨形成、骨膜反应等特征,骨肉瘤在^{99m}Tc-MDP SPECT/CT骨显像影像中常表现为明显的显像剂浓聚,在三时骨显像中,血流相与血池相也常表现为明显的显像剂摄取增高。浓聚的异常显像剂分布通常呈片状(图2-2-1)。初诊时仅2%的骨肉瘤患者出现原发病灶外的骨转移。在评估病灶的确切范围时,因病灶周围骨质反应性充血,显像剂浓聚或增高的范围可能广于真正的病灶,故骨显像在评估病灶累及范围时并非最佳选择,MR能够提供更多骨质及邻近软组织相关的大体解剖方面的准确信息。

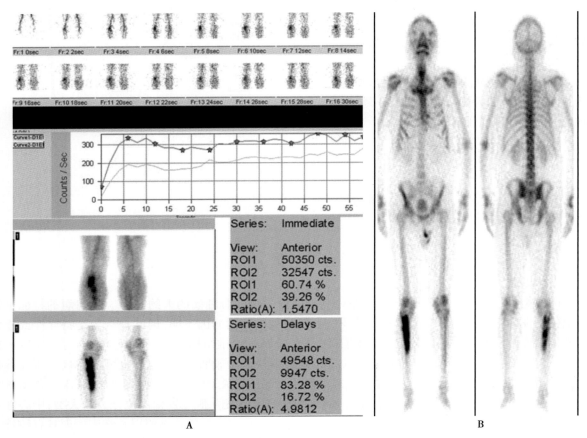

图 2-2-1　骨肉瘤的三时相骨显像

患者男,54岁,右下肢疼痛1个月。A. ^{99m}Tc-MDP三时相骨显像:右侧胫骨中上段异常显像剂浓聚,血流及血池比值均增加;B.全身骨显像:右侧胫骨中上段异常显像剂浓聚。诊断:右胫骨上端骨肉瘤

过去没有将骨显像作为骨肉瘤治疗后随访的主要检查,因此普遍认为肺转移比骨转移发生得更早。但化疗改变了这种自然病程,延缓了肺转移。化疗后,20%的患者在出现骨转移时还未发生肺转移,因此,现在骨肉瘤的随访中,骨显像已成为常规检查,是不可或缺的一种影像学检查。骨显像在监测肿瘤复发,评估治疗后疗效方面有重要的作用,因骨显像是功能性的全身骨显像,比传统的影像学检查CT以及MR在这方面更有优势,可通过对病灶不同时期的血流、血池以及骨的放射性计数的比较,来判断肿瘤活性,判断治疗是否有效,肿瘤是否复发等。另有一点容易混淆的地方,即截肢后反应与复发均表现为显像剂浓聚或增多,要注意结合临床病史甄别(图2-2-2、图2-2-3)。

（五）PET/CT

^{18}F-FDG PET/CT可用于骨肉瘤的全身评估以及治疗后疗效评估和排除复发,可在骨显像的基础上做有益补充。

（六）鉴别诊断

转移性骨肿瘤:转移性骨肿瘤多有原发肿瘤的病史,且患者年龄通常较大,病灶好发于红骨髓存在

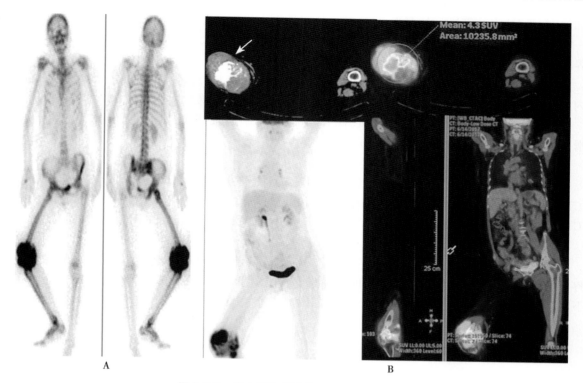

图 2-2-2　骨肉瘤的骨显像和 PET/CT 显像

患者女,53 岁,右大腿疼痛不适 8 个月。A. ^{99m}Tc-MDP 全身骨显像:右侧股骨下段异常显像剂浓聚,右侧胫骨显像剂分布增多;B. ^{18}F-FDG PET/CT 显像:右侧股骨下段代谢活性增高,右股骨远端软组织肿块,其内棉絮状、针状瘤骨形成。诊断:右膝关节骨肉瘤

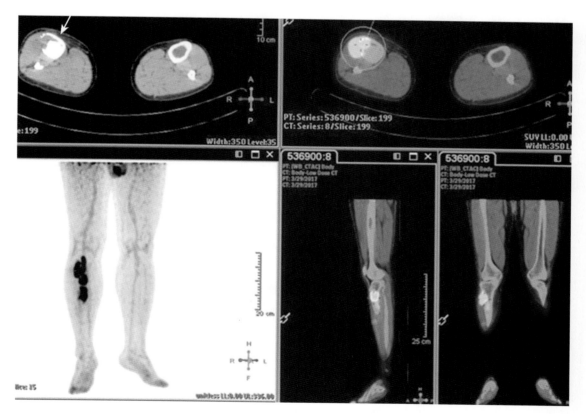

图 2-2-3　骨肉瘤的 PET/CT 显像

患者男,54 岁,右下肢疼痛 1 个月。^{18}F-FDG PET/CT 显像示右侧胫骨中上段代谢活性增高,呈膨胀性改变,骨皮质欠连续,见溶骨及成骨性骨质破坏。诊断:右胫骨中上段骨肉瘤

的部位(如骨盆、脊柱等),病灶多为多发,较少侵犯骨皮质及形成软组织肿块。

中心型软骨肉瘤:其发病年龄较年轻,多为 20~30 岁,病灶有大量的颗粒状、环状或团状钙化存在,边界模糊。

尤因肉瘤:尤因肉瘤的发病年龄更小,平均约 15 岁,临床症状类似骨髓炎,好发于长骨干,病灶为髓腔内虫蚀样不规则破坏,并有葱皮或放射状骨膜反应,对放疗较敏感。

硬化性骨髓炎:该病病程慢,好发于长骨干,骨膜增生,骨皮质增厚,髓腔变窄,由轻变重,由模糊变光滑,有时有轻微斑点状骨破坏,软组织肿胀、无瘤骨。

(七) 与其他检查方法比较

传统影像学方法 CT 以及 MR 在评价肿瘤范围方面优于骨显像。MR 在显示骨内肿瘤长度方面优于 CT 以及骨显像,在显示骨皮质和关节受侵范围方面与 CT 相近。另外,MR 显示骨骼肌受累的能力优于 CT。目前核医学显像是 SPECT 与 CT 或 PET 与 CT 结合的融合显像,因此可以与 CT 的优势互补。

(八) 典型病例

患者男,20 岁,主诉左侧大腿上段疼痛 3 个月余。入院前 3 个月,患者无明显诱因出现左侧大腿上段疼痛,疼痛呈暂时性或间歇性隐痛,有时钻痛难忍,尤以夜间明显,影响睡眠,有明显压痛。患者有食欲下降、发热等全身症状,见图 2-2-4、图 2-2-5。诊断:左髋关节骨肉瘤。

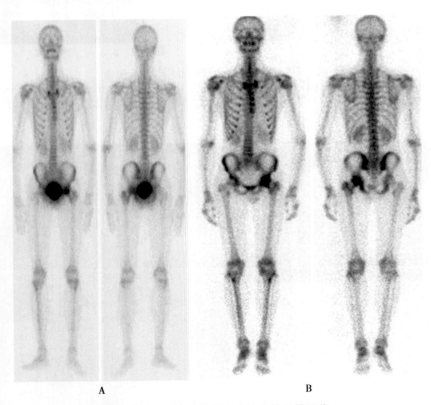

A   B

图 2-2-4 左髋关节骨肉瘤治疗前后骨显像
A. 治疗前全身骨显像:左髋关节、左股骨颈、大转子部位异常显像剂分布增多;
B. 治疗后全身骨显像:左侧股骨头及股骨颈异常显像剂分布增多,较治疗前无明显变化

二、骨 样 骨 瘤

(一) 概况

骨样骨瘤起源于成骨细胞,是一种比较常见的良性骨肿瘤。多发于 10~35 岁年轻人,尤其是男性。常见的好发部位有四肢长骨远端和骨盆,其次是脊柱。病灶的特点在于位于骨干的皮质内,偶尔也可以见于干骺端,病灶通常较小(直径小于 2cm),且呈自限性。

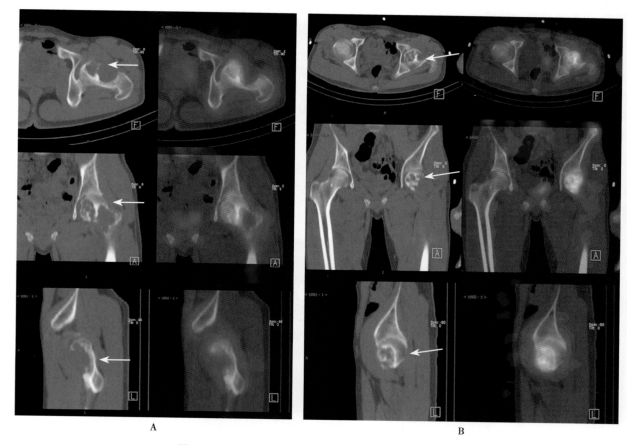

图 2-2-5　左髋关节骨肉瘤治疗前后 SPECT/CT 显像

A. 治疗前 SPECT/CT 示:左侧股骨头及股骨颈异常显像剂分布增多,呈溶骨性骨质破坏,其内可见软组织密度影(箭头);B. 治疗后 SPECT/CT 示:左股骨头及股骨颈显像剂摄取增多,较治疗前无明显变化(箭头)

（二）影像的病理基础及分子机制

骨样骨瘤特点为骨样组织瘤巢,影像学表现为完全的透光区或中心有硬化。瘤巢生长可呈自限性,直径多小于 2cm,其外包绕反应性硬化骨。偶可见骨样骨瘤有多个瘤巢,称为多中心性或多发性骨样骨瘤。以其发生在骨的不同部位,分为皮质型、髓质型以及骨膜下型。还可进一步分为关节内型和关节外型。

（三）临床表现

骨样骨瘤最重要的临床症状是疼痛,尤以夜间疼痛明显,口服水杨酸制剂后 20~25 分钟明显缓解。75%患者有此典型病史,为重要诊断依据。

（四）骨显像、SPECT/CT

骨样骨瘤在^{99m}Tc-MDP SPECT 影像上表现为显像剂摄取增多或浓聚,典型骨显像影像为"双密度"征,表现为中心瘤巢的显像剂摄取程度高于周边。推荐使用三时相骨显像,病灶血流相、血池相以及静态相均表现为显像剂分布增高。当放射学检查不能发现病灶时,骨样骨瘤仍可在骨显像中呈显像剂摄取增高,由此检出病灶,骨显像在此情况下显得更加有意义。同时,CT 可以显示瘤巢的精确位置,并可测量瘤巢的大小,SPECT/CT 融合为手术提供精确定位。

（五）鉴别诊断

应力性骨折:可见线状低密度,与皮质垂直或成角,而不是平行。

皮质骨脓肿:常可发现脓腔到皮肤的线状蜿蜒窦道。

皮质内骨肉瘤:皮质内骨肉瘤少见,病变只累及皮质,不累及髓腔及软组织,在 X 线平片上表现为局限于皮质的低密度影,被硬化带包绕,可伴或不伴骨膜反应。

骨岛:骨岛在骨显像中显像剂摄取不增加。

骨母细胞瘤:骨样骨瘤与骨母细胞瘤难以鉴别,骨母细胞瘤瘤体通常较骨样骨瘤更大,反应性硬化较少,但骨膜反应较明显。

（六）与其他检查方法比较

文献报道 MR 在骨样骨瘤的诊断价值上结果不统一。Goldman 等报道了 4 例股骨颈关节囊内骨样骨瘤,分别进行了骨显像、CT 及 MR 检查。尽管所有病例在 MR 上都可显示,但瘤巢难以辨认。由于 MR 显示明显的髓内水肿及滑膜炎,易误诊为尤因肉瘤、骨坏死、应力性骨折和青少年关节炎,这些病例最后通过 X 线平片及 CT 平扫诊断。Bell 等报道通过 MR 可以发现其他影像学检查难以发现的皮质内瘤巢,动态增强的 MR 显示瘤巢更为清晰。

（七）典型病例

患者男,15 岁,主诉右侧股骨上段疼痛 2 个月。入院前 2 个月患者无明显诱因出现右侧股骨上段疼痛,最初呈间歇性疼痛,夜间加重,服用水杨酸制剂后症状明显缓解,后期疼痛加重,呈持续性,药物无法缓解。显像图见图 2-2-6。

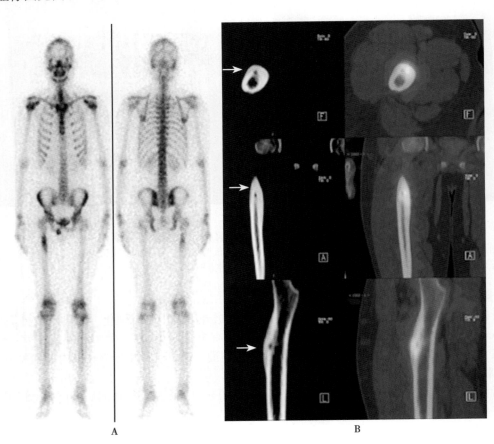

图 2-2-6　骨样骨瘤的骨显像和 SPECT/CT 显像

A. ^{99m}Tc-MDP 全身骨显像:右股骨上段异常显像剂浓聚;B. SPECT/CT:右股骨上段显像剂摄取增高,股骨中上段骨质密度增高,可见骨质破坏。诊断:右股骨中上段骨样骨瘤(箭头所示)

三、骨母细胞瘤

（一）概况

骨母细胞瘤大约占原发良性骨肿瘤的 3%,与前述骨样骨瘤相似,病灶更大,直径通常大于 1.5cm。年轻人多发,75%病例发病于 10～30 岁。好发于脊柱及四肢长骨,最常见于脊柱。

（二）影像的病理基础及分子机制

病理表现为肿瘤组织呈砂样,质硬、脆,外观与骨瘤相似,有丰富血供,呈紫红色,极易出血。肿瘤较大时可有囊性变。镜下有大量骨母细胞组织,丰富的血管性纤维间质,骨样组织可有不同程度钙化、骨化。骨母细胞瘤的主要组织病理学特征有以下几点:大量增殖的骨母细胞,间质有丰富的血管,梁状、片状的骨样组织和不同程度的钙盐沉着与骨质形成。

（三）临床表现

临床表现为疼痛，一部分患者可无症状，水杨酸制剂不能缓解疼痛。与骨样骨瘤不同，骨母细胞瘤病程非自限性，病灶呈进行性增大，甚至有可能出现恶变。偶可见多发性骨母细胞瘤。另有一种少见的毒性骨母细胞瘤，患者有全身症状，如弥漫多骨的骨膜反应、发热以及体重减轻。

（四）骨显像、SPECT/CT

骨显像影像表现与前述骨样骨瘤类似，表现为显像剂摄取增高。CT 表现为溶骨性破坏，周围可伴或不伴硬化边，通常不会有周围广泛的硬化。肿瘤穿过皮质形成软组织肿块很少见。

（五）鉴别诊断

骨样骨瘤：两者均具有骨样基质的病灶，难以鉴别，典型的骨母细胞瘤骨小梁更宽、更长，无骨样骨瘤排列密集、一致。

骨脓肿：骨脓肿通常可见蜿蜒窦道，或穿通生长板。

动脉瘤样骨囊肿：动脉瘤样骨囊肿中心不伴高密度影。

内生软骨瘤：内生软骨瘤的基质钙化多为点状、环状或弧形，且不会出现骨膜反应。

（六）与其他检查方法比较

MR 能够显示髓内以及软组织病灶，更加清楚地显示病灶所累的范围。但 MR 对病灶区域骨质的改变、病灶内部钙化、骨化等情况不如 CT 直观、明了。虽然 MR 可比 CT 更早地发现病灶，但骨显像可以在放射学检查都没有变化时，出现显像剂摄取增高。

四、典型病例

病例一：患者男，10 岁，主诉左肩疼痛伴活动受限 1 个月余。查体：左肩皮肤完好，皮温正常，可扪及约 5cm×5cm 大小包块，质地稍硬，活动度差。左肩关节活动受限，肘腕关节活动自如，肢体远端感觉及血运正常。显像图见图 2-2-7。诊断：左肱骨近端成骨肉瘤。

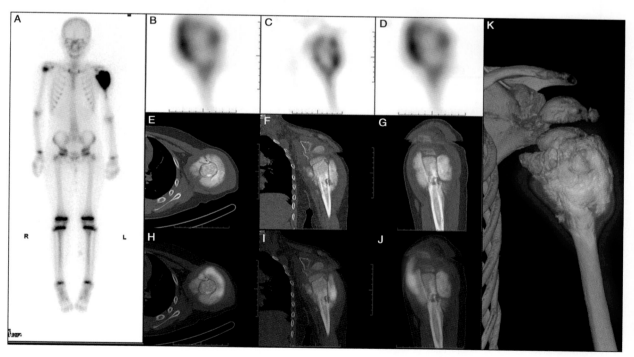

图 2-2-7　成骨肉瘤的骨显像和 SPECT 与 CT 图以及局部断层融合图

^{99m}Tc-MDP 全身骨显像（A）：左侧肱骨干骺端及中上段团状显像剂异常浓聚区；SPECT（B~D）：左侧肱骨干骺端及中上段团状显像剂异常浓聚区；同机 CT（E~G）及局部断层融合图（H~J）：左侧肱骨干骺端及中上段骨质破坏，髓腔内见斑片状高密度影，并可见层状及不规则状骨膜反应，周围软组织肿块形成，其内见环形瘤骨，大小约 8.5cm×10.0cm×10.9cm；K 示融合 3D 图

病例二:患者男,22 岁,1 年前无明显诱因出现左侧小腿中段钝痛,呈间歇性,夜间为甚。3 个月前患者疼痛程度加重,持续时间延长。查体:左小腿中下段局部稍感压痛,皮温正常。显像图见图 2-2-8。诊断:左胫骨中段骨样骨瘤。

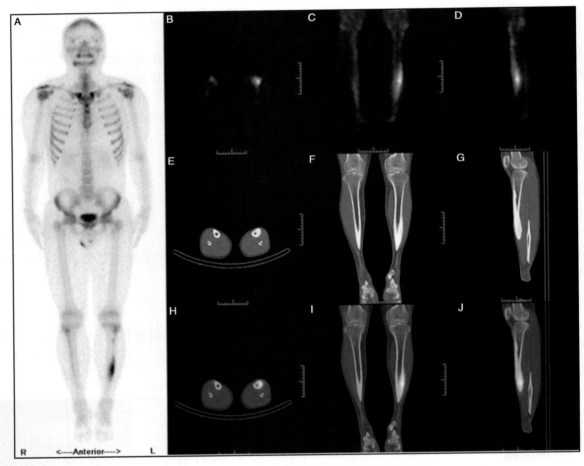

图 2-2-8　骨样骨瘤的骨显像和局部断层融合显像

^{99m}Tc-MDP 全身骨显像(A):左侧胫骨中段见片状显像剂摄取增高区;SPECT(B~D)、CT(E~G)及局部断层融合图(H~J):左胫骨中段局部骨皮质明显增厚、硬化,其内见一小类圆形透光区,边界较清,相应部位显像剂浓聚

病例三:患者男,36 岁,颈部疼痛 3 个月余,夜间疼痛不加剧,服用抗炎药未见明显缓解。显像图见图 2-2-9。诊断:第 5 颈椎骨母细胞瘤。

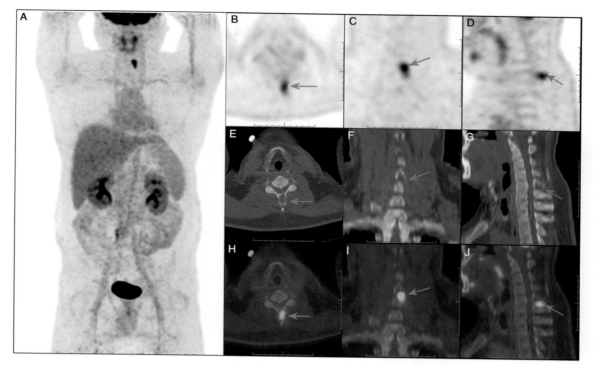

图 2-2-9　骨母细胞瘤的^{18}F-FDG PET/CT 显像

^{18}F-FDG PET/CT 显像(A~J):第 5 颈椎棘突呈溶骨性改变,显像剂异常浓聚,SUV$_{max}$ = 7.0,余骨骼及各关节形态、密度及显像剂分布未见明显异常

第三节　软骨源性肿瘤

一、软骨肉瘤

(一) 概况

软骨肉瘤是一种起源于成软骨细胞的恶性肿瘤,其特点是肿瘤细胞形成的软骨基质。软骨肉瘤分为原发性软骨肉瘤和继发性软骨肉瘤。原发性软骨肉瘤又分为常规性软骨肉瘤、透明细胞型软骨肉瘤、间叶细胞型软骨肉瘤、去分化软骨肉瘤、骨膜软骨肉瘤。继发性软骨肉瘤最常见的类型是由内生软骨瘤或多发性骨软骨性骨疣发展而来。这类肿瘤和原发性软骨肉瘤相比发病年龄较轻,通常发病年龄为20~40 岁,病程更具良性,预后比原发性软骨肉瘤更好。

(二) 影像的病理基础及分子机制

软骨肉瘤的特征是肿瘤细胞形成软骨基质,表现为边界清晰的环形或类环形矿化基质区域内的分叶状或透明软骨。和内生软骨瘤相比,组织细胞更多、多形性更明显,并含有相当数量单核或双核的肥大细胞。有丝分裂细胞不常见。组织学特征是低级、中级还是高级取决于肿瘤组织的细胞结构、细胞和核的异型性及有丝分裂的数量。

(三) 临床表现

软骨肉瘤的高发年龄为 30 岁以后,男性发病率通常为女性的两倍,好发部位为骨盆和长骨,尤其是股骨和肱骨。大部分软骨肉瘤生长缓慢,没有特殊症状,多偶然发现。偶有局部疼痛和触痛。

(四) 骨显像、SPECT/CT

软骨肉瘤在骨显像上表现为显像剂摄取增高或浓聚,在三时相骨显像上,表现为血流相、血池相以及静态相显像剂摄取增高或浓聚。在 CT 上,骨软骨瘤表现为髓内膨胀性病变,伴有皮质增厚和典型的骨内膜扇贝样改变,骨髓内部分可见爆米花样、环形或逗号状钙化,偶可见软组织肿块。

（五）鉴别诊断

内生软骨瘤：软骨肉瘤与内生软骨瘤难以鉴别，尤其是在疾病早期，通常认为所有长骨的中心型软骨类肿瘤，除非证实可以排除，都应认为是恶性肿瘤，尤其是对于成年患者。

（六）与其他检查方法比较

MR 在软骨肉瘤的诊断上，有助于显示病变的骨内的范围以及软组织受侵的情况。

（七）典型病例

患者男，35 岁，主诉左侧股骨上段软骨肉瘤术后 6 年，左侧髋关节局部肿胀 5 个月。入院前 6 年，患者体检发现左侧股骨上段包块，遂住院治疗，行左侧股骨上段包块切除术，术后病检示左侧股骨上段软骨瘤。5 个月前患者出现左髋关节局部肿胀，轻度压痛，皮温无增高。显像图见图 2-3-1。

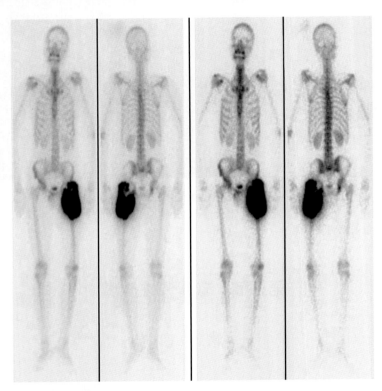

图 2-3-1　99mTc-MDP 全身骨显像
左侧股骨上段异常显像剂浓聚，诊断为左股骨上段软骨肉瘤

二、内生软骨瘤

（一）概况

内生软骨瘤又称软骨瘤，是一种由透明软骨组成的良性肿瘤，可以生长在小梁骨内，称为内生软骨瘤，或成长于骨膜下，称为骨膜软骨瘤，此种肿瘤一般为单发。内生软骨瘤的发生率在良性骨肿瘤中占第二位，约占所有良性骨肿瘤的 10%，是手部短管状骨（掌骨和指骨）最常见的肿瘤，其以透明软骨为特点，好发于 20~40 岁的人群，但各个年龄段均可发生，发生率无性别差异。

（二）影像的病理基础及分子机制

内生软骨瘤肉眼可见肿瘤为透明软骨，质地坚实光泽，略呈黏液样，有砂粒样钙化或骨化软骨，其主要成分是透明软骨，起源于骨髓内软骨。内生软骨瘤镜下所见：分化成熟的软骨细胞稀疏，细胞核小而圆，深染，无异型性，核分裂少见。此外，还可以见软骨钙化或骨化。

（三）临床表现

内生软骨瘤早期没有明显临床症状，肿瘤生长缓慢，早期不易诊断。后期随肿瘤生长，患者可出现手部酸胀感、外观肿胀畸形或致病理性骨折，多在就诊时发现。

（四）骨显像、SPECT/CT

内生软骨瘤在骨显像影像上通常呈中度显像剂摄取增高,如果伴有病理性骨折或恶变,则表现为显像剂摄取明显增高或浓聚,此时三时相骨显像上,血流、血池以及静态相显像剂摄取均明显增高。CT上,病变在短管状骨时,密度常常减低,病变在长骨时,其内可见各种钙化灶。钙化灶是比较特异的诊断征象。若骨皮质断裂,伴骨膜增生反应,提示病理性骨折。本病容易并发病理性骨折。若肿瘤界限不清及出现骨膜反应,原钙化区模糊或出现较多棉絮状钙化,提示肿瘤有恶变可能。

（五）鉴别诊断

骨梗死:骨梗死是内生软骨瘤最重要的一个鉴别点,尤其是对于生长于长骨且病灶较小的内生软骨瘤。内生软骨瘤骨皮质边缘常呈分叶状,肿瘤基质内可见环状、点状以及逗号状钙化,无硬化边,但骨梗死可见硬化边。

低度恶性软骨肉瘤:良性早期软骨肉瘤骨皮质呈局限性增厚,恶性软骨肉瘤骨皮质增厚范围较广、骨皮质破坏以及软组织肿块。

（六）与其他检查方法比较

MR 能够更清晰地显示肿瘤内部形态与成分,内生软骨瘤在 MR T_1WI 上呈中低信号,在 T_2WI 上呈高信号,肿瘤内钙化显示为低信号。当病变累及髓腔时,MR 能更好地确认病变范围。但在大多数情况下,MR 也无法明确病变是否是软骨源性,并且无法鉴别良恶性。增强 MR 有助于鉴别良性与恶性软骨类肿瘤。

（七）典型病例

患者女,66 岁,主诉右肩部疼痛 5 年余。入院前 5 年,患者无明显诱因出现右肩部疼痛,最初呈间歇性隐痛,后疼痛逐渐加重,伴手部酸胀感,可见右肩部局部稍膨出,无压痛。显像图见图 2-3-2。

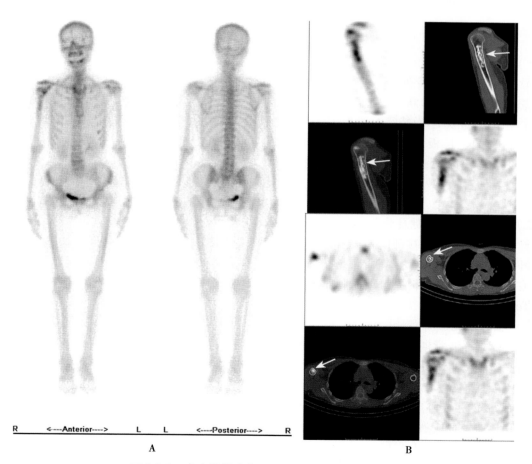

图 2-3-2 内生软骨瘤的骨显像和 SPECT/CT 图像

A. ^{99m}Tc-MDP 全身骨显像:右肱骨上端呈中度显像剂摄取增高;B. SPECT/CT 融合图像:右肱骨上端显像剂摄取增高(箭头),CT 示显像剂摄取增高处内见多发钙化灶。诊断为右肱骨上段内生软骨瘤

三、内生软骨瘤病

（一）概况

内生软骨瘤病即 Ollier 病，是一种以多发性内生软骨瘤为特征的疾病，通常发生于干骺端和骨干。当骨骼系统广泛受累，且主要为单侧肢体发病时，称为 Ollier 病。

（二）影像的病理基础及分子机制

内生软骨瘤病的发病机制未知，目前有两种假说：一种认为其形成源于软骨母细胞易位定植；另一种认为其源于软骨细胞和生长板成熟障碍。组织学上，内生软骨瘤病与前述单发内生软骨瘤相似，本质上并无差别，但可有更富细胞性的倾向。

（三）临床表现

内生软骨瘤病的临床表现包括：手指、足趾多节肿胀，双侧前部或下肢不等长，常见于儿童或青少年患者。此病有明显的单侧肢体发病的倾向性，无遗传或家族聚集倾向。部分学者认为本病并非肿瘤性病变，应归类于发育性骨发育异常。

（四）骨显像、SPECT/CT

内生软骨瘤病的 SPECT 以及 CT 诊断要点与前述单发内生软骨瘤类似，但病灶为多发，且病变累及生长板导致患肢缩短为其特征性表现。

（五）典型病例

患者女，12 岁，主诉左小指疼痛 2 个月余。入院前 2 个月患者无明显诱因出现左小指疼痛，呈间歇性胀痛，伴肿胀及轻度压痛，无发热、皮温增高等不适。显像图见图 2-3-3。

四、骨软骨瘤

（一）概况

骨软骨瘤也称骨软骨外生骨疣，是最常见的良性骨肿瘤，约占所有良性骨肿瘤的 20%～50%，通常在患者 30 岁以前诊断。骨软骨瘤是骨膜下生长板移位异常生长发育的结果。因此以骨表面带有软骨帽的骨性突起为特征。这种肿瘤可单发，也可多发，多发者可具有家族遗传性。骨软骨瘤具有其自身的生长板，通常在骨骼发育成熟后停止生长。此病最常见的发生部位为长骨干骺端，尤其是膝关节周围区域和肱骨近端。骨软骨瘤的变异类型包括甲下外生骨疣、塔状外生骨疣、牵拉性外生骨疣、骨膜外骨软骨异常增殖、充分反应性骨膜炎以及半侧肢体骨骺发育不良，也称为关节内骨软骨瘤。

（二）影像的病理基础及分子机制

肿瘤由骨干与骨骺连接部向外长出，无蒂或带蒂呈蘑菇样。肿瘤剖面呈三层结构：表面为软骨膜，由薄层纤维组织组成；中层为厚薄不一的软骨帽，同一肿瘤各处厚薄均可不同，一般年龄越小越厚，成人则较薄或几乎消失；基底部为骨质，占肿瘤的大部分。骨和软骨帽由软骨内骨化形成，因此软骨帽也可摄取^{99m}Tc-MDP。

（三）临床表现

骨软骨瘤多在儿童期起病，以后随身体发育而逐渐增大。主要表现为局部肿块，早期症状不明显。有时肿瘤压迫周围组织，引起疼痛不适。经手术切除一般可治愈，复发见于切除不完全者。骨软骨瘤最少见的并发症是恶变为软骨肉瘤，单发病变中仅见于不到 1% 的病例。但在发生恶变早期将其识别相当重要，提示恶变的主要临床症状为在未发生骨折、滑膜囊炎或压迫邻近神经的情况下疼痛，以及生长突然加快或在骨骼发育成熟后继续生长。

（四）骨显像、SPECT/CT

骨软骨瘤在骨显像影像上表现为不同程度的显像剂摄取增高，显像剂摄取程度的不同反映了病灶的不同活性，但一些骨边缘的活性病灶可能因为体积较小，显像剂摄取程度不够大而不能在骨显像上显示出来。同时，骨显像有助于发现全身是否有多发病灶，与遗传性骨软骨瘤病进行鉴别。CT 上骨软骨

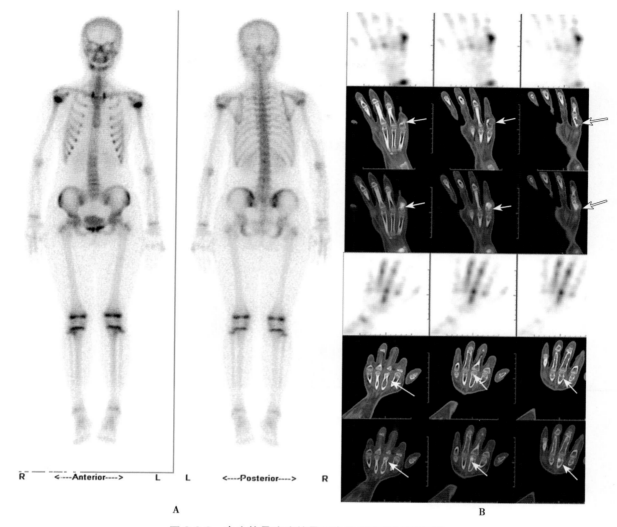

图 2-3-3 内生软骨瘤病的骨显像和 SPECT/CT 图像

^{99m}Tc-MDP 全身骨显像（A）、SPECT/CT（B）：全身骨骼显影清晰，左第 5 近节指骨、右第 3 掌骨、右第 3 和 4 近节指骨及右第 4 中节指骨处显像剂摄取稍增高（箭头）。诊断为：左第 5 近节指骨、右第 3 掌骨内生软骨瘤病

瘤的特点是病变有蒂，有一个细长的蒂背向邻近的生长板，或是无蒂的宽基底附着于骨皮质。此两类最重要的特征为骨软骨瘤的骨皮质与受累骨皮质相延续，并且病变的骨松质部分也与邻近的骨髓腔相连通。CT 扫描可清晰地显示病变与受累骨之间无骨皮质分隔和松质骨相连的特点。

（五）鉴别诊断

骨软骨瘤应与骨瘤、骨膜软骨瘤、皮质旁骨肉瘤、软组织骨肉瘤以及皮质旁骨化性肌炎相鉴别，骨软骨瘤最重要的影像学特征即病灶与受累骨之间无骨皮质分隔和松质骨相连。另一鉴别点在于病灶蒂的软骨与骨区域内钙化和软骨帽钙化。

（六）与其他检查方法比较

MR 可以清晰地显示软骨帽的厚度，软骨帽在 MR 的 T_2WI 和梯度回波序列上呈高信号，软骨帽周围的狭窄低信号带为其被覆的软骨膜。MR 是判断骨软骨瘤是否恶变的可靠影像学检查。骨显像因正常良性的骨软骨瘤与恶变后的软骨肉瘤都可显示为显像剂摄取增高，故难以鉴别。

（七）典型病例

患者女，38 岁，主诉左侧肩胛骨区隐痛 1 个月。入院前 1 个月患者无明显诱因出现左侧肩胛骨区疼痛，呈隐痛，局部可触及肿块，有轻度压痛，与周围组织分界不清，活动度可。显像图见图 2-3-4。

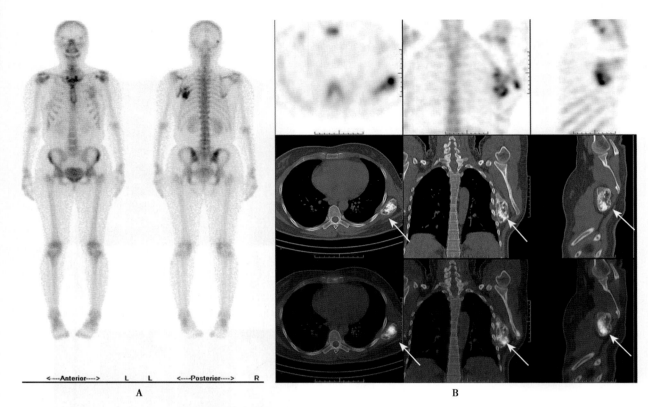

图 2-3-4　骨软骨瘤的骨显像和 SPECT/CT 图像

A.^{99m}Tc-MDP 全身骨显像、SPECT：左侧肩胛骨下角区见显像剂异常浓聚影，余全身骨显像剂分布均匀、对称，未见明显显像剂异常浓聚或稀疏缺损；B. SPECT/CT：左侧肩胛骨下角区见显像剂异常浓聚影，断层融合示左侧肩胛骨下角前缘见不规则骨性密度影，与肩胛骨呈宽基底相连，其内密度不均，边缘硬化，周围软组织未见确切异常，其内显像剂不均匀浓聚（箭头）。诊断为左肩胛骨骨软骨瘤

五、多发性骨软骨性骨疣

（一）概况

多发性骨软骨性骨疣也称多发性遗传性骨软骨瘤、家族性骨软骨瘤病或骨干续连症，部分学者将此病归为骨发育不良类疾病。此病是一种遗传性、常染色体异常性疾病，女性不完全表达。约 2/3 的患者有阳性家族史。多发性骨软骨性骨疣好发于男性，男女发病比为 2∶1。膝关节、踝关节及肩关节为多发性骨软骨瘤发展最常见的发病部位。

（二）影像的病理基础及分子机制

多发性骨软骨性骨疣的组织病理学特征与单发性骨软骨瘤相同。此病已明确有特异性的基因缺陷出现在第 8、11 和 19 号染色体上三处明显的基因座。

（三）临床表现

多发性骨软骨性骨疣临床表现多样，并无明显特异性表现。患者可出现生长障碍，身材矮小。也可合并出现骨骼畸形、关节脱位以及瘤体压迫周围组织等症状。

（四）骨显像、SPECT/CT

骨显像与前述骨软骨瘤类似，可出现不同程度的显像剂摄取增高，因骨显像是全身性检查，能够通过全身病灶是否多发鉴别单发的骨软骨瘤与多发性骨软骨性骨疣。CT 影像也与前述骨软骨瘤相似，但病灶多为宽基底型。

（五）典型病例

患者女，18 岁，发现右小腿上段及左上臂上段肿物 2 周。入院前 2 周患者发现右小腿上段及左上臂上段肿物,有轻度压痛,与周围组织分界欠清,无关节脱位、畸形。患者有家族病史。显像图见图 2-3-5。

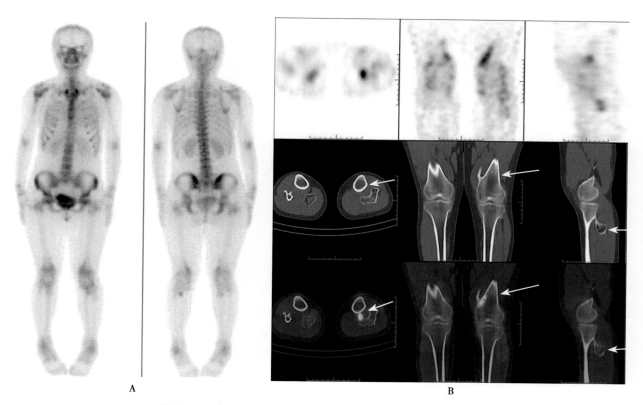

A   B

图 2-3-5 多发性骨软骨性骨疣的骨显像和 SPECT/CT 图像

A. 99mTc-MDP 全身骨显像、SPECT:双侧股骨远端及胫腓骨近端干骺端见显像剂浓聚;余骨显像剂分布均匀、对称;B. SPECT/CT 示:双侧股骨远端及胫腓骨近端干骺端见骨性突起,沿关节面生长,相应部位显像剂浓聚。诊断为左小腿上段多发性骨软骨性骨疣

六、典型病例

病例一:患者女,67 岁,10 个月前无明显诱因出现左侧膝关节内侧胀痛,局部皮肤稍高出皮面,X 线及 MR 检查考虑"骨质增生"。5 个月前,疼痛加重伴左下肢牵涉痛,疼痛持续存在。查体:患者步态呈跛行,左股骨内侧髁皮温稍高,局部压痛,左膝关节屈曲、外展、内旋受限。诊断:左股骨普通型软骨肉瘤(1 级)。显像图见图 2-3-6。

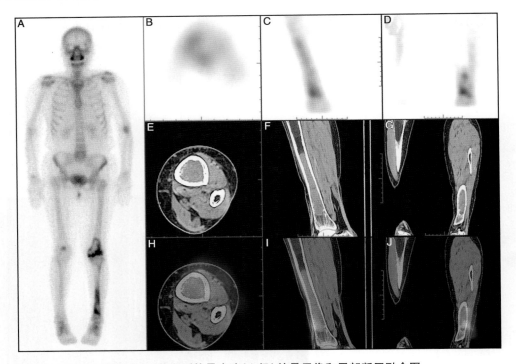

图 2-3-6　普通型软骨肉瘤（1 级）的骨显像和局部断层融合图
A. ^{99m}Tc-MDP 全身骨显像：左胫骨中下段显像剂摄取增高；左侧股骨下段见囊状低密度影及点片高密度影，显像剂摄取增高。B～J. 局部断层融合图：左胫骨中下段髓腔内见软组织肿块影伴高密度点片影，髓腔内侧壁局部毛糙，左胫骨中下段显像剂摄取增高

病例二：患者女，53 岁，因 DR 发现右股骨颈肿瘤样变 1 周入院。诊断：右股骨颈内生软骨瘤，骨质疏松症。显像图见图 2-3-7。

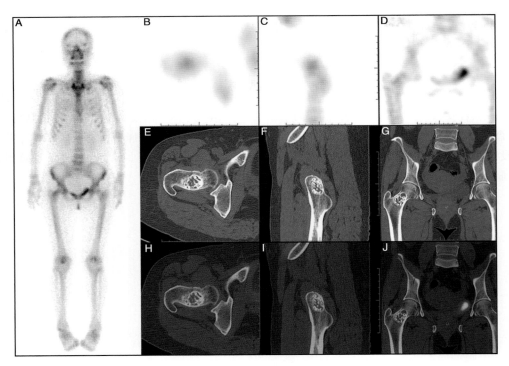

图 2-3-7　内生软骨瘤的骨显像和局部断层融合图
A. ^{99m}Tc-MDP 全身骨显像：右股骨颈见显像剂分布轻度异常浓聚；B～J. 局部断层融合图：右股骨颈见显像剂分布轻度异常浓聚，相应部位见囊样骨质密度降低区，边缘硬化，其内见短条索状、团片状不规则钙化影，局部显像剂摄取轻度增高

病例三:患者男,17 岁,发现右股骨远端包块 2 个月余,质硬,无压痛,无推挤移位。X 线检查提示:右股骨远端膨胀性改变,肿瘤待排除。诊断:右股骨远端骨软骨瘤。显像图见图 2-3-8。

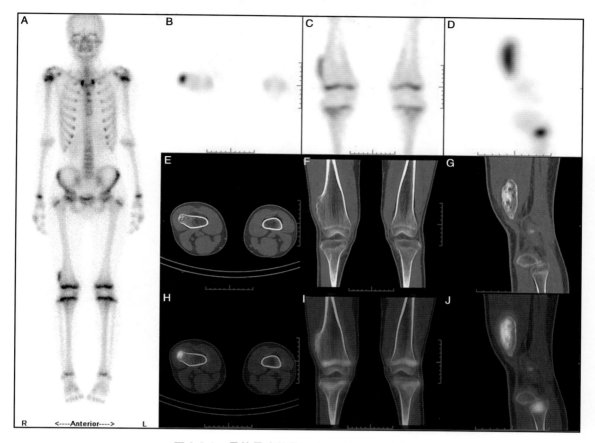

图 2-3-8　骨软骨瘤的骨显像和局部断层融合图
A. ^{99m}Tc-MDP 全身骨显像:右侧股骨远端见条状显像剂浓聚;B~J. 局部断层融合图:右侧股骨远端外缘局部骨质不规则骨性突起,以宽基底与股骨相连,其骨小梁与母骨相连,骨皮质形态不整,相应部位骨代谢增高

病例四:患者男,16 岁,6 年前发现双下肢包块,质硬,不可移动,无压痛,未予特殊治疗,后包块缓慢增大,剧烈运动及碰撞后感包块疼痛。查体:双侧股骨下段、双侧腓骨上段可扪及包块,以左右股骨下段内侧最明显,左侧大小约 8cm×5cm,右侧大小约 10cm×8cm,边界清楚,不可移动,局部皮温稍高,患肢无明显活动受限。显像图见图 2-3-9。诊断:多发性骨软骨性骨疣。

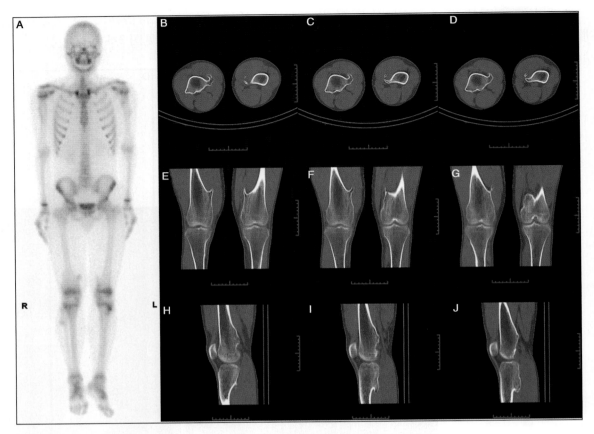

图 2-3-9 多发性骨软骨性骨疣的骨显像和同机 CT 图

A. ^{99m}Tc-MDP 全身骨显像:双侧肱骨上段、双侧股骨下段及双侧胫腓骨上段多发骨代谢异常;B~J. 同机 CT 图:双侧股骨下段及双侧胫腓骨上段见多发骨性突起

第四节 纤维骨性及纤维组织细胞肿瘤

一、纤 维 肉 瘤

(一) 概况

纤维肉瘤是一种恶性成纤维梭形细胞肿瘤,任何年龄均可发生,但最多见于 30~40 岁年龄组,女性稍多于男性。纤维肉瘤可分为原发性与继发性。继发性纤维肉瘤可继发于 Paget 病、放射治疗后区域以及迁延不愈的骨髓炎,可发生于骨骼任何部位,但最常见于股骨或胫骨的干骺端。此病发生于骨髓腔内并可累及骨小梁。

(二) 影像的病理基础及分子机制

组织学上可见胶原纤维、恶性成纤维细胞,偶尔可见巨细胞。肿瘤显示为"鲱鱼骨"排列的成纤维细胞。车轮状或席纹状排列的成纤维细胞消失,这有助于区分纤维组织细胞瘤。低级别肿瘤产生更多的胶原蛋白,而高级别肿瘤产生更多的细胞异型性和较少的胶原。

(三) 临床表现

纤维肉瘤主要症状为疼痛,但疼痛程度一般较骨肉瘤轻,另有肿胀、关节活动受限、肿块等症状,可并发病理性骨折。肿瘤通常体积较大,开始于髓质,可累及骨骺骨干。纤维肉瘤往往发生转移且预后差。

(四) 骨显像、SPECT/CT

同其他原发性骨肿瘤一样,骨显像主要是评估肿瘤局部侵袭的范围,尤其是在除外全身转移时,骨显像是重要的影像手段。纤维肉瘤在全身骨显像上通常表现为异常显像剂浓聚,在三时相骨显像上,通常表现为血流、血池以及骨放射性计数的明显增高。三时相骨显像能较全面、客观地反映原发骨肿瘤的血流动力学改变及代谢特点,为诊断提供更多信息。

(五) 鉴别诊断

纤维肉瘤与其他恶性骨肿瘤在骨显像中的表现相似,通常表现为异常显像剂浓聚。在三时相骨显像上表现为与对侧正常骨组织的血流、血池及骨的放射性比值增高。骨显像与三时相骨显像均缺乏一定的特异性。在 CT 上,与骨巨细胞瘤以及毛细血管扩张型骨肉瘤表现相似,与之鉴别的一个特异性征象是骨皮质和骨松质骨小梁内的类似死骨的小骨片。

(六) 与其他检查方法比较

在 X 线及 CT 检查上,纤维肉瘤一般呈溶骨性骨质破坏,过渡带宽,肿瘤通常呈偏心性分布,邻近或者位于骨关节末端。反应性硬化以及骨膜反应少见,常伴有软组织肿块。纤维肉瘤在磁共振检查 T_1 加权相上呈低至中信号,T_2 加权相上呈中到高信号。因常伴有不同程度的坏死和出血,肿瘤病灶的信号可以不均匀。

(七) 典型病例

患者男,18 岁,主诉左侧髋关节疼痛 1 个月。入院前患者无明显诱因出现左侧髋关节疼痛,呈间歇性疼痛,为钝痛,伴关节活动受限,可触及肿块,与周围组织分界不清,轻度压痛。显像图见图 2-4-1。

二、纤维皮质骨缺损和非骨化性纤维瘤

(一) 概况

纤维皮质骨缺损和非骨化性纤维瘤是骨骼系统最常见的纤维性肿瘤,主要见于儿童及未成年人。发病率男性多于女性。此病多发于长骨,尤其是股骨与胫骨。部分学者将这两种病变称为纤维黄色瘤,这些病变并非真正的肿瘤,许多学者都认为此病为发育性缺损。

(二) 影像的病理基础及分子机制

纤维皮质骨缺损和非骨化性纤维瘤在组织学上都是由具有透明的泡沫状胞质的梭形细胞和组织细胞组成。其内含有破骨细胞样多核巨细胞,并可见数目不等的炎性反应细胞和浆细胞散在分布于背景内。

(三) 临床表现

纤维皮质骨缺损是一种无症状的小病变,可见于 30% 的 0~20 岁的正常人群。透光性病变呈椭圆形,位于长骨生长板附近的骨皮质内,病变可见薄层硬化边。绝大多数此类病变可以自行消失,但少数病变可持续增大。当病变累及骨髓区时,则被称为非骨化性纤维瘤。非骨化性纤维瘤有时可累及多处骨骼,此时称为播散性非骨化性纤维瘤病。

(四) 骨显像、SPECT/CT

纤维皮质骨缺损和非骨化性纤维瘤在骨显像上可呈轻微或轻度的显像剂摄取增高。愈合期时,三时相骨显像的血池相可见轻度显像剂摄取增高,若延迟期显像剂摄取增高则提示病变的成骨活性。CT 不仅可以精确定位,还可以显示骨皮质变薄和骨髓受累情况,并且可以清晰地显示早期病理性骨折。

(五) 鉴别诊断

单发性纤维异常增殖症:单发性纤维异常增殖症多发在长管状骨近端干骺区,无明显临床症状,常伴病理骨折,X 线检查表现为髓腔内局限性溶骨性骨质破坏,呈磨玻璃样,其中可见不规则骨小梁或钙化,边缘无明显骨质硬化,显微镜下见纤维组织及化生骨。

骨巨细胞瘤:骨巨细胞瘤发病年龄较大,多发于长管状骨骺端,症状明显,X 线检查表现为偏心性膨胀性溶骨破坏,边界不清,呈肥皂泡沫样或溶骨状透亮区样改变,显微镜下见基质细胞及多核巨细胞。

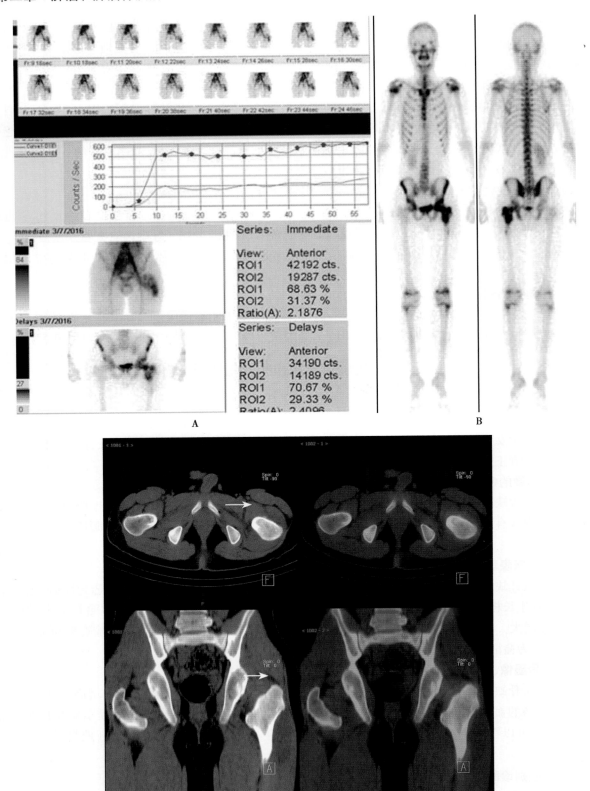

图 2-4-1 纤维肉瘤的骨显像和 SPECT/CT 图像

A. ^{99m}Tc-MDP 三时骨显像、SPECT:左侧股骨上段及左髋臼异常显像剂浓聚,血供增加;B. 全身骨显像:左侧股骨上段及左髋臼异常显像剂浓聚;C. SPECT/CT 融合图像:左侧股骨上段及髋臼显像剂摄取增高,左侧股骨头、股骨颈及邻近骨干骨质密度稍增高,周围见团状软组织密度影,其内见点团状钙化灶。诊断:左股骨上段及髋臼纤维肉瘤

（六）与其他检查方法比较

纤维皮质骨缺损和非骨化性纤维瘤在 MR 的 T_1WI 上呈中低信号,在 T_2WI 上呈中高信号。增强扫描时,纤维皮质骨缺损和非骨化性纤维瘤均显示高信号边缘和信号增高。MR 不作为常规检查纤维皮质骨缺损和非骨化性纤维瘤的手段。

三、纤维性骨结构不良

（一）概况

纤维发育不良有时被称作纤维骨营养不良、纤维性骨营养不良或散布性纤维骨炎,是一种纤维骨病变,部分学者将其归为发育性异常。但目前,更多报道认为此病是由于 *GNASI* 基因突变导致的基因源性散发性疾病,这种基因缺陷导致成骨细胞形成正常的层状骨障碍。有两种常见的与纤维发育不良相关的 *GNASI* 基因突变类型,两者均发生于 201 密码子,分别发生于 R201C 和 R201H,导致半胱氨酸或组氨酸被精氨酸所替代。此病可累及单骨或多处骨骼,因此被分为两型:单骨型纤维发育不良和多骨型纤维发育不良。

（二）影像的病理基础及分子机制

病灶位于髓腔内,边界清楚,大小不等。病灶大时致使骨膨胀,皮质变薄和骨变形。镜下见病变区由增生的成纤维细胞和编织状骨小梁构成,相互交织,纤维组织呈束状或漩涡状排列,骨小梁纤细菲薄,部分呈鱼钩状或逗点状,多无黏合线,其周围多无成骨细胞围绕,直接与成纤维细胞移行。纤维发育不良的特征是正常的层状小梁骨被异常的纤维组织所取代,其内含有纤维基质化生形成的小且排列异常的未成熟编织骨。

（三）临床表现

单骨型纤维结构不良患者多无明显症状,若肿瘤位于特殊部位如股骨颈等,可因并发症引起继发症状。单骨型多采用刮除或局部切除治疗,单纯刮除者常易复发,局部广泛切除效果较好。多骨型者一般不宜手术治疗,畸形严重者可做截骨术矫正畸形,但常复发。此病不宜放射治疗,易引起恶变。

（四）骨显像、SPECT/CT

纤维结构不良在骨显像上呈不同程度显像剂摄取增高,骨显像有助于明确纤维发育不良的活性,同时有助于鉴别单骨型与多骨型纤维结构不良,发现潜在的多中心病变。CT 有助于病变精确定位,硬化较多的病变呈较高密度,而含纤维成分较多的病变则呈低密度,伴无定形的磨玻璃样结构。

（五）与其他检查方法比较

纤维发育不良的 MR 表现多种多样,因其组织学成分不同而有差异,但硬化边均表现为 T_1 和 T_2 序列上的低信号带。Gd 增强扫描中,大多数病灶呈中心强化,部分病变呈外周强化。强化程度取决于纤维发育不良病灶内骨小梁、胶原和囊变与出血的数量和程度。

（六）典型病例

患者女,27 岁,左大腿胀痛 2 个月。入院前 2 个月患者无明显诱因出现左大腿胀痛,呈间歇性隐痛,伴轻度压痛,无皮温增高、发热等不适。显像图见 2-4-2。

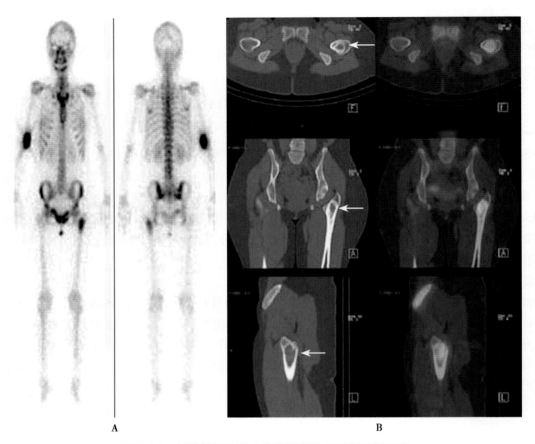

图 2-4-2　纤维骨结构不良的骨显像和 SPECT/CT 图像

^{99m}Tc-MDP 全身骨显像与 SPECT/CT 示,左股骨上段异常显像剂浓聚(A 图);左股骨上段显像剂摄取增高,见类圆形骨质密度增高影,边缘骨质硬化,未见明显骨质破坏(B 图)。诊断:左股骨上段纤维骨结构不良

四、典 型 病 例

病例一:患者男,70 岁,3 年前发现右侧大腿后部无明显诱因出现一包块,伴疼痛、活动受限,行包块切除术后症状缓解。2 个月前,包块切除部位再次出现大小约 10cm×6cm 包块,质硬,活动度差,边界清晰,伴疼痛、右下肢麻木、活动受限及足背肿胀等不适。查体:患者行走时呈跨阈步态,右足背皮肤潮红,凹陷性水肿,可扪及足背动脉搏动,伴远端跗趾感觉异常,活动障碍,病理征阴性。显像图见图 2-4-3。诊断:右侧大腿纤维肉瘤。

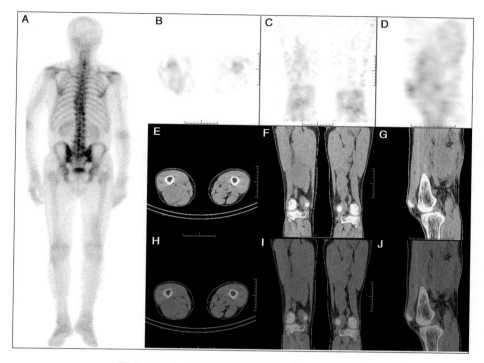

图 2-4-3 纤维肉瘤的骨显像和局部断层融合图

A. ^{99m}Tc-MDP 全身骨显像：脊柱多个胸腰椎及其附件见显像剂浓聚，以 T_{10}、T_{11}、L_5 椎体为甚，右侧股骨中下段后方软组织显像剂摄取稍增高；B~J. 局部断层融合图：右侧股骨中下段后方软组织内见类圆形稍低密度影，界清，最大横截面约为 5.6cm×4.7cm，其内可见不规则更低密度影，显像剂摄取稍增高

病例二：患者男，13 岁，2 个月前，体育课跳远时突然出现右小腿部疼痛、肿胀、站立不能。入院完善相关辅助检查后诊断为：①右胫骨远端病理性骨折；②右胫骨远端骨囊肿。予以管型石膏外固定制动，1 个月后随访。显像图见图 2-4-4。诊断：右胫骨远端非骨化性纤维瘤。

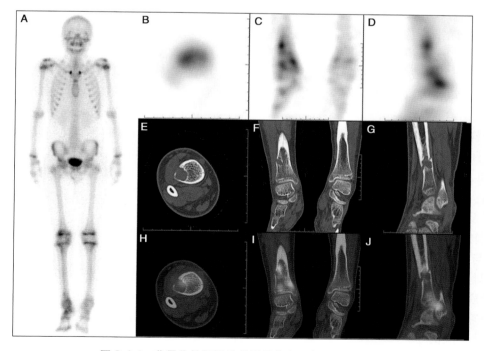

图 2-4-4 非骨化性纤维瘤的骨显像和局部断层融合图

A. ^{99m}Tc-MDP 全身骨显像：右侧髋关节、膝关节、踝关节显像剂摄取较左侧稍高；右侧胫骨远段显像剂摄取增高；B~J. 局部断层融合图：右侧胫骨远段见类圆形低密度影，最大截面大小约 1.3cm×1.3cm，可见硬化边，相邻骨皮质不连续，断端未见明显移位，显像剂摄取增高

第五节 造血系统、网状内皮及淋巴系统肿瘤

一、骨巨细胞瘤

（一）概况

骨巨细胞瘤又称为破骨细胞瘤，是一种具有侵袭性的潜在恶性肿瘤，其特征为富血管化组织内含增生的单核基质细胞和大量均匀分布的破骨型巨细胞，约占所有原发性骨肿瘤的 5%～8.6%，约占良性骨肿瘤的 23%，此病在最常见的原发骨肿瘤中排第六位。在我国，骨巨细胞瘤的发生率明显高于欧美国家。骨巨细胞瘤多发于生长板闭合后、骨骼成熟后，因此好发年龄在 20～40 岁，高峰年龄为 30 岁。好发于女性，与男性的发病比约为 2∶1。好发部位为长骨，且好发于骨的关节端。好发部位包括胫骨近端、股骨远端、桡骨远端以及肱骨近端。长骨以外则以脊柱多见，骶骨最为常见，一般为单发。

（二）影像的病理基础及分子机制

肿瘤多位于骨端呈偏心位置，同时向干骺端与关节软骨扩展。早期肿瘤呈灰白色，实体性，破坏骨质。后期瘤体呈棕红色，质软，常有坏死、出血、囊变。肿瘤侵蚀骨组织，局部膨胀，周围常有一层薄的反应性骨壳包绕，严重时穿破骨皮质，侵及周围组织，甚至累及关节腔。由于骨质严重破坏，常出现病理性骨折。组织学上，骨巨细胞瘤由单核基质细胞和多核巨细胞组成。肿瘤背景内含数量不等的胶原。形态学上，巨细胞部分类似破骨细胞，呈增高的酸性磷酸酶活性。

（三）临床表现

单发病变的患者无特异性临床症状。可有疼痛、局部肿胀及邻近关节活动受限等症状，疼痛休息后多可自行缓解。有时可伴有病理性骨折。若病变在脊柱，可出现神经压迫症状。骨巨细胞瘤局部侵袭性强，复发率高，单纯刮除术后复发率达 40%～60%。此病可发生转移，肺转移常见，转移瘤比原发灶更为恶性。良性骨巨细胞瘤复发时可转变为恶性肿瘤。

（四）骨显像、SPECT/CT

骨巨细胞瘤在骨显像上呈"面包圈"样显像剂摄取增高，即病灶边缘显像剂摄取增高较病灶明显，病灶内呈冷区或显像剂轻微摄取。这可能因为骨巨细胞瘤为溶骨性改变，故病灶中心呈冷区或显像剂轻微摄取，但病灶周围骨充血或骨质重建所致显像剂摄取增高，因此在骨显像影像上呈上述改变。CT 可做精确定位，当伴软组织肿块时，CT 可以分辨病灶的准确范围，在形态结构上提供更多信息（图 2-5-1、图 2-5-2）。

（五）鉴别诊断

动脉瘤样骨囊肿：原发性动脉瘤样骨囊肿极少累及骨的关节端，且发病年龄更年轻，但当骨骼发育成熟生长板闭合后，病灶可扩展至长骨以及关节下区，与骨巨细胞瘤难以鉴别，若 CT 及 MR 发现病灶内有液-液平面，提示更倾向于动脉瘤样骨囊肿。值得注意的是，动脉瘤样骨囊肿与骨巨细胞瘤可能并存。

棕色瘤：棕色瘤常伴有甲状旁腺功能亢进的病史，常合并骨骼其他病变如骨量减低、骨皮质或骨膜下骨吸收以及牙槽硬骨板消失等。

溶骨型转移瘤：转移瘤常有原发病灶病史，且患者年龄较大，病灶常为多发。

（六）与其他检查方法比较

骨巨细胞瘤在 X 线平片上有典型的影像学征象：单纯溶骨性、透光性病变伴窄过渡带且无硬化边，呈地图样骨质破坏，常无骨膜反应。MR 可以更好地评估软组织的受累情况与受侵范围。但恶性的骨巨细胞瘤缺乏特征性的影像学表现，因此骨巨细胞瘤的良恶性在影像学上难以鉴别。

（七）典型病例

患者女，28 岁，主诉右膝关节疼痛 5 年。入院前 5 年，患者无明显诱因出现右膝关节疼痛，疼痛呈进展性，最初为间歇性，后呈持续性，疼痛性质为胀痛，可触及肿块，质韧，无明显压痛。显像图见图 2-5-3。

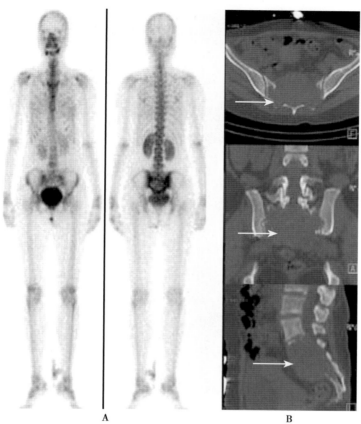

图 2-5-1　骨巨细胞瘤的骨显像和 CT 图像

患者女,44 岁,腰骶部胀痛 4 个月。A. ^{99m}Tc-MDP 全身骨显像:骶骨显像剂分布缺损与显像剂浓聚混合性病变。B. CT:骶骨骨皮质连续性中断,略呈膨胀性,其内见巨大软组织肿块影(箭头)。诊断:骶骨骨巨细胞瘤

图 2-5-2　骨巨细胞瘤的骨显像和 SPECT/CT 融合图像

患者女,66 岁,发现右侧腓骨上段包块 6 个月。A. ^{99m}Tc-MDP 全身骨显像:右腓骨上段异常显像剂浓聚。B. SPECT/CT 融合图像:右腓骨上段代谢活性增高,骨质膨胀性破坏,其内见软组织肿块影(箭头)。诊断:右腓骨上端骨巨细胞瘤

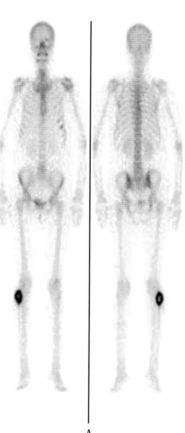

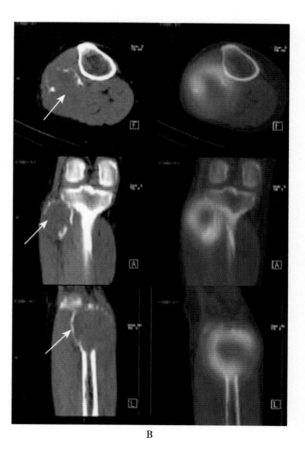

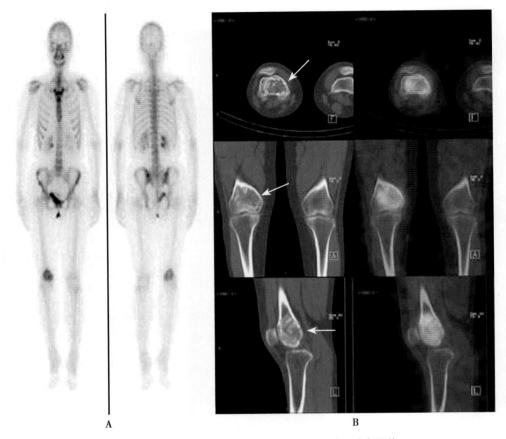

图 2-5-3　骨巨细胞瘤的骨显像和 SPECT/CT 融合图像

A. 99mTc-MDP 全身骨显像:右股骨下端异常显像剂浓聚。B. SPECT/CT 融合图像:右股骨下端代谢
活性增高,骨质密度不均匀增高,呈多房状改变,略呈膨胀性(箭头)。诊断:右股骨远端骨巨细胞瘤

二、尤 因 肉 瘤

(一) 概况

尤因肉瘤是一种骨和软组织化生的恶性小圆细胞肿瘤,多发于青少年,男性多于女性。好发于骨盆及股骨。尤因肉瘤的组织起源尚不明确,但通常认为是骨髓细胞。部分学者认为尤因肉瘤起源于神经的圆细胞恶性肿瘤,和所谓的原始神经外胚层肿瘤(PNET)非常类似。近来有研究显示,所有尤因肉瘤家族的肿瘤均具有一定特点:反复的染色体易位,累及染色体 11 和 22[T(11;22)(q24;q12)]或染色体 21 和 22[T(21;22)(q22;q12)],两种情况各占病例的 85% 和 15%。

(二) 影像的病理基础及分子机制

肿瘤多从骨干部的骨髓腔发生,破坏骨松质,浸润骨皮质,故早期影像学检查便可见骨髓腔增大及皮质骨增厚,此后可引起骨膜反应性骨质增生,在 X 线平片上可见"洋葱皮状结构"。组织学上,尤因肉瘤由统一排列的小细胞组成,细胞圆形、核深染、胞质少、细胞边界不清。有丝分裂率高,通常坏死广泛。瘤细胞胞质内有丰富糖原,PAS 染色常呈阳性(酒精固定标本)。瘤组织内嗜银纤维稀少。免疫组化染色提示波形蛋白(vimentin)、高分子量细胞角蛋白(cytokeratin)、CD99 阳性。

(三) 临床表现

尤因肉瘤生长迅速,疼痛是最常见以及最早期的症状。临床上表现为局部疼痛的肿块,可伴有全身症状,如发热、不适、体重减轻和红细胞沉降率升高。这些全身症状易误诊为骨髓炎。症状随着肿瘤的增大和扩散而加重。早期便可穿破骨皮质,经血行转移至肺、胸膜或其他骨,因而预后差。尤因肉瘤对放化疗敏感,有效化疗将 5 年生存率从 5%~15% 改善为 75%。

(四) 骨显像、SPECT/CT

尤因肉瘤在 99mTc-MDP SPECT/CT 骨显像中显示为显像剂摄取呈均匀的明显增高或浓聚(图 2-5-4)。

此病血供丰富,在三时相骨显像上与骨髓炎表现类似。有 11% 的患者可能出现骨转移,约 40%~50% 的尤因肉瘤初诊 2 年内出现骨转移。骨显像对全身骨转移的情况可以提供可靠信息,因此骨显像随访很有必要,建议常规进行。67Ga SPECT/CT 能够更好地显示软组织肿块的范围。CT 显示骨质破坏形式,可提供髓内受侵犯的信息,同时也可显示骨外侵犯范围。

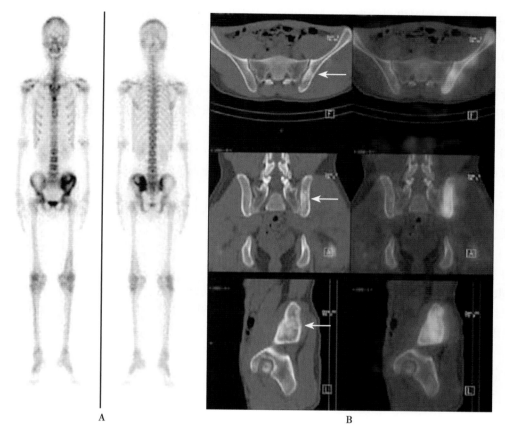

图 2-5-4 尤因肉瘤的骨显像和 SPECT/CT 融合图像

患者男,21 岁,发现左臀部包块伴疼痛 15 天。A. 99mTc-MDP 全身骨显像:左侧髂骨、左侧股骨下段异常显像剂浓聚。B. SPECT/CT 融合图像:左侧髂骨代谢活性增高,骨质密度不均匀增高,骨皮质毛糙,其旁见一软组织肿块影,其内见点絮状密度增高影(箭头)。诊断:左髂骨尤因肉瘤

(五) PET/CT

18F-FDG PET/CT 与 99mTc-MDP 以及 67Ga SPECT/CT 相比,可以发现更多的尤因肉瘤转移灶,尤其是骨髓受累以及骨外转移灶,可以更好地探测转移灶以及监测治疗后疗效与复发。

(六) 鉴别诊断

与转移性神经母细胞瘤鉴别:尤因肉瘤和转移性神经母细胞瘤有时在影像学上难以鉴别,尤因肉瘤一般发生在 3 岁以内,转移性神经母细胞瘤 5 岁以内不常见。与骨肉瘤鉴别:当尤因肉瘤伴有大量骨膜新生骨时,与骨肉瘤难以鉴别。

(七) 与其他检查方法比较

尤因肉瘤在影像学表现上极具特征:病变边界不清,呈浸润性或虫蚀状骨质破坏,伴有侵袭性骨膜反应,可见洋葱皮样或相对少见的日射状以及巨大的软组织肿块。MR 对局部肿瘤的骨内、外侵犯范围的显示非常重要,特别是显示穿过骺板的病变范围。Gd 增强可以区分肿瘤与肿瘤周缘的水肿。

三、恶性淋巴瘤

(一) 概况

淋巴瘤也称恶性淋巴瘤,是淋巴细胞及其前体细胞克隆性增生而形成的一类恶性肿瘤。淋巴瘤原

发于淋巴结和结外组织。由于淋巴细胞是机体免疫系统的主要成分,故淋巴瘤也是机体免疫细胞发生的恶性肿瘤。淋巴瘤在我国约占所有恶性肿瘤的3%～4%,近年来淋巴肿瘤的发病在国内外均呈较明显的上升趋势。主要原因大致有三:一是人均寿命的延长,随着年龄的增长,机体的免疫力和对疾病的抵抗力逐渐降低;二是艾滋病的流行;三是各种器官移植的开展以及治疗性的免疫抑制剂的长期、大量使用,致使各种肿瘤,特别是淋巴造血组织肿瘤的发病增加。原发的骨淋巴瘤比较罕见,占全部原发肿瘤的不到5%,好发在10～70岁,峰值年龄是45～75岁,男性略多发。病变好发在长骨、椎体、骨盆及肋骨。

(二) 影像的病理基础及分子机制

组织学上,淋巴瘤可分为非霍奇金淋巴瘤和霍奇金淋巴瘤。虽然霍奇金淋巴瘤的骨骼常受累,但是原发的骨霍奇金淋巴瘤少见。只有全身检查显示没有骨外受累的证据时,才可认为非霍奇金骨淋巴瘤是原发病变。因此,^{18}F-FDG PET全身检查显得必要。组织学上,肿瘤内大量恶性淋巴细胞取代髓腔和骨小梁,细胞含有不规则甚至分裂的细胞核。

(三) 临床表现

患者可能有疼痛、肿胀等局部症状,伴或不伴发热、体重减轻等全身症状。

(四) 骨显像、SPECT/CT

淋巴瘤在^{99m}Tc-MDP SPECT/CT骨显像中显示为不同程度的显像剂摄取增高,这与淋巴瘤的分类及级别有关,高级别的淋巴瘤,显像剂摄取增高可更明显。

(五) PET/CT

各种类型的霍奇金淋巴瘤与非霍奇金淋巴瘤在^{18}F-FDG PET/CT均可表现为显像剂摄取增高,只是程度不同,低级别的淋巴瘤摄取^{18}F-FDG程度不如中等和高级别的淋巴瘤。低级别淋巴瘤,尤其是黏膜相关淋巴组织(MALT)在病灶直径小于1cm时,容易出现假阴性。这类病灶在^{18}F-FDG PET显像上大约有25%会出现阳性结果。感染、淋巴结反应性增生以及炎性肉芽肿可能出现假阳性结果。显像图见图2-5-5。

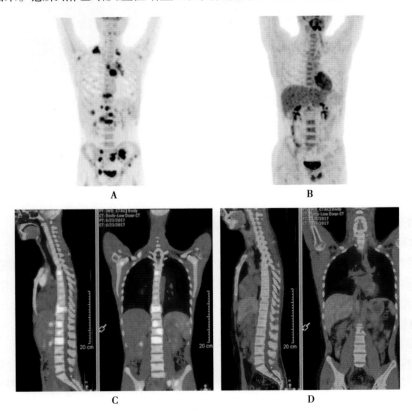

图2-5-5　骨淋巴瘤治疗前后PET/CT显像

患者男,20岁,消瘦5个月,盗汗伴腰痛1个月。A、C.治疗前^{18}F-FDG PET/CT显像:全身骨多处代谢活性增高,胸10椎体骨质破坏。诊断:全身骨多处淋巴瘤浸润。B、D.治疗后^{18}F-FDG PET/CT:全身骨骼^{18}F-FDG摄取明显减弱,未见异常显像剂摄取

因为淋巴瘤是累及全身的疾病,所以^{18}F-FDG PET/CT 在淋巴瘤的分期以及治疗评估再分期中扮演了不可或缺的重要角色。一般情况下,^{18}F-FDG PET 检测淋巴瘤累及全身淋巴结以及肝脾的情况较 CT 而言,敏感性以及特异性更高。敏感性可达 85%~95%,特异性可达 95%。在寻找病变累及的淋巴结上,^{18}F-FDG PET 也比^{67}Ga SPECT 更具优势。^{18}F-FDG PET 也可很好地检出骨髓的病变,但值得注意的是,当患者接受骨髓移植以及化疗后,骨髓会反应性增生致使结果出现假阳性。

^{18}F-FDG PET 在评估淋巴瘤疗效时,通常需要在治疗前、治疗中以及治疗后分别接受^{18}F-FDG PET 检查。通常,治疗后^{18}F-FDG PET 扫描在 1~2 个化疗疗程结束后 1~2 周。因治疗结束 1~2 周内,病灶代谢活性可能出现短暂的波动。首次治疗后 1 周内接受^{18}F-FDG PET 扫描,可以很好地评估病灶对化疗的反应,扫描结果与最终的治疗效果相关。约 80%~90%有代谢活性的患者在 1 个疗程治疗后复发,约 80%~90%没有代谢活性的患者会获得更长的无病生存期。胸腺的反应性摄取、骨髓反应性增生、炎症等可能造成假阳性结果。骨髓反应性增生在化疗中断时水平最高,治疗后 2~4 周迅速降低,但有时候这些指标不正常可以持续数月。胸腺反应性摄取在治疗刚结束时较低,治疗后缓慢升高,到治疗后第 10 个月时达到峰值,然后在随后的 12~24 个月中缓慢下降。显像图见图 2-5-6。

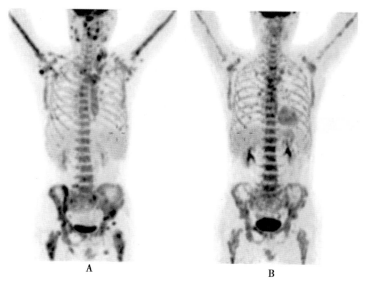

图 2-5-6　骨淋巴瘤治疗前后 PET/CT 显像
患者男,62 岁,反复发热 2 周。A. 治疗前^{18}F-FDG PET/CT 显像:全身骨骼弥漫性显像剂摄取。诊断:全身骨淋巴瘤浸润。B. 治疗后 PET/CT:全身骨骼显像剂摄取减淡,尤以上肢及骨盆明显

治疗结束后,^{18}F-FDG PET/CT 显像可以评估整个治疗的反应与疗效。如若此时还有代谢活性增高的病灶,患者复发的概率非常大;如若以 CT 来评估疗效,在 CT 上能看见残余病灶的约 25%会复发。如若此时^{18}F-FDG PET 呈阴性的话,患者复发的概率很小。但因有些病灶太小,^{18}F-FDG PET 显像显示没有显像剂摄取,所以在^{18}F-FDG PET 阴性的患者中有 20%可能会复发。随后的^{18}F-FDG PET 常规随访可以有效发现淋巴瘤复发,其敏感度与特异性均为 80%~90%。虽然低级别的淋巴瘤在最初对^{18}F-FDG 的摄取不高,但随访过程中,如果 SUV 升高,提示该淋巴瘤在向高级别转化。图 2-5-7 是全身骨多处淋巴瘤浸润。

虽然脑灰质会生理性摄取^{18}F-FDG,且程度不低,但淋巴瘤累及中枢神经系统时通常会呈更高程度的摄取,特别是同时 HIV 阳性,由此可以通过^{18}F-FDG PET 来鉴别中枢神经系统的弓形虫感染等。淋巴瘤累及骨骼时,^{18}F-FDG PET 与 MR 都有同样的诊断效力,但^{18}F-FDG PET 在全身显像上更具优势。^{18}F-FDG 可以对肿瘤的代谢活性做出时效判断。

(六) 鉴别诊断

与尤因肉瘤鉴别:淋巴瘤通常不会产生明显的肿瘤新生骨,若为青年,如果关节末端受累并有混合性硬化和溶骨时,较难鉴别。

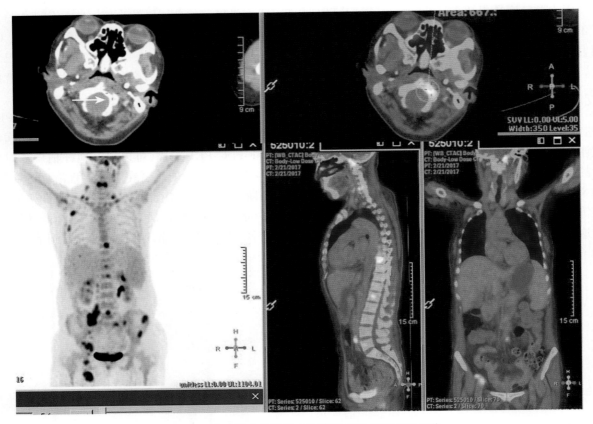

图 2-5-7　全身骨多处淋巴瘤浸润治疗前 PET/CT 显像

患者女,54 岁,咳嗽、咳痰、腰背痛 2 个月,发热 1 个月。^{18}F-FDG PET/CT 显像(治疗前)示:全身骨多处代谢活性增高,枕骨左侧基底部骨质破坏。诊断:全身骨多处淋巴瘤浸润

(七)与其他检查方法比较

放射学上,组织细胞淋巴瘤呈浸润性或虫蚀状骨质破坏,或单纯溶骨性骨质破坏,伴骨膜反应,骨膜反应多数情况下不可见。受累骨也可呈"象牙"样改变,通常见于椎骨或扁骨。病理性骨折偶见发生。放射学检查在对单个病灶的定位以及范围的界定上很有优势,但对于全身累及范围以及疗效的评估,^{18}F-FDG PET/CT 更具优势。

(八)典型病例

患者女,54 岁,主诉咳嗽、咳痰、腰背痛 2 个月,发热 1 个月。入院前 2 个月患者无明显诱因出现咳嗽、咳痰、腰背痛,无畏寒、发热、咯血等不适,自行服用感冒药,未住院治疗。1 个月前患者上述症状加重,并出现发热,呈稽留热,予以物理降温后好转。显像图见图 2-5-8。

四、骨 髓 瘤

(一)概况

骨髓瘤,即多发性骨髓瘤或浆细胞骨髓瘤,是一种浆细胞恶性增生造成的肿瘤,是最常见的骨原发性恶性肿瘤,占血液型恶性肿瘤的 10%,占所有恶性肿瘤的 1%。发病年龄主要在 40~70 岁,男性比女性多见。此病主要侵犯骨髓和骨,骨主要以中轴骨多见,但所有骨骼均可受累,既可以单发也可以多发,单发者罕见,称为单发骨髓瘤或浆细胞瘤,多发者多见,称为多发骨髓瘤。

(二)影像的病理基础及分子机制

组织学上,确诊需要找到大片典型的浆细胞样细胞取代正常骨髓细胞。浆细胞表现为大量亮蓝色或粉色的胞质中有偏心的核。肿瘤细胞含双核甚至三核,通常浓染、巨大,核仁明显。骨髓瘤发生骨破坏是由于骨髓瘤细胞产生破骨细胞激活因子,激活破骨细胞造成骨吸收,而不是增生的骨髓瘤细胞直接

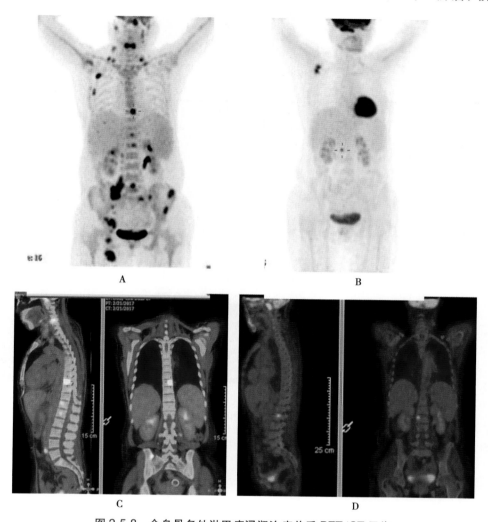

图2-5-8　全身骨多处淋巴瘤浸润治疗前后PET/CT显像

A、C. 治疗前[18]F-FDG PET/CT显像:全身骨多处代谢活性增高。诊断:全身骨多处淋巴瘤浸润。

B、D. 治疗后除腰2椎体外,全身其余椎体[18]F-FDG摄取明显减弱

侵犯骨质,同时常有新生骨形成。

（三）临床表现

75%的病例最初的症状是轻微、一过性的疼痛,在提重物或进行其他活动时加重。疾病在确诊前的早期阶段类似坐骨神经痛或肋间神经痛。患者多因全身无力和背部疼痛急诊就诊,临床检查患者呈贫血面容,头颅及背部肿物以及胸腔积液是常见表现。严重患者可有脊柱骨折。

（四）骨显像、SPECT/CT

在[99m]Tc-MDP SPECT显像上,显像剂摄取增高是骨髓瘤最常见的表现形式。骨髓瘤的分期在一定程度上依赖于全身骨骼检查所得到的病变范围。[99m]Tc-MDP、[99m]Tc-MIBI以及[201]Tl均可用于骨髓瘤显像。有报道认为[201]Tl在探测骨髓瘤病灶方面更准确。骨髓瘤摄取[99m]Tc-MIBI的程度与由乳酸脱氢酶、C反应蛋白、β_2-微球蛋白和血清铁蛋白决定的病灶活性有很好的相关性。显像图见图2-5-9~图2-5-11。

（五）PET/CT

^{18}F-FDG PET显像有助于鉴别骨髓瘤是否缓解、复发等,还可进行疗效及预后的评估。在骨髓瘤的分期、随访和预后评估中有重要的意义。显像图见图2-5-12。

（六）鉴别诊断

与转移瘤鉴别:骨髓瘤早期,椎弓根不会受累,但转移性骨肿瘤即使在早期,椎弓根和椎体都有可能受累,而骨髓瘤的晚期,椎弓根和椎体都会被破坏;转移瘤在骨显像中显像剂摄取多明显增高,骨髓瘤显

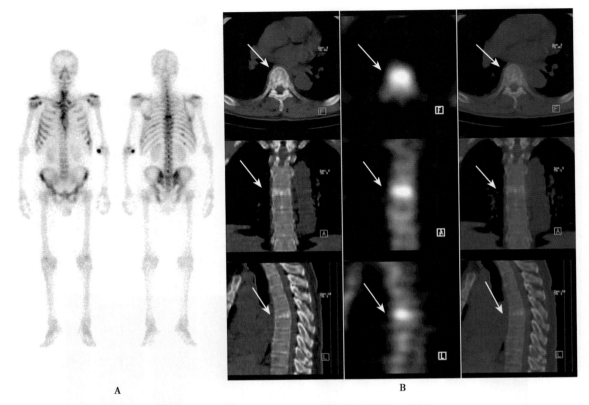

A　　　　　　　　　　　　　　　B

图 2-5-9　骨髓瘤的骨显像和 SPECT/CT 融合显像

患者男,53 岁,腰骶部疼痛 1 个月。A.^{99m}Tc-MDP 全身骨显像 SPECT:颅骨、肋骨多处、T$_4$、T$_{10}$、左侧坐骨异常显像剂浓聚影。B.SPECT/CT 融合显像:T$_4$ 异常显像剂浓聚影处及胸腰椎多个椎体见囊状、片状骨质密度减低。诊断:骨髓瘤

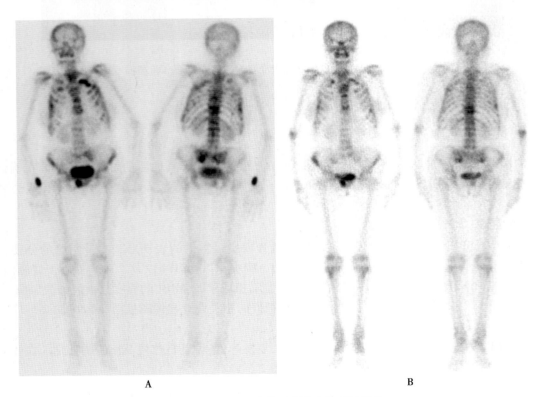

A　　　　　　　　　　　　　　　B

图 2-5-10　多发性骨髓瘤治疗前后骨显像

患者女,58 岁,全身骨痛 1 个月余。A.治疗前^{99m}Tc-MDP 全身骨显像:全身肋骨与脊柱多处、左侧骶髂关节处异常显像剂分布增多。诊断:多发性骨髓瘤。B.治疗后显像:全身骨异常显像剂摄取较前较少

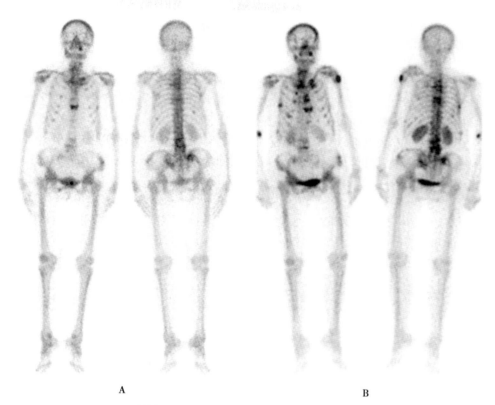

图 2-5-11 多发性骨髓瘤治疗前后骨显像

患者女,60 岁,腰痛 6 个月,进行性加重 1 个月。A. 治疗前 ^{99m}Tc-MDP 全身骨显像:肋骨、胸骨、脊柱、骨盆异常显像剂浓聚。诊断:多发性骨髓瘤。B. 治疗后显像:全身骨多处异常显像剂浓聚,病情进展

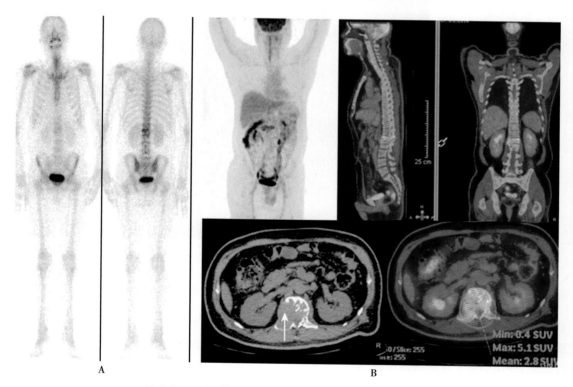

图 2-5-12 L_1 椎体浆细胞瘤的骨显像和 PET/CT 显像

患者男,53 岁,腰痛 1 周。A. ^{99m}Tc-MDP 全身骨显像:L_1 椎体显像剂分布增多。B. ^{18}F-FDG PET/CT 显像:L_1 椎体变扁,骨质密度不均,可见骨质破坏及软组织密度影,代谢活性增高(箭头)。诊断:L_1 椎体浆细胞瘤

像剂摄取可能不摄取或仅轻微及轻度增高。

（七）与其他检查方法比较

在 X 线平片上,骨髓瘤尤其是脊柱的骨髓瘤,可能只能看到弥漫性的骨质疏松,看不到明确的病变,可见多发椎体压缩性骨折。骨髓瘤典型的表现是骨骼内散在溶骨性病变,发生在颅骨时,可见"穿凿样"骨质破坏区,大小一致,而肋骨的病变呈花边样骨质破坏区以及小的溶骨性病变,有时旁边有软组织肿块。扁骨和长骨可见髓内的破坏区,如果累及皮质,则伴有皮质内缘的扇贝样凹陷边缘。MR 在测量病灶大小方面比其他方法更准确,CT 在局部病灶的诊断中有其肯定的作用。MR 和 CT 的常见局限性在于无法将病灶与坏死、骨折以及其他良性病变区分开来。

五、典型病例

病例一:患者男,28 岁,2 年前发现左下肢包块,雨天时包块疼痛,偶有胸痛。查体:患者左胫骨上段扪及一直径约 5cm 包块,质地稍软,活动度差,无压痛、溃烂,左下肢活动度正常。诊断:左胫骨上段骨巨细胞瘤。显像图见图 2-5-13。

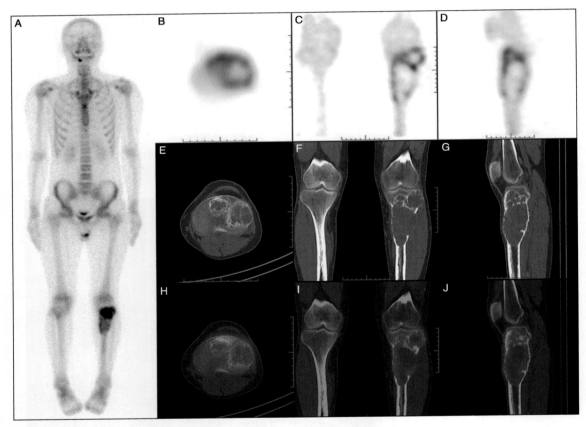

图 2-5-13　骨巨细胞瘤的骨显像和局部断层融合图

A. ^{99m}Tc-MDP 全身骨显像:左胫骨中上段显像剂浓聚;B~J. 局部断层融合图:左胫骨中上段骨质结构紊乱,可见骨性分隔及多发囊状低密度影,部分融合,呈"皂泡"样改变,骨皮质变薄、不连续,显像剂浓聚

病例二:患者女,41 岁,因右股骨下段包块 2 个月余入院。X 线平片见右股骨下段干骺端软组织肿块伴骨质破坏。^{18}F-NaF PET/CT 见右股骨下段干骺端后部溶骨性骨质破坏,其后方软组织肿块内可见不规则肿瘤骨形成,肿块周边显像剂摄取增高,中心显像剂摄取缺损(图 2-5-14)。^{18}F-FDG PET/CT 见右肺上叶尖段软组织密度结节,呈浅分叶,边缘可见粗长毛刺,并牵拉邻近胸膜。右肺上叶软组织结节影伴糖代谢增高,多考虑周围型肺癌。右股骨下段干骺端软组织肿块伴骨质破坏,糖代谢增高,多考虑骨恶性肿瘤。

右肺上叶软组织结节与右股骨下段干骺端先后进行了手术切除,病理诊断分别是"右肺上叶浸润型肺腺癌、右股骨下段侵袭性骨巨细胞瘤"。X 线平片及 CT、MR 检查已经发现局部肿瘤病变，^{18}F-FDG PET/CT 全身显像诊断"二重癌或者多原发癌（multiple primary cancers，MPC）"有优势。^{18}F-FDG 全身显像技术，能够用于疾病分期，发现其他部位有无病变，有助于临床决策。避免漏诊二重癌或者多原发癌。

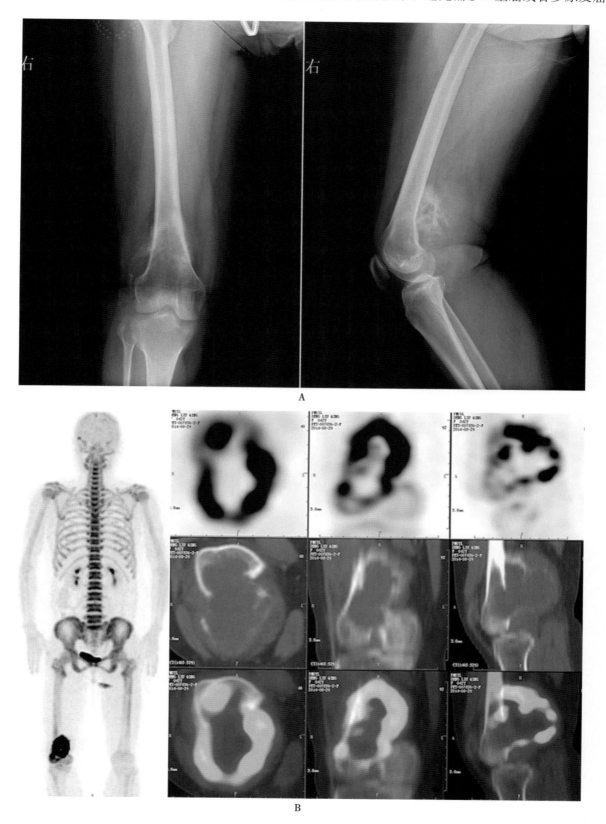

A

B

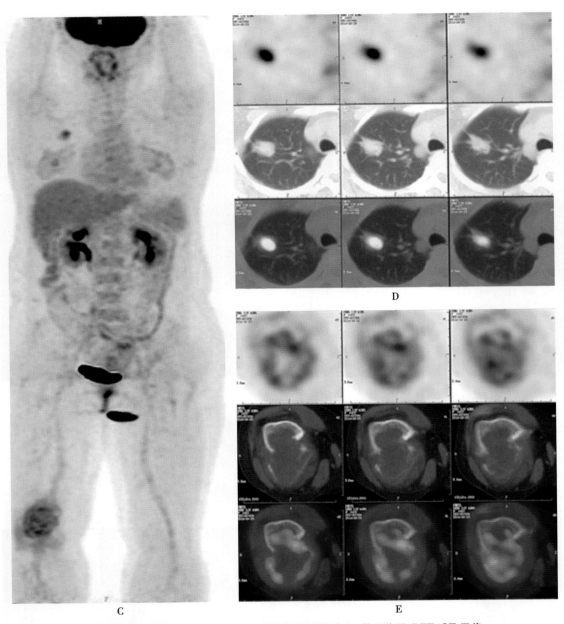

图 2-5-14　侵袭性骨巨细胞瘤和肺腺癌的 X 线检查、骨显像及 PET/CT 显像

A. X 线平片见右股骨下段干骺端软组织肿块伴骨质破坏。B. ^{18}F-NaF PET/CT 见右股骨下段干骺端后部溶骨性骨质破坏,肿块周边显像剂摄取增高。^{18}F-FDG PET/CT MIP 图(C),右肺上叶尖段软组织密度结节伴糖代谢增高(D);右股骨下段干骺端软组织肿块伴骨质破坏,糖代谢增高(E)。右肺上叶软组织结节与右股骨下段干骺端先后进行了手术切除,病理诊断分别是右肺上叶浸润型肺腺癌与右股骨下段侵袭性骨巨细胞瘤

病例三：患者男，12岁，5个月前自觉右肘部疼痛，活动障碍。行⁹⁹ᵐTc-MDP全身骨显像（图2-5-15）示：右侧肱骨远段及肘关节见多发团片状骨显像剂浓聚影。术后病理结果：尤因肉瘤。5个月后，因"右肘部疼痛加重伴肿块形成"再次入院。查体：右肘部皮肤完整，皮温稍高，右肘部外侧见一隆起包块，约2cm×3cm×5cm大小，活动性差，无明显压痛，右肘关节活动受限，远端血运、感觉无异常。诊断：右肱骨尤因肉瘤。显像图见图2-5-15。

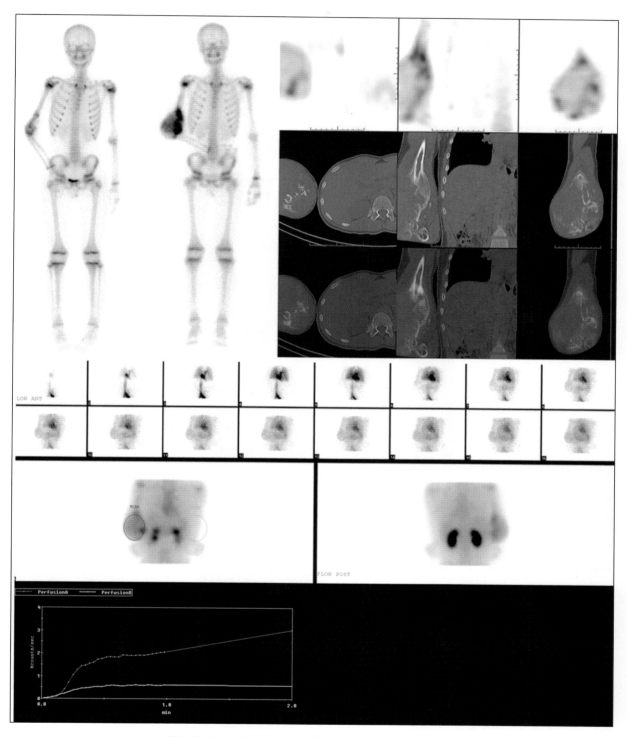

图2-5-15　右肱骨尤因肉瘤的骨显像和局部断层融合图

⁹⁹ᵐTc-MDP全身骨显像示：右侧肱骨下段见团片状骨显像剂浓聚影；局部断层融合图示：右侧肱骨下段见不规则溶骨性骨质破坏，边界不清，病灶区可见巨大软组织肿块及斑片状高密度影，肱骨下段移行带骨膜增厚

病例四:患者男,59岁,4个月前无明显诱因左上肢肘关节处、右下肢膝关节处出现肿块,皮温稍高,无明显红肿痛,未引起重视。后肿块逐渐长大,1个月前出现疼痛,夜间尤甚,伴皮温增高,伴右下肢大腿肿胀感。查体:患者左上肢肘关节处可扪及约7cm×7cm大小肿块,皮温不高,肢体远端血供及活动可;右下肢膝关节处可扪及8cm×7cm及5cm×5cm大小肿块,皮温稍高;右下肢大腿处可扪及三处约2cm×1cm大小肿块;右下肢腹股沟处可扪及淋巴结,质韧,可活动。诊断:非霍奇金淋巴瘤(T细胞淋巴瘤)。显像图见图2-5-16。

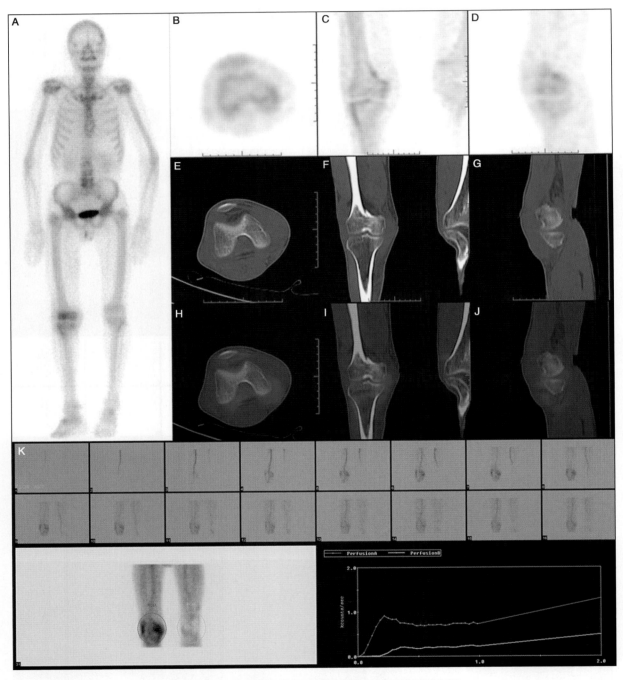

图2-5-16　非霍奇金淋巴瘤的骨显像和局部断层融合图

A. ^{99m}Tc-MDP全身骨显像:L_4、L_5椎体见斑片状骨显像剂浓聚,右侧股骨下端及右胫腓骨上端见斑片状骨显像剂浓聚影。B~J. 局部断层融合图:右膝关节周围软组织肿胀,右膝关节内侧见梭性软组织肿块影,边界欠清,密度均匀,最大层面大小约5.7cm×2.6cm,邻近骨质未见确切骨质破坏征象,右膝关节少量积液。K. "弹丸"式注射显像剂后行三时相骨扫描,血流相:可见双侧下肢大血管显影,右下肢大血管显影增强,右侧大腿下段可见局部血流灌注升高;血池相:右侧大腿下段可见局灶血容量增强,病灶及周围软组织显像剂摄取较对侧相应部位高

病例五:患者男,49 岁,4 个月前无明显诱因出现间断性腰部疼痛,2 周前,患者感到腰痛逐渐加重,为持续性钝痛,劳累或弯腰时加重,平卧休息时减轻,伴行走困难。查体:患者抬入病房,痛苦面容,被动体位,脊柱外观未见明显后凸及侧弯畸形。腰背部前屈、后伸、旋转活动明显受限,叩压痛明显,VAS 评分为 8 分。各关键肌肌力 4~5 级,病理征阴性。诊断:多发性骨髓瘤。显像图见图 2-5-17。

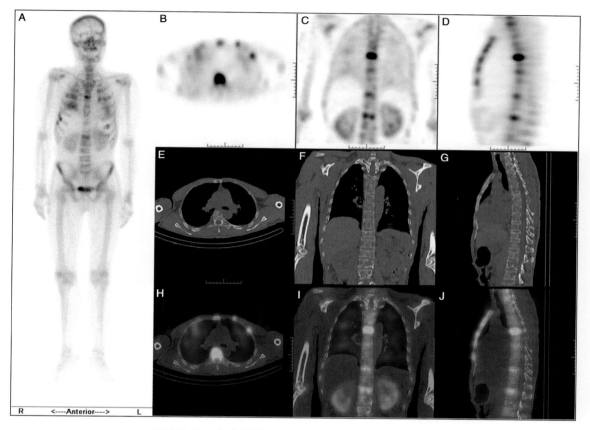

图 2-5-17　多发性骨髓瘤的骨显像和局部断层融合图
A. ^{99m}Tc-MDP 全身骨显像:全身骨骼多发骨质破坏伴骨代谢增高;B~J. 局部断层融合图:颈胸腰椎体及附件、双侧肋骨、双侧肩胛骨、双侧锁骨及胸骨见多发虫蚀状骨质破坏,部分椎体、肋骨有不均匀显像剂浓聚;双肺显像剂摄取增高

病例六:患者女,61 岁,10 年前无明显诱因出现右大腿隐痛,药物(具体不详)治疗后,自觉症状缓解。5 年前,大腿出现牵涉痛,未予重视。1 个月前,上述症状加重,患者站立时自觉右腿乏力,不能承重,行走时疼痛。查体:右侧腹股沟下方及大腿根部可触及肿大包块,边界欠清,无明显触痛。双侧腹股沟可触及肿大淋巴结,右侧 3 个,大小约 1.0cm×1.5cm,左侧 1 个,大小约 1.0cm×1.0cm,质地较韧,无触痛,活动度可。关节活动度及下肢远端血运无明显异常。诊断:多发性骨髓瘤 IgGλ 型 Ⅰ 期 A 组。显像图见图 2-5-18。

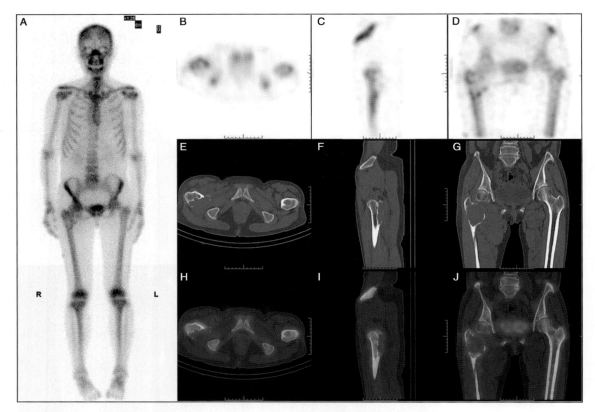

图 2-5-18 多发性骨髓瘤的骨显像和局部断层融合图

A. ^{99m}Tc-MDP 全身骨显像:右侧股骨上段较对侧明显增粗,显像剂分布较对侧稍浓聚且不均匀,其内见显像剂分布稀释区;B~J. 局部断层融合图:右股骨上段骨质膨胀性破坏,其内充填软组织密度影

第六节 其他骨肿瘤与肿瘤样疾病

一、单纯性骨囊肿

(一)概况

单纯性骨囊肿也称单房性骨囊肿,是一种原因不明的肿瘤样病变,约占所有原发性骨病变的3%,是一种常见的骨疾患。单纯性骨囊肿的表现更倾向于反应性或发育性,而非真正的肿瘤。此病多发于 20 岁以前,多发生于儿童或青少年,男性较女性常见。好发于四肢长管状骨,以肱骨上段、股骨上段干骺端处多见,尤其是年龄低于 17 岁。在较年长的患者中,跟骨、距骨和髂骨的骨囊肿的发生率明显增高。病变若发生于干骺端的松质骨内,随着年龄的增长,病变逐渐向骨干中段移位。骨囊肿病变范围可大可小,大者可达肱骨的 2/3 以上,小者直径为 1~2cm。骨囊肿极易发生病理性骨折。

(二)影像的病理基础及分子机制

组织学上,单纯性骨囊肿是一种除外性诊断。手术刮除术几乎无实性组织,但囊腔壁可示纤维组织残留或扁平单层细胞内衬,囊液内碱性磷酸酶水平增高。

(三)临床表现

常见的临床症状有疼痛、肿胀或邻近关节僵硬。此病常因病理性骨折而发现。

(四)骨显像、SPECT/CT

单纯性骨囊肿在 ^{99m}Tc-MDP SPECT 上显示为显像剂分布冷区,偶可见边缘环形显像剂摄取增高,如果合并病理性骨折,则在^{99m}Tc-MDP SPECT上表现为显像剂摄取增高。单纯性骨囊肿在CT图像上呈均匀一致的低密度影,CT值与水相近。

（五）鉴别诊断

与动脉瘤样骨囊肿鉴别:单纯性骨囊肿表现为透光性、中心性、边界清晰的病变,伴硬化边,无骨膜反应,动脉瘤样骨囊肿可见一定程度的骨膜反应。若单纯性骨囊肿并发病理性骨折时,可有骨膜反应。

（六）与其他检查方法比较

单纯性骨囊肿在MR影像上,T_1WI呈低至中等信号,T_2WI上呈均匀的高信号。X线与CT检查即可确诊,MR不作为首选。

（七）典型病例

患者男,14岁。主诉:左侧肱骨骨折2天。入院前2天,患者因不慎跌倒致左侧肱骨骨折,遂住院治疗,行左上肢X线检查发现左侧肱骨占位。显像图见图2-6-1。

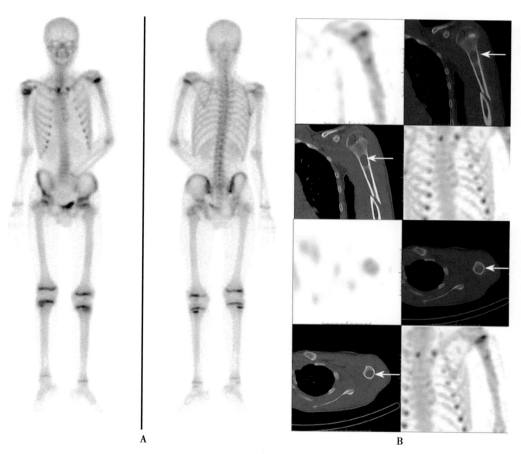

图2-6-1　单纯性骨囊肿骨显像和SPECT/CT图像

A. ^{99m}Tc-MDP全身骨显像:左肱骨放射性冷区,边缘环形显像剂摄取。B. SPECT/CT:左肱骨放射性冷区,边缘环形显像剂摄取,放射性冷区呈均匀一致的低密度影(箭头)。诊断为左肱骨单纯性骨囊肿

二、动脉瘤样骨囊肿

（一）概况

动脉瘤样骨囊肿是一种原因不明的骨疾患,普遍认为静脉阻塞或动静脉瘘相关性局部血流动力学改变起了重要作用,部分学者认为可能是创伤或肿瘤导致的异常血管化过程的结果。20岁以下多见,主要发生于儿童。好发部位为长骨干骺端,但有时也可发生于长骨骨干,以及扁骨如肩胛骨或骨盆,甚

至可以是椎骨。病变呈囊状膨胀性骨缺损,其内充满液体。破坏后的骨皮质很薄,四肢骨及脊柱的病变常需与巨细胞瘤鉴别。

（二）影像的病理基础及分子机制

动脉瘤样骨囊肿病灶呈球状膨胀性生长,表面被覆骨膜,其下有薄层骨壳,肿瘤由大小不等的血性囊腔构成,囊腔间隔薄,灰白色。瘤组织附于囊壁,厚薄不一,严重膨胀时突入周围软组织,但其外缘仍有薄层反应性骨壳。动脉瘤样骨囊肿可继发于其他骨肿瘤,如骨巨细胞瘤、骨肉瘤、纤维结构不良等。

（三）临床表现

此病临床病程缓慢,长期局部疼痛,有时病灶发展迅速,引起患者骨膨胀和骨质破坏,可有压痛和局部肿胀,或功能障碍。位于椎体时可压迫脊髓和神经根,引起肌肉痉挛、麻痹。动脉瘤样骨囊肿虽为良性病变,但如不治疗,骨组织广泛破坏,可出现病理性骨折。

（四）骨显像、SPECT/CT

^{99m}Tc-MDP SPECT 骨显像对动脉瘤样骨囊肿的诊断有所帮助,因其反映了病变的血管本质。动脉瘤样骨囊肿在骨显像上显示为外周环状的显像剂摄取增高,如果合并病理性骨折,则在^{99m}Tc-MDP SPECT 上表现为显像剂摄取增高(图 2-6-2)。骨显像表现形式以及显像剂摄取增高的程度与病灶的组织病理学特征、囊内所含液体的数量和类型相关。

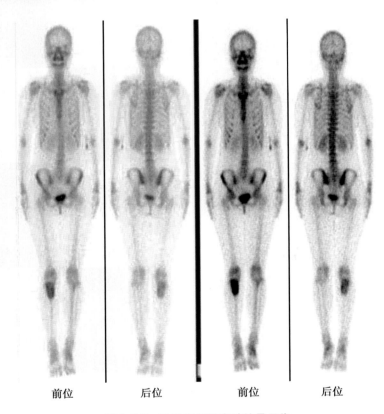

前位　　　　后位　　　　前位　　　　后位

图 2-6-2　动脉瘤样骨囊肿的骨显像

患者男,22 岁,右下肢疼痛 3 个月。^{99m}Tc-MDP 全身骨显像、SPECT 示:
右胫骨上端放射性异常浓聚,其余部位未见异常显像剂浓聚影。诊断
为右胫骨上端动脉瘤样骨囊肿

（五）PET/CT

^{18}F-FDG PET 显像上,SUV_{max} 通常轻度增高,溶骨期与膨胀期可出现较大幅度上升(图 2-6-3)。

（六）鉴别诊断

单纯性骨囊肿:动脉瘤样骨囊肿为偏心性、膨胀性病变,总是伴有一定程度的骨膜反应,常为实性层

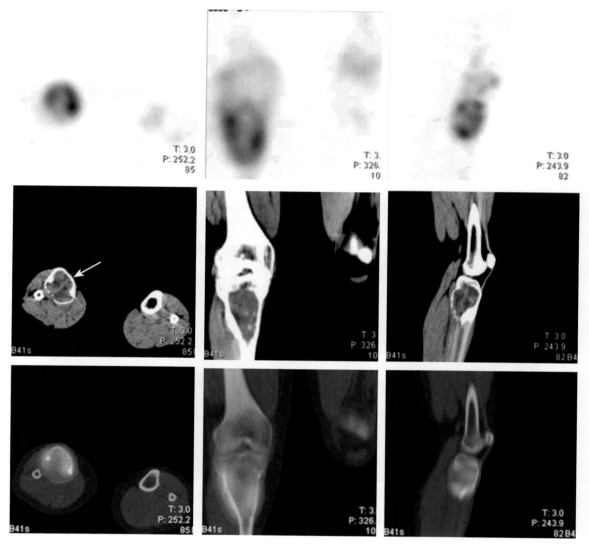

图 2-6-3　动脉瘤样骨囊肿的 PET/CT 显像

患者男,17 岁,腰部疼痛半年余。[18]F-FDG PET/CT 显像示:骶骨放射性异常浓聚,CT 可见溶骨性骨质破坏,外层可见反应性骨壳(箭头)。诊断为骶骨动脉瘤样骨囊肿

状或实性骨垛;而单纯性骨肿瘤为中心性发病,几乎无膨胀,并仅在发生病理性骨折时出现骨膜反应。

软骨黏液样纤维瘤:两者在放射影像学上几乎相似,但 CT 与 MR 上所见液-液平面为动脉瘤样骨囊肿特征性表现。

骨巨细胞瘤:骨巨细胞瘤通常不伴骨膜反应,且极少有反应性硬化区。

(七)　与其他检查方法比较

动脉瘤样骨囊肿在 X 线平片上表现为骨偏心性多囊性膨胀,伴骨膜反应形成的骨垛或薄骨壳。X 线平片即可诊断,CT 与 MR 以及骨显像可对诊断提供进一步帮助,提供更多信息。CT 有助于明确骨皮质的完整性,显示病灶内骨崤,也可显示液-液平面。MR 表现更具特征性,其表现包括边界清晰,常伴分叶状边缘,多发囊腔伴液-液平面,病变内多发分隔,以及病变周围完整的低信号边缘,通常可以对动脉瘤样骨囊肿做出特异性诊断。

(八)　典型病例

患者男,22 岁。主诉:右下肢疼痛 3 个月。入院前 3 个月,患者无明显诱因出现右下肢疼痛,疼痛呈间歇性胀痛,伴局部软组织肿胀,有轻度压痛。显像见图 2-6-4。

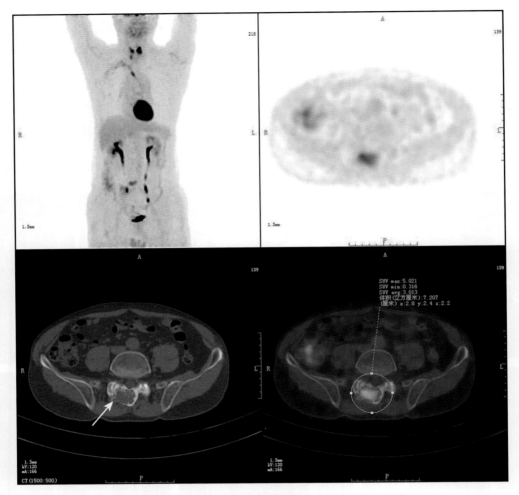

图 2-6-4　动脉瘤样骨囊肿的骨显像和 SPECT/CT 图像

^{99m}Tc-MDP 全身骨显像、SPECT/CT 示，右胫骨上端外周环状的显像剂摄取增高（箭头），病灶呈囊性改变，其内可见骨嵴。诊断为右胫骨上端动脉瘤样骨囊肿

三、低磷骨软化症

（一）概况

低磷骨软化症（hypophosphatemic osteomalacia，HO）是由低磷血症和血清维生素 D_3 水平下降造成，以骨骼矿化障碍、骨软化或佝偻病为主要特征的一组疾病，好发于成年人，偶发于青少年。临床上有 3 种类型：X-连锁显性低磷软骨病（X-chain of low blood phosphorus rickets，XLH）、常染色体显性遗传低磷骨软骨病（autosomal dominant hereditary low phosphorus rickets，ADHR）、肿瘤相关性低磷骨软化病（tumor induced osteomalacia，TIO）。TIO 是一种罕见的副肿瘤综合征，是生长抑素受体（SSTR）阳性肿瘤引起的，肿瘤大多为良性，大部分来源于多功能原始间叶细胞，最常见为血管瘤或血管内皮瘤，其次为纤维瘤、纤维肉瘤，该类肿瘤能产生导致肾脏排磷增加的磷蛋白。手术切除肿瘤是唯一有效的治疗方法，准确定位肿瘤是手术治疗的关键。

（二）影像的病理基础及分子机制

肾脏排磷增加导致血磷降低、骨矿化障碍是造成低血磷性骨软化症的主要原因。TIO 的发病机制尚未完全明确，目前认为与成纤维细胞生长因子-23（FGF-23）在肿瘤组织中过度释放有关。FGF-23 在 TIO 肿瘤上过度表达，主要通过调节近端肾小管钠-磷共转运蛋白 Ⅱ a 及影响 1-α 羟化酶的活性而参与肾脏磷酸盐代谢过程。

（三）临床表现

低血磷性骨软化症的临床首发症状为广泛骨痛、肌无力及步态异常，严重者可出现牙齿脱落、身高变矮，骨密度明显降低，骨小梁模糊，骨盆和椎体变形，多处自发骨折（尤以四肢及脊柱为主）、骨骼畸形。生化特点为低血磷、高尿磷，碱性磷酸酶升高，血 $1,25(OH)_2D_3$ 水平降低或正常，血钙及甲状旁腺激素水平基本正常。

（四）骨显像、SPECT/CT

^{99m}Tc-MDP SPECT 骨显像是诊断低磷骨软化症的一种敏感的影像学诊断方法，但是其影像学表现不具有特异性。全身骨显像显示出代谢性骨病的影像学特点，病变主要累及颅骨、长骨干骺端（关节）、肋骨等，部分患者可出现串珠肋表现，去除病因后病变呈现可逆性的特点。由于骨软化症出现的时间不同，部分患者可能仅表现为负重关节的显像剂摄取对称性增加和/或合并其他部位一处或多处局限性显像剂摄取增加，骨显像所显示的病变范围与患者临床表现的骨痛范围基本一致。

（五）PET/CT

^{18}F-NaF PET/CT 是核医学科检查方式之一，与 ^{99m}Tc-MDP SPECT 骨显像相比，^{18}F-NaF PET/CT 是一种对骨骼系统疾病诊断更敏感的检查方式，可以更灵敏、全面的探测假骨折部位，对肿瘤致病灶的诊断有一定帮助。生长抑素受体显像是目前寻找 TIO 肿瘤致病灶最敏感且最准确的检查方法。^{68}Ga 标记生长抑素受体显像[^{68}Ga-DOTATATE（^{68}Ga-1,4,7,10-四氮杂十二烷-N,N,N,N-四乙酸-D-苯丙氨酸 1-酪氨酸 3-苏氨酸-8-奥曲肽）、^{68}Ga-DOTANOC（^{68}Ga-1,4,7,10-四氮杂环十二烷-1,4,7,10-四乙酸-1-萘丙氨酸 3-奥曲肽）、^{68}Ga-DOTATOC（^{68}Ga-1,4,7,10-四氮杂环十二烷-1,4,7,10-四乙酸-奥曲肽）]在寻找 TIO 的致病灶中有较高的敏感性和特异性，明显优于 ^{99m}Tc-HYNIC-TOC（^{99}Tc-联肼尼克酰胺-酪氨酸 3-奥曲肽）SPECT，亦优于 ^{18}F-FDG-PET/CT。

（六）鉴别诊断

与骨质疏松鉴别：低磷性骨软化症表现为骨小梁及骨皮质模糊不清，呈绒毛状，骨骼可弯曲变形，常见假骨折线（Looser 氏带）形成，合并真正骨折相对少见，严重骨质软化者亦可出现真性骨折。骨质疏松表现为骨密度普遍性减低，骨小梁稀少、变细，骨皮质变薄，但边缘清晰，病理性骨折多见，但少有骨骼畸形，无假骨折线；在 CT 横断面图像上，这种纵向走行、稀疏、增粗的骨小梁，呈散在点状高密度影，称之为满天星征；如果出现压缩性骨折，多表现为椎体呈楔状变形或普遍变扁。

（七）与其他检查方法比较

假骨折线是诊断骨软化症的特征性影像学表现，其 X 线检查表现为 2~5mm 宽透亮线，透亮线边缘伴硬化，走行与骨干长轴垂直或斜行，可完全或不完全跨越骨干，以对称和多发为特征，常见于耻骨支、股骨颈内侧缘、股骨干内侧缘、股骨小粗隆、肩胛骨腋缘、肋骨等处。局部薄层 CT 表现为线状低密度影完全穿透骨质，周围有骨质硬化，邻近软组织无肿胀。骨内 TIO 肿瘤 CT 多表现为偏心性的溶骨性改变，边缘未见明显硬化边，一侧骨皮质膨胀受压变薄或完全破坏。MR 上 T_1WI 为低信号，T_2WI 抑脂像为高低混杂信号或低信号。临床对于定位困难又高度怀疑 TIO 的患者，可行 ^{68}Ga-DOTATATE PET/CT 扫描，既能发现肿瘤做出定位，又可以定性。在致病瘤定位、定性后，术前再行 CT 和 MR 检查可以更清晰显示病变，但是 CT 和 MR 不适于用来寻找致病瘤。总结，可用核素扫描或 PET/CT 寻源、定位、定性，用 CT 和/或 MR 观察病灶细节。

四、典型病例

病例一：患者女，51 岁，3 个月前无明显诱因出现左侧股骨上段疼痛，为持续性隐痛，针灸治疗后症状无缓解。查体：双下肢无缩短及大腿肌肉萎缩，髋关节局部无压痛，左右髋关节活动无受限，患肢远端感觉及血供可。诊断：左股骨上段单纯性骨囊肿。显像见图 2-6-5。

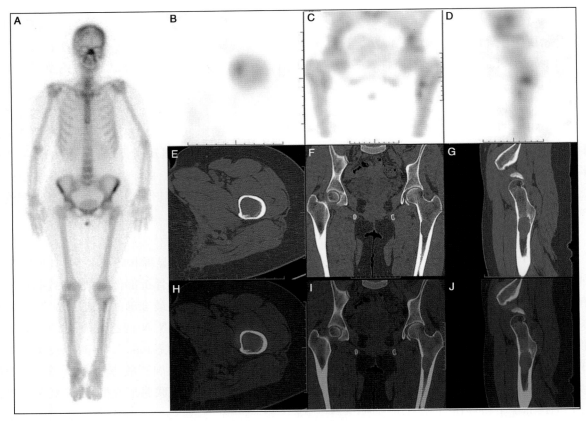

图 2-6-5 单纯性骨囊肿的骨显像和局部断层融合图

A. ^{99m}Tc-MDP 全身骨显像:左侧股骨上段破坏区边缘骨质显像剂摄取增高;B~J. 局部断层融合图:左侧股骨上段髓腔内见椭圆形囊状骨质破坏,骨皮质变薄,大小约 3.8cm×1.8cm×2.0cm,边界较清,边缘局部硬化,破坏区可见软组织密度影,破坏区边缘骨质显像剂摄取增高

　　病例二:患者女,70 岁,10 年前发现左侧髂部实质性包块,伴左下肢胀痛,不伴压痛和左下肢放射痛,无跛行。查体:患者左侧髂骨可扪及鸡蛋大小深在实质性包块,边界不清,无压痛。诊断:左髂后上棘动脉瘤样骨囊肿。显像见图 2-6-6。

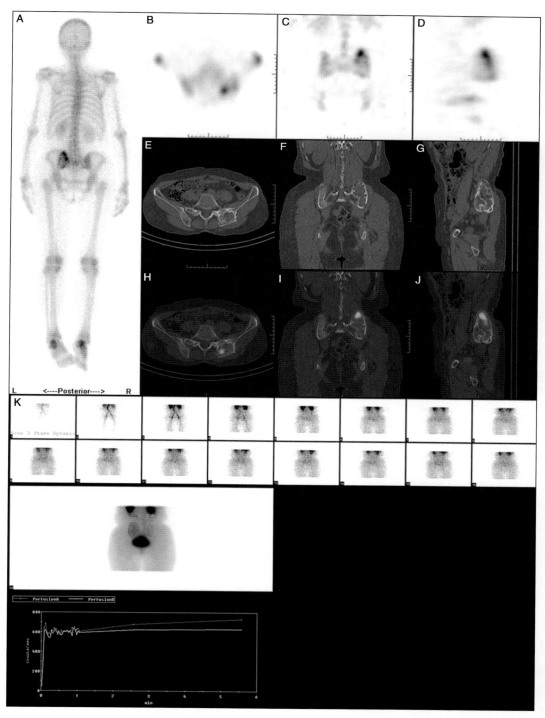

图 2-6-6 动脉瘤样骨囊肿的骨显像和局部断层融合图

A. ^{99m}Tc-MDP 全身骨显像:左侧髂骨见片状显像剂摄取异常,呈"炸面圈"样。B~J. 局部断层融合图:左侧髂骨体见囊状低密度影,边界清晰,其内少许点状、斑片状高密度影,边缘骨质增生硬化,病灶中心显像剂分布缺损,周围环状显像剂摄取增高;邻近髂骨翼局部骨质缺损。K."弹丸"式注射显像剂后行三时相骨扫描,血流相:腹部大血管显影,双侧骶髂关节未见局部血流灌注升高;血池相:左侧骶髂关节区可见局灶血容量稍增强,病灶及周围软组织显像剂摄取较对侧相应部位稍高

病例三:男,48岁,全身疼痛5年余,双侧髋关节为著,后天性低磷血症,多年没有诊断清楚,最后行⁶⁸Ga-DOTATATE PET/CT检查,诊断为低磷性骨软化症。显像见图2-6-7。

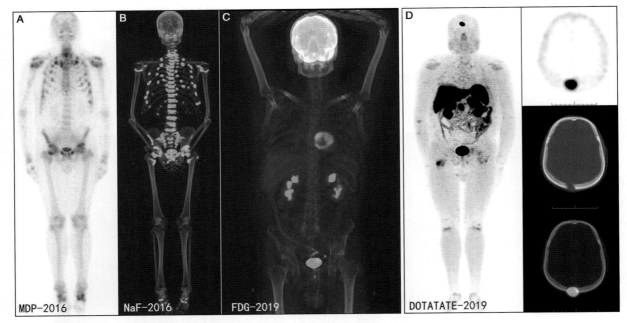

图2-6-7 低磷骨软化症的骨显像及生长抑素受体显像

A.⁹⁹ᵐTc-MDP全身骨显像:双侧多支肋骨骨折,骨显像剂浓聚;B.¹⁸F-NaF PET/CT:右侧顶骨后方、C_7棘突溶骨性骨质破坏,双侧多支肋骨骨折,骨代谢增高;C.¹⁸F-FDG PET/CT:右侧顶骨及C_7棘突骨质破坏,糖代谢稍增高;D.⁶⁸Ga-DOTATATE:右侧顶骨骨质破坏伴SSTR表达增高;C_7棘突骨质破坏,SSTR未见增高;双侧多支肋骨,右侧髂骨翼、双侧耻骨及双侧股骨颈多发骨折。诊断为:低磷骨软化症。顶骨病灶手术切除后,症状好转

临床上全身疼痛,多发骨折表现,应该行⁶⁸Ga-DOTATATE PET/CT检查,明确是否是肿瘤致低磷骨软化症。⁶⁸Ga-奥曲肽显像对肿瘤致低磷骨软化症诊断的敏感度、特异度接近100%,是一种TIO特异性靶向分子诊断方法。⁶⁸Ga-奥曲肽显像可以早期诊断低磷骨软化症,患者能够得到早期治疗,明显改善预后。

第七节 转移性骨肿瘤

一、转移性骨肿瘤的病理生理基础

恶性肿瘤的侵袭性通常表示恶性肿瘤细胞从原发肿瘤逃逸到远处组织的能力。肿瘤骨转移往往是一个预后差的因素,一旦骨转移存在则肿瘤通常是不可治愈的。例如,骨转移的乳腺癌患者5年生存率约20%(美国癌症协会2010)。骨是继肝、肺后实体瘤转移性疾病的第三个最常见的部位。乳腺癌、前列腺癌、肺癌、肾细胞癌,这四种恶性肿瘤发生的骨转移占所有疾病的80%。乳腺癌与前列腺癌发生骨转移性疾病的概率最高(60%~70%),其次是肺、肾和甲状腺的肿瘤,转移率介于30%~40%。

肿瘤细胞可以破坏骨代谢与骨形成及骨溶解之间正常骨重塑的微平衡模式。如果过程更趋于骨溶解,骨结构完整性可能被损害,导致病理性骨折。除了骨折、疼痛和残疾,代谢和血液并发症可能对于患者和他们的照顾者也是一个大问题。相关的并发症包括疼痛、病理性骨折、高钙血症以及脊髓和神经根压迫。早期发现骨转移可以降低发病率和死亡率,例如,通过适当的化疗和早期骨科固定术前发生的病理性骨折。核素成像在寻找转移灶以及评估治疗疗效中起到了重要的作用。

骨转移的发生多通过直接侵犯和血行扩散。直接传播较罕见，多见于口咽癌面部骨转移，乳腺癌、肺或食管癌的胸骨转移。骨由皮质、骨小梁(松质骨)和骨髓组成。骨髓的血供丰富，特别是红骨髓(成人骨盆，脊柱和近端长骨)，容易与血流中的肿瘤细胞或因子结合。此外，一旦转移细胞出现，它们分泌的物质，促进肿瘤的生长，有时增加破骨细胞活性。骨转移往往分为成骨(骨形成，硬化)和溶骨(骨破坏)两类。骨硬化也可作为溶解性病变愈合的结果。骨破坏的发生主要是由于破骨细胞的活化而不是由于肿瘤细胞本身。肿瘤坏死因子被认为是多发性骨转移瘤的关键。值得注意的是，恶性肿瘤患者的局灶性骨病变并不一定意味着转移。有多种非恶性疾病，包括骨岛、纤维结构不良、骨瘤和骨斑点症表现为硬化病变。

二、转移性骨肿瘤的核医学成像

肿瘤骨转移的患者预后往往比没有发生转移的患者差，因此肿瘤的分期以及全身骨评估显得相当重要。由于高敏感性，骨显像在显示转移性骨肿瘤的病灶大小以及全身范围、程度扮演了不可或缺的重要角色。发现转移对临床决策很重要，这关系到患者的生存质量。对已知存在肿瘤骨转移的患者行连续的骨显像判断骨转移的情况，对临床治疗方案的制订很有帮助。

对于溶骨性损伤，放射学检查要在局部脱矿 30%~50% 时才会显示，但骨显像可以更早地诊断。对于有肿瘤病史的放射学检查在骨骼系统上假阴性率高达 50%，但常规肿瘤骨显像的假阴性率约低至 2%。一些肿瘤在骨显像上比其他肿瘤更容易出现假阴性，这包括一些高侵袭性的未分化癌、网状细胞瘤、肾细胞癌、甲状腺癌、组织细胞增生症、神经母细胞瘤以及多发性骨髓瘤等。如果多发性骨髓瘤在骨显像中表现为显像剂摄取增高，可能是合并了病理性骨折或者是即将发生骨折。如果骨显像无法确认骨骼上的病灶，选择 CT 或者 MR 骨骼系统的检查可以提供更多的信息，共同分析。

80% 有肿瘤病史并且骨痛症状者通过骨显像证实骨转移。30%~50% 的患者即使有骨转移(尤其是乳腺癌、肺癌及前列腺癌)，也没有骨痛等症状，所以通过常规的骨显像检查发现骨转移是很好的途径。但另有一些发生骨转移率低的肿瘤，如结肠癌、宫颈癌、子宫肿瘤、头颈部的肿瘤，在没有症状的情况下接受骨显像显得并不符合成本效益。

虽然大部分的骨转移瘤是多发的并且容易识别，但也存在难以鉴别的情况。如果是一个单发病灶表现为显像剂摄取增高，那么诊断骨转移瘤的假阳性率就比较高。只有 15%~20% 的患者被证实是单发性的骨转移瘤，其中大部分发生在脊柱。其他部位的单病灶显像剂摄取增高可能继发于良性病变，特别是肋骨上的病灶，仅有 10% 可能是转移。有一个部位例外，胸骨上的显像剂摄取增高的单病灶，80% 可由乳腺癌转移而来。如果两根连续的肋骨同时出现显像剂摄取增高，多半由于外伤所致。有明确肿瘤病史的骨显像发现显像剂摄取增高的单病灶，但放射学上没有异常，此时有必要进一步检查以除外转移。

当不连续的肋骨出现多个显像剂摄取增高的病灶，尤其是当这些病灶沿肋骨走形呈线状时，骨转移的可能性很大。乳腺癌和前列腺癌发生骨转移的随访接受骨显像时，诊断应当小心。在化疗的前 3 个月内，既往诊断骨转移的病灶再次出现显像剂摄取增高称为"闪烁显像"，这往往表示预后较好。如果不结合病史，"闪烁显像"可能被当做新病灶或者既往病灶进展而使结果呈假阳性。若治疗结束 6 个月或更久，骨骼病灶有异常显像剂摄取增高，提示病情进展。

全身骨骼呈均匀、对称性的异常显像剂浓聚，骨骼显像非常清晰，肾脏、膀胱及软组织无或仅极少显像剂分布的显像称为"超级骨显像"。"超级骨显像"常见于前列腺癌、乳腺癌以及淋巴瘤。因为全身骨骼，尤其是中轴骨显像剂摄取普遍性增高，这种现象可能会因为亮度等原因误认为正常，并且需要和其他引起骨骼普遍摄取增高的疾病相鉴别，如甲状旁腺功能亢进、Paget 病及其他代谢性疾病、慢性贫血等。

部分接受化疗的患者会出现骨髓抑制，此类患者治疗中通常会使用粒细胞-巨噬细胞集落刺激因子。接受了这种治疗的患者可能引起骨髓反应性增生，骨髓血供增加，大关节在骨显像可能呈对称性增高，膝关节尤为明显。

在寻找骨转移病灶时,不仅要关注显像剂摄取增高的病灶,同时也要寻找摄取减低的冷区,冷区更加不容易被辨认。关注冷区,对提高骨显像诊断肿瘤骨转移诊断率很有帮助。这种情况常常发生于转移性骨肿瘤进展迅速的时候。当多个连续的骨骼出现显像剂摄取减低时,应与其他病变鉴别,如放疗后改变、梗死(尤其是镰刀型细胞贫血患者)以及缺血型坏死时。骨折与骨无菌性坏死的愈合期,骨显像可呈显像剂摄取增高。

三、常见转移性骨肿瘤的核医学表现

(一) 肺癌骨转移

肺癌是亲骨性肿瘤,易发生骨转移,发生率为 20%~40%,骨转移一旦发生,患者的中位生存期仅3~6 个月。尽早正确评价肿瘤骨转移情况对肿瘤分期及选择治疗方案和预后评估至关重要。肺癌骨转移的病理类型中以小细胞未分化癌最多见,可见溶骨性破坏,或者成骨性转移。主要病理改变与肺癌发生骨转移后的破坏程度、范围以及速度有关。病情进展缓慢可见成骨样变,病情进展快则以溶骨性破坏为主。骨破坏转移部位最多见于脊柱、肋骨,其次为盆腔骨、胸骨、股骨和肱骨近段及颅骨,肘膝以下少见。

转移性骨肿瘤的 X 线检查所见分为溶骨性、成骨性及混合性三种。前者最多,形成虫蚀样、穿凿样骨质缺损,界限不清楚,边缘不规则,周围无硬化。溶骨性破坏可一骨一灶、一骨多灶和多骨多灶。溶骨区内可见残留骨小梁、残余骨皮质,无骨膜反应。少数病例有皮质膨胀。骨转移癌多数没有软组织阴影。成骨性破坏呈斑点状、片状致密度增高,甚至为象牙质样,骨小梁紊乱、增厚、粗糙,受累骨体积可增大。混合性骨转移兼有成骨和溶骨两种表现。CT、MR 可清楚显示病灶大小范围和与周围组织器官的关系。虽然 CT 及 MR 对骨及周围组织可清楚显示,但常只能显示某一个局部。

骨核素扫描是用于判断肺癌骨转移的常规检查(原发性肺癌诊疗规范,2015 年版和 2018 年版)。^{99m}Tc-MDP SPECT 检查可一次检测全身骨,且比 CT、X 线及 MR 检查提早 3~6 个月发现骨转移,是诊断肺癌全身骨转移的首选方法。SPECT 检查对骨转移诊断非常重要,不容易漏诊。它可早期发现病灶,但必须除外假阳性,同时可以描绘病灶大小、指导手术、计划切除范围;放疗过的骨可表现为放射性核素显影减低区。

不同的病理类型肺癌骨显像阳性率不同,腺癌与鳞癌较高,未分化癌较低。这是因为不同病理类型肺癌的转移途径不同,鳞癌以直接浸润或蔓延及气道内种植、淋巴结转移为主;腺癌多数可经体静脉、门静脉、肺静脉等血行转移。因此,临床上肺腺癌最容易产生骨转移。在 ^{99m}Tc-MDP SPECT 上,肺癌骨转移的形态常表现为圆形或类圆形、串珠或长条状、斑片状等,其中圆形或类圆形最多见,串珠及长条状次之,斑片状最少。圆形或类圆形、串珠及长条状常见于肋骨、长骨,斑片状多见于肩胛骨、骶髂关节及颅骨(图 2-7-1)。

按照病灶多寡分为单发病灶与多发病灶。单发浓聚灶常出现于肋骨、椎骨及四肢长骨,患者局部常有压痛,而 X 线检查为阴性。肺癌骨转移呈单发孤立病灶者较少见,有报道约为 10%~28.4%,但易误诊,尤其是孤立的肋骨病灶,假阳性率较高。此时,SPECT 的同机 CT 融合显得尤为重要,通过 CT 图像的补充,可以较好地与退行性关节炎、外伤、手术创伤等在 SPECT 上显示为阳性的良性病变鉴别。SPECT/CT 与 SPECT 相比,减低了假阳性率,提高了特异性。多发性浓聚灶表现为脊柱、肋骨、骨盆、颅骨、四肢骨等多处出现异常显像剂浓聚灶,当脊柱出现多发浓聚灶时,四肢骨显像常极淡(图 2-7-2)。多发病灶较单发病灶更容易诊断,但也需结合病史及同机融合 CT 排除可能出现全身多病灶的其他骨病变,如全身骨多处累及的淋巴瘤、代谢性骨病等。

^{18}F-NaF 是一种正电子示踪剂,患者注射后在 PET 上显像,^{18}F-NaF 与 ^{99m}Tc-MDP 类似,即依靠局部的血流和骨骼的成骨性反应,主要沉积于骨转换活跃的部位,在骨表面与骨骼羟基磷灰石晶体的羟基进行交换形成牢固的氟磷灰石。^{18}F-NaF 的优点是不与血浆蛋白结合,注射后数十分钟即达到很高的骨骼与本底的对比。与传统单光子骨显像剂 ^{99m}Tc-MDP 相比有更好的靶/非靶比值,更快的血浆清除率。正常骨 ^{18}F-NaF 的摄取为正常膦酸盐的 2 倍左右,而病变骨对 ^{18}F-NaF 摄取可达正常骨骼的 3~10 倍。且

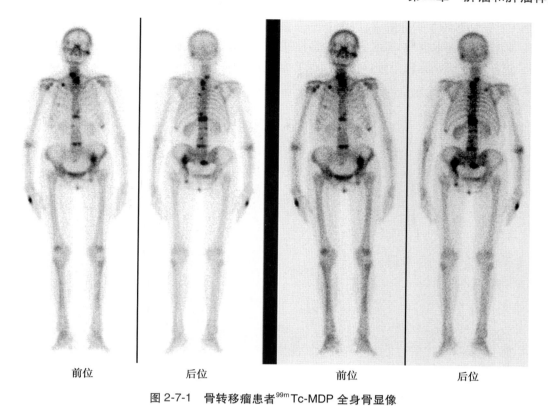

前位　　　　　　后位　　　　　　前位　　　　　　后位

图 2-7-1　骨转移瘤患者 99mTc-MDP 全身骨显像

患者女,74 岁,肺腺癌术后。99mTc-MDP 全身骨显像显示颅骨、脊柱、肋骨及左侧髂骨、坐骨多处异常显像剂浓聚,诊断为骨转移瘤

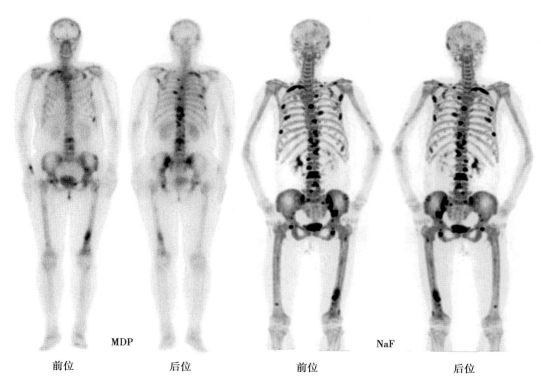

MDP　　　　　　　　　　　　　　　NaF

前位　　　　　　后位　　　　　　前位　　　　　　后位

图 2-7-2　骨转移瘤患者 99mTc-MDP 全身骨显像和 18F-NaF PET/CT 显像

患者女,44 岁,肺癌。99mTc-MDP 全身骨显像(左)、18F-NaF PET/CT 显像(右)见多个脊椎、双侧多支肋骨、骨盆组成骨、左侧肩胛骨、左侧股骨多发显像剂浓聚灶,诊断为骨转移瘤

PET 较 SPECT 有更高的空间分辨率,因此对于早期的、轻微的骨转移病灶,^{18}F-NaF PET 能够更好地检出。然而一些良性病变也因^{18}F-NaF 高摄取而在 PET 表现为高浓聚灶,故需要结合 CT 和其他影像检查进行分析。近年来逐渐在临床上推广的 PET/CT 实现功能显像和解剖图像的融合,使诊断准确率明显提高(图 2-7-3)。

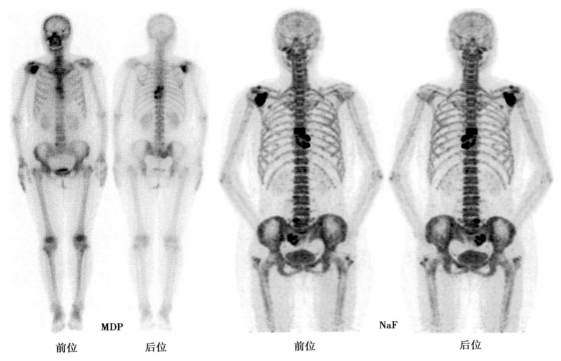

MDP 　　　　　　　　　　　　　　　　　　　　**NaF**

前位　　　　　　　　后位　　　　　　　　　前位　　　　　　　　后位

图 2-7-3　骨转移瘤患者^{99m}Tc-MDP 全身骨显像和^{18}F-NaF PET/CT 显像

患者女,65 岁,肺癌。^{99m}Tc-MDP 全身骨显像(左)、^{18}F-NaF PET/CT 显像(右)见右侧锁骨肩峰端、右侧肩胛骨、T$_{7\sim8}$ 椎体及附件、L$_5$ 椎体多发显像剂浓聚灶,诊断为骨转移瘤

（二）乳腺癌骨转移

乳腺癌是骨转移的常见原发肿瘤,尤其是侵袭性乳腺癌,常伴有骨转移。早期发现并治疗骨转移显得尤为重要。

骨显像是最早的核医学成像方法之一,也是经典的核医学成像方法之一。^{99m}Tc-MDP SPECT/CT 广泛用于乳腺癌骨转移的诊断及疗效评估。溶骨性转移在乳腺癌中占主导地位,但通常与之伴随有成骨细胞反应,使其能够在骨显像仪上被显现。然而,侵袭性溶骨病灶可能不会产生成骨细胞反应,导致假阴性结果。但如果这种病灶足够大,在骨显像上可能会出现正常组织周围的显像剂摄取增高的边缘或光晕摄取征象。弥漫性骨髓受累可能导致"超级显像"现象(图 2-7-4)。

SPECT 成像能判断成骨细胞活动的焦点区域,但需要结合 CT 或其他放射学检查排除其他非恶性原因以减少假阳性显像结果。在国外一些研究中,SPECT 显像假阳性率可为 1.6% 到高达 70%。造成假阳性率这种巨大差异主要是由于不同的研究对象以及不同的疾病阶段,因此没有可比性。不同的扫描技术和设备、不同的参考标准及其验证偏差、不同阈值设置都可能导致骨显像的诊断性能的明显不同。根据经验,注意细节可以减少假阳性结果,包括临床病史的回顾结合其他检查,对比以前的检查结果评估病变的变化。假阳性结果的原因包括退行性关节病变、创伤和原发性骨疾病,如 Paget 病、纤维性发育不良或骨样骨瘤。乳房切除术后,由于衰减较低,常见乳房切除侧肋骨摄取增加,这是正常的生理现象。应注意既往放射治疗史以及治疗部位,因为这可能导致相对应肋骨或胸骨病灶区域的骨坏死性骨折或放射性骨炎。

在乳腺癌的骨显像中,多发的异常成骨活动病灶很可能提示转移,但判断孤立病变的性质比较困

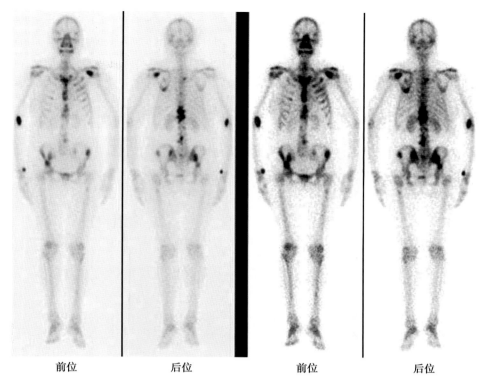

前位　　　后位　　　前位　　　后位

图 2-7-4　乳腺癌广泛骨转移患者^{99m}Tc-MDP 全身骨显像

患者女,38 岁,乳腺癌术后 4 年。^{99m}Tc-MDP 全身骨显像示全身骨多处显像剂异常浓聚,诊断为乳腺癌广泛骨转移

难。在乳腺癌中,相当一部分患者骨转移或复发以出现孤立性病灶为首次表现,占到 21%～41%。其中胸骨转移的患者生存较差,孤立的胸骨转移通常与具有直接浸润骨的乳腺内恶性淋巴结肿大有关。虽然孤立的胸骨病变恶性率很高,但在胸骨旁交界处的摄取增加是常见的正常摄取,不应被误解为转移性病变。SPECT 成像结合 CT,可用于排除良性病变(图 2-7-5、图 2-7-6),如退行性变等,并可以判断乳腺内部恶性肿大淋巴结。也可以行¹⁸F-NaF PET/CT 检查,提高诊断的敏感性和特异性。

SPECT/CT 一体化装置结合 SPECT 与 CT 的方式,正在迅速成为非 PET 肿瘤标准骨显像的主流方法。普通 CT 可被用于解剖定位,但提供的解剖信息有限。目前的系统结合多层螺旋 CT 能得到更详细的解剖信息。并且,CT 能进行衰减校正,通过减少衰减伪影可以提高 SPECT 图像质量,特别是对于位置较深的病变。如果由于患者运动而导致 SPECT/CT 对位不准,可以进行手动修改。行 SPECT/CT 融合显像通常因为平面显像存在不确定病变、与患者症状不符或模棱两可的病变,因此此时的 CT 扫描范围与常规 CT 扫描不同,根据不确定的病灶范围确定。但一些研究人员行 SPECT/CT 融合显像时,选择从眼眶扫描到大腿根部类似于 PET/CT 显像的范围。

SPECT/CT 可以提高敏感性和特异性。敏感性通过精确地定位而提高,特别是当 CT 上显示形态结构改变时(例如硬化或裂解)。精确定位和结构变化有助于区分恶性、良性和生理性摄取,因此特异性得到改善。

20 世纪 70 年代的早期研究表明,骨显像的作用矛盾,特别是在 I 期和 II 期乳腺癌中,I 期检出率 0～18%,II 期检出率为 0～41%。使用较新的伽马照相技术,放射性药物的标准化以及经验增加,20 世纪 80 年代的检出率为 I 期 0～6%、II 期 0.2%～10%。在包含连续 1 267 例患者的大样本研究中,Coleman 等人发现术前分期 I～IV 期患者的骨显像中骨转移发生率为 0、3%、7% 和 47%。关于何时进行骨显像以帮助肿瘤分期,指南和专家意见不一致。整体来说,基本都同意在术前,对临床 I 期肿瘤(即肿瘤直径<2cm)没有相关建议行骨显像,而 III 期疾病或任何有症状的或碱性磷酸酶(ALP)水平升高的 I 期或 II 期的患者应该行骨显像。此外,有 4 个或更多阳性腋窝淋巴结的患者应考虑术后行骨显像。

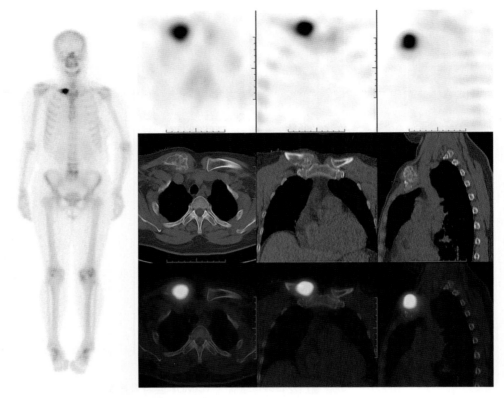

图 2-7-5　乳腺癌患者骨转移^{99m}Tc-MDP 骨显像和 SPECT/CT 显像

患者女,62 岁,乳腺癌病史 2 年。随访中发现右前胸壁包块,自诉不断长大,疼痛、肿胀 2 个月。^{99m}Tc-MDP SPECT/CT 示右侧锁骨胸骨端团片状显像剂高摄取区,病灶局部溶骨性骨质破坏,骨皮质部分不连续,诊断骨转移

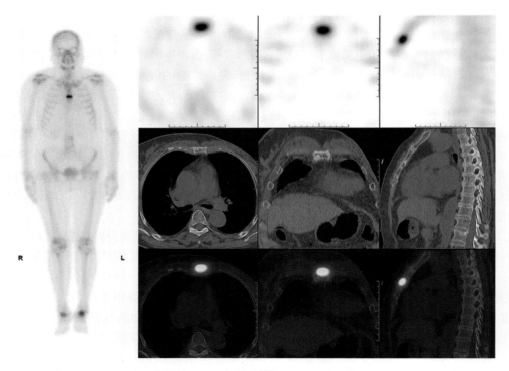

图 2-7-6　乳腺癌患者骨转移和退行性变^{99m}Tc-MDP 骨显像和 SPECT/CT 显像

患者女,65 岁,乳腺癌病史 3 年。随访中自诉胸前区疼痛 1 个月余。^{99m}Tc-MDP 全身骨显像和融合显像示胸骨体结节样显像剂高摄取区,病灶骨质密度欠均匀,见溶骨性骨质破坏,诊断骨转移。余骨骼多个胸腰椎椎体边缘骨质增生、硬化,部分病灶片状显像剂高摄取,诊断为退行性变

骨显像在评估治疗反应方面受多种因素影响,可能使出具报告变得困难。溶骨性病变对治疗发生反应时会发生硬化,即成骨性愈合反应,这使得病灶比以前产生更强烈的显像剂摄取的所谓"闪烁现象"。同时伴随着骨钙素和碱性磷酸酶同工酶的暂时性升高。如果不是连续骨显像,这些进展改变在单次的骨显像上很难被识别。此外,尽管肿瘤在进展,其侵袭病变在骨显像上可以表现为冷区,特别当病灶穿透皮质、破坏正常骨营养供给时。因此,尤其是在初次治疗后,用于再分期的骨显像不应单独进行,可以结合 CT 或行 SPECT/CT 以提高特异性。与激素治疗、化疗以及二膦酸盐治疗有关的进行性硬化改变使成骨活性增加。化疗改变的发展可能落后于骨显像上的变化,因此在开始治疗后不久,应谨慎判断。在有症状的患者中,骨痛改善与成骨活性增加也是闪烁现象的标志。

与^{99m}Tc-MDP 骨显像相比,^{18}F-FDG PET/CT 骨显像技术结合多层 CT 的断层图像使空间分辨率提高而得到出色的图像质量,并且能够在特定的感兴趣区域行定量分析。^{18}F-FDG PET/CT 在检测溶骨性病变时比^{99m}Tc-MDP 更加敏感,这对于乳腺癌成像是一个主要优势(图 2-7-7)。并且一种检查中同时能检测到骨组织和软组织转移。对于再分期,^{18}F-FDG PET/CT 也受到类似常规骨显像的治疗后成骨细胞闪烁现象的限制。几项研究已经评估了 SUV 预测乳腺癌骨转移治疗反应的优势。虽然这些研究已经很清楚表明 SUV 降低与进展时间的关系,但是 SUV 评估预后的临床应用目前仍有限,仍需进一步研究。

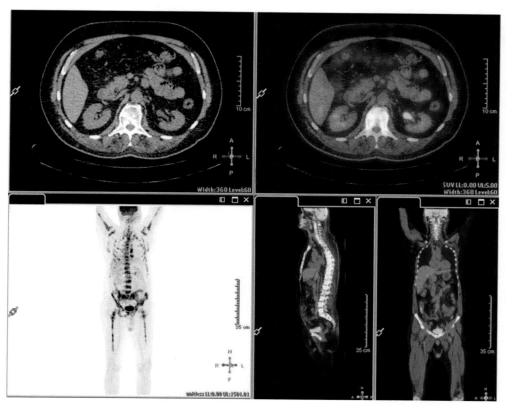

图 2-7-7 乳腺癌术后骨转移患者^{18}F-FDG PET/CT 显像

患者女,48 岁,乳腺癌术后 7 年。^{18}F-FDG PET/CT 示全身骨多处^{18}F-FDG 异常摄取,诊断为乳腺癌全身骨广泛转移

目前,正电子显像剂除^{18}F-FDG 外,^{18}F-NaF 也越来越多地被应用于临床(图 2-7-8、图 2-7-9)。

在乳腺癌转移中,细胞膜胆碱的主要成分磷酸胆碱的形成增加。这可能是由于胆碱激酶(一种已被鉴定可能起到促进细胞分裂作用的致癌蛋白所表达的酶)升高。胆碱代谢的增加也被证明是由生长因子受体-MAPK 途径介导,被认为是在内分泌治疗中发挥核心作用的途径。^{18}F-荧光素或^{11}C-胆碱 PET 成像中反映的胆碱代谢在乳腺癌中具有良好的肿瘤-背景摄取对比度。胆碱激酶的临床价值尚无定论,

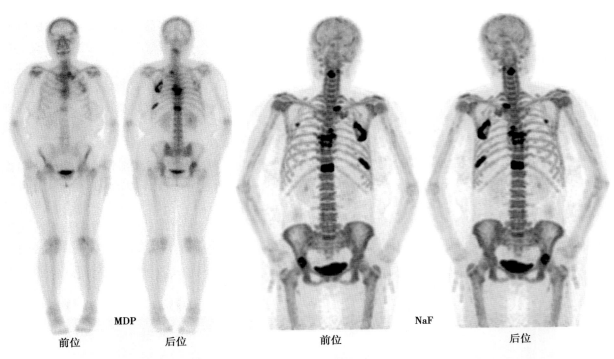

图 2-7-8 骨转移瘤患者^{99m}Tc-MDP 全身骨显像和^{18}F-NaF PET/CT 显像

患者女,61 岁,乳腺癌。^{99m}Tc-MDP 全身骨显像(左)、^{18}F-NaF PET/CT 显像(右)见 C_3 椎体、T_4 椎体、T_{7-9} 椎体、T_{12} 椎体、右侧第 6 后肋、左侧第 10 后肋、左侧肩胛骨、右侧髂骨多发显像剂浓聚灶,诊断为骨转移瘤

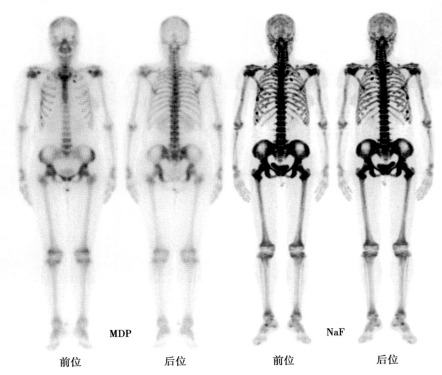

图 2-7-9 骨转移瘤患者^{99m}Tc-MDP 全身骨显像和^{18}F-NaF PET/CT 显像

患者女,46 岁,乳腺癌。^{99m}Tc-MDP 全身骨显像(左)、^{18}F-NaF PET/CT 显像(右)见中轴骨、双侧上肢带骨、双侧股骨上段及双侧肱骨上段多发显像剂浓聚灶,诊断为骨转移瘤

但作为 MAPK 通路的抑制剂和新的靶向剂很有前景。分子成像,特别是在目前与多探测器-CT 结合的一体模式中多种技术来进行定位,能发现和监测与乳腺癌相关的骨转移。这提供了更准确的有效及时的诊断以及更好的选择个性化治疗的机会。更深入了解乳腺癌分子生物学能提供更多的成像靶点,这可能进一步增强了分子成像在分子靶向治疗选择中的重要性。

（三）前列腺癌骨转移

前列腺癌患者被诊断时即有 8%~35%存在骨转移,骨转移的程度与生存直接相关。前列腺癌的总发病率有上升,主要是由于前列腺特异性抗原(PSA)检测的广泛使用,这无疑能检查出更多的早期肿瘤。虽然前列腺癌是为数不多的生长较缓慢的癌症之一,它甚至有可能一直不会威胁到生命,但它可能引起骨转移而导致患者的死亡。因此,早期诊断前列腺癌骨转移对选择恰当的疗法至关重要。骨显像一直是怀疑肿瘤骨转移患者的常规检查,主要是由于其灵敏度较高且容易实现。尽管骨显像的特异度不高,但它可以提供关于患者骨转移病灶的定位、预后以及疗效的相关信息。当骨显像提示不确定或模棱两可的显像剂摄取增高时,或显像剂摄取增高的病灶定位不清时,可以用其他能提供形态学相关的技术如 CT 或其他放射学检查来进行补充。SPECT/CT 融合显像同时提供的功能和解剖信息克服了这个问题。

前列腺癌骨转移常呈成骨型改变,而^{99m}Tc-MDP 骨显像对成骨型转移敏感,故在前列腺癌骨转移的诊断上有很高的价值(图 2-7-10)。已有证据表明随访骨显像不仅对早期发现前列腺癌骨转移有很高的价值,对评价患者的治疗后反应同样很有价值。

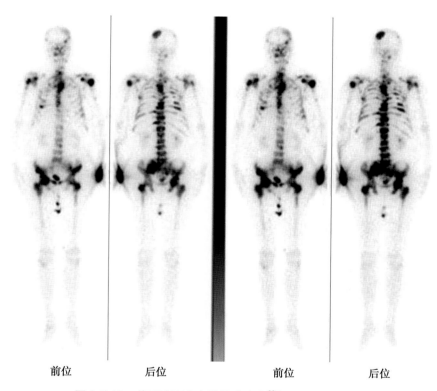

前位　　　后位　　　前位　　　后位

图 2-7-10　前列腺癌全身骨转移患者^{99m}Tc-MDP 骨显像
患者男,65 岁,诊断前列腺癌 3 年,双下肢疼痛 10 个月。^{99m}Tc-MDP 全身骨显像示:颅骨、脊柱、肋骨、骨盆、双肩关节、双侧肱骨、双侧股骨上段可见多处异常显像剂浓聚。诊断为前列腺癌全身骨广泛转移

骨显像可以比酸性磷酸酶、碱性磷酸酶、前列腺大小或临床症状更早地显示患者对治疗的反应情况。骨显像还可以提供评估预后的信息,因为在确诊为前列腺癌有骨显像阳性结果的患者生存时间常短于骨显像结果为阴性的患者。

在很多情况下,仔细分析显像剂摄取的模式和强度,仅 SPECT 就可以进行正确的诊断。但是在某些情况下,行 SPECT 和 CT 对于正确诊断是必要的。在骨转移高风险的患者中,解剖信息往往是很重要

的,特别是位于脊柱和胸腔的骨转移,常规影像检查评估能力往往不够。多平面 SPECT 结合低剂量 CT 成像优于普通 X 线照相技术,并已被证明有利于良性骨骼疾病的检测,如骨软骨病、脊椎病或退行性脊椎关节病,这些病变通常有示踪剂的异常摄取。对于已知或疑似癌症的患者的 SPECT 和 CT 融合的数据,对比单独的 SPECT 或者先后分别行核素显像和 CT 检查,SPECT/CT 融合显像提高了阅片者区分良恶性骨病变时的诊断信心。此外,分开做两项检查对患者来说可能是耗时耗力的。

^{18}F-FDG 作为最常见的常规应用的放射性示踪剂已被用于各种癌症的诊断、初步分期、再分期、预测、治疗、监测和预后评估。但前列腺癌的葡萄糖代谢可能不限于 GLUT-1,也可能涉及 GLUT-12。此外,肿瘤缺氧通过激活糖酵解途径增加^{18}F-FDG 的聚集。前列腺癌糖酵解过程的生物学改变和^{18}F-FDG 摄取之间的关系还不明确,因此,目前在^{18}F-FDG PET 与前列腺癌的临床研究中存在相当大的异质性。此外,在成骨性改变为主的骨转移肿瘤中,^{18}F-FDG 对于骨骼受累的评估也不太准确,比如此类病变显示比溶骨性转移显像剂摄取低,SUV 也相应减低。然而,一些研究表明对已确定的骨转移,^{18}F-FDG PET 可能能区分病变代谢活跃或静止。一项包含 17 例进行性转移性前列腺癌患者的研究显示,^{18}F-FDG 能够区分活动性与静止性骨转移,而在另一项包含 22 名正在进行化疗的去势抵抗型前列腺癌转移患者的研究中,该研究团队发现在化疗后 4 周 86% 的患者^{18}F-FDG 表现和 PSA 水平变化达成一致,^{18}F-FDG PET 能正确判断 91% 的前列腺癌患者的疾病进展。他们还比较了前列腺癌患者在化疗后 12 周时 PET、PSA 和标准成像的作用,结果显示,^{18}F-FDG 正确判断了 94% 的患者的临床状态。此外,^{18}F-FDG 在转移性病变中的聚集水平和程度可能能提供前列腺癌患者预后信息。据报道,前列腺癌患者的预后与通过 SUV 评判的前列腺癌原发病灶的^{18}F-FDG 高摄取呈负相关。^{18}F-NaF 作为正电子显像剂,在临床上受到越来越多的重视与认可,其原理与^{99m}Tc-MDP 类似,但具有更高的靶/非靶比,对于骨转移诊断效力更高(图 2-7-11、图 2-7-12)。

^{11}C-和^{18}F-标记的乙酸盐可能具有检测前列腺癌复发和转移的潜在能力,但到目前为止,尚没有足够的数据可以评估这些药物在前列腺癌骨转移中的作用。^{18}F-FCH PET/CT 在前列腺癌骨转移的诊断上有一定价值,特别是在早期检测转移骨病和治疗监测方面。但对于致密硬化骨病变尤其是治疗后的,其

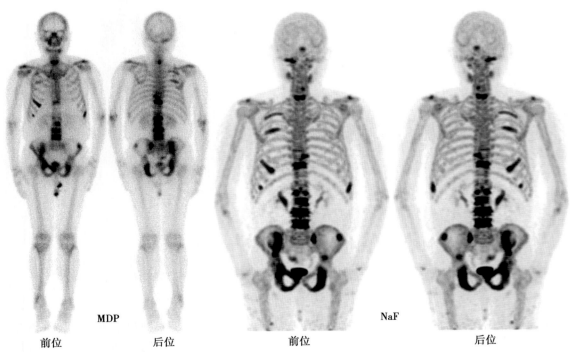

图 2-7-11　前列腺癌骨转移患者^{99m}Tc-MDP 全身骨显像和^{18}F-NaF PET/CT 显像

患者男,72 岁,前列腺癌。^{99m}Tc-MDP 全身骨显像(左)、^{18}F-NaF PET/CT 显像(右)见枕骨、多个脊椎、双侧多支肋骨、骨盆组成骨及右侧桡骨多发显像剂浓聚灶,诊断为骨转移瘤

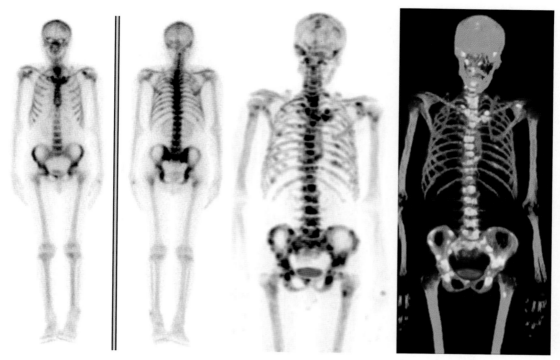

图 2-7-12 前列腺癌骨转移患者^{99m}Tc-MDP 全身骨显像和¹⁸F-NaF PET/CT 显像

患者男,68 岁,前列腺癌。^{99m}Tc-MDP 全身骨显像(左)、¹⁸F-NaF PET/CT 显像(右)见颅骨、多个脊椎、双侧多支肋骨、左侧锁骨、双侧肩胛骨、右侧肱骨头、骨盆组成骨及左侧股骨上段多发显像剂浓聚灶,诊断为骨转移瘤

结果显示价值很有限。在检测前列腺癌患者骨转移时,^{18}F-氟化物 PET/CT 显示出比^{18}F-FCH PET/CT 更灵敏的效果。然而,^{18}F-FCH PET/CT 被证明特异性优于^{18}F-氟化物 PET/CT,且在高危前列腺癌患者的初步评估中更具有潜力实现"一站式诊断",特别是骨髓转移早期检测。

(四)胃癌骨转移

胃癌占世界癌症发病总数的 7%,居第四位(根据 WHO *World Cancer Report 2014* 统计表明),死亡率占 9%,居第三位,男性发病率高于女性。晚期胃癌复发和转移是造成患者死亡的主要原因,其常见的转移部位为腹膜、肝及淋巴结,骨转移比较少见。其中骨转移发病率为 0.9%~10%,胃癌骨转移约占各种恶性肿瘤骨转移患者的 3.9%。病理分化较差的胃癌如印戒细胞癌、低分化腺癌及未分化癌更容易出现骨转移,胃癌骨转移患者以多发骨转移多见,少数患者为单发骨转移,最常见部位依次是脊柱、骨盆和肋骨,多呈溶骨性改变。骨显像特点为显像剂浓聚区(热区),形态为团块状、条状,多发及分布无规律,同机 CT 扫描特点多呈溶骨性破坏,表现为骨质疏松或/和骨皮质的低密度缺损区,边缘较清楚,无硬化,常伴有局限性软组织肿块,椎间隙多完整,椎弓根受侵蚀、破坏常见,融合图像可提升诊断灵敏度和特异度,具有较高的临床价值(图 2-7-13)。^{18}F-NaF PET/CT 显像诊断骨转移的敏感性、特异性高(图 2-7-14)。

(五)肝癌骨转移

肝癌占世界癌症发病总数的 5.6%,居第 6 位;死亡率占 9.1%,居第 2 位。我国有近全球一半的肝癌病例,发病率及死亡率均很高。骨骼是原发性肝癌(肝癌)肝外转移的好发部位,仅次于肺及腹部淋巴结,原发性肝癌骨转移率约为 8%,各型大肝癌(包括弥漫型、多结节型)较易发生骨转移,以多发骨转移常见,好发部位有脊柱、骨盆、肋骨、胸骨等,其中发生于脊柱较多,多为溶骨性破坏,大部分溶骨性转移瘤表现为核素摄取的减低,在人体立体观察下小的核素摄取减低灶被其周围的正常骨摄取掩盖,同时骨显像也可表现为团块状、条状、多发及分布无规律等,并不具特异性。肝癌骨转移的 CT 表现早期骨破坏可呈斑点片状、虫蚀样、穿凿样等改变,继续发展多呈溶骨性不规则骨质破坏,发生在肋骨、胸骨可

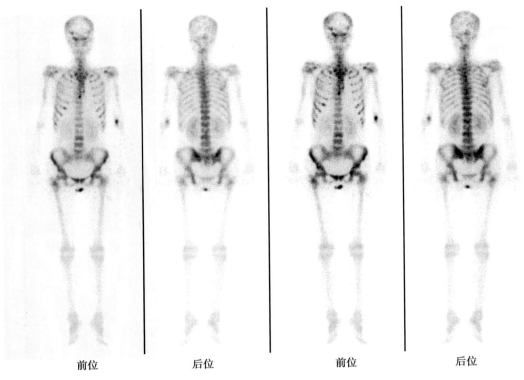

前位　　　　　后位　　　　　前位　　　　　后位

图 2-7-13　胃腺癌骨转移患者^{99m}Tc-MDP 全身骨显像

患者女,46 岁,胃腺癌。^{99m}Tc-MDP 全身骨显像见颅骨、脊柱、肋骨、骨盆诸骨、双侧肱骨上段及双侧股骨上段多发显像剂浓聚灶,诊断为骨转移瘤

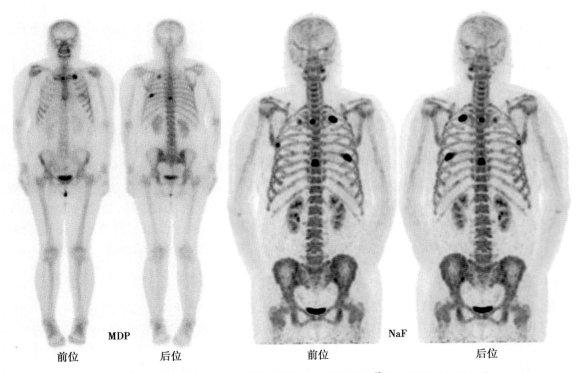

MDP　　　　　　　　　　　　　　　　　NaF

前位　　　　　后位　　　　　前位　　　　　后位

图 2-7-14　胃癌骨转移患者^{99m}Tc-MDP 全身骨显像和^{18}F-NaF PET/CT 显像

患者女,35 岁,胃癌。^{99m}Tc-MDP 全身骨显像(左)、^{18}F-NaF PET/CT 显像(右)见胸骨柄、左第 1 肋前支、左第 7 肋后支、右第 5 肋腋段、T$_8$ 椎体多发显像剂浓聚灶,诊断为骨转移瘤

伴有轻度膨胀性改变,常伴有明显的软组织肿块。SPECT/CT 融合显像可以改善全身骨扫描对于肝癌骨转移的诊断灵敏度和特异性低的情况,提高肝癌骨转移的正确诊断率,具有很高的临床应用价值(图2-7-15)。^{18}F-FDG PET/CT 见骨转移灶显像剂摄取增高(图 2-7-16)。^{18}F-NaF PET/CT 显像图像对比度高,转移灶清晰显示(图 2-7-17)。

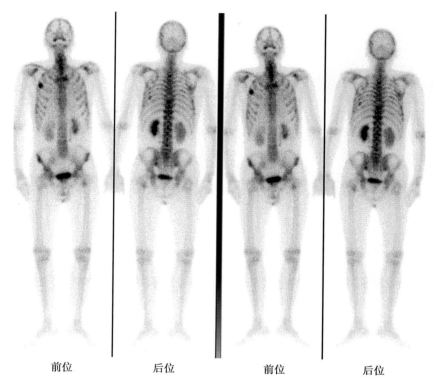

前位　　　　后位　　　　前位　　　　后位

图 2-7-15　肝癌骨转移患者^{99m}Tc-MDP 全身骨显像

患者男,65 岁,肝癌。^{99m}Tc-MDP 全身骨显像见脊柱、肋骨及左股骨上段多发显像剂浓聚灶,诊断为骨转移瘤

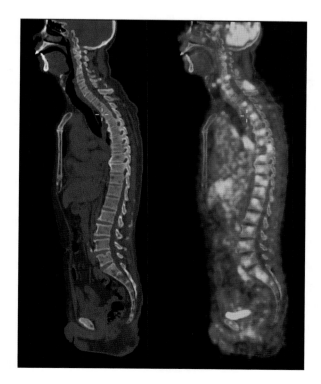

图 2-7-16　肝癌骨转移患者^{18}F-FDG PET/CT 显像

患者男,65 岁,肝癌。^{18}F-FDG PET/CT 显像见胸骨、双侧肩胛骨、双侧肋骨多处、脊柱多个椎体及附件、骨盆多处及双侧股骨上段可见溶骨性骨质破坏,SUV_{max} 为 7.1,诊断为骨转移瘤

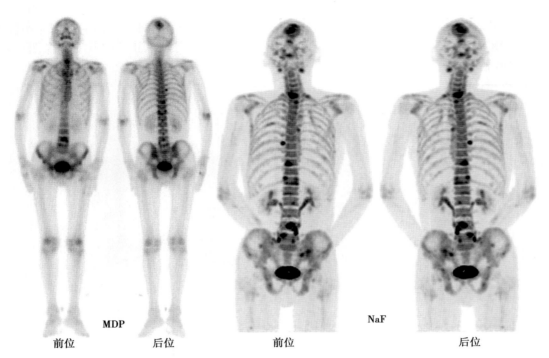

图 2-7-17 肝癌骨转移患者 ^{99m}Tc-MDP 全身骨显像和 ^{18}F-NaF PET/CT 显像

患者男,69 岁,肝癌。[99m]Tc-MDP 全身骨显像(左)、[18]F-NaF PET/CT 显像(右)见颅骨、多个脊椎、骨盆组成骨多发显像剂浓聚灶,诊断为骨转移瘤

(六)结直肠癌骨转移

结直肠癌占世界癌症发病总数的 9.7%,居第 3 位;死亡率占 8.5%,居第 4 位。结直肠癌远处转移以肝脏和肺为主,骨转移较少见,但近年来结直肠癌骨转移发病率逐年上升,约占 0.96%~11.1%,最常见于椎骨(占比大于 60%,主要见于腰骶椎),其次是骶髂部、骨盆和肋骨,较少见于肩胛骨、四肢长骨和颅骨,多呈溶骨性破坏,主要通过 Baston 椎静脉系统转移至骨骼。骨显像特点多呈显像剂分布浓聚区,少部分病例呈现为显像剂分布缺损或稀疏区。CT 表现多为溶骨性骨质破坏,骨显像常规用于结直肠癌骨转移诊断(图 2-7-18~图 2-7-20)。[18]F-NaF PET/CT 诊断骨转移价值明显(图 2-7-18、图 2-7-20)。

(七)食管癌骨转移

食管癌占世界癌症发病总数的 3.2%,居第 8 位;死亡率占 4.9%,居第 6 位。骨转移率相对较低,约占 0.7%~9%,最常见的部位依次是胸椎、骨盆、肋骨、腰椎。全身骨显像诊断骨转移有优势,SPECT/CT 融合显像提高骨转移的正确诊断率,[18]F-NaF PET/CT 可发现食管癌多发骨转移灶(图 2-7-21、图 2-7-22)。

(八)甲状腺癌骨转移

甲状腺癌是常见的颈部恶性肿瘤,占全身恶性肿瘤的 1%,女性多于男性。甲状腺癌为亲骨性肿瘤,甲状腺癌主要以血行转移为主,少数患者会发生淋巴转移,骨转移在临床并不少见,骨转移率可高达 50%,甲状腺癌的骨转移以溶骨性为主,少数为成骨性。多发于上半身中轴骨和扁骨骨骼,如颅骨、脊柱、肱骨上段等,表现为膨胀性囊状破坏区,呈大片状地图样骨缺损,范围大、广泛为其特点,少数可有残留的骨间隔。部分患者可形成软组织肿块,肿块无压痛,有波动感,边缘清晰,可闻及血管杂音,偶有病理性骨折。骨显像和 SPECT/CT 融合图像表现取决于骨转移为溶骨性还是成骨性,以溶骨性为主则多表现为显像剂分布缺损区,成骨性则可表现为显像剂浓聚(图 2-7-23、图 2-7-24)。[18]F-NaF PET/CT 显像可以用于甲状腺癌骨转移的诊断(图 2-7-24)。

(九)胰腺癌骨转移

胰腺癌占全部恶性肿瘤的 2.4%,位居第 15 位。胰腺癌起病隐匿,进展迅速,病程短,早期缺乏典型

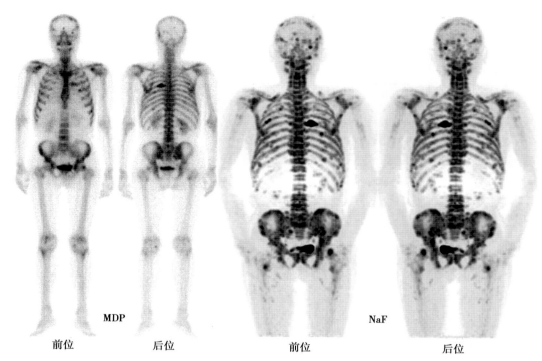

图 2-7-18　结肠癌骨转移患者 ^{99m} **Tc-MDP 全身骨显像和** ^{18} **F-NaF PET/CT 显像**

患者男,58 岁,结肠癌。 ^{99m} Tc-MDP 全身骨显像(左)、 ^{18} F-NaF PET/CT 显像(右)见中轴骨、双上肢带骨、骨盆组成骨及双侧股骨上段多发显像剂浓聚灶,诊断为骨转移瘤

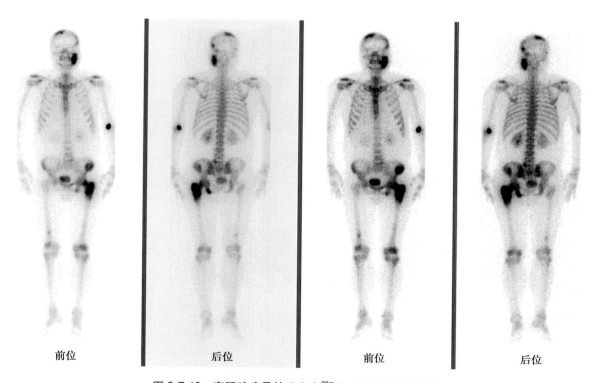

图 2-7-19　直肠腺癌骨转移患者 ^{99m} **Tc-MDP 全身骨显像**

患者男,40 岁,直肠腺癌。 ^{99m} Tc-MDP 全身骨显像示颅骨、左髂骨、右股骨中下段及左股骨上段多发显像剂浓聚灶,诊断为骨转移瘤

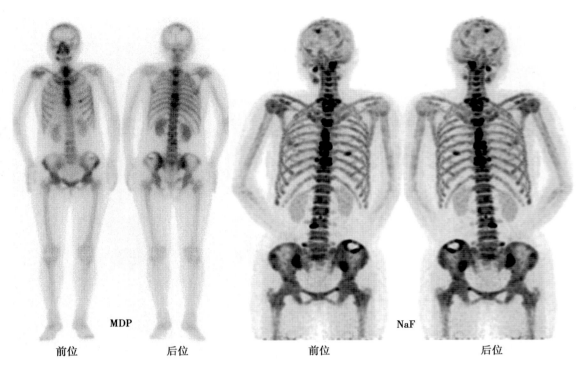

MDP 前位 后位 NaF 前位 后位

图 2-7-20 直肠癌骨转移患者⁹⁹ᵐTc-MDP 全身骨显像和¹⁸F-NaF PET/CT 显像

患者女,47 岁,直肠癌。⁹⁹ᵐTc-MDP 全身骨显像(左)、¹⁸F-NaF PET/CT 显像(右)见右侧顶骨、枕骨、胸骨、多个脊椎、左侧第 4 前肋、双侧髂骨、左侧耻骨上支多发显像剂浓聚灶,诊断为骨转移瘤

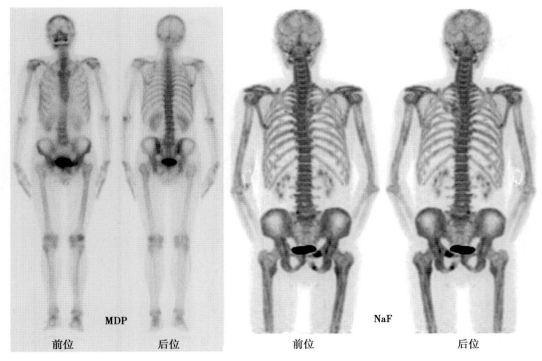

MDP 前位 后位 NaF 前位 后位

图 2-7-21 食管癌骨转移患者⁹⁹ᵐTc-MDP 全身骨显像和¹⁸F-NaF PET/CT 显像

患者男,44 岁,食管癌。⁹⁹ᵐTc-MDP 全身骨显像(左)、¹⁸F-NaF PET/CT 显像(右)见左侧耻骨上、下支局部显像剂浓聚灶,诊断为骨转移瘤

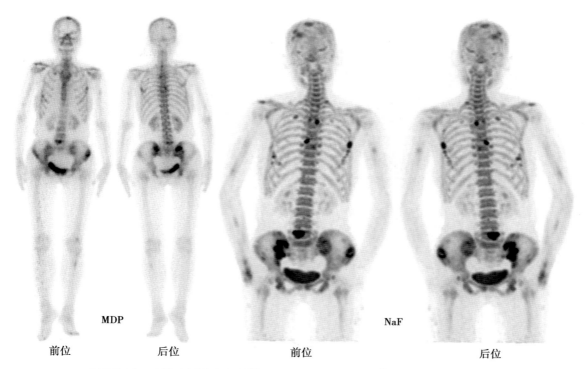

图 2-7-22　食管癌骨转移患者 99mTc-MDP 全身骨显像和 18F-NaF PET/CT 显像

患者女,59 岁,食管癌。99mTc-MDP 全身骨显像(左)、18F-NaF PET/CT 显像(右)见双侧顶骨,右第 1、5 肋及左第 4、5 肋,多个胸椎、L5 椎体、骨盆组成骨多发显像剂浓聚灶,诊断为骨转移瘤

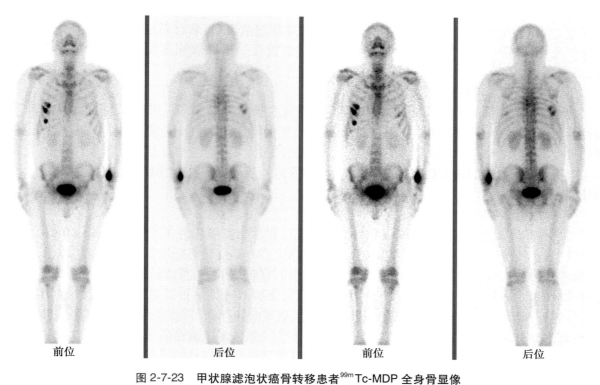

图 2-7-23　甲状腺滤泡状癌骨转移患者 99mTc-MDP 全身骨显像

患者男,56 岁,甲状腺滤泡状癌。99mTc-MDP 全身骨显像见 T6~8 椎体、肋骨多处、右侧髂骨显像剂浓聚灶,诊断为骨转移瘤

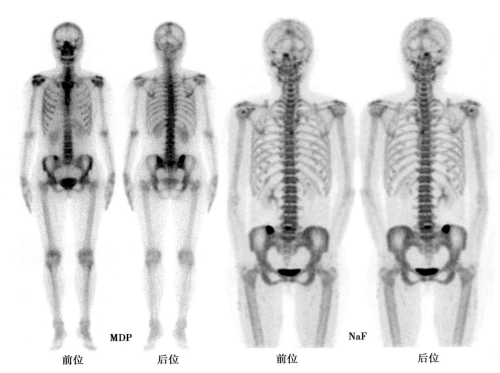

MDP　　　　　　　　　　　　　　　　　NaF

前位　　　　　　后位　　　　　　　　前位　　　　　　　后位

图 2-7-24　甲状腺癌骨转移患者⁹⁹ᵐTc-MDP 全身骨显像和¹⁸F-NaF PET/CT 显像

患者女,51 岁,甲状腺癌。⁹⁹ᵐTc-MDP 全身骨显像(左)、¹⁸F-NaF PET/CT 显像(右)见 L₅ 椎体及右侧髂骨局部显像剂浓聚灶,诊断为骨转移瘤

的临床表现,几乎所有病例确诊时已是局部晚期或远处转移。骨转移率约占 7.3%,转移部位以脊柱多见,尤以胸腰椎为甚。骨显像提示点状、片状显像剂浓聚影,结合同机 CT 表现,可进一步明确转移性质(图 2-7-25、图 2-7-26)。¹⁸F-NaF PET/CT 显像可显示胰腺癌多发骨转移灶显像剂浓聚增高(图 2-7-26)。

（十）膀胱癌骨转移

膀胱癌是最常见的泌尿系统肿瘤,世界人口标准化发病率 4.53/10 万,居于恶性肿瘤的第 11 位,以男性多见。膀胱癌骨转移发生率高达 26%,部位主要集中在骨盆、脊柱等中轴骨,骨转移常伴随骨痛、病理性骨折、脊髓压迫等并发症,是影响肿瘤患者重要的预后因素。全身骨显像常规用于诊断骨转移(图 2-7-27、图 2-7-28),SPECT/CT 融合显像诊断骨转移有增益价值。¹⁸F-NaF PET/CT 显像可发现更多骨转移灶(图 2-7-28)。

（十一）宫颈癌骨转移

宫颈癌是最常见的妇科恶性肿瘤之一,世界人口标准化发病率为 1.5/10 万~12/10 万,仅次于乳腺癌,占女性恶性肿瘤第 2 位。骨转移率约为 0.8%~23%,骨转移好发部位以骨盆为首,其次为脊柱、肋骨及四肢。对于单发肋骨病变,若呈条状显像剂分布浓聚,则考虑转移可能性大;对于孤立的胸椎椎体病灶,若其为新增病灶或通过同期断层显像能够清晰显示主要累及椎体或椎弓根者,可诊断为骨转移;但对于颈椎和腰椎的孤立病变,由于生理弯曲的存在,即使采用断层显像病灶定位仍较困难,若患者又无症状支持,则可通过同机 CT 以定性。全身骨显像在临床上常规用于宫颈癌骨转移诊断(图 2-7-29~图 2-7-31)。¹⁸F-NaF PET/CT 显像是诊断骨转移较灵敏的显像方法(图 2-7-30、图 2-7-31)。

（十二）鼻咽癌骨转移

鼻咽癌(nasopharyngeal carcinoma,NPC)不同于其他头颈部的鳞状细胞癌,其在美国恶性肿瘤中占比约为 0.25%,但在中国南方却高达 15%~18%,男女所占比例约为 3:1。研究表明,鼻咽癌的发

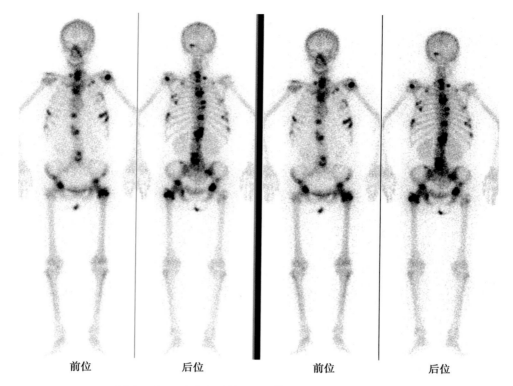

前位　　　　后位　　　　　前位　　　　后位

图 2-7-25　**胰腺癌骨转移患者** ^{99m}Tc-MDP **全身骨显像**

患者女,60 岁,胰腺癌。^{99m}Tc-MDP 全身骨显像见颅骨、脊柱、肋骨、骨盆诸骨、左肩关节及左股骨上段多发显像剂浓聚灶,诊断为骨转移瘤

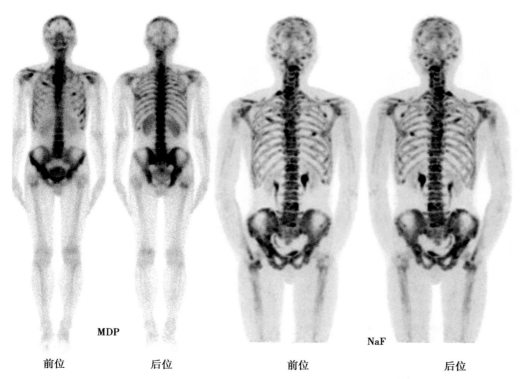

MDP　　　　　　　　　　　　　　　　NaF

前位　　　　后位　　　　　前位　　　　后位

图 2-7-26　**胰腺癌骨转移患者** ^{99m}Tc-MDP **全身骨显像和** ^{18}F-NaF PET/CT **显像**

患者男,38 岁,胰腺癌。^{99m}Tc-MDP 全身骨显像(左)、^{18}F-NaF PET/CT 显像(右)见多个脊椎、双侧多支肋骨、骨盆组成骨及右侧股骨上段多发显像剂浓聚灶,诊断为骨转移瘤

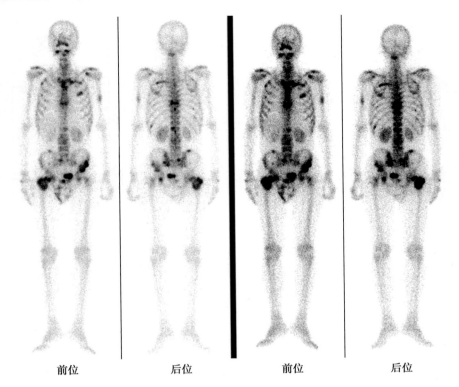

前位　　　　　后位　　　　　前位　　　　　后位

图 2-7-27　膀胱癌骨转移患者 99mTc-MDP 全身骨显像

患者男,70 岁,膀胱癌。99mTc-MDP 全身骨显像见颅骨、脊柱、肋骨、骨盆、双侧肱骨及双侧股骨多发显像剂浓聚灶,诊断为骨转移瘤

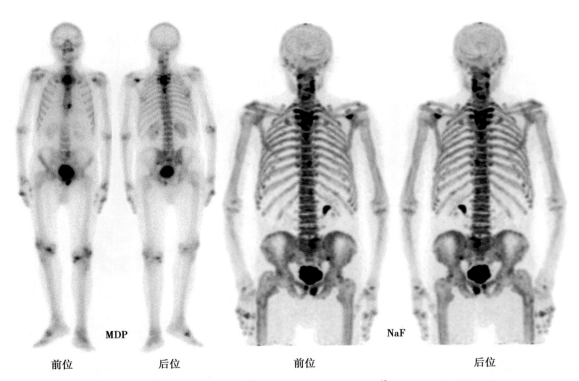

MDP　　　　　　　　　　　　　　NaF

前位　　　　　后位　　　　　前位　　　　　后位

图 2-7-28　膀胱癌骨转移患者 99mTc-MDP 全身骨显像和 18F-NaF PET/CT 显像

患者男,80 岁,膀胱癌。99mTc-MDP 全身骨显像(左)、18F-NaF PET/CT 显像(右)见多个脊椎、双侧耻骨、左侧髂骨、胸骨体、左侧肩胛骨多发显像剂浓聚灶,诊断为骨转移瘤

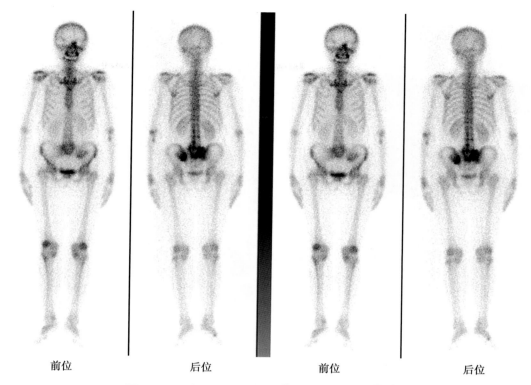

前位 后位 前位 后位

图 2-7-29 宫颈癌骨转移患者 ^{99m}Tc-MDP 全身骨显像

患者女,52 岁,宫颈癌。^{99m}Tc-MDP 全身骨显像见 L_4 椎体、L_5 椎体、骶骨、左侧髂骨及右骶髂关节多处显像剂浓聚灶,诊断为骨转移瘤

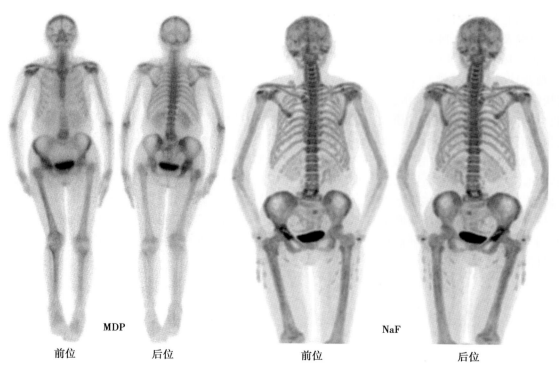

MDP NaF

前位 后位 前位 后位

图 2-7-30 宫颈癌骨转移患者 ^{99m}Tc-MDP 全身骨显像和 ^{18}F-NaF PET/CT 显像

患者女,61 岁,宫颈癌。^{99m}Tc-MDP 全身骨显像(左)、^{18}F-NaF PET/CT 显像(右)见右侧髋臼显像剂浓聚灶,诊断为骨转移瘤;L_4、L_5 椎体局部显像剂摄取增高为退行性改变

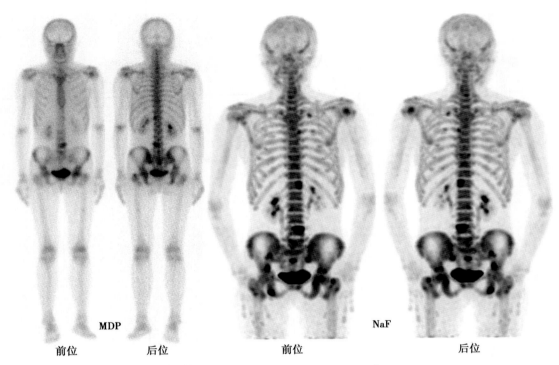

图 2-7-31　宫颈癌骨转移患者 ^{99m}Tc-MDP 全身骨显像和 ^{18}F-NaF PET/CT 显像

患者女，45 岁，宫颈癌。^{99m}Tc-MDP 全身骨显像（左）、^{18}F-NaF PET/CT 显像（右）见多个脊椎、骨盆组成骨、左第 6 后肋、左侧肱骨头及左侧股骨头多发显像剂浓聚灶，诊断为骨转移瘤

生与 EB 病毒感染有一定的关系。鼻咽癌的发病年龄高峰开始于 20～30 岁，常发生于 40～60 岁。鼻咽癌在鼻咽腔的位置比较深，肿块常常位于鼻咽腔顶后壁，而颅底结构如斜坡、岩尖、蝶窦、海绵窦等在鼻咽顶壁及侧上方，肿瘤可通过颅底一些天然孔道，比如破裂孔、卵圆孔等向颅内发展；鼻咽癌易向上发展破坏颅底骨质并侵及颅内，直接侵犯颅底是鼻咽癌最主要的表现形式。鼻咽癌常常累及蝶窦、蝶鞍及枕骨斜坡等颅底结构，颅底受侵的患者常常会出现头痛、脑神经症状、失聪及鼻腔出血，这些症状常常是预后不良的警示。一旦鼻咽癌患者出现了颅底受侵，其生活质量及远期生存率明显下降，故早期发现鼻咽癌颅底骨质受侵，及早予以干预和治疗，监测治疗中颅底骨质的情况对患者的治疗及预后有着重要的意义。

了解鼻咽癌颅底骨质是否受犯，需要进行 SPECT/CT 检查。^{18}F-NaF 作为一种亲骨性的显像剂，相对于 ^{18}F-FDG 在脑组织中的高摄取，^{18}F-NaF 不受软组织代谢干扰，且 ^{18}F-NaF PET/CT 可以快速地进行全身骨显像，发现其他部位有无骨转移，为患者病情的评估提供更多信息（图 2-7-32）。^{18}F-NaF PET 和 MR 均能早于低剂量 CT 发现鼻咽癌颅底骨质病变，能够更早地发现颅底问题，有利于鼻咽癌的诊断及临床管理。^{18}F-NaF PET/CT 在鼻咽癌颅底骨质受侵的诊断中存在潜在的优势。枕骨斜坡是鼻咽癌颅底骨质受侵最好发部位。

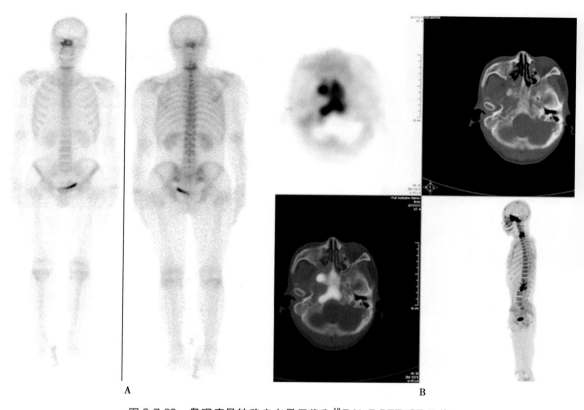

图 2-7-32　鼻咽癌骨转移患者骨显像和 ¹⁸F-NaF PET/CT 显像

患者男,40 岁,鼻咽癌。A. 骨显像见鼻咽部、颈部显像剂高摄取。B. ¹⁸F-NaF PET/CT 见斜坡及右侧蝶骨大翼显像剂浓聚增高,骨质受侵;颈椎、腰椎见显像剂摄取增高,骨转移

四、典型病例

病例一:患者男,41 岁,以"下腰痛伴右下肢放射痛 1 个月余"入院。急性起病,疼痛放射至外踝并伴足跟部麻木、肿胀。体格检查:疼痛处感觉较对侧减退,右腿直腿抬高试验(+)、加强试验(+)。MR 检查提示"腰椎间盘突出症"。准备行"腰椎间盘突出手术"。手术当天行 ⁹⁹ᵐTc-MDP 全身骨显像与 SPECT/CT 检查(图 2-7-33),考虑多发骨转移瘤。同时行胸部 SPECT/CT 检查,考虑周围型肺癌。

该腰痛患者,行全身骨显像与 SPECT/CT 检查修正临床诊断,改变临床诊治策略。如果不行全身骨显像与 SPECT/CT 检查,将会延误恶性肿瘤骨转移的诊断,影响治疗效果。全身检查获得临床信息大于局部检查,因此疼痛患者,即使发现了软组织病变,手术前也应该常规行全身骨显像检查,排除是否还有骨转移瘤,因为全身骨显像是恶性肿瘤骨转移常规检查方法。

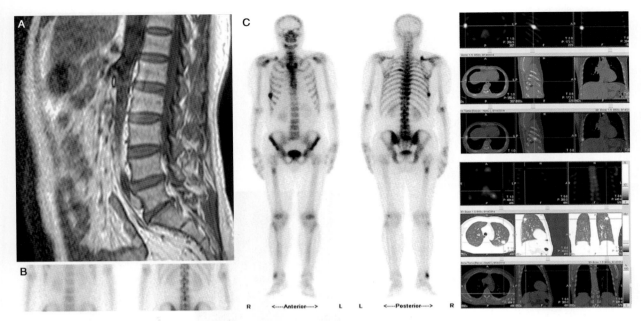

图 2-7-33　患者全身骨显像与 SPECT/CT 图像
A. MR 检查提示"腰椎间盘突出症"。B. ^{99m}Tc-MDP 腰部局部显像,显像剂分布未见异常。C. ^{99m}Tc-MDP 全身骨显像见全身多处骨代谢增高(左图),伴骨质破坏(右上),考虑多发骨转移瘤;胸部 SPECT/CT 见左肺上叶后段软组织密度影(右下),考虑周围型肺癌

病例二:患者男,71 岁,初诊前列腺癌。PSA>100ng/ml(参考值 0~3ng/ml),fPSA>20ng/ml(参考值 0~0.7ng/ml),PAP(前列腺酸性磷酸酶)>40ng/ml(参考值 0~2ng/ml)。诊断:前列腺癌全身广泛转移。行^{18}F-FDG PET/CT 和^{68}Ga-PSMA(前列腺特异性膜抗原)PET/CT 检查,显像见图 2-7-34。

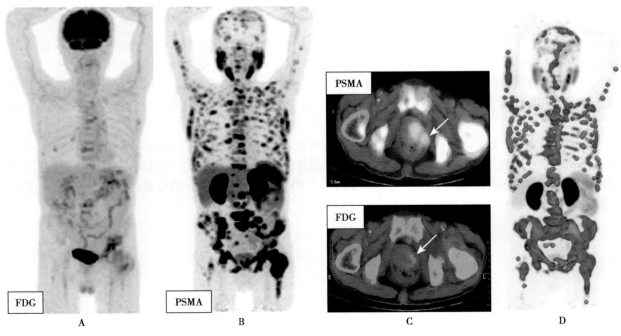

图 2-7-34　前列腺全身广泛转移
患者男,71 岁,前列腺癌。^{18}F-FDG PET/CT(A)示全身多发病灶,前列腺局部葡萄糖摄取欠均匀;^{68}Ga-PSMA PET/CT(B)与^{18}F-FDG PET/CT 轴位融合图像(C)示前列腺癌病灶(箭头);^{68}Ga-PSMA PET/CT 最大密度投影(MIP)图像(D)示 SUV>3 的所有病灶均呈红色

第三章　关节炎

关节炎是指由炎症、感染、创伤或其他因素所致的关节及其周围组织的炎性病变,临床表现包括关节的红、肿、热、痛和功能障碍及关节畸形,严重者导致残疾、影响患者生活质量;关节炎病因复杂,常为多种疾病的早期表现;关节炎类型较多,常见的有骨性关节炎、感染性关节炎、类风湿关节炎、Reiter 病、银屑病、痛风、强直性脊柱炎、系统性红斑狼疮等,而且不同类型之间有明显的重叠,目前尚无统一的分类方法。据统计我国 50 岁以上人群中半数患骨关节炎,65 岁以上人群中 90% 女性和 80% 男性患骨关节炎;我国的患病率为 0.34%~0.36%,严重者寿命约缩短 10~15 年。关节炎病因复杂,诊断除依靠临床表现外,还依靠相关实验室检查以及影像手段,包括超声、X 线、CT、MR 检查以及核素显像;关节炎的治疗主要取决于病因,手段包括一般治疗、全身用药、局部用药等。

第一节　炎症性关节炎

一、类风湿关节炎

（一）概况

类风湿关节炎(rheumatoid arthritis,RA)是以对称性多关节炎为主要临床表现的异质性、系统性、自身免疫性疾病。类风湿关节炎的病因迄今尚无定论,患者的发病机制仍不清楚,可能是环境因素、遗传因素、免疫系统失调等多因素综合作用的结果。临床可有不同亚型,各型病程、轻重、预后及结局都会有差异。本病是慢性、进行性、侵蚀性疾病,如未适当治疗,病情逐渐加重发展。本病致残率较高,早期诊断、早期治疗和抑制疾病进程至关重要,是避免患者发生伤残的关键。本病呈全球性分布,是造成人类丧失劳动力和致残的主要原因之一。我国类风湿关节炎的患病率略低于世界平均水平,为 0.32%~0.36%。诊断依据包括临床表现、红细胞沉降率、C 反应蛋白以及自身抗体等实验室检查、影像学检查以及类风湿结节活检等。

（二）病理生理

类风湿关节炎的基本病理改变是关节滑膜的慢性炎症,急性期滑膜表现为充血、水肿以及单核细胞、淋巴细胞浸润;病程进入慢性期有滑膜变肥厚,形成许多绒毛样突起,突向关节腔内或侵入到软骨和软骨下的骨质,绒毛具有很强的破坏性,是造成关节破坏、畸形以及功能障碍的病理基础。另外尚出现新生血管和大量被激活的纤维母细胞样细胞以及随后形成的纤维组织。

（三）临床表现

类风湿关节炎可发生于任何年龄,女性患者基本是男性患者的 3 倍,其中 80% 在 35~50 岁之间。临床表现具有多样性,从主要的关节症状到关节外多系统受累的表现。多数患者以缓慢而隐匿的方式起病,在出现明显关节症状前多数患者可有数周的低热,以后逐渐出现典型关节症状;也有少数患者表现为急性起病,数天内出现多个关节症状。关节症状分为滑膜炎症状和关节结构破坏的表现,滑膜炎症状治疗后具有一定的可逆性,而关节结构破坏的表现基本不可逆转。关节症状包括关节晨僵、关节痛和关节压痛、关节肿胀、关节畸形以及关节功能障碍;关节外表现包括类风湿结节、类风湿血管炎、肺间质病变等肺受累表现以及心脏、胃肠道、肾、神经系统、血液系统等受累表现。

(四) 骨 SPECT/CT 影像表现及疗效评价等

^{99m}Tc-MDP 骨显像是研究类风湿关节炎的首选方法,在全身显像上,它不仅可以提示全身多发对称性关节受累,特别是通过针孔骨显像能很好地显示单个关节改变的情况。近年来骨显像已经被写入指南。

全身显像示四肢多关节显像剂浓聚(图 3-1-1、图 3-1-2)。病变典型的表现是手足小关节的多发、对称性关节受累。

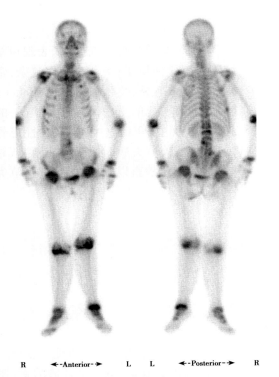

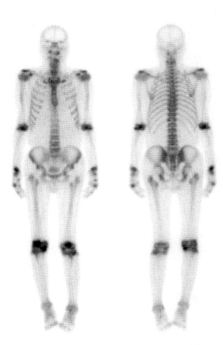

R ←-Anterior-→ L L ←-Posterior-→ R

图 3-1-1 ^{99m}Tc-MDP 全身骨显像,类风湿关节炎四肢多关节显像剂浓聚

图 3-1-2 ^{99m}Tc-MDP 全身骨显像的前、后位像示肘关节、腕关节、指间关节、膝关节及踝关节等可见典型的、对称的、多发性的显像剂摄取

另一方面,早期类风湿关节炎针孔骨显像显示在受累关节整个滑膜腔有显像剂摄取,即滑膜炎,此阶段关节间隙可能不变或增宽。骨与关节显像剂摄取增高则提示关节周围的骨质疏松。随着疾病的进展,关节软骨和软骨下骨逐渐解体,导致关节狭窄。疾病发展的最终结果是骨强直,骨显像上表现为不同程度的显像剂摄取增加。活动期摄取明显增高,而静止期摄取轻度增加。强直性关节在发生创伤或半脱位时,可见显像剂明显浓聚。

核素血管造影被广泛用于类风湿关节炎血管改变的动态评估,敏感地反映类风湿关节炎的活性,尤其是在早期阶段,提供了关于类风湿关节炎疾病活动性的独特信息,通过对关节骨和关节软组织的血流灌注、血池和显像剂摄取变化进行可视化或定量分析。近年来,核医学分子显像被认为是类风湿关节炎的新的诊断方式,使用的显像剂药物包括^{99m}Tc 标记的抗 E-选择素(E-selectin)抗体、^{99m}Tc-IgG、显像剂核素标记的细胞因子和生长抑素受体。

1. 腕关节 桡腕、远端桡尺骨和豌豆骨的参与是早期风湿性关节炎的特征。骨显像显示在双侧腕关节可出现对称性显像剂聚集,而 X 线检查的改变是微小的。中期进展的类风湿关节炎可能有不同的表现,桡腕关节、腕关节表现为显像剂摄取明显增加,类似于"杯口"的表现。在后期,手腕可能会变成一块萎缩的骨头,显像剂摄取可能增加。

腕关节类风湿关节表现如图 3-1-3 所示,局部 SPECT/CT 断层三维重建图像如图 3-1-4 所示。

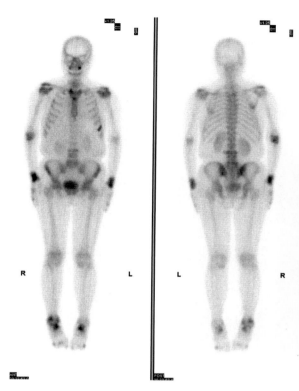

图 3-1-3 腕关节类风湿关节炎骨显像
患者女,53 岁,反复双上肢多关节疼痛 1 年,复发加重 3 天。^{99m}Tc-MDP 全身骨显像示双侧肘关节、腕关节及踝关节多发不规则片状显像剂摄取增高,双侧腕关节较对称,右侧肘关节及右侧踝关节较对侧显像剂摄取稍高

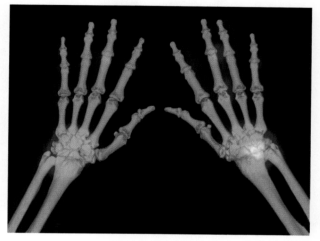

图 3-1-4 腕关节类风湿关节炎局部 SPECT/CT 断层三维重建图像
^{99m}Tc-MDP 骨显像局部 SPECT/CT 断层三维重建图像示双侧腕关节诸骨见片状显像剂摄取增高影,以左腕关节为主

2. 肘部　肘关节类风湿关节炎早期骨显像表现为肱骨尺骨关节以及周围骨骼显像剂摄取增加(图 3-1-5、图 3-1-6),这是骨质疏松的表现。弥漫性慢性活动性类风湿关节炎累及整个肘关节。

3. 肩部　肩部类风湿关节炎,在早期阶段,急性滑膜炎患者表现为骨关节周围显像剂的高度聚集,例如,当肩锁关节受影响时,在锁骨的外侧端和肩峰的顶端显像剂高度聚集,而且骨质减少的严重程度与显像剂聚集的程度相关。在典型的类风湿关节炎中,肩锁关节和盂肱关节表现都是对称的。随着关节软骨和软骨下骨的破坏,关节逐渐变窄,最终以僵硬的方式闭合。

4. 胸骨　胸锁关节是类风湿关节炎常常累及的部位,而且受累通常是双侧对称性的。胸骨 X 线检查可见骨侵蚀、关节间隙扩大或变窄、骨质溶解、骨质硬化和关节强直。骨显像可见关节显像剂弥漫性、对称性摄取增加,或胸骨柄单侧关节受累。

类风湿关节炎患者的第二和第三趾的跖趾、指间关节最常受累。骨显像对首次诊断有帮助,且可评估足趾的单个病理改变。在早期,显像剂明显浓聚于跖趾关节或其关节周围,使关节间隙模糊。显像剂摄取范围明显扩大,与正常微弱摄取形成对比。

5. 足踝和跗骨　类风湿关节炎累及踝关节和跗骨可以是广泛的,也可以局限于一个或几个关节。正常情况下,踝关节、距骨和跟骨的关节较大,可以通过 X 线检查和骨显像鉴别。这些较大的关节也在类风湿关节炎炎症早期清晰可见。

6. 膝关节　膝关节是类风湿关节炎的常见部位。骨显像可清晰地观察关节的变化;影像学特征包括滑膜炎、软骨溶解、软骨下骨质溶解和囊肿形成,在关节边缘更明显;在后期,可能会发生关节强直、弯

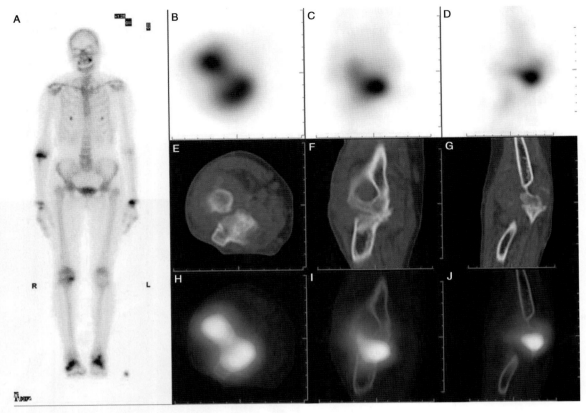

图 3-1-5　肘关节类风湿关节炎早期骨显像

患者女,61 岁,腰背部疼痛伴左下肢疼痛 5 天。⁹⁹ᵐTc-MDP 全身骨显像(A)示:右肘关节、双侧腕关节、右膝关节、双踝关节及双手足小关节骨代谢增高。SPECT 示:肘关节见片状显像剂浓聚增高影(B~D);右肘关节对合关系正常,关节间隙变窄,右肘关节诸骨骨质结构紊乱,部分关节面上多发囊状低密度影,边缘骨质增生、硬化、显像剂浓聚,右肘关节周围软组织肿胀、增厚(E~G);右肘关节硬化、增生骨质可见显像剂摄取增高(H~J)

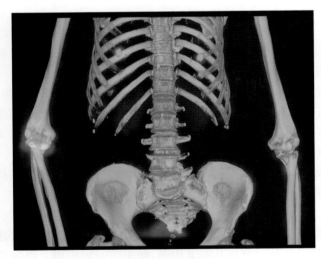

图 3-1-6　肘关节类风湿性关节炎局部 SPECT/CT 融合三维重建图像
⁹⁹ᵐTc-MDP 骨显像局部 SPECT/CT 融合三维重建图像示右侧肘关节诸骨见片状显像剂摄取增高影

曲和半脱位或脱位。滑膜炎表现为整个膝关节的软骨下骨滑膜和髌骨弥漫性显像剂摄取增加,呈现"裹骨"征;在慢性期,软骨下骨侵蚀表现为斑点或节段性显像剂摄取,随时间延长,侵蚀蔓延到应力区。

7. 髋部　髋关节受累不如膝关节常见。影像学特征包括骨侵蚀、骨硬化、同心性关节狭窄。骨显像示整个关节和关节周围骨显像剂浓聚明显,反映滑膜炎症入侵软骨下骨。关节狭窄是典型的向心性,股骨轴向移位。

8. 脊柱　类风湿关节炎主要累及颈椎,胸腰椎并不常见。X 线检查时可见,寰枢椎类风湿关节炎的齿状突不规则侵蚀,寰枢椎关节早期扩大,晚期狭窄,伴偶尔半脱位,骨显像上见寰枢包绕齿突尖和寰枕关节的正中或旁关节突关节显像剂均摄取增高。

（五）骨 PET/CT 影像表现及疗效评价等

¹⁸F-FDG(PET)PET/CT 被推荐为类风湿关节炎的新显像方法,同时进行多关节评估来监测疾病活动(图 3-1-7、图 3-1-8)。研究证实,活动性的类风湿关节炎的关节滑膜的代谢活性明显增加。

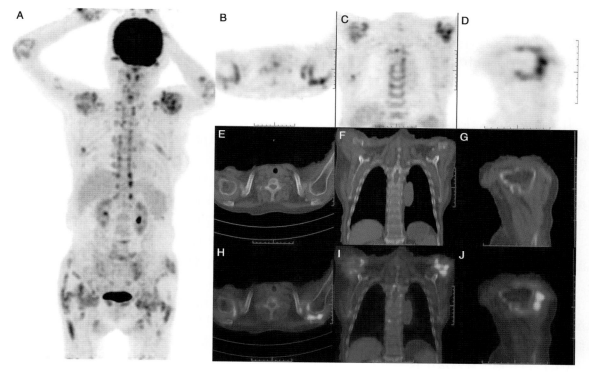

图 3-1-7　^{18}F-FDG PET/CT 评估类风湿关节炎活动性

患者女,74 岁,腰痛 10 年,反复加重伴双膝关节疼痛 5 个月。^{18}F-FDG PET/CT MIP(A)示双侧颞下颌关节、双侧肩关节、双侧肘关节、双侧腕关节、双侧髋关节、双侧坐骨及耻骨联合见明显的对称性沿关节周围分布的结节状、小片状^{18}F-FDG 摄取增高。PET(B~D)及 PET/CT(H~J)示双侧肩关节见对称性沿关节周围分布的小片状显像剂摄取增高影;CT(E~G)示双侧肩关节周围软组织增厚伴肿胀

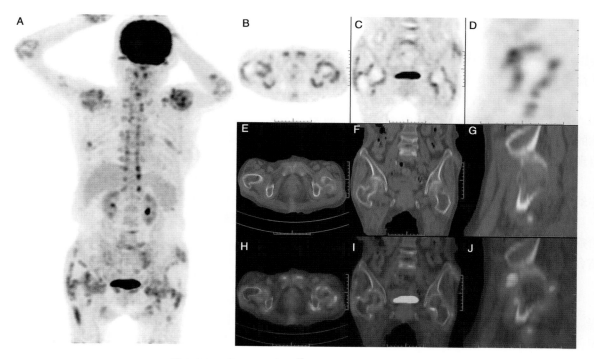

图 3-1-8　类风湿关节炎^{18}F-FDG PET/CT 表现

与图 3-1-7 为同一患者。^{18}F-FDG PET/CT MIP(A)示双侧颞下颌关节、双侧肩关节、双侧肘关节、双侧腕关节、双侧髋关节、双侧坐骨及耻骨联合见明显的对称性沿关节周围分布的结节状、小片状^{18}F-FDG 摄取增高。PET(B~D)及 PET/CT(H~J)示双侧髋关节、双侧坐骨及耻骨联合见对称性、沿关节周围分布的小片状、结节状显像剂摄取增高影;CT(E~G)示关节周围软组织增厚伴肿胀

193

^{18}F-FDG PET 已被证明能够提供滑膜炎和类风湿关节炎的影像信息和分子代谢变化:表现为激活的巨噬细胞和炎症组织大量摄取^{18}F-FDG。研究表明,肿瘤坏死因子-α(TNF-α)可促进葡萄糖进入细胞,调节细胞的葡萄糖转运和代谢。特别是随着高分辨 PET/CT 在临床的使用,PET/CT 可以在小病变和复杂解剖学的骨骼中检测到^{18}F-FDG 积累,例如在颅底的类风湿齿状突摄取。

（六）鉴别诊断

类风湿关节炎需要与骨关节炎、强直性脊柱炎、银屑病关节炎、系统性红斑狼疮等疾病相鉴别。

骨关节炎为退行性骨关节病,多见于 50 岁以上者。病变主要累及膝、脊柱等负重关节。活动时关节疼痛加重,可有关节肿胀、积液。手指骨关节炎常被误诊为类风湿关节炎。通常无游走性疼痛,大多数患者红细胞沉降率正常,类风湿因子阴性或低滴度阳性。

强直性脊柱炎主要侵犯脊柱,当周围关节受累,特别是膝、踝、髋关节为首发症状者,需与类风湿关节炎相鉴别。强直性脊柱炎多见于青壮年男性,外周关节受累以非对称性的下肢大关节炎为主,极少累及手关节。可有家族史,90%以上患者人类白细胞抗原(HLA)-B27 阳性,血清类风湿因子阴性。

银屑病关节炎多发生于皮肤银屑病后若干年,其中 30%～50% 的患者表现为对称性多关节炎,与类风湿关节炎极为相似。其不同点为本病累及远端指关节处更明显,且表现为该关节的附着端炎和手指炎。同时可有骶髂关节炎和脊柱炎,血清类风湿因子多阴性。

系统性红斑狼疮部分患者以手指关节肿痛为首发症状,且部分患者类风湿因子阳性,而被误诊为类风湿关节炎。然而本病的关节病变较类风湿关节炎为轻,一般为非侵蚀性,且关节外的系统性症状如蝶形红斑、脱发、蛋白尿等较突出。血清 ANA、抗双链 DNA(dsDNA)抗体等多种自身抗体阳性。

（七）与其他检查方法比较

传统影像学检查为 X 片、CT 或 MR,但目前指南推荐^{99m}Tc-MDP 骨显像为首选,因为其不仅能显示全身性对称性多关节炎,也能显示单个关节改变。

二、强直性脊柱炎

（一）概况

强直性脊柱炎(ankylosing spondylitis,AS)是一种病因不明的脊柱的慢性进行性炎症性疾病,疾病主要影响椎间盘软骨的连接和椎小关节滑膜,病变常从骶髂关节开始逐渐向上蔓延至脊柱,导致纤维性或骨性强直,产生"竹节样脊柱畸形",骶髂关节受累是该病的特征性标志,四肢关节亦可受累。

该病的病因不明,大量的研究表明该病与多种血清阴性脊柱关节病因子及人类白细胞相关抗原 HLA-B27 有关,强直性脊柱炎患者 HLA-B27 的阳性率高达 88%～96%。脊柱炎和骶髂关节炎并存,疾病的严重程度从成熟弥漫性纤维强直到轻微症状的分度。该疾病一度被认为是罕见的,主要影响男性,但现在被认为是一种比较常见的疾病,患病率约 0.5%～1%。

本病男性多见,症状较女性严重。发病年龄多在 10～40 岁,以 20～30 岁为高峰。16 岁以前发病者称幼年型强直性脊柱炎,45～50 岁以后发病者称晚起病强直性脊柱炎。

在治疗上,目前尚无肯定的疾病控制治疗方法。主要为缓解症状,保持良好姿势和减缓病情进展。治疗原则应视病情严重程度、预后指征和患者的期望值而定。最佳治疗是非药物治疗和药物治疗相结合。

（二）病理生理

强直性脊柱炎的基本病理改变为原发性、慢性、血管翳破坏性炎症,韧带骨化属于继发性的修复过程。病变一般自骶髂关节开始,沿脊柱向上延伸,累及椎体间小关节的滑膜和关节囊、脊柱周围的软组织,晚期整个脊柱周围的软组织钙化、骨化,导致严重的驼背。骶髂关节是本病最早累及的部位,病理表现为滑膜炎,软骨变性、破坏,软骨下骨板破坏,血管翳形成以及炎症细胞浸润等;后期纤维骨化导致骶髂关节封闭。

（三）临床表现

本病起病大多缓慢而隐匿,临床表现常不典型。最初症状常为腰骶部不适、疼痛或晨僵,晨起或久坐起立时腰部发僵明显,活动后可减轻。也可表现为臀部、腹股沟酸痛,症状可向下肢放射而类似"坐骨神经痛";少数患者可以颈、胸痛为首发表现。约半数患者以下肢大关节如髋、膝、踝关节炎症为首发症状,常为非对称性、反复发作与缓解,较少表现为持续性和破坏性,为区别于类风湿关节炎的特点。其他症状如附着点炎所致胸肋连接、脊椎骨突、髂嵴、大转子、坐骨结节以及足跟、足掌等部位疼痛。

随着病情进展,整个脊柱可自下而上发生强直。先是腰椎前凸消失,进而呈驼背畸形、颈椎活动受限。胸肋连接融合,胸廓硬变,呼吸靠膈肌运动。

晚期病例常伴严重骨质疏松,易发生骨折。颈椎骨折常可致死。

关节外症状包括眼葡萄膜炎、结膜炎、肺上叶纤维化、升主动脉根和主动脉瓣病变以及心传导系统失常等。神经、肌肉症状如下肢麻木、感觉异常及肌肉萎缩等也不少见。

(四) 骨 SPECT/CT 影像表现及疗效评价等

国内外研究表明基于滑膜炎、软骨及软骨下骨板的病理过程,骶髂关节骨盐代谢增高、显像剂摄取增加,骶髂关节与髂骨的显像剂比值增高,而骶髂关节软骨异常是骶髂关节炎的早期改变,因此骶髂关节骨显像和骶髂关节与髂骨显像剂比值测定不仅能早期发现强直性脊柱炎,并能检测强直性脊柱炎各期是否处于活动性,为临床早期诊断、及时治疗提供客观依据。此外,强直性脊柱炎也可见脊柱弥漫性显像剂摄取增高,椎体两侧小关节形成两条线样增高带。

强直性脊柱炎的不同时期显像剂核素显像特征不一样。在早期,骨显像的典型特征是双侧骶髂关节显像剂摄取增高,但不是所有病例都是这样。显像剂摄取增高在中轴骨上主要包括脊柱关节突关节、胸锁关节、胸肋、胸骨柄。显像剂摄取增高的部位主要在髂骨,主要病灶显示为明显的高摄取,被关节周围骨反应性低摄取围绕(图 3-1-9、图 3-1-10)。随后,椎体逐渐受累,骨显像表现为关节突关节处片状显像剂摄取,在椎间盘关节软骨处表现为条片状显像剂摄取,在棘突、棘间韧带中等程度显像剂摄取。

随着肋椎关节的纵韧带弥漫性受累,棘突、胸椎的棘间韧带产生特征性的"蜈蚣征"。值得注意的

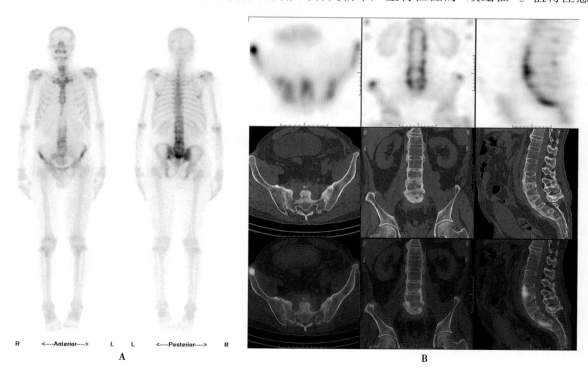

R <----Anterior----> L L <----Posterior----> R
A   B

图 3-1-9　强直性脊椎炎骨显像和融合图像

患者男,52 岁,腰背部疼痛 3 个月。A. ^{99m}Tc-MDP 全身骨显像:多个腰椎及双侧骶髂关节见显像剂不均匀增高,多个腰椎间隙显示不清;B. 融合图像:T_{12}~S_3 椎体及附件及双侧骶髂关节骨质增生、硬化,形态不规整,骨质结构紊乱,腰椎、部分腰椎小关节及双侧骶髂关节部分融合,显像剂摄取增高。诊断为强直性脊椎炎

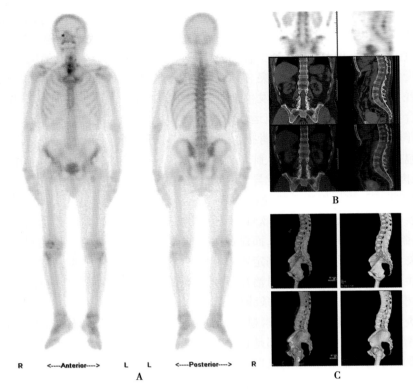

R <----Anterior----> L   L <----Posterior----> R
A   C

图 3-1-10　强直性脊椎炎骨显像和融合图像

患者男,64 岁,腰骶部疼痛 6 个月。A.^{99m}Tc-MDP 全身骨显像:多个腰椎显像剂分布不均匀,椎间隙显示欠清;融合图像(B)及 3D 融合图像(C):胸段脊柱后凸,双侧骶髂关节融合,腰椎缘变平,前纵韧带、脊间韧带及椎间盘骨化/钙化,呈竹节样改变,各椎小关节模糊、消失,小关节间隙消失伴显像剂摄取不均匀。诊断为强直性脊椎炎

是,椎体的"蜈蚣征"常常在 X 线检查改变之前出现(图 3-1-11)。在晚期可以看到更典型的特征。随着病情的进一步进展,颈椎也逐渐受累,表现为椎间盘的显像剂摄取,而椎间隙狭窄和狭窄的寰枢关节类似。疾病后期显像剂的摄取明显减少,表现为骨代谢的相对稳定,脊柱表现为"稀疏"和模糊并存,椎间隙显示清晰。

随着疾病缓慢进展,外周关节逐渐受累及,尤其是女性,髋关节、胸骨关节、肩关节、膝关节、手、脚和跟骨容易受累及。

(五) 骨 PET/CT 影像表现及疗效评价等

^{18}F-NaF PET/CT 骨显像较^{99m}Tc-MDP SPECT/CT 骨显像具有更好的灵敏度和分辨率,所以在诊断和疗效评价等方面,具有更高的价值,可以更早地发现病变,更早地判断疗效。

(六) 鉴别诊断

需要与类风湿关节炎和髂骨致密性骨炎相鉴别。

类风湿关节炎:多见于女性,多见颈椎受累,很少累及骶髂关节。关节受累表现为多关节、对称性,四肢大小关节均可发病,同时可伴有类风湿结节;实验室检查,患者类风湿因子的阳性率为 60%~95%。

髂骨致密性骨炎:多见于青年女性,主要表现为慢性骶部疼痛和晨僵,临床检查除腰部紧张外无其他异常,且该病有久坐、久卧会疼痛的特点。

(七) 与其他检查方法比较

由于放射学骶髂关节炎只反映骶髂关节的形态学变化。也就是说,当患者出现放射学骶髂关节炎时,实际上骶髂关节炎症已存在相当长时间。此时即便是放射学骶髂关节炎 Ⅱ 级,疾病也非真正的早期。

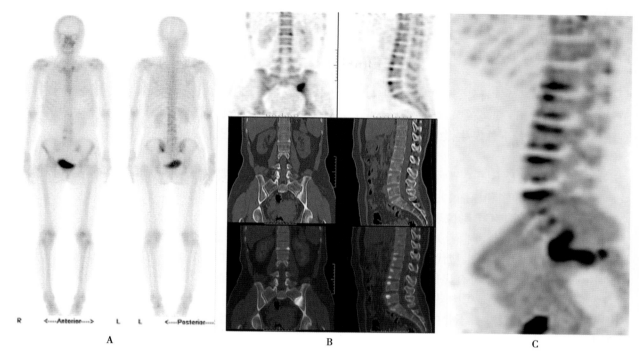

A   B   C

图 3-1-11　强直性脊椎炎"蜈蚣征"影像表现

患者女,55 岁,腰骶部疼痛 1 年余。A.^{99m}Tc-MDP 全身骨显像:多个腰椎及双侧骶髂关节显像剂不均匀浓聚,椎间隙显示欠清。B.融合图像:腰椎椎体上、下缘骨质增生、硬化;双侧骶髂关节面毛糙,见斑片状高密度影,以左侧为甚,左侧骶髂关节面见虫蚀状骨质破坏,上述相应部位显像剂浓聚。诊断为强直性脊椎炎。C.^{18}F-NaF PET/CT 局部 MIP 侧位图:腰椎上下缘及骶髂关节显像剂浓聚,呈"蜈蚣征"

一般而言,X 线和 CT 检查仅对强直性脊柱炎 Ⅱ 期以上诊断特异性较高,但不能判断其是否处于活动性。

对于观察关节结构的改变,X 线及 MR 检查起着重要的作用,骨显像的主要作用是观察病变累及的部位和范围,以辅助临床确立诊断,定位疼痛部位,评价疾病活动状态,与骨的恶性疾病进行鉴别诊断。

1. 常规 X 线检查　经济简便,应用最广。临床常规照骨盆正位像,除观察骶髂关节外,还便于了解髋关节、坐骨、耻骨联合等部位病变。腰椎是脊柱最早受累部位,除观察有无韧带钙化、脊柱"竹节样"变、椎体方形变以及椎小关节和脊柱生理曲度改变等外,尚可除外其他疾患。

2. 骶髂关节 CT 检查　CT 分辨力高,层面无干扰,能发现骶髂关节轻微的变化,有利于早期诊断。对常规 X 线检查难以确诊的病例,有利于明确诊断。

3. 骶髂关节 MR 检查　MR 检查能显示软骨变化,因此能比 CT 更早期发现骶髂关节炎。借助造影剂进行动态检查,还可以估计其活动程度,有利于疗效评价和预后判定。

第二节　退行性关节疾病

(一) 概况

骨关节炎(osteoarthritis,OA)是由于关节软骨完整性破坏以及关节边缘软骨下骨板病变而导致的关节症状和体征的一组异质性疾病,常常也被称为退行性关节病、骨质增生、骨关节病。发生率约为 3%,且随年龄增长骨关节炎发生率明显增加;除年龄外,其发病与肥胖、炎症、损伤和遗传等多种因素有关,无明显地域及种族差异,是生活能力下降及致残的常见病因之一。对膝关节骨性关节炎而言,肥胖是最重要的独立危险因素,比关节损伤、遗传易感性等其他因素更加重要。

骨关节炎是多因素包括遗传、代谢、生化和生物力学综合作用导致软骨细胞、软骨下骨和细胞外基质合成及降解失衡,出现关节代谢异常,进而引起关节软骨变性及负重处关节软骨面消失,软骨下骨变性,关节纤维增生,软骨下骨的骨质硬化,关节缘骨赘形成,滑膜非特异性炎症。由于慢性炎症的持续损害和关节组织渐进的结构改变,最后导致病情不断进展,滑膜关节损伤,包括关节软骨损伤、半月板损伤、韧带松弛、骨赘形成和软骨下骨损伤,关节功能不可逆性丧失和疼痛。

（二）病理生理

骨关节炎除累及软骨外,还可累及滑膜、关节囊以及软骨下骨板,其主要病理特点是修复不良和关节结构破坏。病理改变是关节软骨的退行性改变,造成软骨下骨逐渐被磨光呈象牙变性,随疾病进程出现压迫性坏死,软骨下骨发生微骨折、硬化及囊肿,同时累及滑膜引起滑膜炎、滑膜增生。

（三）临床表现

临床表现随累及不同关节而不同,一般起病隐匿,进展缓慢,主要临床表现为局部关节及其周围疼痛、僵硬以及关节肿胀和压痛、关节活动摩擦音(感)、活动受限以及行走困难。

（四）骨 SPECT/CT 影像表现及疗效评价等

1. 膝关节　膝关节炎患者关节内侧发生软骨及骨的退行性变,造成骨局部血运增加、骨质破坏的同时伴有修复过程导致无机盐代谢增加,在骨显像上表现为血流灌注增加、延迟相显像剂异常浓聚。此外,在生长过程中的骨赘可有显像剂的异常浓聚。而成熟骨赘显像剂摄取稍增加或正常,这也是 X 线检查发现骨赘大小与骨显像中显像剂浓聚程度不一致的原因。如果非正常应力产生的一侧退行性变的原因没有去除,软骨及软骨下骨的破坏、修复反复进行,而骨的修复赶不上破坏的速度,此恶性循环将持续下去。通过骨髓芯钻孔减压术对骨显像上显像剂异常浓聚部位进行局部减压治疗,可以改善血运及增强局部骨的代谢。所以骨显像在该病的早期诊断和辅助治疗方案方面提供重要价值。

骨显像特征包括局灶性关节间隙变窄、结构紊乱和畸形,节段性或斑片状显像剂摄取增高(图 3-2-1)。显像剂摄取与骨皮质受侵蚀、硬化和软骨下囊变密切相关。值得注意的是,皮质下的松质骨中的囊状变化积聚的显像剂比在骨质硬化或骨赘形成时更强烈(图 3-2-2)。另一方面,在关节边缘非应力区域发现的骨赘极少聚集显像剂,表明它们代谢较低(图 3-2-3)。针孔骨显像通常可以在疼痛但 CT 改变不明显的关节中显示非常微妙的显像剂摄取区域(图 3-2-4)。

2. 骶髂关节　骶髂关节炎中,骨质疏松和骨赘是疾病晚期的常见表现。病变可以是单侧或双侧发病。

影像学表现包括不规则骨密质受侵,软骨下硬化,关节狭窄和骨赘(图 3-2-5、图 3-2-6)。一般来说关节狭窄、关节前下方骨赘形成在骶髂关节不是一个典型的特征。CT 对这些特征的分析非常有帮助。

骨显像显示早期局限于关节下部显像剂摄取增加。显像剂摄取的相关性显示在髂骨边缘的骨质硬化上有显像剂的摄取增高。

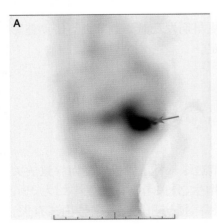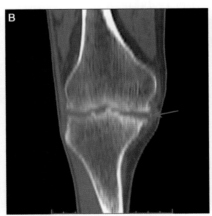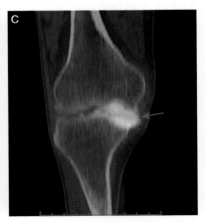

图 3-2-1　膝关节炎骨显像与局部 SPECT/CT 图像

患者男,58 岁,右侧膝关节炎,行 ^{99m}Tc-MDP 骨显像与局部 SPECT/CT 检查。A. 右侧膝关节骨显像示右侧膝关节关节面不均匀、非对称显像剂浓聚(箭头);B. CT 冠状位示右膝关节面骨质增生、硬化,以关节内侧为甚,关节间隙变窄(箭头);C.融合显像示骨质异常区显像剂浓聚(箭头)

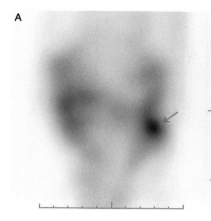
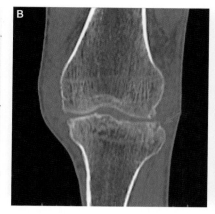
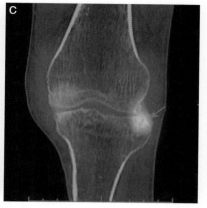

图 3-2-2　骨关节炎囊性变骨显像与局部 SPECT/CT 图像

患者男,62 岁,骨关节炎囊性变,行⁹⁹ᵐTc-MDP 骨显像与局部 SPECT/CT 检查。A. 左侧膝关节骨显像示胫骨内侧平台显像剂浓聚影伴周围骨质显像剂稀疏分布(箭头);B. CT 冠状位示胫骨内侧平台关节面下囊状低密度影伴边缘硬化(箭头);C. 融合图像冠状位示显像剂浓聚集中于囊变区(箭头)

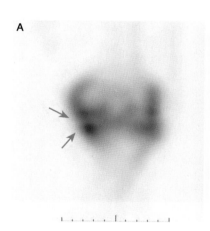
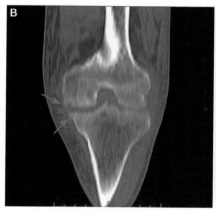
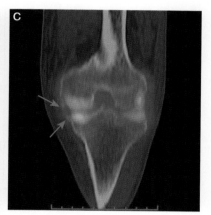

图 3-2-3　非受力的边缘区域骨关节炎骨显像与局部 SPECT/CT 图像

患者男,58 岁,非受力的边缘区域的骨关节炎,行⁹⁹ᵐTc-MDP 骨显像与局部 SPECT/CT 检查。A. 左侧膝关节前位骨显像示膝关节内侧缘骨赘伴显像剂轻度摄取(箭头),股骨髁关节面及胫骨平台可见显像剂显著摄取;B. CT 冠状位示左膝关节面骨质增生、硬化,关节边缘可见骨赘形成(箭头),关节间隙变窄;C. 融合显像示左膝关节面显像剂摄取不均匀增高(箭头)

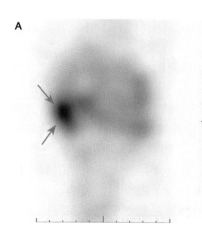
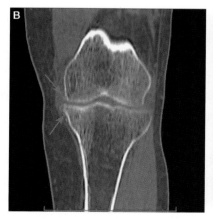
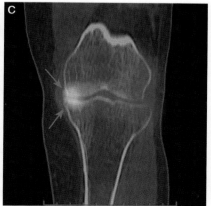

图 3-2-4　膝关节面骨质增生伴骨赘形成的骨显像与局部 SPECT/CT 图像

患者女,67 岁,左膝关节疼痛,行⁹⁹ᵐTc-MDP 骨显像与局部 SPECT/CT 检查。A. 针孔骨显像示左膝关节内侧关节面显像剂浓聚(箭头);B. CT 冠状位示左胫骨平台及股骨内侧髁关节面骨质增生伴骨赘形成(箭头);C. 融合显像冠状位示骨质异常区显像剂浓聚(箭头)

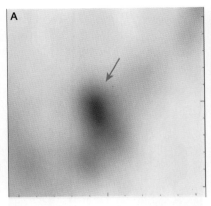 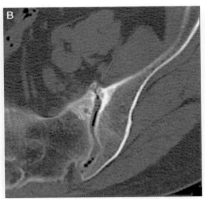 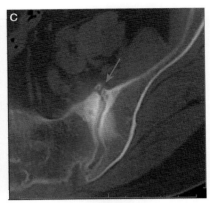

图 3-2-5　骶髂关节炎骨显像与局部 SPECT/CT 表现

患者女，63 岁，左侧骶髂关节炎，行^{99m}Tc-MDP 骨显像与局部 SPECT/CT 检查。A. 骨显像示左侧骶髂关节局部显像剂浓聚（箭头）；B. CT 示左侧骶髂关节面骨质密度增高，边缘骨质增生（箭头），关节间隙变窄；C. 融合显像示骨质增生区局部显像剂浓聚（箭头）

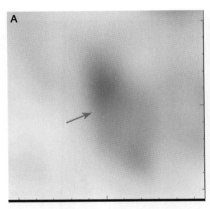 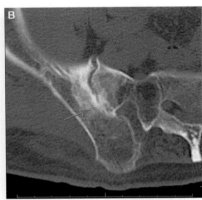 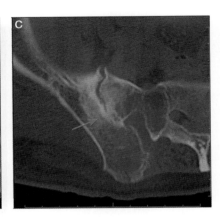

图 3-2-6　骶髂关节炎骨显像与局部 SPECT/CT 表现

患者男，78 岁，右侧骶髂关节炎，行^{99m}Tc-MDP 骨显像与局部 SPECT/CT 检查。A. 骨显像示右侧骶髂关节局部显像剂浓聚（箭头）；B. 右侧骶髂关节面骨质增生、硬化，可见骨赘形成，局部骨质融合（箭头）；C. 融合显像示骨质融合区局部显像剂浓聚（箭头）

3. 髋关节　骨显像显示显像剂摄取偏离最上方（图 3-2-7）或髋臼最内侧的位置，分别反映股骨头或内侧移位。有时由于支撑作用，股骨颈内侧也可以观察到显像剂中等摄取（图 3-2-7）。重要的是，显像剂在关节髋臼侧的摄取明显低于股骨头的摄取。当关节强直时关节间隙消失（图 3-2-8）。骨赘可能表现为项链一样地从髋臼悬挂的卵圆形显像剂摄取增高影（图 3-2-9）。

4. 髌骨　髌骨骨关节炎的特征是髌骨上、下缘显像剂摄取（图 3-2-10）。髌股关节变窄和膝关节其他关节间隙的摄取增加是骨关节炎的重要诊断特征。

5. 踝关节和跗骨关节　距骨关节炎最早的改变似乎是从疼痛的踝关节的前距下关节开始的，为局灶性的斑点状的显像剂浓聚区（图 3-2-11）。随着疾病的进展，踝关节开始被累及，然后是距下关节和距舟关节（图 3-2-12）。

6. 肩部　肩锁关节的退行性改变主要与老化有关。早期的 CT 显示关节旁有轻度皮质增生和皮质下骨量减少（图 3-2-13）。随着病变的进展，关节变窄，并伴有明显的骨量减少。锁骨侧的关节改变比肩峰侧更加明显。显像剂摄取的程度和强度随退行性变化和关节炎活动的严重程度而变化。在慢性活动期，随着进展性关节狭窄，显像剂摄取明显增强，并向关节闭锁的肩峰扩散（图 3-2-14）。

盂肱关节典型 CT 表现是关节前方和下方伴随关节狭窄的骨质致密化、边缘硬化及囊性改变；骨显像示盂窝和肱骨头关节面显像剂摄取增加（图 3-2-15）。骨显像变化往往在 X 线检查之前表现出来。在中晚期时，关节会被弥漫性消融，如果形成皮质囊肿，则表现为"热区内有更高的热区"。

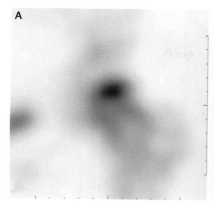
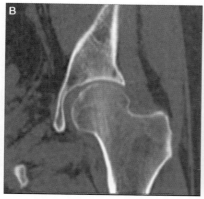
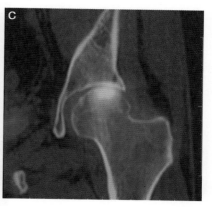

图 3-2-7　股骨头骨关节炎骨显像与局部 SPECT/CT 表现

　　患者女,62 岁,左侧股骨头骨关节炎,行^{99m}Tc-MDP 骨显像与局部 SPECT/CT 检查。A. 骨显像示左髋关节局部显像剂浓聚;B. 冠状位 CT 示左髋关节间隙变窄,左侧股骨头及髋臼骨质密度减低;C. 融合图像示左侧股骨头局部显像剂浓聚,股骨颈显像剂摄取稍增高

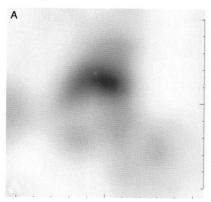
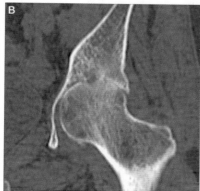
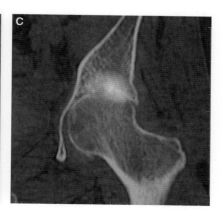

图 3-2-8　髋关节炎骨显像与局部 SPECT/CT 表现

　　患者女,45 岁,髋关节炎,行^{99m}Tc-MDP 骨显像与局部 SPECT/CT 检查。A. 骨显像示左侧髋关节弥漫性显像剂摄取增高;B. 冠状位 CT 示左侧关节强直造成髋关节间隙几乎不可见;C. 融合图像示相应区域显像剂摄取增高

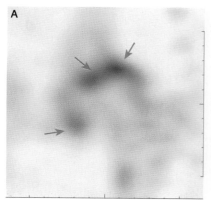
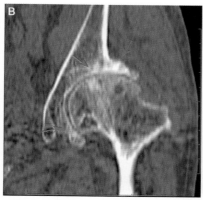
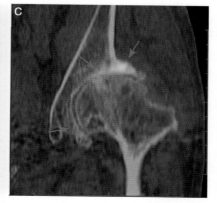

图 3-2-9　髋关节炎多发骨赘生成的骨显像与局部 SPECT/CT 表现

　　患者女,78 岁,左髋关节炎,行^{99m}Tc-MDP 骨显像与局部 SPECT/CT 检查。A. 骨显像示左侧股骨头沿着髋臼缘走行的串珠状显像剂摄取增高影(箭头);B. 冠状位 CT 示沿着髋臼缘分布的多发骨赘生成(箭头);C. 融合图像示骨质异常区显像剂浓聚(箭头)

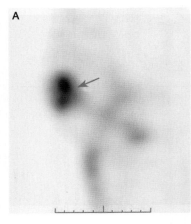
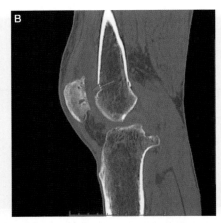
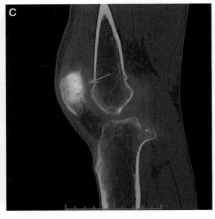

图 3-2-10　髌骨骨关节炎骨显像与局部 SPECT/CT 表现

患者男，52 岁，髌骨骨关节炎，行⁹⁹ᵐTc-MDP 骨显像与局部 SPECT/CT 检查。A. 左膝关节矢状位骨显像示髌骨后、上份显像剂浓聚（箭头），另膝关节面多发斑片状显像剂浓聚；B. CT 矢状位示髌骨后缘关节面骨质增生、硬化伴后上缘骨赘形成（箭头），关节面下可见多发囊变；C. 融合显像矢状位可见骨质异常区显像剂浓聚（箭头）

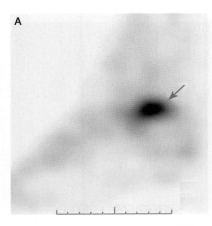
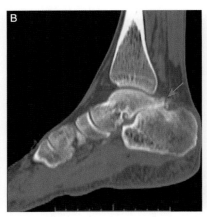
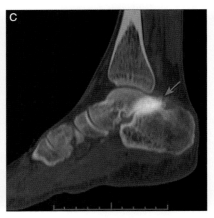

图 3-2-11　距骨关节炎骨显像与局部 SPECT/CT 表现

患者男，68 岁，距骨关节炎，行⁹⁹ᵐTc-MDP 骨显像与局部 SPECT/CT 检查。A. 左侧踝关节骨显像示距下关节条状显像剂浓聚区（箭头）；B. CT 矢状位示左侧距下关节面骨质增生、硬化伴骨赘形成（箭头），关节间隙变窄；C. 融合显像示左侧距下关节面显像剂浓聚（箭头）

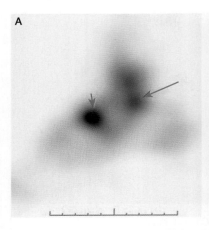
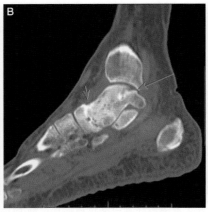
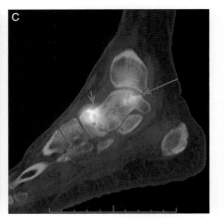

图 3-2-12　晚期距骨关节炎骨显像与局部 SPECT/CT 表现

患者女，54 岁，晚期距骨关节炎，行⁹⁹ᵐTc-MDP 骨显像与局部 SPECT/CT 检查。A. 右侧踝关节骨显像示距舟关节（短箭头）和踝关节（长箭头）显像剂浓聚；B. CT 矢状位示右侧距舟关节（短箭头）和踝关节（长箭头）关节面骨质增生、硬化，关节面下囊变，距舟关节间隙明显狭窄；C. 融合显像矢状位示右侧距舟关节（短箭头）和踝关节（长箭头）骨质异常区显像剂浓聚

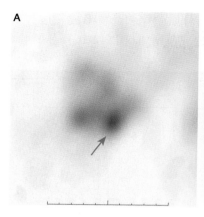
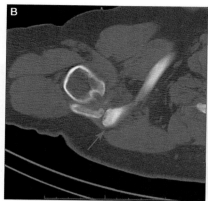
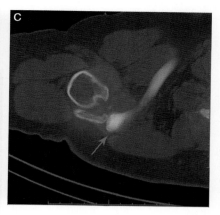

图 3-2-13　肩锁关节炎骨显像与局部 SPECT/CT 表现

患者女,50 岁,右侧肩锁关节炎,行^{99m}Tc-MDP 骨显像与局部 SPECT/CT 检查。A. 骨显像示右侧肩锁关节局部显像剂浓聚(箭头);B. 断层 CT 示右侧肩锁关节间隙变窄,关节骨旁(箭头)骨皮质增厚;C. 骨显像示显像剂在主要锁骨端(箭头)聚集,肩峰处较少

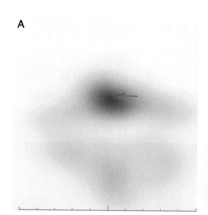
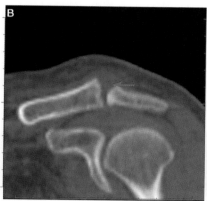
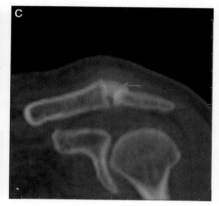

图 3-2-14　晚期肩锁关节炎骨显像与局部 SPECT/CT 表现

患者男,60 岁,晚期肩锁关节炎,行^{99m}Tc-MDP 骨显像与局部 SPECT/CT 检查。A. 左肩骨显像示局部显像剂浓聚(箭头);B. 左肩冠状位 CT 示下方关节间隙明显变窄,上方(箭头)骨室由于骨质侵蚀而加宽;C. 骨显像示锁骨末端和肩峰处的显像剂摄取增高(箭头)

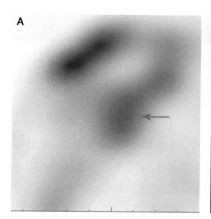
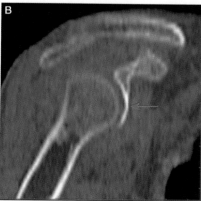
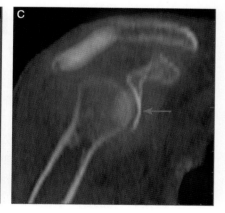

图 3-2-15　慢性盂肱关节炎骨显像与局部 SPECT/CT 表现

患者女,90 岁,右侧慢性盂肱关节炎,行^{99m}Tc-MDP 骨显像与局部 SPECT/CT 检查。A. 骨显像示右侧盂肱关节局部显像剂浓聚(箭头);B. 右侧盂肱关节冠状位 CT 示肱骨头部骨量减少,关节盂骨质增生硬化(箭头);C. 融合图像示盂窝和肱骨头关节面显像剂摄取增加(箭头)

7. 胸骨

（1）胸锁关节：影像学表现包括关节周围骨质破坏，关节间隙变窄，骨质硬化和骨赘形成。这些变化在早期阶段是轻微甚至可疑的。早期的骨显像示受累关节中显像剂摄取稍增加（图 3-2-16）。

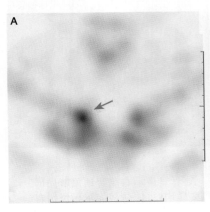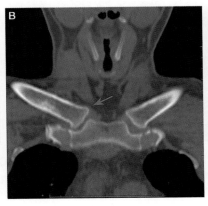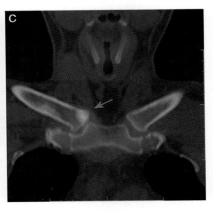

图 3-2-16 胸锁关节早期骨关节炎骨显像与局部 SPECT/CT 表现

患者男，49 岁，胸锁关节早期骨关节炎，行 ^{99m}Tc-MDP 骨显像与局部 SPECT/CT 检查。A. 骨显像示右侧胸锁关节局部显像剂浓聚（箭头）；B. 冠状位 CT 示关节周围局部骨质减少和骨质硬化（箭头）；C. 融合图像示关节周围骨骼显像剂摄取增加（箭头）

（2）胸骨关节：退行性关节炎主要涉及关节纤维软骨的中心部分，导致关节变窄和关节周围的致密化。CT 显示，软骨下骨关节表现为弥漫性或部分狭窄，伴随软骨下骨不规则硬化；骨显像示显像剂高度摄取并充满关节，扩散到相邻的胸骨柄和胸骨体（图 3-2-17）。

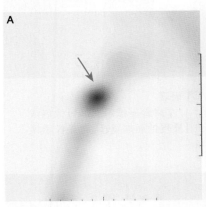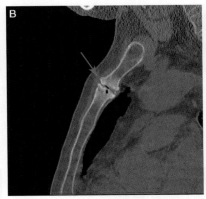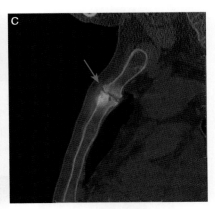

图 3-2-17 胸骨柄关节炎骨显像与局部 SPECT/CT 表现

患者男，48 岁，胸骨柄关节炎，行 ^{99m}Tc-MDP 骨显像与局部 SPECT/CT 检查。A. 骨显像示胸骨关节局部显像剂浓聚（箭头）；B. 矢状位 CT 示胸骨体-柄连接处骨质增生、硬化，关节面下可见囊状低密度影（箭头）；C. 融合图像示骨质异常区局部显像剂浓聚（箭头）

8. 肘关节 骨关节炎在肘部较为罕见，一般是继发于创伤。影像学特征包括关节间隙狭窄和关节周围的肿胀（图 3-2-18B）；在骨显像中特征表现为关节狭窄处非常强烈的显像剂摄取（图 3-2-18A）和在关节周围骨骼中度摄取的组合。滑车切迹是受累部位，产生异常显像剂摄取（图 3-2-18C）。

9. 腕关节 腕关节炎主要影响桡骨侧，其中最常见的部位是掌骨关节和舟骨关节。桡腕关节、远端桡尺关节、月牙关节和其他腕间关节受累的也不少见。

在疾病的早期阶段，影像学检查作用不大，但在中后期则起着重要作用。影像学改变包括关节狭窄、硬化、骨赘增生、囊变、骨折和畸形。变化特征为仅限于手腕的单个或几个小关节，骨质疏松症不是显著特征。MR 和 CT 对滑膜炎、软骨破坏和囊性变的特异性诊断非常有用。

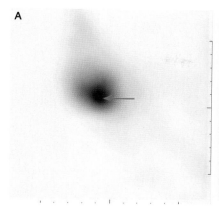
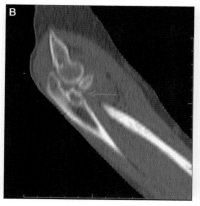
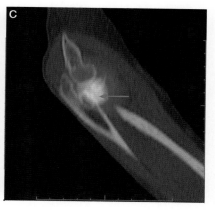

图 3-2-18　肘关节炎骨显像与局部 SPECT/CT 表现

患者女,74 岁,右肘关节炎,行^{99m}Tc-MDP 骨显像与局部 SPECT/CT 检查。A. 骨显像示右肘关节局部显像剂浓聚(箭头);B. 右肘矢状位 CT 示滑车关节变窄,关节硬化明显,产生畸形的半月形关节(箭头);C. 融合图像示在关节周围显像剂摄取广泛地增加(箭头)

针孔骨显像显示在滑膜和软骨下骨中显像剂的异常浓聚(图 3-2-19),在诊断早期关节炎伴桡骨和滑动性关节滑膜炎方面起重要作用,一些局限于近端腕骨的微小病变都可以看到明显的显像剂聚集。显像剂浓聚的程度和关节炎病变程度相关,在关节严重病变时有更强烈的摄取,反之亦然。

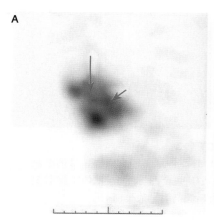
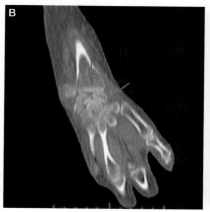
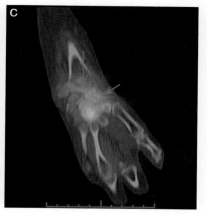

图 3-2-19　腕关节炎骨显像与局部 SPECT/CT 表现

患者女,49 岁,腕关节炎,行^{99m}Tc-MDP 骨显像与局部 SPECT/CT 检查。A. 右侧腕关节骨显像示桡腕关节(长箭头)及腕骨区(短箭头)显像剂浓聚;B. CT 冠状位示桡骨远端关节面骨质硬化(长箭头)伴桡腕关节间隙变窄,多个腕骨骨质增生、囊变(短箭头);C. 融合显像冠状位示桡腕关节(长箭头)及腕骨间关节(短箭头)显像剂浓聚

10. 脊柱　基于不同的部位,椎关节退变可分为椎关节炎症和椎关节畸形。椎关节炎症可影响低位腰椎和腰骶椎邻近的髓核,而椎关节畸形主要累及外周纤维环或与骨赘相关的纤维环。

在影像学上,椎关节炎症突出表现为椎间隙狭窄、终板硬化和局灶骨赘,通常在 L_4、L_5 和 S_1 椎骨。有时,压缩性骨折可能叠加在已经有骨关节炎的终板上,因而诊断极其困难。椎关节畸形表现为多个骨赘,在终板的外侧和前缘尤为突出。椎间隙狭窄、终板硬化等椎关节改变通常不明显。骨显像可见终板和骨赘显像剂明显浓聚(图 3-2-20)。通常终板对称性受累且平行。骨赘在椎关节退变显影中,椎体外侧或前缘显像剂多呈不同大小和强度的喙状摄取(图 3-2-21)。骨赘的显像剂摄取程度与年龄和位置有关,年龄越小且新发的骨赘显像剂摄取明显增高,反之亦然。颈椎骨关节炎包括钩椎关节突骨关节炎和棘突骨关节炎及骨膜骨关节炎,其表现同腰椎和胸椎一样,颈椎的椎间盘骨关节炎可在椎间盘狭窄、硬化的终板中有显像剂摄取增加。

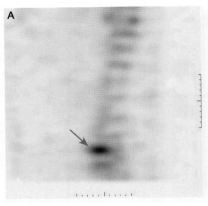
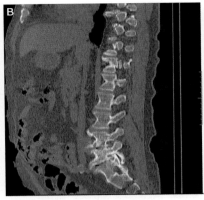
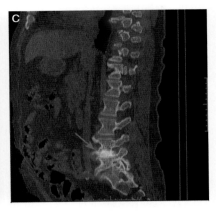

图 3-2-20　终板炎骨显像与局部 SPECT/CT 表现

患者男,71 岁,终板炎,行^{99m}Tc-MDP 骨显像与局部 SPECT/CT 检查。A. 腰椎骨显像示 L$_4$/L$_5$ 局部显像剂浓聚(箭头);B. 腰椎矢状位 CT 示 L$_4$ 椎体下缘及 L$_5$ 椎体上缘终板硬化(箭头),伴 L$_4$/L$_5$ 椎间隙变积气;C. 融合图像示对应骨质异常区显像剂摄取明显增高(箭头)

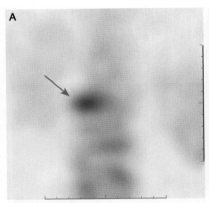
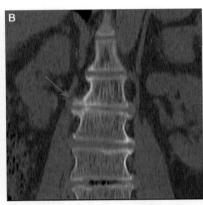
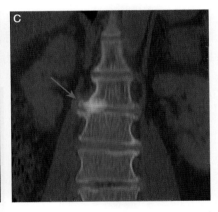

图 3-2-21　椎小关节炎骨显像与局部 SPECT/CT 表现

患者男,65 岁,椎小关节炎,行^{99m}Tc-MDP 骨显像与局部 SPECT/CT 检查。A. 骨显像示 L$_1$/L$_2$ 局部显像剂浓聚(箭头);B. 腰椎冠状位 CT 示 L$_1$/L$_2$ 右侧相对缘局部骨质增生、变尖(箭头);C. 融合图像示 L$_2$ 椎体上缘骨赘(陈旧性骨赘)显像剂摄取轻度增高,而 L$_1$ 椎体下缘的"新生"骨赘则表现为显像剂明显浓聚(箭头)

11. 骨性关节炎的其他常见部位　骨关节炎通常还可累及耻骨联合、手和脚的趾间关节、踇趾外翻患者的第一跖趾关节以及舟骨。常见的影像学特征包括骨侵蚀、硬化,关节囊狭窄和囊性变。骨显像显示关节间隙变窄、显像剂摄取增加。在病变早期,骨显像的变化比常规影像学变化更加突出。

(1) 跖骨关节:X 线检查显示籽骨横向错位和旋转,关节狭窄,内侧跖骨头发生骨质硬化,软组织增厚。针孔骨显像显示趾骨明显的显像剂摄取增加(图 3-2-22)。当关节炎伴有活动性炎症时,骨动态显像的血流相显示血流增加。

(2) 副舟骨关节:副舟骨骨性关节炎的影像学特征包括舟骨、副舟骨软骨或与副舟骨紧贴的关节的不规则狭窄,类似缺血性坏死;骨显像示副舟骨明显地积聚显像剂(图 3-2-23)。

(3) 全身性骨关节炎:全身性骨关节炎指的是同时累及 5 个或更多的多关节骨关节炎,一般包括脊柱的椎间关节、膝关节、手指的近端指间关节、第一腕掌关节、第一跖跗关节;髋关节、手腕和外侧跖趾关节也可累及但不常见。

全身骨显像是观察全身多关节病变唯一可用的成像方法,并可对受累关节进行半定量评估,活动期的关节炎聚集显像剂明显,而静止期显像剂聚集较少;而 X 线检查有助于观察骨侵蚀、硬化、关节狭窄等形态学变化(图 3-2-24)。

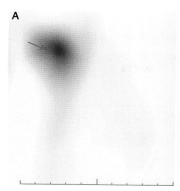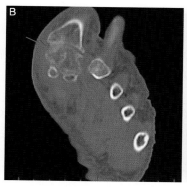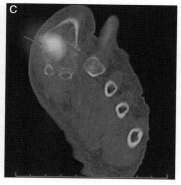

图 3-2-22 趾跖关节炎骨显像与局部 SPECT/CT 表现

患者男,84 岁,趾跖关节炎,行⁹⁹ᵐTc-MDP 骨显像与局部 SPECT/CT 检查。A. 左足骨显像示第 1 趾跖关节处显像剂浓聚(箭头);B. CT 横断位示左足第 1 趾跖关节面骨质增生、硬化,关节间隙变窄(箭头);C. 融合显像横断位示骨质硬化区显像剂浓聚(箭头)

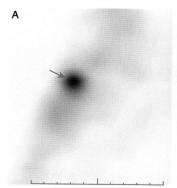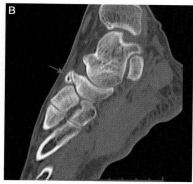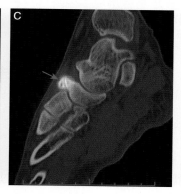

图 3-2-23 副舟骨关节炎骨显像与局部 SPECT/CT 表现

患者男,55 岁,副舟骨关节炎,行⁹⁹ᵐTc-MDP 骨显像与局部 SPECT/CT 检查。A. 左足骨显像示副舟骨显像剂浓聚(箭头);B. CT 矢状位示左足副舟骨与足舟骨构成关节(箭头);C. 融合显像矢状位示副舟骨显像剂浓聚(箭头)

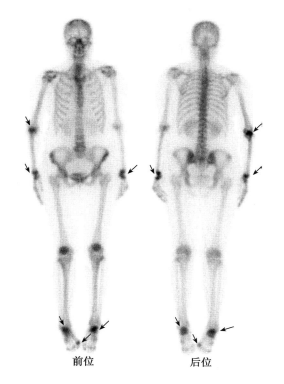

前位 后位

图 3-2-24 患者女,49 岁,全身性骨关节炎。⁹⁹ᵐTc-MDP 全身骨显像示不对称多关节受累(箭头)

（五）骨 PET/CT 影像表现及疗效评价等

^{18}F-NaF PET/CT 骨显像较^{99m}Tc-MDP SPECT/CT 骨显像具有更好的灵敏度和分辨率,所以在诊断和疗效评价等方面具有更高的价值,可以更早地发现病变,更早地判断疗效。^{68}Ga-PSMA PET/CT 可为低 PSA 水平前列腺癌患者的骨评估分期提供更准确的辅助信息。

（六）鉴别诊断

外周关节骨关节炎应与类风湿关节炎、银屑病关节炎、假性痛风等鉴别;髋关节骨关节炎应与髋关节结核、股骨头无菌性坏死相鉴别;中轴骨关节骨关节炎应与脊柱关节病鉴别。

（七）与其他检查方法比较

骨显像检查对本病的诊断十分重要。

典型 X 线检查表现为受累关节间隙狭窄,软骨下骨质硬化及囊性变,关节边缘骨赘形成;严重者关节面萎缩、变形或半脱位。

CT 检查用于椎间盘病的诊断明显优于 X 线检查。

MR 检查能显示早期软骨病变,半月板、韧带等关节结构的异常,有利于早期诊断,但表现常与炎症性关节炎重叠。

第三节 其他类型关节炎和关节病

一、一过性髋关节滑膜炎

（一）概况

髋关节暂时性滑膜炎又称一过性髋关节滑膜炎,是一种自限性、非特异性的炎症性病变,1892 年 Lovett 和 Morse 首先报道此病。髋关节暂时性滑膜炎是儿童常见的下肢疾患,好发于 3~10 岁的男童,多为单侧发病,左右髋部受累的机会基本均等,无明显季节性,四季散发。早期诊断比较困难,容易误诊,此病经卧床牵引、局部理疗、预防性抗炎等治疗后多可治愈,预后良好,部分病例可复发,少数严重者可发生股骨头坏死以及发育畸形。此病病因尚不明确,针对病因提出了很多假说,包括感染、外伤,对细菌和病毒的抗原、抗体反应、免疫反应或变态反应等,但都不能满意解释此病,多数学者研究发现此病与上呼吸道感染有关,很多认为此病与病毒感染有关,尤其是感染学龄前儿童的肠道病毒。

（二）病理生理

髋关节暂时性滑膜炎是一种发生于关节、腱鞘及黏液滑囊附属纤维组织的滑膜增殖性疾病,主要表现为髋关节囊肿胀,可有关节间隙增宽,无骨质破坏。

（三）临床表现

发病前一周可有上呼吸道感染病史、剧烈活动或外伤史,多发病较急,以髋痛、膝痛、痛性跛行、髋关节活动障碍等为主要临床特点,部分可有低热,一般病程短暂,严重者可发生股骨头坏死及发育畸形。

（四）骨 SPECT/CT 影像表现及疗效评价等

在^{99m}Tc-MDP 骨显像中,髋关节暂时性滑膜炎通常表现为关节轻度至中度摄取显像剂,显像剂摄取通常远低于感染性关节炎。在普通的^{99m}Tc-MDP 骨显像中,股骨头和髋臼窝几乎无显像剂摄取增高,在针孔放大显像中可以探测到微量显像剂摄取的增加,可以检测到滑膜中软骨下骨显像剂摄取增加,这是由于炎症性滑膜充血导致吻合血管通路开放引起的血流量增加所致。当关节内积液量小到中度时,股骨头处软骨下骨聚集显像剂,覆盖股骨头,大量积液时,由于囊内压升高,摄取量反而显示减少。

SPECT/CT 融合显像利用 CT 扫描可以较好地显示患侧关节腔内的积液,多无关节周围软组织的变化及骨质异常。

（五）骨 PET/CT 影像表现及疗效评价等

^{18}F-NaF PET/CT 骨显像较^{99m}Tc-MDP SPECT/CT 骨显像具有更好的灵敏度和分辨率,所以在诊断

和疗效评价等方面具有更高的价值,可以更早地发现病变,更早地判断疗效。

（六）鉴别诊断

化脓性髋关节炎:体温多较高,急性起病,全身中毒症状重,髋关节表现为剧痛、肿胀、运动障碍,关节穿刺有脓性渗出物可确诊。X线检查表现为闭孔外肌肿胀、关节间隙增宽,常伴股骨头脱位或半脱位。超声可显示关节间隙增宽,关节囊回声增强。^{99m}Tc全身骨显像显示化脓性关节炎关节部位显像剂摄取高于髋关节暂时性滑膜炎。

急性脊髓灰质炎:高热,有胃肠道及脑膜刺激表现,临床表现有头痛、呕吐、神经紧张、肌肉疼痛、触及肌肉发生哭闹或痉挛、肢体瘫痪等。伴随后遗症时X线检查表现主要有脊柱骨盆和下肢的畸形,骨盆的改变最为显著,多产生骨盆倾斜、髋关节脱位及半脱位,髋外翻畸形。

结核性髋关节炎:低热乏力,夜间盗汗,病变多为单侧,局部髋关节部位有肿胀、疼痛、活动受限、下肢短缩跛行等表现。X线检查表现为闭孔外肌肿胀不如化脓性炎多见,关节间隙多变窄,周围骨质稀疏较明显。超声发现结核性髋关节炎滑膜回声增强较化脓性炎症多见,关节间隙观察结果与X线检查表现相同,关节囊回声增强不如化脓性炎症多见。针孔放大显像显示在破坏的关节和关节周围骨骼中显像剂高度摄取,关节狭窄是一个共同的特征。

还需与短暂性关节炎、儿童髋关节滑膜嵌顿症、短暂性肠炎和单纯性浆液性髋关节炎鉴别。

（七）与其他检查方法比较

髋关节暂时性滑膜炎X线检查显像主要表现为滑膜囊松弛伴囊脂肪线位移,仅在一小部分患者中观察到该征象,在大多数患者中无法观察到。X线检查分辨率相对较低。

超声多显示为患侧髋股骨颈颈前间隙较健侧增宽,患侧关节腔存在积液,多无髋关节周围软组织及骨质声像改变,多普勒超声还能监测髋关节滑膜内的血供改变。针孔放大显像和超声检查可以用来诊断髋关节暂时性滑膜炎。

二、无菌性创伤性滑膜炎

（一）概况

无菌性创伤性滑膜炎是一种常见的骨科软组织损伤疾病,是关节受到急性创伤或慢性劳损时,引起滑膜损伤或破裂的一种非感染性炎症反应。继发于撞伤或扭伤,与骨挫伤、前交叉韧带断裂、半月板撕裂等有关。多单侧发病,右侧多于左侧。无菌性创伤性滑膜炎的治疗多采用制动、抗炎、关节腔穿刺、关节镜滑膜切除术、理疗、关节功能训练等综合治疗,该病病程长,迁延难愈。

（二）病理生理

无菌性创伤性滑膜炎是关节损伤或关节内结构损伤后滑膜组织对急性或慢性损伤的直接反应而产生的非感染性炎症。主要病理表现为滑膜血管扩张、充血、水肿、渗出,红白细胞及纤维素渗出速度超过滑膜代偿性吸收速度,产生大量积液,关节腔内压继续升高,氧分压再度下降,久之滑膜退化,脂肪化生等无菌性炎症形成。

（三）临床表现

临床主要表现为关节肿胀、疼痛、关节积血、积液、关节活动受限等,发病时间长,疾病难愈。

（四）骨SPECT/CT影像表现及疗效评价等

在^{99m}Tc-MDP显像中,当大量渗出时,可见关节间隙扩大,与一过性滑膜炎和反应性滑膜炎不同的是,如果没有继发感染,无菌性创伤性滑膜炎软骨下仅可见轻度或不摄取显像剂。

（五）骨PET/CT影像表现及疗效评价等

^{18}F-NaF PET/CT骨显像较^{99m}Tc-MDP SPECT/CT骨显像具有更好的灵敏度和分辨率,所以在诊断和疗效评价等方面具有更高的价值,可以更早地发现病变,更早地判断疗效。

（六）鉴别诊断

化脓性关节炎:临床表现主要有关节的炎症表现和全身的中毒症状。关节有红、肿、热、痛,严重者有活动受限。全身症状多表现为急性起病,有畏寒、发热、乏力、纳差等细菌感染的中毒症状。^{99m}Tc全身骨显像显示化脓性关节炎关节部位显像剂摄取明显增高,针孔放大显像显示明显变窄的关节有高度的显像剂摄取,同时还可以反映关节软骨和软骨下骨的破坏。

无菌性创伤性滑膜炎还需要与单纯性骨痛进行鉴别。

(七) 与其他检查方法比较

X线检查特征包括滑膜囊萎缩和局部骨骼骨量减少,以及骨折等创伤性损伤表现。

高频超声检查显示关节腔内液体渗出,滑膜不同程度增厚,增厚滑膜欠光滑。

MR显示滑膜不同程度增厚,位于关节周围,在T_1WI和T_2WI及$T_2WI/STIR$(短反转时间反转恢复)上表现为不均匀性等、低、高信号。

(八) 典型病例

病例一:患者女,53岁,10天前进食脂餐后出现双膝关节疼痛,呈持续性,无放射痛,未予重视,后逐渐出现右踝关节、左足第一跖趾关节、左腕关节肿痛,伴右足足背凹陷性水肿。活动后疼痛加重,伴晨僵、口干,红细胞沉降率62mm/h。诊断:右踝关节滑膜炎(图3-3-1)。

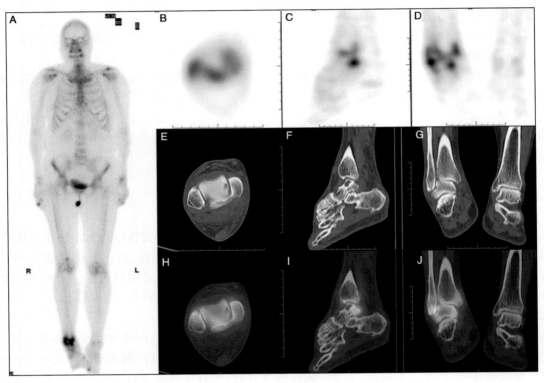

图3-3-1 右踝关节滑膜炎患者骨显像和局部断层融合图

A. ^{99m}Tc-MDP全身骨显像:双侧多根肋骨多处显像剂不均匀分布,右侧第9肋背段局部、右侧踝关节及左侧第1趾骨间关节见显像剂片状、结节样浓聚;B~J. 局部断层融合图:右侧踝关节组成诸骨边缘骨质不规整,可见多发小囊状骨密度降低,右侧踝关节显像剂片状浓聚

病例二:患者女,62岁,1年前发现右膝关节一包块,平素行走时感右膝关节内摩擦感,偶伴疼痛,休息可缓解。1周前,患者无明显诱因出现右膝关节剧烈疼痛,疼痛呈针刺样,持续时间短,伴右膝关节皮肤稍发红、肿胀。查体:右膝关节处可扪及一包块,约5cm×5cm,质硬,不活动,与周围组织无粘连,皮肤正常,远端血运及活动度正常。诊断:右膝膝关节色素沉着绒毛结节性滑膜炎,右膝关节半月板损伤(图3-3-2)。

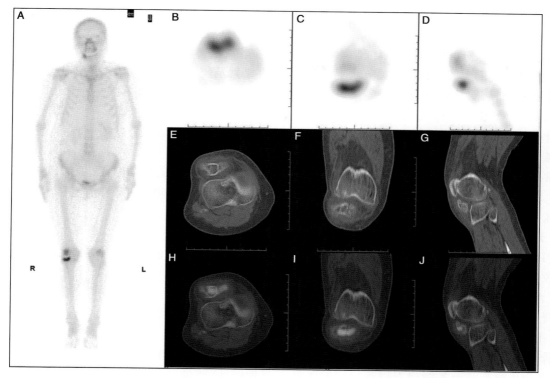

图 3-3-2 右膝膝关节色素沉着绒毛结节性滑膜炎、右膝关节半月板损伤患者骨显像和局部断层融合图
A. ^{99m}Tc-MDP 全身骨显像:右侧膝关节显像剂浓聚增高;B~J. 局部断层融合图:右侧髌韧带后方见不规则游离骨块影,最大层面大小约 3.0cm×1.5cm,显像剂浓聚增高,周围软组织肿胀,右侧胫骨髁间棘、髌骨及股骨内外髁见骨质增生

三、长期血液透析中的关节炎

(一) 概况

慢性肾衰竭患者长期反复接受血液透析治疗后,可发生肌肉、骨骼、关节的疾病,称为肾透析性骨关节病,它是长期透析患者常见而严重的并发症。该并发症发生率与年龄、透析时间长短呈正相关,年龄越大,透析时间越长,该并发症发生率越高。有资料显示慢性肾功能不全患者血液透析 10 年之后该并发症的发病率为 100%。主要表现形式有:①与结晶物有关的关节炎;②腕管综合征;③慢性关节病;④囊性骨损害;⑤破坏性关节病。如果出现肾透析性骨关节病,应及早进行肾移植术,肾移植术后透析性骨关节病的关节症状很快改善,但关节病的放射学改变和淀粉样沉积依然存在。

(二) 病理生理

该疾病的发病机制目前尚未完全阐明,被认为可能与慢性肾衰时 β_2-微球蛋白的潴留、β_2-微球蛋白生化与结构的改变、β_2-微球蛋白淀粉样纤维形成以及 β_2-微球蛋白对组织的损伤有关,也与继发性甲状旁腺功能亢进等因素有关。

(三) 临床表现

1. 与结晶物有关的关节炎 草酸钙沉积可引起软骨钙质沉积病,以及滑膜、皮肤或关节周围发生钙化,关节旁钙化物多数无明显临床症状,但也可引起急性炎性或慢性、少细胞的关节积液。

2. 腕管综合征 男女发病率基本相等,主要由 β_2-M 淀粉样物质沉积在腕管内的腱鞘、滑膜、屈肌腱或屈肌韧带,造成腕管腔相对狭小,掌部关节病变,运动障碍,严重者手功能丧失。

3. 慢性关节病 常常与腕管综合征并发,还常常有关节周围的淀粉样变,临床主要表现为关节疼痛、关节肿胀、关节积液,多为双侧,滑膜可能出现增厚,关节运动障碍,常见于肩关节、腕关节、手指关节。

4. 囊性骨损害 多发性软骨下溶骨性改变,或关节侵蚀性改变,是主要的放射学表现。

5. 破坏性关节病 多发生在透析 10 年之后,脊柱关节病变主要累及颈椎,常为多发性发展迅速的椎间隙变窄,伴有邻近椎板骨质破坏,临床常常无明显症状或仅有轻微的疼痛、僵硬感,严重者可有神经并发症出现。周围大关节破坏性关节病变常为多发,主要累及髋、膝、腕、肩关节,主要表现为关节间隙变窄,晚期骨骼病变常见。

(四) 骨 SPECT/CT 影像表现及疗效评价等

针孔放大显像显示的特征与其他类型的滑膜炎相似,关节部位显像剂轻度浓聚,一旦发生感染,关节积脓表现为很强的显像剂浓聚,伴随关节狭窄、关节感染较少发生。

常规全身骨显像显示全身骨骼显像剂摄取降低,病变关节轻度摄取或不摄取显像剂,肾脏不摄取显像剂。SPECT/CT 融合显像可以较好地显示关节狭窄及骨破坏、骨囊性变(CT 扫描上显示为骨质密度减低区)。

(五) 骨 PET/CT 影像表现及疗效评价等

^{18}F-NaF PET/CT 骨显像较 ^{99m}Tc-MDP SPECT/CT 骨显像具有更好的灵敏度和分辨率,所以在诊断和疗效评价等方面具有更高的价值,可以更早地发现病变,更早地判断疗效。

(六) 鉴别诊断

肾透析性骨关节病发生在慢性肾功能不全肾透析过程中,要结合病史进行鉴别。

(七) 与其他检查方法比较

骨 X 线检查主要显示为关节狭窄与弥漫性周围骨质减少,X 线检查较难发现颈椎关节的骨破坏。

CT、MR 检查对于 X 线检查较难发现的颈椎关节骨破坏、肱骨及股骨的囊性病等病变更易显示。MR 检查 T_1、T_2 可显示受累椎间盘的低信号,显示滑膜、韧带、软组织增厚等病变更有优势。

高分辨率超声检查最常显示肩关节肩袖增宽,关节腔内结节状、条状沉积物的强回声,有较高的敏感性。

四、撞击综合征

(一) 概况

撞击综合征(impingement syndrome)是运动系统的常见病及多发病,是指具有特定解剖结构基础的部位被反复撞击出现一系列症状、体征的临床综合征。该病初期主要表现为受累关节活动到某一特定位置时,与相邻组织撞击产生疼痛,中后期则因相邻组织炎性渗出及增生、对应骨质硬化或囊变而出现静息痛、夜间痛。1972 年 Neer 等人首先提出肩部撞击综合征,1985 年 Wynne 等人和 Bell 等人分别提出了肋-髂骨撞击综合征和尺骨撞击综合征,瑞士骨科医师 Ganz 于 2003 年正式提出了髋关节撞击综合征。临床上以肩峰下撞击综合征(subacromial impingement syndrome)及髋关节撞击综合征(femoroacetabular impingement syndrome)较为常见,本节也主要对上述两种撞击综合征进行陈述。

(二) 病理生理

1. 肩关节 各种原因导致的肩峰下体积减小及内容物增大均易导致肩峰下撞击综合征发生。Neer 认为肩峰下撞击综合征的主要病因在于肩峰形态的异常,特别是Ⅲ型肩峰造成肩峰下间隙狭窄,从而导致肩峰和喙肩弓的机械挤压造成肩峰下撞击综合征。Neer 按病理变化将该病分为三个阶段:Ⅰ期为肩峰下滑囊及肩袖组织的炎性充血水肿;Ⅱ期病变表现为肩峰下滑囊、肩袖组织的增生、钙化;Ⅲ期发展为不可逆改变,表现为肩袖组织的部分撕裂甚至完全断裂。

2. 髋关节 髋关节撞击综合征是因发育不良、儿童股骨头坏死、股骨头滑脱、髋臼内陷、创伤、手术过度矫正及其他原因导致的一组髋关节综合征。其病理机制是由于股骨头颈结合部的异常凸起(Cam型)或/和髋臼缘的过度覆盖(Pincer 型)导致髋关节在运动终末期两者之间发生撞击,造成髋关节内髋臼盂唇和软骨损伤,从而引起髋关节疼痛和活动受限的症状,晚期发展成骨关节炎。

(三) 临床表现

1. 肩关节 肩峰下撞击综合征占肩关节疼痛原因的 44%～65%,也是造成肩关节明显失用的常见原因。肩峰下撞击综合征分为三期,每时期的共同症状为:①肩前方慢性钝痛:患者在上举或外展活动时尤为明显,在撞击征 2 期,患者会出现夜间疼痛加剧,患肢不能侧卧现象;②疼痛弧征:患肢在上抬 60°~120°时会出现疼痛加剧的现象;③肌力减弱:肌力明显减弱与广泛性肩袖撕裂的晚期撞击征密切相关。肩袖撕裂早期,肩部的外展和外旋力量减弱,有时系疼痛所致。

2. 髋关节 髋关节撞击综合征主要表现为青少年和中年患者间断或持续性腹股沟区疼痛,在下蹲、弯腰、抬腿、爬山等屈髋动作时诱发疼痛或加重,伴髋关节一定程度活动受限。部分患者表现为髋部无力、打软、假性交锁。踢足球等体育运动后、长时间行走、久坐矮凳、长期开车等可能是诱发因素。主要的临床体征是髋关节内旋受限、屈髋内收内旋可诱发疼痛(髋前内侧撞击征阳性),个别患者伸髋外旋时诱发疼痛(髋后外侧撞击试验阳性)。

（四）骨 SPECT/CT 影像表现及疗效评价等

^{99m}Tc-MDP 是一种趋骨性显像剂,在骨骼中聚集主要取决于两方面:骨质代谢活跃程度和局部血流状况,骨代谢活跃的部位显像剂聚集明显增多,局部血流量增加的部位显像剂聚集明显增加。撞击综合征如发生在两骨之间,对应两骨之间长期摩擦、微动改变了骨质的应力,反复撞击造成皮质下骨小梁微骨折,促使骨质修复,成骨活动及血流增加,^{99m}Tc-MDP 聚集于此是 SPECT/CT 诊断此类疾病的基础。撞击综合征多发生在解剖结构重叠部位。SPECT/CT 融合显像可同时获得解剖结构影像和功能信息影像,具有良好的诊断灵敏度及特异性。

（五）骨 PET/CT 影像表现及疗效评价等

PET 是一种可以量化内部器官的功能、生化及生理变化的成像模式。由于生化改变先于解剖学改变,PET 甚至可以在病灶出现任何解剖学改变之前检测到疾病。在结合 CT 之后,PET/CT 成为一种结合解剖与功能成像的诊断技术。^{18}F-FDG PET/CT 主要显示组织的代谢特征及形态特征,因此可以提供有用的信息以了解关节疾病的病理生理学。^{18}F-FDG 的摄取增加可能代表肌肉骨骼系统的炎症,但是目前在撞击综合征的临床应用方面的研究很少。如果通过 ^{18}F-FDG PET/CT 确定出肩关节撞击综合征示踪剂摄取的特定模式,则可用于辅助诊断早期撞击综合征。

（六）鉴别诊断

1. 肩关节 其临床症状与肩关节周围炎、肩关节不稳、骨性关节炎等引起的肩关节慢性疼痛较难鉴别。

2. 髋关节 与髋关节发育不良、转子滑囊炎、椎管狭窄、髋关节弹响与梨状肌综合征、髂胫束摩擦综合征、盂唇病变、炎性骨关节病、股骨头坏死相鉴别。

（七）与其他检查方法比较

关节镜检查可直观观察肩峰形态、有无骨赘形成、滑膜增生及韧带损伤等情况,但关节镜作为一种有创检查手段实际应用并不广泛,更多的是作为一种治疗方法。

X 线检查操作简单,患者接受的射线剂量低微,但只能从几个特定的方位对肩部进行观察。X 线检查在测量关节间隙方面具有一定价值。

目前,多层螺旋 CT(MSCT)后处理功能日益完善,不仅可在任意方向进行重建,其容积再现功能(VR)让关节的骨性结构关系一目了然,可以从任意角度对肩关节进行观察及测量,并且其在肩峰倾斜度方面的测量更是优于其他检查。

MR 检查对软组织的显示较其他检查具有不可比拟的优势,分辨率高、无辐射、成像清晰,可对检查部位进行任意角度的成像。通过不同的成像序列,可对观察部位的组织成分进行分析,从而可对关节滑膜的增生情况、骨质信号的异常及肌腱的损伤程度进行观察,非常适用于撞击综合征的早期诊断。

超声检查操作简便、价格低廉,可对肌腱结构进行动态观察。但超声检查依赖于检查者的水平,因此,检查结果易产生偏差。

（八）典型病例

患者男,42 岁,1 个月前无明显诱因发现右髋关节疼痛,蹲下站起后加重,自行口服止痛药不缓解。查体:腹股沟压痛。诊断:右侧髋关节撞击综合征(图 3-3-3)。

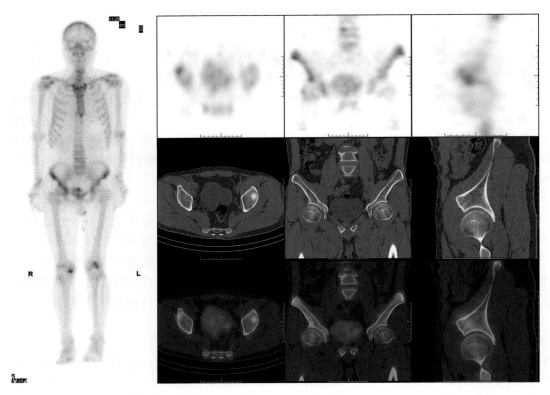

图 3-3-3　右侧髋关节撞击综合征的^{99m}Tc-MDP 全身骨显像及 SPECT/CT 断层显像

^{99m}Tc-MDP SPECT/CT 示右侧髋臼外上缘骨质毛糙，局部骨质增生、变尖，伴骨质轻度硬化，骨代谢增高

五、SAPHO 综合征

（一）概况

SAPHO（synovitis，acne，pustulosis，hyperostosis and osteitis）综合征是一种罕见的主要累及骨关节和皮肤的慢性炎症性疾病，最早由法国学者 Chamot 在 1987 年提出。该病好发于中青年，女性多见，人群患病率约为 0.01%~0.04%。SAPHO 综合征是一组包括滑膜炎、痤疮、脓疱病、骨肥厚和骨炎的罕见而又特殊的临床综合征，这五种典型表现可同时或者异时出现。目前针对本病有 50 余种不同的名称，如脓疱病性关节炎骨炎、获得性骨肥厚综合征、前胸壁炎症综合征、胸肋锁骨骨肥厚、慢性复发性多灶性骨髓炎、慢性下颌骨骨炎、硬化性骨髓炎、痤疮相关脊柱关节炎等。本病主要累及的靶器官是皮肤和骨关节，80% 的患者都有皮肤损害表现，主要表现为痤疮和脓疱，以面部和手部最为多见；而骨关节最常侵犯的部位是胸锁关节、前胸壁和骶髂关节。该病临床上有一定的复发缓解倾向，多呈现慢性病程。由于其独特而高度异质性的临床表现，经常被误诊和漏诊。目前 SAPHO 综合征的发病机制尚未完全清楚，诊断主要依据病史和综合征的典型改变；但由于发病率低、临床表现的高度不一致性，给诊断造成很大的困难。2012 年 Nguyen MT 在 *Seminars in Arthritis and Rheumatism* 提出 SAPHO 综合征诊断标准：①骨关节表现+聚合性痤疮和暴发性痤疮或化脓性汗腺炎；②骨关节表现+掌跖脓疱病；③骨肥厚（上胸壁、肢端骨、脊柱）伴或不伴皮肤损害；④慢性多灶性复发性骨髓炎，包含中轴或外周骨，伴或不伴皮肤损害。满足 4 个条件之一即可确诊。影像学对于该病的诊断具有重要意义，表现为骨皮质肥厚和骨炎性改变等典型的影像学表现；能避免不必要的有创操作。SAPHO 综合征的治疗目前尚无标准方案，绝大多数治疗主要以缓解症状、减轻痛苦、改善和减轻炎症过程、提高生活质量为主。

（二）病理生理

SAPHO 综合征主要是由于自身免疫功能障碍引起骨的炎症反应，骨炎病理学表现为无菌性炎性浸润，在早期可以有多形核的聚集，细胞水肿伴有反应性成骨，在进展阶段，较多见单核细胞浸润和 T 淋巴细胞，继续发展则可见骨小梁变粗、硬化，骨髓纤维化中存在轻微的炎性反应。病理检查的目的在于排除恶性病变，对该疾病的诊断缺少特异性。

（三）临床表现

SAPHO 综合征以皮肤损害和骨关节炎病变为主要临床表现。皮肤损害可发生在骨关节病变之前或者之后，但更多的是同时发生。皮肤损害以掌跖脓疱病最为常见，而痤疮表现相对多样，可见暴发性痤疮、聚合性痤疮。骨关节炎病变临床表现为受累关节处肿胀、压痛，长期病程可导致骨肥厚、融合，压迫神经血管结构，引起上胸壁及上肢疼痛、水肿，但也可无明显症状。病变可累及全身多处骨骼，上胸壁特别是胸锁关节和胸肋关节是最常累及的部位，其次是脊柱、骨盆及长骨等。

（四）骨 SPECT/CT 影像表现及疗效评价等

影像学检查对 SAPHO 综合征的诊断具有十分重要的作用。骨显像对探测骨骼病变非常敏感，可发现放射学检查阴性和无临床症状病变的存在，反映病变进程，有助于显示骨骼的异常代谢活动，有助于客观评价治疗效果，在显示全身多部位病变中具有显著的优势。SAPHO 综合征骨显像表现为受累骨关节处显像剂异常浓聚，可累及一个或多个部位；最常发生于前上胸壁，骨显像特征性的表现为在胸肋锁骨区"牛头"状的显像剂异常浓聚影［故被称为"牛头征"（Bull's Head Sign），或者"飞燕征"］。"牛头征"是 SAPHO 综合征在该区高度特异性的表现，对于不典型患者（如皮肤病变缺乏或不典型）的确诊更有意义，有助于该病的早期诊断，同时可以避免不必要的侵入性检查。全身骨扫描还可以一次性显示多灶性的骨关节损害，以及发现临床上隐匿性病灶。

SPECT/CT 检查同时具有 SPECT 及 CT 显像的特点，可形成优势互补，一次检查既可显示全身骨关节受累情况，又可针对性地加做局部 CT 扫描并行同机图像融合，将定性定位诊断有机结合，增加了疾病诊断的准确性。

前上胸壁骨显像表现为显像剂异常浓聚区，典型病变呈"牛头"征；CT 扫描可见骨肥厚，肋软骨明显骨化、肥厚，胸锁关节破坏、间隙变窄甚至消失，胸肋关节融合，柄胸联合破坏、间隙变窄甚至消失（图3-3-4~图 3-3-6）。

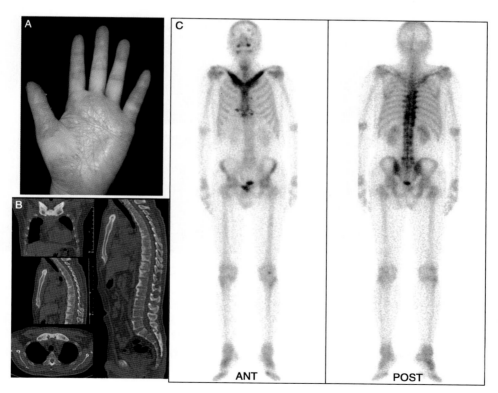

图 3-3-4 SAPHO 综合征 CT 表现和骨显像

患者男，50 岁，双侧胸锁关节区疼痛、活动受限 17 年，加重伴腰背部疼痛 5 个月。双手反复痤疮，间断性发热，可自行缓解。既往无原发肿瘤病史，无外伤史。A. 患者手部痤疮；B. CT 示胸骨、双侧锁骨及多个胸椎髓腔密度不均匀增高、伴虫噬样骨质破坏；C. ^{99m}Tc-MDP 全身骨显像提示胸骨、双侧锁骨及中下段胸椎显像剂分布增高

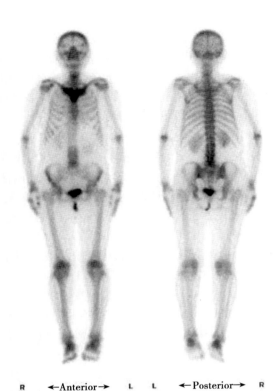

R ←Anterior→ L L ←Posterior→ R

图 3-3-5 SAPHO 综合征骨显像

患者女,72 岁,胸前区疼痛和肿胀 2 个月,腰骶部疼痛 1 个月,伴有掌跖脓疱病。^{99m}Tc-MDP 全身骨显像见双侧第 1 肋骨及胸骨柄片状显像剂高摄取区,$L_{3\sim5}$ 腰椎显像剂摄取稍增高区,结合病史,诊断为 SAPHO 综合征

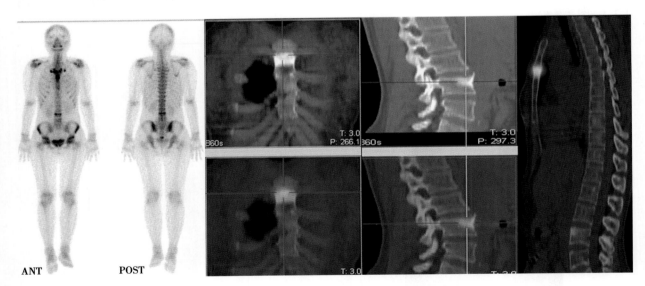

图 3-3-6 SAPHO 综合征骨显像和 SPECT/CT 表现

患者女,32 岁,因"腰骶部疼痛 5 年,胸背部疼痛 4 年"入院。既往病史:5 年前曾因右骶髂部疼痛,行右髂骨活检,未见异常。随后曾"因胸背、腰痛,颈肩部不适;手足红斑、水疱、脱屑伴痒"等症状多次就诊于骨科、疼痛科、皮肤科。根据患者的 SPECT/CT 影像表现,结合其既往病史,考虑为 SAPHO 综合征。^{99m}Tc-MDP 全身骨显像图(前位+后位)示:双侧胸锁关节、第 1 肋胸关节、胸骨角、L_3 椎骨上份、双侧肩关节、骶骨远端、双侧髋关节放射性异常浓聚,胸前呈较典型的"牛头征"。胸骨角、L_3 椎骨上份放射性异常浓聚,CT 示胸骨角、L_3 椎体骨质增生硬化

(五) 骨 PET/CT 影像表现及疗效评价等

^{18}F-NaF PET/CT 骨显像较^{99m}Tc-MDP SPECT/CT 骨显像具有更好的灵敏度和分辨率,所以在诊断和疗效评价等方面具有更高的价值,可以更早地发现病变,更早地判断疗效。^{18}F-FDG PET/CT 可以用于判断 SAPHO 综合征患者的骨关节病变是否处于活动性状态,活动性的病灶处于炎性病程,在 PET/CT

上表现为^{18}F-NaF-FDG 的明显高摄取。

（六）鉴别诊断

本病的鉴别诊断主要包括骨髓炎、原发性骨样骨瘤、恶性骨肉瘤或尤因肉瘤、淋巴瘤、转移瘤、嗜酸性肉芽肿、纤维异常增殖症和 Paget 病等。骨髓炎是 SAPHO 综合征首先要鉴别诊断的疾病，SAPHO 综合征始终见不到死骨和脓肿，这个特点用于和骨髓炎相鉴别；而骨髓炎常有骨内和软组织脓肿形成，罕有双侧分布，无明显上部肋软骨骨化、肥厚。

（七）与其他检查方法比较

在疾病早期阶段，X 线平片检查的敏感度很低，病变的检出率仅为 13%，延误早期诊断。而且 X 线平片对微小骨破坏、滑膜炎和软组织病变显示不佳，又有纵隔、胸椎等结构重叠，目前应用较少。

CT 因其较高的密度分辨率及其去除了重叠、遮挡的影响，可以很好地发现在 X 线平片上很难发现的不同类型骨关节病变，清晰显示骨质硬化、肥厚、骨皮质侵蚀、关节腔变窄、骨性融合等，并且能明确病变的程度及范围，尤其可以早期、清晰地显示肋锁韧带附着点处的病变。CT 三维重建可更好地显示胸锁关节、脊柱及骶髂关节，能更好地发现骨侵蚀和骨硬化。但 CT 软组织分辨力差，所示病变多处于较晚期。

与 CT 相比，MR 可以鉴别病变是否活动，可用于指导临床治疗和随访。MR 对滑膜炎、骨水肿表现敏感，但对骨质增生和骨膜反应显示不佳。有研究报道，当 MR 提示病变部位存在骨髓水肿信号时，则预示病变处于活动状态，患者临床症状较重，需要及时给予药物干预与治疗。CT 及 MR 对本病特异性差，难以与成骨性转移瘤或硬化性骨髓瘤区分开。

第四章　骨关节感染

第一节　化脓性骨髓炎

一、概　　述

骨髓炎好发于儿童和婴儿,中老年人群的发病率也在逐渐增加。根据其感染途径、患者年龄、生理以及病理、临床表现及发病时间和其他因素,可以分为很多类型,如根据患者症状、体征及发病时间分为急性和慢性感染;根据感染途径分为血源性和非血源性感染;根据患者的年龄分为婴儿型、儿童型或成人型等。Corny 和 Madder 提出根据疾病的解剖和患者生理特点进行分类的方法。而 Wald Vogel 则提出根据感染途径和是否有血管功能不全进行临床分类的方法(表 4-1-1)。不同的分类对于骨髓炎诊断及制订不同的显像策略具有重要意义。

表 4-1-1　骨髓炎的不同分类

分类依据	骨髓炎的类型
临床表现	急性
	慢性
感染途径	血源性
	直接扩散(包括非血源性)
发病年龄	婴儿
	儿童
	成人
病源生物体	化脓性
	非化脓性
感染部位	四肢骨骨髓炎:干骺端、骨骺、骨干
	中轴骨骨髓炎
基础疾病	累及骨(并发)的骨髓炎
	非累及骨的骨髓炎
多因素(Wald Vogel 分类)	血源性骨髓炎
	继发于邻近感染的骨髓炎
	有血管功能不全的骨髓炎
疾病解剖	表浅
	局部
	弥散

骨髓炎的早期诊断和及时正确的治疗具有重要意义,误诊、治疗延误将严重影响患者的健康和劳动力,甚至危及生命。多数病例中,感染后期很容易做出临床诊断,但对于临床医师和影像科医师而言,对早期感染的诊断依然是一项挑战。血清学指标,如红细胞沉降率、白细胞升高等对早期骨感染都不是特异性的。对感染部位进行针吸并进行培养与血培养相结合,阳性率可以达到80%。但是目前多数病例仍依靠影像学检查得到早期诊断。可用于诊断骨髓炎的影像学方法包括 X 线平片、超声检查、CT、MR 及核医学影像检查等。X 线平片能显示骨髓炎典型的骨质破坏和骨膜反应,但它要在感染发生后 2~3 周,即骨量减少 30%~50%时,才能显示出异常,因此 X 线平片对急性骨髓炎的早期诊断并不敏感。超声检查对显示关节积液及骨膜下脓肿等具有优势,研究认为,超声检查在诊断化脓性关节炎方面具有较高的灵敏度和特异性,同时,对于婴儿及儿童期骨髓炎的诊断,超声检查可以减少其他影像检查手段的应用。CT 检查对于检测死骨及慢性骨髓炎具有一定的价值,随着 MR 的出现,MR 在确定死骨存在与否、确定治疗决策(是否需要外科手术介入)方面有一定的应用优势,CT 在骨髓炎诊断中的应用仅作为一种补充手段。MR 提高了软组织对比的分辨率,没有骨骼造成的光束状伪影,并且具有多层面显示的能力,因此其在诊断骨髓炎中明显优于 CT,特别是在诊断椎体骨髓炎和糖尿病足骨髓炎方面优势明显,研究显示,MR 对骨髓炎诊断的灵敏度和特异性分别为 60%~100%和 50%~95%。MR 诊断骨髓炎的总体平均准确性与多时相骨显像相似,且价格昂贵、采集不太方便等,因此不作为常规的诊断手段,仅在怀疑椎体感染、糖尿病足骨髓炎以及术前需进一步确定解剖细节时使用。

核医学影像属于功能性影像,在诊断骨关节感染方面具有明显优势,不仅能做出早期诊断,而且有多种检查技术手段,包括:使用 ^{99m}Tc-MDP 的骨显像(三时相、四时相),^{111}In 或 ^{99m}Tc-HMPAO 标记的白细胞显像,^{67}Ga-枸橼酸盐显像,^{111}In 或 ^{99m}Tc 标记 IgG、IgM 抗体的放射免疫显像以及 PET/CT 显像等。对于怀疑骨髓炎的病例,多时相骨显像被认为是首选检查手段。三时相骨显像包括血流相、血池相及延迟骨显像,能早期显示病变局部的血流灌注及代谢的异常,研究显示,患者在症状出现后 24~48 小时,三时相骨显像即可出现异常。四时相骨显像通过延时显像,能进一步提高诊断的准确性,特别是鉴别骨髓炎及蜂窝织炎方面具有重要价值。^{111}In 或 ^{99m}Tc-HMPAO 标记的白细胞作为感染的特异性显像剂,被广泛用于骨髓炎的诊断,有研究显示,其对骨髓炎诊断的灵敏度、特异性分别为88%和91%。但 ^{111}In 或 ^{99m}Tc-HMPAO 标记的白细胞显像在近期有创伤或行关节置换术的患者中容易出现假阳性,且难于区分骨髓炎与邻近软组织感染,有时需要同时进行骨显像进行区分确认。利用 ^{99m}Tc 标记 IgG 行放射免疫显像在对急、慢性骨髓炎的诊断方面,近年也有应用,并有研究显示,其对骨髓炎诊断的平均灵敏度及特异性分别为 95%和 83%。PET 显像在骨髓炎诊断中也有一定的应用价值,特别是对评价慢性骨髓炎的活动性及假体周围感染等有独特的优势,但 PET 显像价格昂贵,限制了其应用,在一部分慢性感染中,^{18}F-FDG SPECT 符合显像的诊断准确性可以与专业 PET 显像的准确性媲美。另外,利用 ^{99m}Tc 标记的纳米胶体显像在骨髓炎诊断的应用中也有报道。

由于骨感染病例表现多样,应对一些复杂的骨感染病例,上述任何一种影像检查手段都非万能,不同影像检查技术的联合应用可以明显提高诊断的准确性。目前认为联合显像的组合形式有:① ^{67}Ga-枸橼酸盐/^{68}Ga-枸橼酸盐显像和骨显像;②标记白细胞显像和骨显像;③骨显像和免疫显像;④MR、骨显像和免疫显像;⑤MR、标记白细胞显像和骨显像。

二、临 床 表 现

在骨髓炎的各种类型中,以化脓性骨髓炎最为常见,常由革兰氏阳性菌引起,最常见的是金黄色葡萄球菌,婴儿型骨髓炎则多由 B 族链球菌所致。引起铜绿假单胞菌肺炎和克雷伯杆菌肺炎的革兰氏阴性菌也可导致骨髓炎,特别是静脉药物滥用者、椎体性骨髓炎和获得性院内感染。大肠杆菌可以导致泌尿外科术后椎体骨髓炎。在 1980 年由 Waldvogel 和 Papageorgi 开展的对 348 例成人骨髓炎患者的一项研究中,显示金黄色葡萄球菌、肠球菌、链球菌微生物导致的骨髓炎分别为 60%、29%和

8%。化脓性骨髓炎按其临床表现,分为急性和慢性骨髓炎两类。急性期常有骨质破坏,病程发展为慢性时,则出现骨质硬化。化脓性骨髓炎的感染途径通常认为有三种:①血源性,是最常见的、最主要的感染途径,约占51%。发病前大都有一个未曾正确处理的化脓性感染病灶,如脓肿、疖痈、扁桃体炎等。细菌通过血液循环被带到骨组织而发生骨髓炎,由血源性感染途径而发生的骨髓炎称为血源性骨髓炎。②创伤性,如刀伤、弹伤、开放性骨折或闭合性骨折,或关节手术时无菌操作不严等,病原菌直接由伤口侵入骨组织,引起骨髓炎,临床上称为创伤性骨髓炎,约占34%。③蔓延性,即直接由邻近的化脓病灶蔓延到骨组织而引起骨髓炎,如指(趾)端感染引起的指(趾)骨髓炎,临床上称为感染性骨髓炎,约占15%。

(一) 急性骨髓炎

1. 全身症状　一般起病急,开始即有明显的全身中毒症状,多为弛张性高热,体温达 39~40℃ ,伴脉搏明显增快,有时可并发寒战、口干、食欲减退等;部分患者可有头痛、呕吐等脑膜刺激症状;严重患者特别是婴幼儿,可有谵妄、昏迷等败血症表现。追溯患者病史,多有局部感染灶。外伤引起的急性骨髓炎,除有严重并发症或大量软组织损伤及感染外,一般全身症状较轻,感染局限者,少有败血症的发生,但应警惕并发厌氧菌感染的危险。

2. 局部症状　早期患者有局部的剧烈疼痛和搏动性疼痛,肌肉有保护性痉挛,惧怕移动患肢。患者常将肢体置于保护性姿势,以减轻疼痛。患者病变局部皮温明显增高,伴深压痛,但早期可无明显肿胀。感染数日,局部皮肤可出现水肿、发红,为已形成骨膜下脓肿的表现。如脓肿穿破骨膜进入软组织后,局部压力减轻,疼痛可缓解,但软组织受累的症状加重,表现为局部红、肿、热,压痛明显,并可出现波动。脓液进入骨干的骨髓腔后,整个肢体会出现剧烈的肿胀、疼痛,骨质也会因炎症变得疏松,从而伴发病理性骨折。

(二) 亚急性和慢性骨髓炎

骨髓炎如不及时有效地用抗生素治疗和/或采用开窗手术治疗,将转化为亚急性或慢性骨髓炎。临床上进入慢性炎症期时,有局部肿胀,骨质增厚,表面粗糙,有压痛。如有窦道,伤口长期不愈,偶有小块死骨排出。有时伤口暂时愈合,但由于存在感染病灶,炎症扩散,可引起急性发作,有全身发冷、发热、局部红肿等,经切开引流、自行穿破、药物控制后,全身症状可消失,局部炎症也可逐渐消退,伤口愈合,如此反复发作。全身健康较差时,也易引起发作。由于炎症反复发作,多处窦道形成,对肢体功能影响较大,伴有肌肉萎缩;如发生病理骨折,可有肢体短缩或成角畸形;如发病接近关节,多有关节挛缩或僵硬。

三、影像的病理基础及分子机制

(一) 基本病理生理特征

急性炎症是机体对损伤的即刻或早期反应,可持续数分钟、数小时或数天。它的主要特征是液体和蛋白质渗出、白细胞(主要是中性粒细胞)渗出等。而慢性炎症则可持续数周甚至数年,其主要特点是增生(弹性纤维)及淋巴细胞、浆细胞的渗出,而不是粒细胞的渗出。

1. 炎症的基本病理特点

(1) 血管改变:①首先是动脉血管扩张,然后是开放新的毛细血管床,这种情况持续的时间根据炎症刺激不同而不同;②血管通透性增加,富含蛋白的液体和白细胞渗出到血管外间隙;③循环减慢或停滞:血管通透性的增加及液体外渗导致红细胞的聚集(堆积在小血管内)和血液黏滞性增加,从而导致血流减慢或停滞。

(2) 细胞改变:由于循环减慢或血液停滞,白细胞(急性期主要是中性粒细胞,慢性期则主要是淋巴细胞、浆细胞、巨噬细胞等)沿着血管内皮排列(细胞附壁),炎症细胞通过微循环的血管内皮到达炎症部位。同时,炎症细胞还向着化学刺激的方向迁移到血管间隙,这就导致了炎症部位的细胞聚集。

2. 急性骨髓炎的病理生理改变 急性血源性骨髓炎是急性骨髓炎最常见的类型,且多见于儿童,其好发部位是长骨的干骺端,主要原因是这里血运丰富,而且在这个区域骨髓内有较大的静脉窦,血流经过时速度相对较慢,这给细菌的聚集和繁殖提供了最佳的环境。这个过程首先是病原菌种植在骨髓中,然后感染灶在骨髓中形成,病原菌通过中性粒细胞的渗入造成急性炎症反应,伴随局部出现水肿、血管痉挛、局部缺血及血栓形成等,这些特点也可见于其他类型的骨感染。骨髓感染病灶首先会向干骺端的骨膜下间隙蔓延,因这个区域的皮质多孔,阻力相对较小,而炎症反应会限制其向骨髓腔下方扩散。干骺端的血管供应、骨膜附件及长骨骺板的组织学特征在 1 岁以下的婴儿、1~16 岁的儿童及成人骨骺融合之前均不相同。在 1~16 岁的儿童中,骨髓腔的血液供应通过营养动脉,然后穿过小血管到达生长板后折返形成环状,再流入血流缓慢且较大的窦状静脉,这样,骺板将骨骺和干骺端的血供分开,起到了阻止微生物向干骺端继续播散的屏障作用,因此,该年龄组的患者除非严重感染,一般较少累及关节。在婴儿和成人,由于没有生长板屏障的限制,营养丰富的骨骺动脉容易携带病原菌进入骨骺,并进一步向邻近的关节播散。

3. 亚急性和慢性骨髓炎的病理生理改变 慢性骨髓炎可以由临床症状非常明显的急性感染发展而来(急性骨髓感染有 30% 可以发展为慢性骨髓炎),也可以一开始就表现为慢性过程,临床上准确地区分急性和慢性骨髓炎有时是很困难的。由于骨髓炎的病理过程随年龄、病原微生物、既往治疗、基础疾病及其他因素的不同而异,因此单纯依靠病程的长短来区分急性和慢性骨髓炎并不确切,典型的慢性骨髓炎常需要特异性的诊断手段来确诊。慢性骨髓炎的病理特征常没有明显的炎性细胞反应,显微镜下,可以观察到淋巴细胞和浆细胞的浸润及破骨-成骨反应增加,而非多核粒细胞的浸润。由于炎症导致的水肿或血栓形成,可能导致局部骨组织血液供应中断,从而引起局部骨坏死或死骨形成。机体反应可在感染病灶周围刺激新骨产生,形成骨包壳,这种成骨作用可以持续很长时间,在感染灶的周围形成硬化边,也称为硬化性骨髓炎。当骨膜的血液供应由于炎症过程而中断时,则可能在骨髓感染灶与骨膜间形成窦道。骨髓腔内的化脓性病灶可能因局部组织增生、新骨形成等包裹、分隔而转化成骨内脓肿,即 Brodie 脓肿。骨脓肿、骨包壳及坏死骨由于没有血液供应,治疗期间不易达到足够的根除细菌的抗生素水平,细菌可能在相当长的一段时间处于一种休眠状态,一旦激活,则会导致再次复发。反复慢性炎症的刺激还常伴有局部骨皮质的增生、骨膜增厚,甚至局部骨骼出现畸形等。

(二) 放射性核素显像的分子机制

1. 膦酸盐类骨显像剂摄取的分子机制 这类骨显像剂最常用的有^{99m}Tc 标记的亚甲基二膦酸盐(^{99m}Tc-MDP)、亚甲基羟基二膦酸盐(^{99m}Tc-HMDP)等。这类显像剂既可用于行全身或局部骨骼的常规扫描,也可以用于观察局部骨骼血流灌注、血池情况,即骨三时相显像。其被骨组织摄取的机制主要是通过离子交换、化学吸附等到达骨组织,骨组织摄取的多少与骨的局部血流灌注量、无机盐的代谢更新速度即成骨细胞的活跃程度等有关。急性或慢性骨髓炎由于炎症刺激,局部动脉血管的扩张或新的毛细血管床开放,因此在骨三时相的血流相、血池相均可见局部显像剂分布增多或浓聚。在延迟的骨代谢显像中,炎症反应刺激局部成骨反应活跃、新骨形成等,也可出现病灶局部明显的显像剂摄取增加。慢性骨髓炎如有死骨、骨脓肿、硬化等形成时,局部对显像剂的摄取则会减少或缺失,但其周围因炎症刺激成骨反应,对显像剂摄取仍会明显增加,即出现冷区周围环绕热区或热区散在分布的表现。

2. ^{111}In 或^{99m}Tc-HMPAO 标记白细胞摄取的分子机制 白细胞是体内炎症反应的主要防御系统,当放射性核素(如^{111}In 或^{99m}Tc-HMPAO)标记的白细胞经静脉注射进入血液循环后,由于中性粒细胞的趋化性,放射性核素标记的白细胞在炎症介质的趋化作用下,穿出毛细血管壁,迁移至体内的炎症或感染病灶,吞噬和消化病原体及组织崩解碎片等,从而可以通过显像的方式诊断体内的炎症或感染病灶。无论急性骨髓炎的中性粒细胞浸润,还是急性或慢性骨髓炎的淋巴细胞、浆细胞浸润,病灶部位会出现明显的^{111}In 或^{99m}Tc-HMPAO 标记的白细胞摄取,而出现显像剂浓聚,其在发病 2 周内诊断价值极高,即对急性感染的诊断具有明显优势。

3. ^{67}Ga-枸橼酸盐摄取的分子机制　^{67}Ga-枸橼酸盐是一种被广泛应用的炎症显像剂。^{67}Ga 由回旋加速器生产，其在原子结构、生物活性上与三价铁离子相似，^{67}Ga 经静脉注射进入体内后，能与体内的转铁蛋白、铁蛋白及乳铁蛋白等结合，这些铁结合蛋白经肝脏代谢，同时炎症病灶的白细胞内富含乳铁蛋白，因此，^{67}Ga 既可以被肝脏摄取，又可以被炎症病灶中的白细胞摄取。骨髓炎感染病灶对^{67}Ga 的摄取机制与体内其他炎症病灶的摄取机制完全相同，目前认为可能的摄取机制包括：①^{67}Ga 与白细胞内乳铁蛋白结合后随白细胞迁移到炎症部位；②^{67}Ga 以离子形式或与运铁蛋白结合的形式漏出血管而进入炎症病灶；③^{67}Ga 被炎症部位微生物摄取，生成铁蛋白-^{67}Ga 复合物而滞留于感染灶局部。与^{111}In 或^{99m}Tc-HMPAO 标记白细胞相比较，^{67}Ga 对较长时间的感染灶或亚急性、慢性骨髓炎的诊断具有明显优势。

4. 放射性核素标记的人免疫球蛋白摄取的分子机制　炎症病灶摄取^{111}In 或^{99m}Tc 标记非特异性人免疫球蛋白 IgG 或 IgM 抗体的机制尚不十分清楚，目前比较公认的摄取机制是炎症部位血管通透性增加，引起血管中人免疫球蛋白漏出至细胞间隙，继而聚合并沉淀在病灶部位。

5. 放射性核素标记抗人粒细胞单克隆抗体摄取的分子机制　目前用于炎症显像临床研究的抗人粒细胞单克隆抗体主要有：BW250/183（抗-NCA-95 IgG）、NeutroSpec、Immu-MN3 或 LeukoScan（抗-NCA-90 片段或抗-CD66）、LeuTech（抗-CD15 或抗-SSEA-1 IgM）、AK47（抗-CD67 IgG）等。这类显像剂在骨髓炎病灶中摄取的分子机制包括：炎症部位血管通透性增加而引起标记抗体的非特异性渗出；另一部分标记抗体与粒细胞结合，迁移至炎症、感染部位。研究显示，放射性核素标记抗人粒细胞单克隆抗体（如^{99m}Tc-NCA-90）诊断非椎体性骨髓炎的灵敏度为 84%~93%，特异性约为 72%。但这类显像剂最大的缺点是标记完整的单克隆抗体进行显像可产生人抗鼠抗体，反复注射后可引起过敏反应。如采用单克隆抗体片段，则可使其免疫源性降低，且在血中清除快，克服上述缺点，能更早期地诊断感染病灶。

6. PET 示踪剂摄取的分子机制　^{18}F-FDG 是最常用的 PET 示踪剂。大量研究显示，^{18}F-FDG 可浓聚于各种感染性病灶，包括细菌性、真菌性、结核性等。^{18}F-FDG 通过葡萄糖转运蛋白进入细胞，它通过己糖激酶磷酸化形成 6-PO$_4$-^{18}F-FDG，其后不再参与代谢。细胞对^{18}F-FDG 的摄取与细胞代谢速率及葡萄糖转运蛋白的数量有关。^{18}F-FDG 在炎症部位的摄取增加可能与以下因素有关：通过激活炎症细胞，增加了葡萄糖转运蛋白的数量和表达；由于细胞因子、生长因子等的影响，葡萄糖转运蛋白对葡萄糖的亲和力增加。目前认为^{18}F-FDG PET 显像对诊断骨髓炎，特别是对评价慢性骨髓炎的活动性及假体周围感染等具有重要价值。

^{18}F-FDG 虽然具有高灵敏性，但由于其非特异性，人们正在试图研究一些新的特异性诊断骨髓炎的示踪剂。如^{18}F-FDG 标记白细胞用于炎症特异性显像已取得令人满意的结果，但因其标记方法的不稳定性、多变性及标记率低等因素，要想实现广泛临床应用可能性不大。正电子发射体^{64}Cu 已成功用于体外标记白细胞，其标记效能、稳定性及标记白细胞的细胞活性都能与^{111}In 标记白细胞媲美，因此，有人认为^{64}Cu 标记的白细胞可能成为一种理想的 PET 感染显像剂，然而，迄今为止，尚无将此显像剂用于人类研究的报道。

四、骨显像及 SPECT/CT 表现

（一）二膦酸盐类骨显像剂的骨显像

1. 显像剂及显像方式　临床最常用的二膦酸盐显像剂是^{99m}Tc-MDP，它也是临床常规使用的骨显像剂。对临床怀疑骨髓炎的病例，多时相骨显像是首选的检查手段。研究显示，在患者症状出现 24~48 小时，多时相骨显像即可出现阳性表现。三时相骨显像包括注射显像剂即刻进行的血流相、5~10 分钟进行的血池显像及 3~6 小时后进行的延迟骨显像，各时相分别反映局部骨骼的血流灌注、血池及骨代谢情况。如完成骨三时相显像后，在注射显像剂后 24 小时再次显像，则称为骨四时相显像。有报道称

骨四时相通过增加病变骨与正常骨的对比,可以增加对骨髓炎诊断的准确性。由于受空间分辨率的限制,对病变精确的解剖定位、界定感染的范围以及对一些复杂解剖或特殊部位感染的诊断,平面骨显像较为困难,SPECT/CT 图像融合显像通过断层显像,并结合 CT 能获得精细解剖信息的优势,使其临床应用大大增加,并极大地提高了骨显像对骨髓炎的诊断价值。

2. 影像表现　在三时相骨显像中,急性骨髓炎典型的表现是炎症感染病灶部位血流相、血池相因局部血流灌注增加而呈显像剂浓聚,延迟相也因局部炎症刺激成骨活跃程度增加,表现为局部骨骼异常显像剂浓聚(图 4-1-1)。如果采用 ROI 技术进行定量分析,患侧病灶部位的血流灌注、骨代谢与健侧对比,均明显增高(图 4-1-2)。如采用针孔型准直器,能更好地显示局部感染病灶的信息。当然有些病例骨髓炎可以影响到一整块骨甚至多块骨骼,特别是儿童。与蜂窝织炎不同,急性骨髓炎的血流灌注及血池相显像剂分布增加部位主要集中于炎症感染部位,延迟相则主要显示炎症感染骨骼的异常显像剂浓聚,软组织中常无明显显像剂分布,蜂窝织炎在血流相、血池相均表现为局部的或弥漫的显像剂分布增加,延迟相显像剂分布增加仍主要集中在软组织中,骨骼部位显像剂浓聚反而不明显(图 4-1-3)。如再行 24 小时的延迟显像,骨髓炎病例骨骼部位的显像剂浓聚会更加明显,蜂窝织炎可见显像剂分布增加仍弥散在软组织中,因此骨四时相显像对于鉴别蜂窝织炎与急性骨髓炎很有帮助。慢性骨髓炎当有死骨或骨脓肿等形成时,由于相应部位无显像剂的摄取,通常可呈局部显像剂摄取减低或显像剂分布冷区,但其周围仍因成骨活跃而表现为显像剂浓聚,典型病例可见冷区周围环绕或散在分布显像剂分布热区的现象。SPECT/CT 图像融合技术利用其断层显像及功能影像与解剖影像相结合的优势,能更好地显示炎症感染病灶的部位、累及范围等,不仅易于诊断深部较小的感染病灶,同时利用 CT 能显示精细解剖信息的优势,判断炎症感染部位是在骨髓、骨皮质还是骨膜,并能较好地显示死骨、骨脓肿甚至显示窦道等信息,因此可以提高对骨髓炎诊断的灵敏度和特异性(图 4-1-4)。

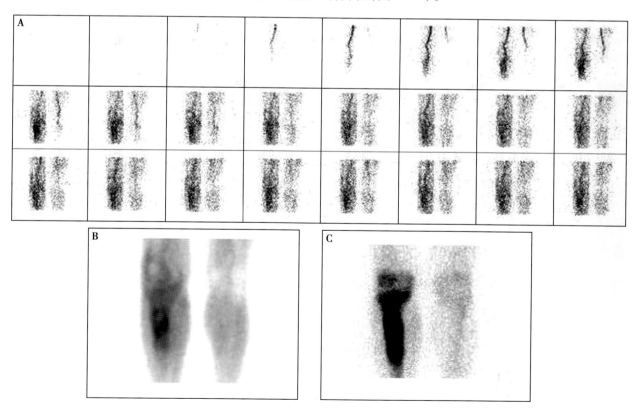

图 4-1-1　骨髓炎的骨三时相显像

患者女,69 岁,反复右小腿红肿疼痛 2 个月。骨三时相显像图见右胫骨上段血流相(A)、血池相(B)及延迟相(C)均出现异常显像剂浓聚,符合骨髓炎表现

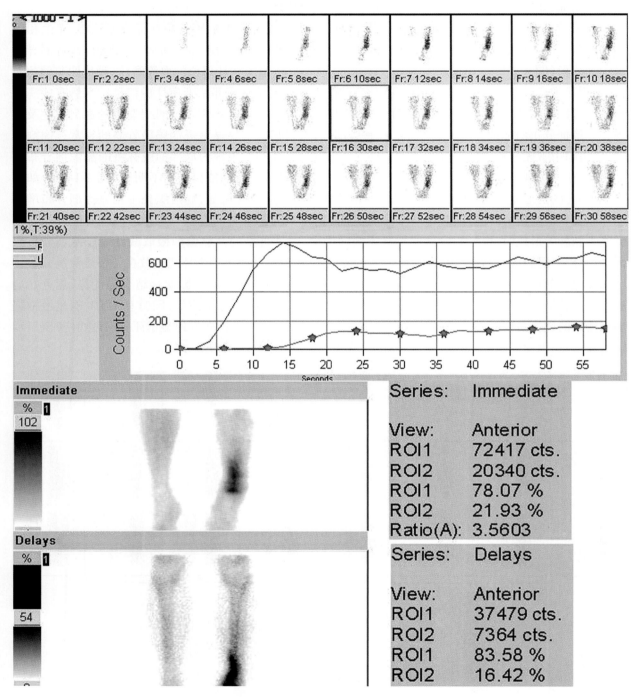

图 4-1-2　胫骨骨折术后瘘道的骨三时相显像

患者男,54 岁,左胫骨骨折术后 4 年,反复左小腿红肿疼痛伴瘘道形成。骨三时相显像图见左胫骨下段血流相、血池相及延迟相均出现异常显像剂浓聚,定量分析显示,左右相应部位血池比值及骨比值均明显增加

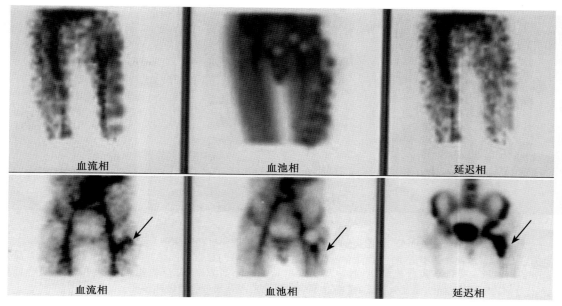

| 血流相 | 血池相 | 延迟相 |
| 血流相 | 血池相 | 延迟相 |

图 4-1-3　蜂窝织炎和急性骨髓炎的骨三时相显像图比较

上排为蜂窝织炎的骨三时相显像图,见血流相、血池相放射性增加较弥散且主要分布在软组织中,延迟相骨骼部位显像剂浓聚不明显;下排为急性骨髓炎的骨三时相显像图,见各时相放射性增加部位主要在骨骼部位,延迟相骨骼异常浓聚更加明显

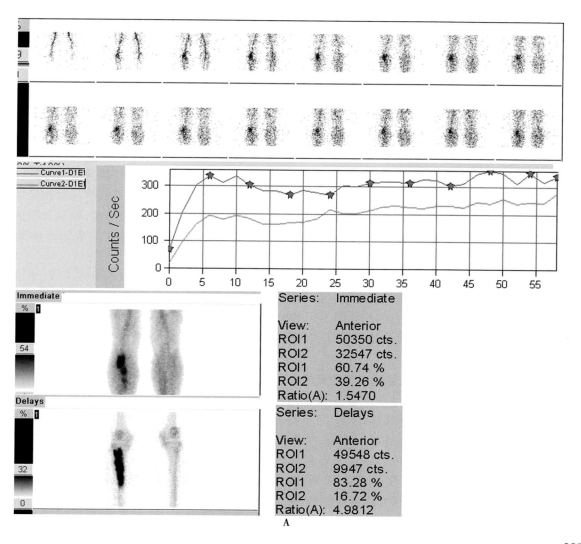

A

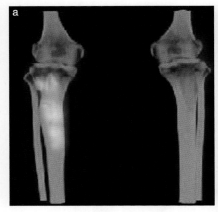
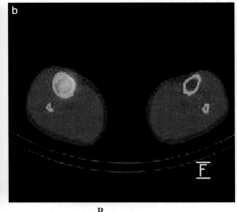
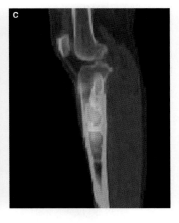

图 4-1-4 骨髓炎的骨三时相显像及定量分析和图像融合显像
患者男,47 岁,右胫骨外伤术后半年,出现全身感染症状并伴局部明显红、肿、热、痛表现。A. 骨三时相显像及定量分析均提示右胫骨上段血流灌注、血池及延迟相异常显像剂浓聚,符合骨髓炎表现;B. 图像融合显像(a、b、c 分别为冠状面、横断面及矢状面)清晰显示病变累及范围及局部骨质破坏改变

3. 评价 利用二膦酸盐类骨显像剂进行的骨显像被认为是诊断骨髓炎敏感性及性价比都非常高的一种检查手段,特别是对早期诊断骨髓炎非常敏感,它对未累及骨的骨髓炎诊断的灵敏度和特异性均可达 90%~95%。但是,骨显像对骨髓炎的诊断也存在一些假阴性的报道,这些病例证实为早期的急性骨髓炎,骨显像常显示为显像剂分布正常或聚集减少,特别是在新生儿骨髓炎的诊断中。但这些病例报道中多使用的是早期的伽马相机。随着影像技术的发展,特别是 SPECT/CT 图像融合技术的出现,骨显像对新生儿骨髓炎的诊断价值提高。Tuson 等研究发现,在选择的患者中,病灶部位摄取减低(即"冷区"显像)的阳性预测值为 100%,比典型的"热区"显像阳性预测值(82%)还要高,这就支持了有关"冷区"显像可以显示高危疾病的早期报道。在这项研究中,"冷区"显像比"热区"显像的平均病史短,分别为 4 天和 7 天。骨髓炎病例在骨扫描中出现"冷区"病灶,可能与骨内或骨膜下压力增加有关。如局部骨显像正常,也可能是病程由冷区向热区转变的过程。对于骨显像正常,而临床又高度怀疑骨髓炎的病例,可采用 24~48 小时延迟显像,或结合 ^{67}Ga-枸橼酸盐、^{111}In 标记的白细胞显像来帮助诊断。

当骨骼受到破坏时,骨显像对骨髓炎诊断的灵敏度仍可以达到 90%~95%,但特异性却较低。四时相骨显像可以明显提高这类患者的诊断特异性。Alazraki 等研究证实,骨四时相可以将三时相显像的诊断特异性由 73% 提高到 87%,但灵敏性却从 100% 降低到 80%。因此,当骨骼受累时,单靠骨显像不能确诊的病例,可结合其他核素显像方法,如 ^{67}Ga-枸橼酸盐、^{111}In 标记的白细胞显像来提高诊断的特异性。

虽然骨显像对早期诊断骨髓炎非常敏感,但并不能作为评价骨髓炎治疗疗效的有效手段,原因是骨髓炎在临床治疗后,骨显像的阳性征象还可以持续数月。

生长板急性骨髓炎是一种紧急病情。因为如果生长板被破坏,病变侧肢体将短于对侧,引起跛行。儿童怀疑急性骨髓炎,应及时行骨显像 SPECT/CT 检查,排除生长板急性骨髓炎。如果发现有生长板急性骨髓炎,应该及时进行治疗。

(二) ^{111}In 或 ^{99m}Tc-HMPAO 标记白细胞显像

1. 显像剂及显像方式 显像前患者一般不需特殊准备,用 ^{111}In-Oxine(^{111}In-8-羟基喹啉)37MBq 或 ^{99m}Tc-HMPAO 370~1 110MBq 标记白细胞。^{111}In-Oxine 标记白细胞的方法:取 ^{111}InCl$_3$ 溶液 37MBq,加入等体积消毒蒸馏水,再顺次加入 50μg Oxine 溶液(1mg/ml 无水酒精)及 200μl 0.3mol/L 醋酸缓冲液(pH 5.5),充分混匀。在上述反应液中加入等量的氯仿进行萃取,移取氯仿层在沸水中蒸发至干,以 50μl 无水酒精溶解,并以 200μl 生理盐水稀释,制成 ^{111}In-Oxine。在白细胞混悬液中加入 ^{111}In-Oxine 37MBq,轻摇混匀,室温孵育 20 分钟,以生理盐水 10ml 清洗 ^{111}In-Oxine-白细胞,150g 离心 5 分钟,弃上清液,加入 5ml 生理盐水,即制成 ^{111}In-Oxine-白细胞的混悬液。^{99m}Tc-HMPAO 标记白细胞的方法:先以药盒制备^{99m}Tc-HMPAO，抽取新鲜标记的^{99m}Tc-HMPAO 370～1 110MBq，加入白细胞混悬液内，室温孵育 15～30 分钟，150g 离心 5 分钟，弃上清液。以 10ml 生理盐水清洗^{99m}Tc-HM-PAO-白细胞两次，每次经 450g 离心 5 分钟，最后用不含血细胞的自体血浆 3～5ml 重新悬浮^{99m}Tc-HMPAO-白细胞。

上述标记好的白细胞需尽早使用。一般于静脉注射显像剂后 1～4 小时、16～24 小时显像。¹¹¹In-Oxine-白细胞在必要时可行 48 小时显像。显像时常规行前后位或后前位全身显像、病灶部位局部平面显像，必要时可行局部 SPECT 断层显像或 SPECT/CT 融合显像。

2. 影像表现 静脉注射放射性核素标记的白细胞后，显像剂会随血流分布于肺、肝脏、脾脏、骨髓及血池内，因此，这些脏器或组织会出现明显的显像剂分布。随后肺、骨髓、血池内显像剂分布会逐渐减低，但肝、脾内显像剂分布逐渐增加。骨髓炎的典型表现是炎症病灶部位出现明显的显像剂浓聚（图 4-1-5、图 4-1-6）。如结合胶体骨髓显像及三时相骨显像分析（图 4-1-7、图 4-1-8），则更具诊断价值，胶体骨髓显像中呈显像剂分布缺损的部位，放射性核素标记白细胞显像有浓聚或放射性核素标记白细胞显像与骨显像同时显示局部病灶有显像剂浓聚，且前者浓聚程度高于后者，则可以明确诊断骨髓炎。

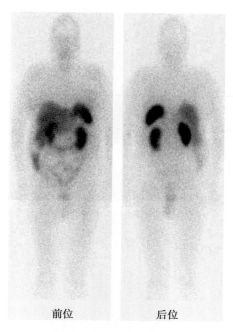

图 4-1-5 ¹¹¹In 标记白细胞显像
右髂骨翼部位摄取显像剂异常增加，考虑骨感染性病变可能

3. 评价 ¹¹¹In-Oxine 和^{99m}Tc-HMPAO 标记的白细胞作为炎症感染的特异性显像剂，被广泛用于骨髓炎的诊断。研究显示，¹¹¹In-Oxine 标记白细胞对骨髓炎诊断的灵敏度和特异性分别为 88% 和 91%，且特别适用于排除既往骨损伤部位的感染，如创伤后感染、糖尿病感染、术后感染以及某些受压性疼痛患者。然而，在近期创伤和关节置换术后患者中也有假阳性的报道，因此有时需要进行细菌培养进行确认或进一步结合骨显像分析。¹¹¹In-Oxine 标记白细胞的早期（3 小时）和延迟显像（24 小时）结合^{99m}Tc-MDP 骨显像对于区分骨与邻近软组织感染具有重要价值。Schauwecker 等研究了 453 例接受骨显像和¹¹¹In 标记白细胞显像的患者（173 例相继扫描，280 例同时扫描），通过影像比较，可以准确区分骨髓炎与单纯性非感染性骨更新或邻近软组织的感染，特别是四肢骨的软组织感染。在已确诊的病例中，该技术定位感染的总灵敏度、特异性分别是 90% 和 91%。同时该研究比较了相继扫描和同时扫描的结果，发现同时扫描的特异性为 96%，明显高于相继扫描（为 86%）。

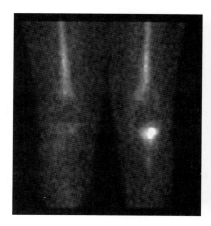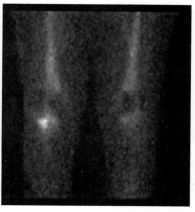

图 4-1-6 ^{99m}Tc-HMPAO 标记白细胞显像
左胫骨上段异常摄取显像剂增加，考虑骨感染性病变

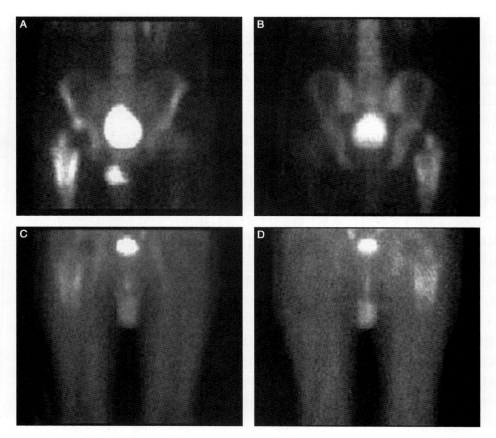

图 4-1-7 骨感染性病变的局部⁹⁹ᵐTc-MDP 骨显像和⁹⁹ᵐTc-HMPAO 标记白细胞显像

A、B 为局部⁹⁹ᵐTc-MDP 骨显像(前位与后位),C、D 为⁹⁹ᵐTc-HMPAO 标记白细胞显像(前位与后位),两种显像剂显像均可见右股骨上段摄取显像剂异常增加,且后者显像剂摄取增加的范围较前者略大,考虑骨感染性病变

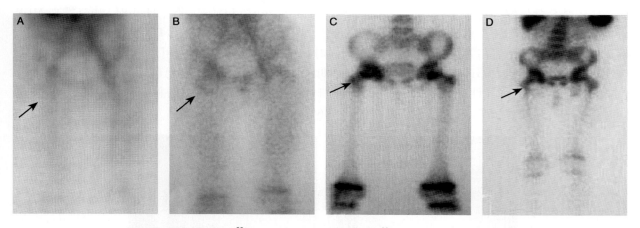

图 4-1-8 骨感染性病变的⁹⁹ᵐTc-MDP 骨三时相显像和⁹⁹ᵐTc-HMPAO 标记白细胞显像

A、B、C 为⁹⁹ᵐTc-MDP 骨三时相显像(血流相、血池相和延迟相),D 为⁹⁹ᵐTc-HMPAO 标记白细胞显像,各图均可见右股骨上端异常摄取显像剂增加(箭头),考虑骨感染性病变

有报道显示⁹⁹ᵐTc-HMPAO 标记的白细胞与¹¹¹In 标记白细胞诊断骨髓炎的准确性相似,但因⁹⁹ᵐTc 价廉、易于生产,且辐射剂量低,更适合于临床广泛应用,特别是对于儿童患者。并且,⁹⁹ᵐTc-HMPAO 标记的白细胞显像当天即可完成检查,获取结果,但是其缺点是不能同时获得标记白细胞显像及⁹⁹ᵐTc-MDP 骨显像的结果,无法进行多种影像结果的对比分析。

另需指出,放射性核素标记白细胞显像对椎体性骨髓炎的诊断价值不大,原因是病灶部位常表现为显像剂摄取正常或减低。

（三）^{67}Ga-枸橼酸盐的显像

1. 显像剂及显像方式　检查前患者一般不需特殊准备,如果检查部位为腹部或盆部骨骼时,为减少肠道内显像剂分布的干扰,应当先清洁灌肠或提前两天给予缓泻药。静脉注射^{67}Ga-枸橼酸盐 74～185MBq 后 6～8 小时行全身及局部显像,对可疑病灶,必要时可加做 48 小时局部平面及断层显像或 SPECT/CT 融合显像。

2. 影像表现　^{67}Ga 静脉注射进入人体后,主要被肝、脾及骨髓摄取,其中肝脏摄取最多,其次是骨髓系统,包括颅骨、脊柱、胸骨、肩胛骨、肋骨、骨盆及长骨的骨髓等,但这些部位的显像剂浓聚常呈对称性分布。另外,在一些软组织部位,如鼻咽部、唾液腺、乳腺、外生殖器等部位也可见不同程度的显像剂分布。由于部分^{67}Ga 由泌尿系统和胆道系统排出,因此,膀胱及肠道的影像可以显示。除上述正常影像外,骨髓炎部位会因显像剂摄取增加而表现为明显的异常显像剂浓聚,且为非对称性的。当然,需要指出的是,炎症病灶部位对^{67}Ga 的摄取是非特异性的,^{67}Ga 也可以浓聚于一些肿瘤病灶,对这种异常的浓聚需结合临床资料综合分析(图 4-1-9)。

3. 评价　研究显示,^{67}Ga 显像对急性骨髓炎诊断的灵敏度约为 80%～85%,并且通常在骨髓炎症状出现 24～48 小时即可表现为阳性。由于一些原发或转移的骨肿瘤、慢性感染、无菌性炎症及创伤性损害,^{67}Ga 显像也可呈阳性,因此其诊断骨髓炎的特异性仅为 70% 左右。为了提高其诊断特异性,Tumeh 等人提出,采用^{67}Ga 联合^{99m}Tc-MDP 显像,当^{67}Ga 摄取超过了^{99m}Tc-MDP 摄取时,或者两者在分布上存在差异,更有可能诊断骨髓炎,如果^{67}Ga 显像的定位范围比^{99m}Tc-MDP 显像小,则不支持感染。还有研究证实,^{67}Ga 联合^{99m}Tc-MDP 显像,对于诊断慢性活动性骨髓炎及椎体骨髓炎具有重要价值,其准确性与 MR 相似。造成^{67}Ga 显像假阳性的因素包括骨折及未成年人的类风湿关节炎等,应结合临床资料分析。另外,^{67}Ga 显像还可用于监测骨髓炎的临床治疗效果,研究显示,急性骨髓炎时^{67}Ga 的显像剂浓聚,在成功治疗 6 周左右可以恢复到正常水平。

（四）放射免疫显像

1. 显像剂及显像方式　这类显像剂包括^{111}In 或^{99m}Tc 标记的非特异性人免疫球蛋白、抗人粒细胞单克隆抗体等。显像前患者一般不需特殊准备,静脉注射后显像时间根据显像剂的不同而异,通常在注射后 1～4 小时、20～24 小时显像。一般采用前位行全身显像,必要时可行局部平面或 SPECT 断层及 SPECT/CT 图像融合显像。需要指出的是,如采用标记单克隆抗体显像时,要注意观察患者是否有过敏反应,必要时需进行相应处理。

2. 影像表现　放射性核素标记的非特异性人免疫球蛋白在一些血容量丰富的器官,如肝、脾、肾等均可出现显像剂分布不同程度的浓聚,但肠道、正常骨髓等常无明显显像剂浓聚。骨髓炎部位常会出现明显的异常显像剂浓聚,这类显像剂对骨髓炎的定性、定位诊断均有重要价值。放射性核素标记的粒细胞单克隆抗体或抗体片段经静脉注射进入人体后,除在骨髓炎病灶部位有明显浓聚外,肝摄取明显,但肺、脾摄取则相对较少。

3. 评价　研究显示,利用放射性核素标记 IgG 进行的放射免疫显像,对急性和慢性骨髓炎(包括使用矫形器的患者)诊断的平均灵敏度约为 95%,特异性为 83%。其对感染的诊断价值与标记白细胞显像相近。与^{67}Ga 比较,放射免疫显像对感染的诊断灵敏度、特异性更高。另一方面,放射性核素标记的粒细胞单克隆抗体,进入体内后与白细胞表面的 NCA-90 特异性结合,其对非椎体性骨髓炎诊断的灵敏度为 84%～93%,特异性为 72%。与标记白细胞显像相似,由于椎体性骨髓炎常表现为冷区,故此类显像剂对其诊断价值不大。

（五）SPECT/CT 融合显像

多模式图像融合显像是当今影像技术发展的主要方向之一,其中最成功的是 SPECT/CT、PET/CT 图像融合技术,它们将核医学的功能影像与 CT 的精细解剖影像相结合,实现两者的优势互补,即"1+1>2"的效果。多模式图像融合技术实现对疾病的定位、定性、定量等诊断提供重要信息,在全身各系统的核医学显像中已显示出巨大的优势,并被广泛应用。

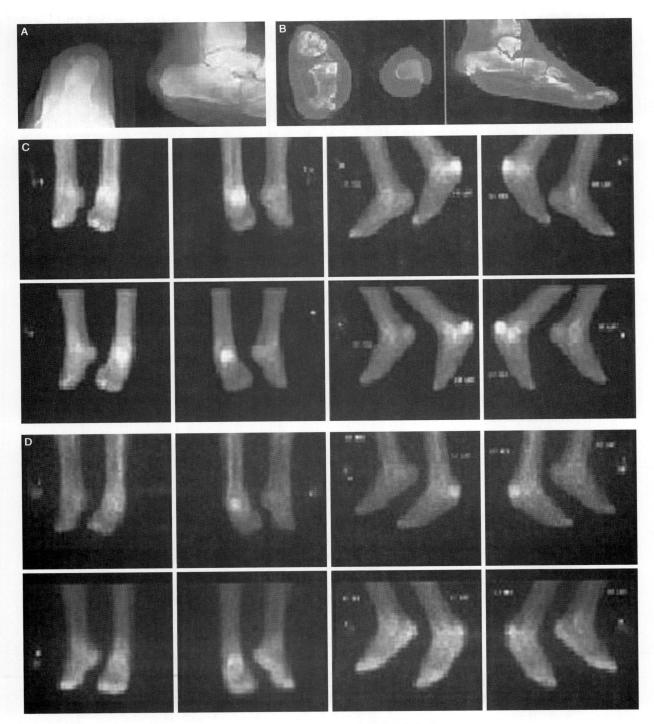

图 4-1-9　骨感染性病变的各种影像表现

A、B 分别为 X 线平片和 CT 断层图像,显示左踝关节部位软组织水肿、肌肉间隙模糊及局部骨质破坏等改变;
C 为 ^{99m}Tc-MDP 骨显像,第一排和第二排分别为血池相及延迟相图像,均可见左踝关节部位显像剂摄取明显增
多;D 为 ^{67}Ga 显像,第一排和第二排分别为血池相及 48 小时延迟相,也可见相应部位显像剂摄取增加。综合各
种影像所见,考虑骨感染性病变

1. **显像方式** 在完成常规平面显像的基础上，对病变局部行同机的SPECT断层显像及常规的或薄层CT断层扫描，再利用计算机处理进行同机的图像融合。这种同机图像融合技术，克服了患者体位移动、图像大小不同及定位差异等因素的影响。

2. **影像表现** 在SPECT显像图中（图4-1-10～图4-1-12），典型骨髓炎在上述各种显像剂进行的显像中常表现为异常显像剂分布增多或浓聚，当进入慢性骨髓炎阶段，局部出现骨坏死或骨脓肿等时，SPECT断层有时可见局限性显像剂摄取减低或稀疏区，周边环绕或散在分布的显像剂浓聚。同机CT融合显像显示异常显像剂分布增多的区域出现骨髓质及骨皮质的进行性破坏，骨内膜硬化增加形成新生骨，可伴局部软组织的水肿、肌间隙模糊及骨膜反应等。进入慢性骨髓炎阶段，CT断层可显示局部死骨、骨脓肿等影像征象。

3. **评价** 在过去十几年的研究中，已充分证实了SPECT/CT在肌肉骨骼感染中的诊断价值。Bar-Shalom等对32例疑有骨髓炎的患者的SPECT/CT显像结果分析，其中21例行[67]Ga显像，11例行[111]In标记白细胞显像，研究者发现SPECT/CT检查对大多数患者是有帮助的，主要是能提供精确的解剖定位及界定感染累及的范围。Horger等使用[99m]Tc标记抗人粒细胞单克隆抗体来评估SPECT/CT在27例既往有外伤及重复性骨感染患者中的价值，结果显示SPECT检查的准确性为59%，而SPECT/CT的准确性达97%。多数研究者强烈认为，SPECT/CT融合显像比单纯的SPECT检查更具价值，特别对四肢软

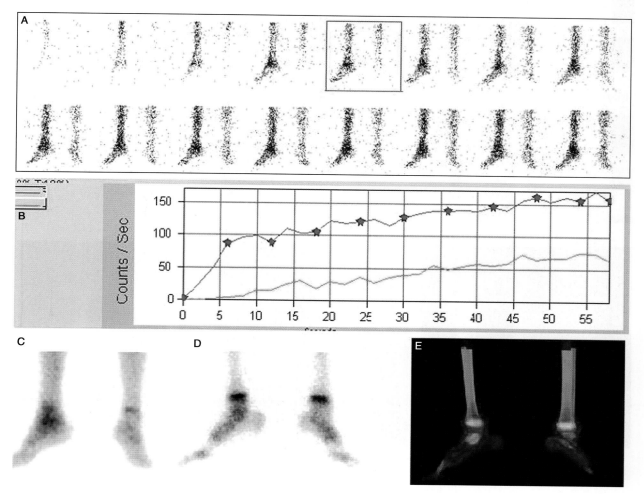

图4-1-10 骨三时相显像和图像融合3D影像

患者男，7岁，右踝包块术后。A～D为[99m]Tc-MDP骨三时相显像（血流相、时间-放射性曲线、血池相和延迟相），E为SPECT/CT图像融合3D影像，各图均可见右侧距骨部位异常摄取显像剂增加，图像融合能更加清晰地显示病变累及范围。诊断考虑：右距骨感染性病变可能

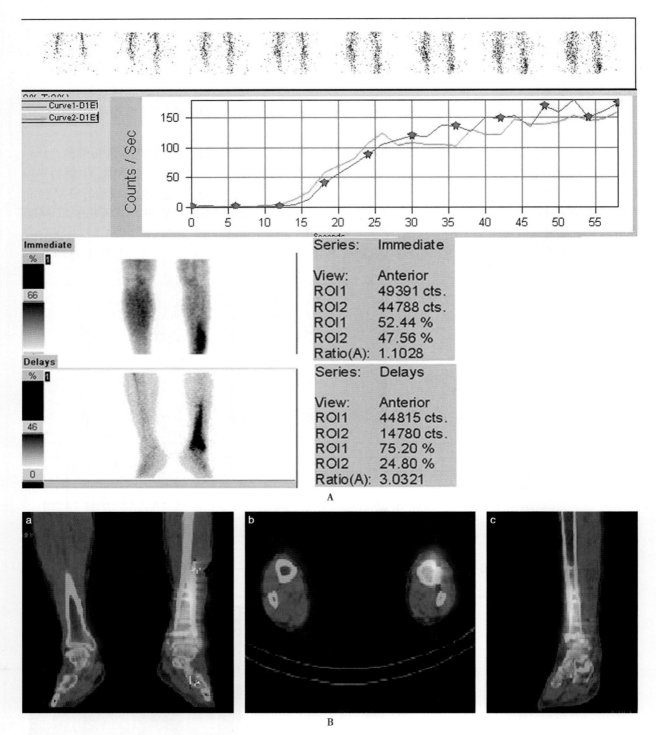

图 4-1-11　骨三时相显像和 SPECT/CT 图像融合显像

患者男,55 岁,左胫骨下段骨折术后 2 个月,出现局部红、肿、热、痛,考虑急性骨髓炎可能。A. ^{99m}Tc-MDP 骨三时相显像结合 ROI 技术定量分析,显示左胫骨下段异常显像剂浓聚,血流灌注明显增加;B. SPECT/CT 图像融合显像(a 为冠状面,b 为横断面,c 为矢状面)能更加清晰地显示骨骼精细解剖信息及病变累及范围

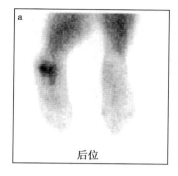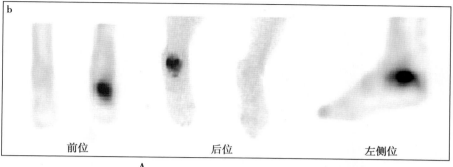

后位 前位 后位 左侧位

A

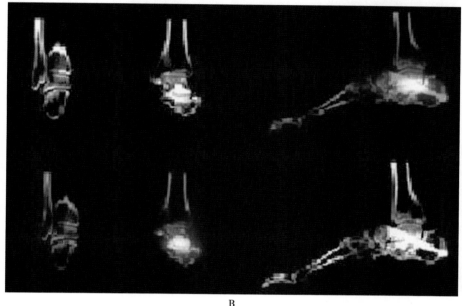

B

图 4-1-12 骨三时相显像和 CT 及 SPECT/CT 融合图像

患者男,75 岁,左踝疼痛半年。A. ^{99m}Tc-MDP 骨三时相显像的血池相(a)和延迟相(b),可见左踝关节部位异常
显像剂摄取增加;B. 左踝关节 CT 及 SPECT/CT 融合图像,显示显像剂摄取增加部位见局部骨质密度明显增加,
并见距下关节出现骨性融合,提示为关节的退行性改变,而非感染性疾病

组织感染与骨髓炎的鉴别非常有用。Horger 等对 31 例患者的 SPECT/CT 与 SPECT 三时相骨显像结果
进行比较,其中 9 例患有骨髓炎,尽管三时相骨显像与 SPECT/CT 融合显像的敏感性均为 78%,但
SPECT/CT 的特异性(86%)明显高于单纯骨显像(50%)。在这项研究中,CT 检查程序通过排除活动性
骨感染及鉴别可能增加示踪剂摄取的非感染性疾病来提高诊断的特异性。Fllippi 等对 28 例怀疑肌肉
骨骼感染的患者行^{99m}Tc-exametazime-标记白细胞的 SPECT 显像及 SPECT/CT 融合显像,结果对比分析
显示,诊断准确性从 SPECT 显像的 64% 提高到 SPECT/CT 融合显像的 100%,SPECT/CT 融合显像改变
了 1/3 患者的诊断结果,其中 CT 部分提供了标记白细胞放射性活性部位的解剖定位,从而排除了 7 例
骨髓炎并提供了 3 例感染范围的精细轮廓。然而,SPECT/CT 融合显像对于平面显像阴性的患者却不
能提供更多的信息。

放射性核素显像有时也可用于评估颅骨及颜面骨的感染,因为这些部位的解剖结构相当复杂,即使
使用 SPECT 检查,示踪剂的定位也极为困难。Bruni 等发现 SPECT/CT 标记白细胞显像可以区分软组
织与骨的侵入性感染,并通过提供精细解剖定位和感染范围的精细轮廓来诊断颅面骨复杂感染。Mos-
chilla 等也报道了关于使用^{67}Ga 显像在局限性感染侵及颅骨及颅底中的价值,他们认为增加形态学的影
像,能克服核素显像低空间分辨率和^{67}Ga 分布多样性的局限性,提高功能影像与解剖影像彼此的诊断效
能和准确性,并且 SPECT/CT 提供的示踪剂定位使得在^{67}Ga 显像前不再需要常规行骨显像(图 4-1-13)。

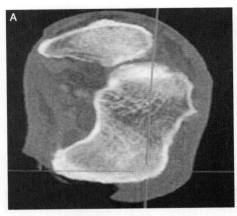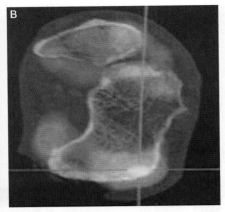

图 4-1-13　跟骨的 X 线断层图像和 SPECT/CT 断层融合图像

A. 跟骨的 X 线断层图像；B. ^{67}Ga SPECT/CT 断层图像、SPECT/CT 图像融合能准确定位
病变部位及累及范围

五、PET/CT 表现

PET 利用发射正电子的核素（如 ^{18}F、^{11}C、^{13}N、^{15}O 等）标记参与机体代谢的一些重要物质（如葡萄糖、氨基酸及脂肪酸等）进行显像，其影像更符合人体的生理状况，能真正反映机体生理、生化代谢水平的变化。与 SPECT 比较，PET 具有如下优势：①仪器本身的空间分辨率更高；②采用电子准直的符合计数，灵敏度较 SPECT 提高 10~20 倍并改善或提高分辨率，探测效率更高；③更符合人体的生理状况；④易于进行衰减校正和进行定量分析。PET/CT 则将 PET 的优势与提供精细解剖的 CT（可行薄层 CT 或 HRCT）影像相结合，进一步提高了疾病诊断的灵敏度和特异性。目前 PET/CT 在临床应用中已展示出巨大优势，特别在肿瘤的诊治、肿瘤与炎症的鉴别诊断及心脑血管疾病的诊治评价等方面应用广泛。

（一）显像方式

目前临床上虽然 PET/CT 的显像剂种类繁多，但仍以 ^{18}F-FDG 应用最为广泛。患者行 ^{18}F-FDG PET/CT 检查前应禁食 4~6 小时以上（除水和治疗用药外），禁食前要求高蛋白、低糖类饮食，以减少正常组织器官葡萄糖的生理利用，保证病变组织对 ^{18}F-FDG 的优先摄取。检查前，要求患者空腹静脉血糖 <200mg/dl（11.1mmol/L），但最佳的水平是 <150mg/dl（8.3mmol/L），以降低本底及增加病变组织对 ^{18}F-FDG 的摄取。检查前嘱患者排空小便，并尽量保持放松体位和休息状态，避免不必要的运动和言谈。按照患者年龄、体重计算并注射 ^{18}F-FDG。注射显像剂 60 分钟后行全身 CT 扫描及 PET 显像，并采用计算机技术进行图像重建及图像融合，部分患者据情况可加做增强 CT、薄层 CT 及高分辨率 CT 等，以提供更多的精细解剖信息。

（二）影像表现

对 ^{18}F-FDG 正常的生理摄取器官包括脑、心肌、肝、脾、胃、肠道、肾和膀胱等，因此这些组织器官可显影。典型的骨髓炎在 PET 显像图上病灶部位常呈异常显像剂摄取增加，结合 CT 断层及融合显像，能很好地鉴别骨髓炎与骨周围软组织感染、非感染性脊柱炎等。一些慢性骨髓炎处于稳定期时，其 ^{18}F-FDG 摄取可以表现为正常，但其再次活动时，摄取 ^{18}F-FDG 会增加，因此 PET/CT 检查对于鉴别慢性骨髓炎的活动性具有重要价值。另外，^{18}F-FDG PET/CT 检查对鉴别金属植入器（如假体）的松动与感染等也有重要价值，后者会出现整个植入假体部位弥漫性摄取增加，前者则多表现为假体两端的局限性增加。当然，^{18}F-FDG PET/CT 也存在一定缺陷，由于 ^{18}F-FDG 的摄取是非特异性的，因此在鉴别炎症感染与肿瘤性病变时有时会较困难，结合 CT 征象，会增加诊断的准确性。

（三）评价

目前已有不少的临床研究报道显示，^{18}F-FDG PET/CT 对诊断及鉴别诊断急性骨髓炎、慢性骨髓炎、特殊类型的骨髓炎、假体周围感染等具有重要价值。Strobel 等报道了 ^{18}F-FDG PET/CT 在急性和亚急性骨和软组织感染中的应用,其敏感性达95%,特异性从75%到99%,这项研究同时显示 ^{18}F-FDG PET/CT 对慢性和低度感染性病灶的诊断同样有价值,因为 ^{18}F-FDG 可以被慢性感染过程中的主要细胞成分(即活化的巨噬细胞)摄取。Guhlmann 等报道 ^{18}F-FDG PET/CT 评估发生在外周骨及中轴骨的慢性骨髓炎特异性和敏感性分别为92%和100%,并认为 ^{18}F-FDG PET/CT 尤其适用于探测中轴骨的骨髓炎及标记白细胞显像表现出局限性的区域。Winter 等的研究也显示, ^{18}F-FDG PET/CT 对疑有慢性肌肉骨骼感染的患者诊断敏感性、特异性、准确性分别为100%、88%及93%。其他还有许多研究者得出了相似的研究结果。

另外,研究显示, ^{18}F-FDG PET/CT 对于创伤引起的植入物相关感染的诊断也非常敏感并具有特异性。Guhlmann 等的研究显示 ^{18}F-FDG PET/CT 对金属物植入的外周骨和中轴骨感染性病变能做出准确诊断。在 Kalicke 等的研究中,15 例骨髓炎患者(7 例急性,8 例慢性)的 ^{18}F-FDG PET/CT 显像均表现为真阳性,其显像结果并未被骨折内固定的金属植入物所影响。在 Schiesser 等的回顾性研究中, ^{18}F-FDG PET/CT 对创伤所引起的金属植入物相关感染诊断的敏感性和特异性分别为100%和93%,同时,外科医师根据 ^{18}F-FDG PET/CT 的显像结果改变了2/3患者的治疗决策。

六、鉴 别 诊 断

临床上对于骨髓炎(特别是急性骨髓炎)与骨周围软组织感染、化脓性关节炎以及骨骼肿瘤继发感染等的鉴别有时非常困难,主要根据患者临床表现及辅助检查(特别是影像学检查)进行鉴别。

(一)与软组织感染的鉴别

1. 临床表现区别　早期急性骨髓炎与早期蜂窝织炎、丹毒等软组织炎症常不易鉴别。软组织炎症时全身中毒症状常较轻,而局部红肿较明显,压痛较浅。由于软组织感染常居于骨骼的一侧,故压痛常局限于一个或两个层面。急性骨髓炎全身症状相对较软组织感染较重,局部红肿相对较轻,压痛常发生于长骨的干骺端,以单指检查时,患者四个层面均有深部压痛征,此即肢体圆柱形深部压痛征,这是鉴别早期急性骨髓炎与软组织感染的重要临床特点之一。当然,如创伤性骨髓炎合并软组织感染时,临床鉴别就更困难,必须借助影像辅助检查手段。

2. 影像检查鉴别　三时相骨显像对鉴别急性骨髓炎及软组织感染具有重要价值。两者在血流相、血池相均可出现炎症部位的显像剂分布增加或浓聚,但软组织感染显像剂浓聚相对弥散,而骨髓炎相对较局限,在延迟相,软组织感染显像剂分布增加仍较弥散,并且主要在软组织内,而骨骼部位显像剂浓聚不明显,急性骨髓炎显像剂分布增多或浓聚的部位主要局限在骨骼部位,软组织显像剂分布增加则不明显(图4-1-14)。两者在三时相显像图上的影像区别见表4-1-2。

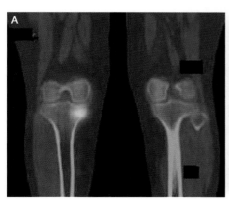
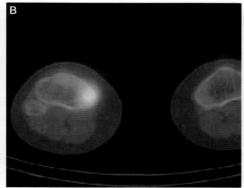
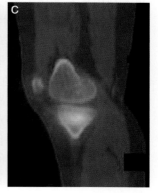

图 4-1-14　膝关节 SPECT/CT 融合图像

患者女,19 岁,右膝关节部位疼痛待查。SPECT/CT 图像融合(A 为冠状面,B 为横断面,C 为矢状面)清晰显示出右胫骨上端内侧方异常放射性摄取的病灶,CT 未见明显周围软组织改变及局部骨质破坏征象,考虑骨良性肿瘤性病变可能

表 4-1-2　急性骨髓炎与软组织感染在三时相骨显像图上的区别

疾病	血流相	血池相	延迟相
急性骨髓炎	正常或局限性显像剂分布增加	正常或局限性显像剂分布增加	骨骼炎症部位显像剂分布局限性增加,软组织内显像剂分布不明显
软组织感染	较弥散的显像剂分布增加	较弥散的显像剂分布增加	软组织内较弥散的显像剂分布增加,骨骼部位显像剂浓聚不明显

^{67}Ga-枸橼酸盐显像或 ^{111}In-Oxine 和 ^{99m}Tc-HMPAO 标记的白细胞显像结合二膦酸盐骨显像对鉴别骨髓炎与软组织感染也有价值。^{67}Ga 和标记白细胞显像在炎症部位均可以出现显像剂分布增多或浓聚,但骨髓炎浓聚部位主要在骨骼部位,软组织感染浓聚部位在软组织。另外如病灶部位出现 ^{67}Ga 或标记白细胞类显像剂的摄取,而相应部位摄取 ^{99m}Tc-MDP 不明显,则可诊断为软组织感染。标记白细胞显像还可以避免 ^{99m}Tc-MDP 扫描在骨折、骨肿瘤、异位骨化和关节炎等情况下出现的假阳性,也可以避免 ^{67}Ga 显像在骨肿瘤及其他部位炎症情况下出现的假阳性。

此外,如对病变部位进行 SPECT/CT 融合显像,对早期准确鉴别急性骨髓炎及软组织感染具有重要价值。CT 对于急性骨髓炎能比常规 X 线平片能提前发现病灶,对骨内外膜新骨形成及病变累及的实际范围等能精确显示,结合 SPECT 断层及功能影像灵敏度高的特点,能明显提高鉴别诊断的特异性,临床需大力推广应用。

(二) 与骨骼原发性肿瘤的鉴别

1. 临床表现区别　在临床上,有时很难鉴别骨髓感染与骨骼肿瘤,因为它们的表现很相似。如尤因肉瘤,常伴发热、白细胞增多等,X 线平片可以出现"葱皮样"骨膜下新骨形成等征象,与骨髓炎不易鉴别,有时只能通过局部穿刺取活检才能鉴别。但一般骨骼肿瘤性病变与骨髓炎比较,其全身症状相对较轻,而局部症状,特别是疼痛较明显,如尤因肉瘤有明显的夜间痛的特点等。

2. 影像检查鉴别　^{67}Ga 显像对炎症和肿瘤的鉴别缺乏特异性,不宜用于骨骼感染与肿瘤的鉴别。三时相骨显像对两者的鉴别价值也有限,因为肿瘤与感染可以出现相似的影像表现。^{111}In-Oxine 和 ^{99m}Tc-HMPAO 标记的白细胞显像对鉴别骨骼肿瘤与感染价值较大,如显像结果为阴性则有助于排除感染,部分肿瘤摄取则可能继发感染或肿瘤组织本身的摄取所致,这种情况,MR 检查对进一步鉴别有一定价值。^{18}F-FDG PET/CT 双时相显像对鉴别骨骼感染与肿瘤也有一定价值,虽然两者在早期相(注射显像剂后 70 分钟)均可表现为摄取增加,但如果延迟相摄取进一步增加或早期相与延迟相摄取比率增加则更支持肿瘤,而延迟相摄取无明显增加则更支持感染可能。另外采用亲肿瘤性显像剂 ^{210}Tl 显像(也包括早期相、延迟相)对鉴别骨骼感染与肿瘤也有一定帮助。

此外,SPECT/CT、PET/CT 等图像融合技术在鉴别骨骼感染与肿瘤方面具有独到的优势,见图 4-1-14。利用核素显像灵敏度高的优势,结合 CT 检查显示局部解剖精细改变、X 线平片肿瘤的影像特征,可以大大提高诊断的特异性。

(三) 与化脓性关节炎的鉴别

1. 临床表现区别　急性骨髓炎与化脓性关节炎的全身症状常较相似,但局部表现却有所不同。化脓性关节炎肿胀压痛部位在关节间隙,而非骨骺端,且关节活动度几乎完全消失。如行关节腔穿刺抽液检查,则容易明确诊断。但对于急性骨髓炎是否合并化脓性关节炎时,鉴别较困难。血清 C 反应蛋白的测定,对鉴别这种情况有一定意义。合并化脓性关节炎时,C 反应蛋白值较单纯性骨髓炎明显增高,且发病后迅速出现这种差别;另外化脓性关节炎时,C 反应蛋白恢复正常值也较骨髓炎迟。红细胞沉降率对鉴别两者也有一定价值,但两者间的差别出现较晚,不如 C 反应蛋白能更准确地反映疾病的临床变化。

2. 影像检查区别　虽然核医学显像方法有时很难区分骨髓炎与化脓性关节炎,但 ^{99m}Tc-MDP 骨显像可以判断关节是否受累,并可区分 90% 以上的骨与关节感染。阅片前掌握详细的临床资料对于准确的诊断具有重要意义。Sundberg 等对 106 例怀疑化脓性关节炎的儿童影像资料进行研究,阅片未结合临床资料时,骨显像的诊断准确率仅为 13%,结合临床资料后诊断准确率增加到 70%。

^{67}Ga 显像可以鉴别大多数的骨髓炎及化脓性关节炎。化脓性关节炎可见关节周围异常显像剂摄取

增加,并且主要局限在关节腔内,显像剂分布较均匀;骨髓炎异常显像剂摄取增多主要在骨骺端,关节腔内无显像剂分布,如同时合并化脓性关节炎时,则显示异常显像剂摄取超越关节囊或关节囊内显像剂摄取增加不均匀。如果联合骨显像与^{67}Ga 显像或标记白细胞显像对一些可疑病例能提供更多有价值的信息。

七、与其他影像检查的比较

1. X 线平片检查　X 线平片对于急性骨髓炎的诊断并不敏感,一般在发病两周内多无异常表现。往往在发病两周后,骨量减少 30%~50%平片才会显示出异常。因此对于 X 线平片阴性的患者并不能排除急性骨髓炎。两周后,随着病程发展,骨髓腔内脓肿形成,骨松质内可见微小的斑片状骨质破坏区,进而累及骨皮质甚至整个骨干。因骨膜被掀起,可出现骨膜反应及层状新骨形成。如感染继续向骨髓腔和骨干方向扩展,则骨皮质内外侧均可见虫蚀样改变、脱钙及周围软组织水肿等征象。严重者有时可见病理性骨折。虽然 X 线平片对早期诊断急性骨髓炎并不敏感,资料显示其对骨感染诊断的灵敏度和特异性分别为 28%~94%、3%~92%,但由于其价格便宜、简便易行,仍可作为骨感染诊断的初筛方法,并帮助确定是否患有其他原发疾病,为临床医师后续选择何种影像检查手段提供依据。

2. CT 检查　CT 断层扫描虽然对早期诊断急性骨髓炎仍有困难,但其显示的影像信息明显优于 X 线平片。骨髓炎的 CT 断层扫描征象包括:①软组织肿胀,软组织因充血水肿,密度较正常略低,肌束间隙消失较平片观察更细致。②骨质破坏,可见干骺端局限性骨密度减低区,边缘不规则,可呈"虫蚀样"改变,骨皮质的破坏表现为骨皮质的中断,轴位薄层扫描更易观察。③骨髓腔破坏,骨干髓腔密度增高,轴位扫描骨密度从正常骨髓腔的负值,到接近骨髓炎病灶变为正值。另外慢性骨髓炎有死骨形成时,可见髓腔内孤立的骨块,被低密度的脓腔所包绕,有窦道形成时,可见细小的含气管道,增强扫描时窦道壁可见强化。④骨膜反应,CT 所显示的骨膜反应与平片大致相同,表现为环绕或部分附着骨皮质的弧线样钙质高密度影,略低于正常骨皮质密度,与皮质间可有狭细的软组织样低密度影,厚薄不一,但对于长骨骨髓炎早期所出现的薄层骨膜反应常难以发现。

CT 扫描对显示骨髓腔内及周围软组织改变明显优于 X 线平片,特别是对于检测死骨及诊断慢性骨髓炎方面有一定优势,确定死骨存在与否对于后续治疗决策的制订尤为重要。另外,对一些特殊解剖部位的感染,如骨盆、脊柱、下颌骨、锁骨等 CT 扫描更具价值。但随着 MR 的应用及优势,近年 CT 扫描在诊断骨髓炎中的应用逐渐减少。

3. MR 检查　MR 对骨和软组织感染的诊断提供了最佳的影像。在骨髓炎的早期,MR 即可显示病变部位骨内、骨外的变化,包括病变部位的骨髓破坏、骨膜反应等,这种改变早于 X 线平片和 CT 检查。MR 的具体表现包括:发病后 3 天内可见软组织界线不清,呈 T_2WI 略高信号,骨髓内常无异常信号;3 天后可见软组织肿胀、界线模糊,骨髓内呈现异常信号,与邻近正常骨髓信号相比较,T_1WI 信号稍减低,T_2WI 信号稍增高。

MR 与 CT 检查比较,其优点在于提高了软组织对比的分辨率,没有骨骼造成的光束状伪影,并且具有更多层面显示的能力。研究显示 MR 对骨髓炎诊断的灵敏度和特异性分别为 60%~100%、50%~95%,尤其对椎体性骨髓炎、糖尿病骨髓炎的诊断非常有优势。由于 MR 对骨髓炎诊断总体平均准确性与多时相骨显像相似,并且价格昂贵、采集不太方便等,因此不作为常规的诊断手段,除非以下情况可采用:怀疑椎体受累;需要确定感染范围;怀疑为糖尿病足骨髓炎;术前需要进一步明确解剖细节时。

4. 超声检查　超声虽不能穿透骨骼,但能早期探测到软组织的改变,可以弥补 X 线平片检查对软组织改变不易显示的不足。婴儿和儿童的骨膜附着比较松,因此早期炎性液体或脓液就可以穿透骨皮质在骨膜下蔓延。骨膜下脓肿在婴儿或儿童骨髓炎中较为常见,为超声早期诊断提供病理依据。超声的具体表现是:骨膜下脓肿可使骨膜抬高,严重时可在骨膜和骨皮质之间探测到无回声区,骨膜增厚,骨周围软组织脓肿形成,软组织水肿等。

超声虽不能穿透骨质,但能观察到早期骨髓炎引起的周围软组织的细微变化,能显示骨骺的早期改变,为临床早期诊断提供重要客观依据,并可进行脓肿定位并监视指导穿刺,可反复检查及进行随访,观察疗效等。由于超声检查安全、方便、无创,费用低廉,不具有 X 线等的辐射,特别适用于婴儿及儿童期骨髓炎的诊断。但由于其分辨率低,局限于诊断长骨干骺端骨髓炎,对于不规则骨骨髓炎的诊断价值有限。

5. 各种影像检查技术的优缺点比较及联合应用 除了血培养、穿刺活检等手段外,影像学检查是诊断骨髓炎最常用和主要的手段。但没有一种影像检查在诊断骨髓炎方面是万能的,各种影像检查都有其自身的优势和不足(表 4-1-3)。为准确早期诊断骨髓炎,特别是一些复杂感染病例的诊断,近年提出了多种影像检查手段的联合应用(联合方式见本章概述)。同时 SPECT/CT、PET/CT 等多模式图像融合技术也逐渐展示出其巨大优势。

表 4-1-3 骨感染常用影像检查的特点总结

显像方法	优点	缺点	典型表现与诊断
普通 X 线平片	性价比高,如发现可以导致临床症状和体征的阳性征象,则不需进一步检查,可以发现如骨折、关节炎等并发症	灵敏度低,需发病 2~3 周才会出现阳性表现;对骨骼受累的病例诊断特异性低	皮质破坏(非常敏感),软组织肿胀伴脂肪影消失;扇形骨膜,皮质穿透破坏的部位透亮度增加。灵敏度:28%~94%(平均56%) 特异性:3%~92%(平均75%)
CT	较好地显示骨皮质改变,多层面薄层重建增加了诊断感染和发现死骨的能力	比平片诊断价值小,存在电子束伪影	增加了骨髓的衰减;易于显示骨膜反应、新骨形成、死骨、骨与软组织间形成间隙等
MR	可以较好地显示或诊断软组织与骨感染、评价骨水肿、诊断椎体性骨髓炎、诊断新生儿骨盆骨髓炎等	骨髓水肿并不特异;对细小骨骼、复杂部位感染诊断特异性低	皮质破坏;T_2 高信号(特别是 STIR);T_1 低信号特别是在增强后。灵敏度:60%~100%(平均90%) 特异性:50%~95%(平均86%)
超声	快速准确地确定化脓性关节炎的关节积液;确定骨膜下及软组织脓肿;无显像剂分布	不能很好地显示骨骼形态;诊断关节积液不如 MR	可见液体连接感染附近的皮质和骨髓腔;没有关节积液则排除化脓性关节炎
多时相骨显像	早期发现病灶(感染后 24~48h);灵敏度高;全身扫描可以发现其他部位可疑病灶	如出现其他病理情况则特异性低;对评价治疗反应效果不佳	血流相、血池相及延迟相均表现为局部显像剂摄取增加。灵敏度:90%~95% 特异性:没有骨骼受累为 92%,骨骼受累为 0~76%(平均30%)
单独标记白细胞显像或结合骨显像	对感染特异性高;对于累及骨骼的感染,增加诊断特异性;可用于观察治疗反应	如单独使用很难区分骨和软组织感染;显像时间长	局部摄取增加 平均灵敏度:88% 平均特异性:86% 联合显像可使骨受累病例的灵敏度增加到 86%~90%,特异性增加到 91%~94%
单独 ^{68}Ga 显像或联合骨显像	早期发现病灶;可用于监测治疗疗效;对慢性活动性感染、椎体性骨髓炎诊断有价值	特异性差,对肿瘤和炎症的鉴别困难	如聚集的部位不同或 ^{68}Ga 显像比骨显像聚集程度高则可认为联合显像阳性 平均灵敏度:89% 平均特异性:70%
骨髓显像与标记白细胞显像或骨显像联合	在复杂病例增加诊断的特异性,如关节置换术后感染	显像时间长,费用相对高	骨髓显像阴性,而出现标记白细胞的摄取则可诊断感染,两者均为阳性,则考虑骨髓生理性摄取
PET	单独应用时,有助于诊断慢性活动性骨髓炎和假体周围感染;有助于治疗反应的早期评估	价格昂贵,不能被广泛应用	局部摄取增加,伴有 SUV 增高 慢性骨髓炎诊断的灵敏度、特异性分别为 95%~100%、90%;对假体周围感染灵敏度、特异性分别为 86%~100%、72%

八、典型病例

(一) 病例一

1. 病史介绍 患者女,46 岁。右胫骨骨折并行骨水泥治疗后 9 个月,近 1 周出现突发弛张性高热,体温持续在 39~40℃之间,伴脉搏明显增快、寒战、口干、食欲减退等不适。局部肢体活动受限,肌肉痉挛,伴明显红、肿、热、痛,明显压痛等体征。实验室检查血常规提示白细胞为 $1.82×10^9/L$。临床考虑骨感染性疾病收治入院。

2. 影像学检查 图 4-1-15 为骨三时相显像图,图中可见右胫骨上段血流、血池及骨代谢均增高,采用 ROI 定量分析技术右/左血池比值及骨代谢比值分别为 1.3928 和 3.2457。图 4-1-16 为局部 CT 图像,可见右小腿略增粗,局部软组织肿胀、水肿,肌间隙模糊,骨皮质欠光滑,髓腔内密度增高,局部骨水泥外漏等表现。图 4-1-17 为 SPECT/CT 融合图像,除可见上述 CT 征象外,还可见右胫骨上段显像剂摄取明显增加,并清晰地显示病变受累范围。

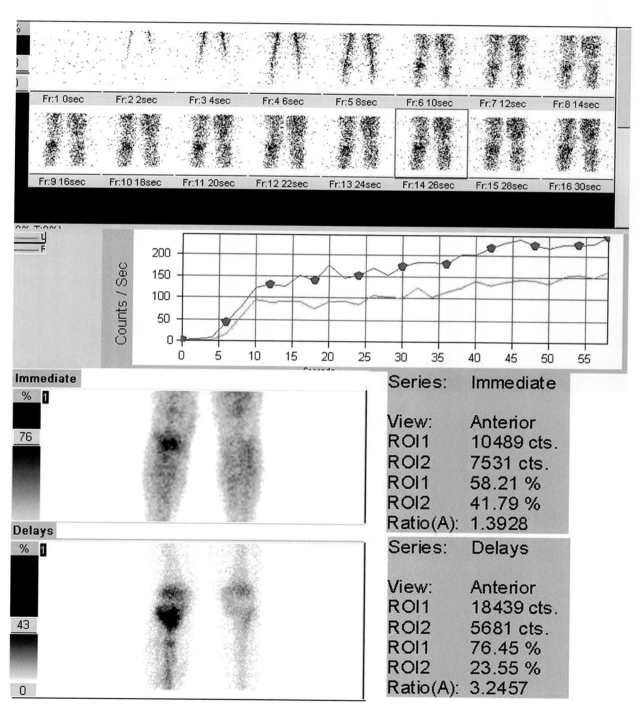

图 4-1-15 ^{99m}Tc-MDP 骨三时相显像及 ROI 定量分析
可见右胫骨上段异常显像剂摄取增加,伴局部血流灌注增加

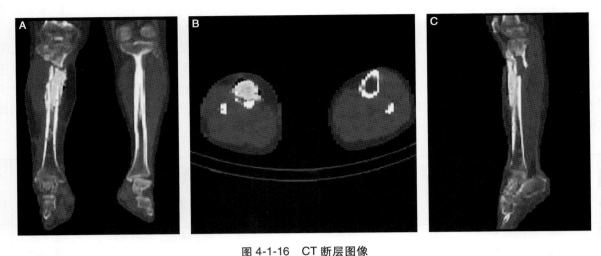

图 4-1-16　CT 断层图像

A 为冠状面,B 为横断面,C 为矢状面,见右小腿略增粗,局部软组织肿胀、水肿,肌间隙模糊,骨皮质欠光滑,髓腔内密度增高,局部骨水泥外漏

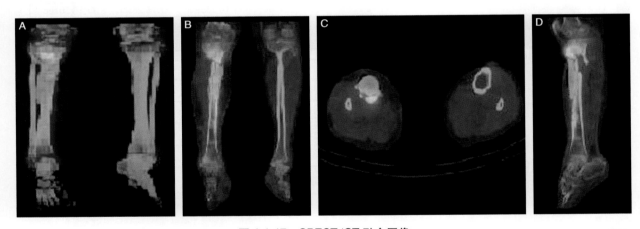

图 4-1-17　SPECT/CT 融合图像

A 为 3D 融合影像,B 为冠状面,C 为横断面,D 为矢状面,同时显示 CT 表现及异常显像剂摄取的部位,能精确确定病变累及范围

3. 诊断结果　结合患者病史及影像学检查所见,诊断患者为右胫骨骨折术后伴发急性骨髓炎可能。

(二)病例二

1. 病史介绍　患者男,31 岁。右胫骨上段骨巨细胞瘤手术切除并行内固定术后 4 年,近期突发急性高热,体温持续在 39～40℃ 之间,伴脉搏明显增快、寒战等不适。局部伴明显红肿、压痛,肢体活动受限。血常规提示白细胞为 $1.95×10^9/L$。

2. 影像学检查　图 4-1-18 为骨三时相显像图,图中可见右胫骨上段血流、血池及骨代谢均增高,采用 ROI 定量分析技术右/左血池比值及骨代谢比值分别为 1.3377 和 2.4986,同时延迟相可见右胫骨上段异常显像剂浓聚区中心有局限性显像剂分布缺损。图 4-1-19 为局部 CT 图像,可见内固定金属物影像,右小腿上段局部软组织肿胀、水肿,肌间隙模糊,骨皮质欠光滑,胫骨上端髓腔内团状密度增高影,边界模糊不清。图 4-1-20 为 SPECT/CT 融合图像,除可见上述 CT 征象外,还可见右胫骨上段显像剂摄取明显增加,并累及关节面,图像融合可清晰地显示病变受累范围。

3. 诊断结果　结合患者病史及影像学检查所见,诊断患者为右胫骨上段内固定术后伴发骨感染可能。

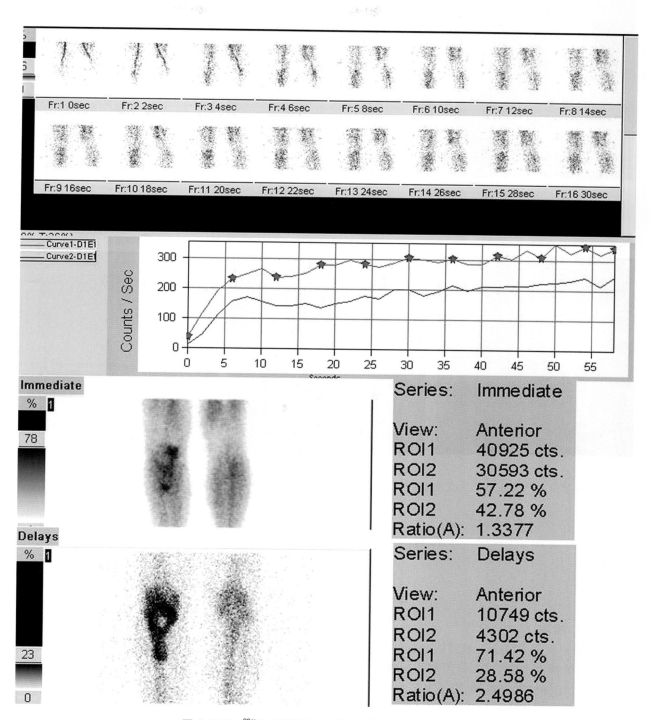

图 4-1-18 ^{99m}Tc-MDP 骨三时相显像及 ROI 定量分析

右胫骨上段异常显像剂摄取增加,伴局部血流灌注增加,同时延迟相可见右胫骨上段异常显像剂浓聚区中心有局限性显像剂分布缺损表现

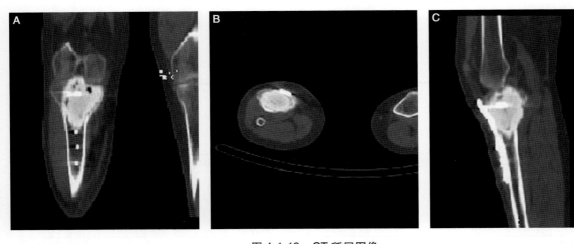

图 4-1-19　CT 断层图像

A 为冠状面,B 为横断面,C 为矢状面,见内固定金属物影像,右小腿上段局部软组织肿胀、水肿,肌间隙模糊,骨皮质欠光滑,胫骨上端髓腔内团状密度增高影,边界模糊不清

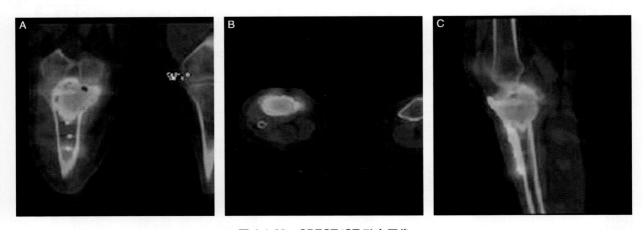

图 4-1-20　SPECT/CT 融合图像

A 为冠状面,B 为横断面,C 为矢状面,同时显示 CT 表现及异常显像剂摄取的部位,能精确确定病变累及范围

第二节　特殊部位骨髓炎

一、糖尿病足骨髓炎

(一) 概述

1. 糖尿病足的概念　糖尿病足是糖尿病患者的一种严重并发症,是一类症状的总称。糖尿病患者由于长期的慢性血糖升高,导致周围血管和神经的病变,可能会出现一系列的并发症。比如肢端并发症,由于周围神经功能失调、微小血管功能障碍,患者可以出现下肢溃疡、坏疽、足部感染、骨髓炎、神经性关节炎等。糖尿病足一旦发生,临床较难治疗,使大多数患者只能在医院病床上度过,严重的甚至需要行非创伤性截肢。糖尿病足是糖尿病患者致残,甚至致死的重要原因之一,不但给患者造成痛苦,而且给患者及其家庭增添了巨大的经济负担。

2. 糖尿病足发病机制

(1) 周围血管病变:与非糖尿病患者相比,糖尿病患者周围血管疾病的发生率明显增加,下肢多普勒研究报告糖尿病患者周围血管疾病的发生率为非糖尿病患者的 2.5～3.0 倍。世界卫生组织糖尿病并发症研究报告,分别有 3% 的男性糖尿病患者和 0.5% 的女性糖尿病患者被发现有间歇性跛行,伴糖尿病足溃疡的患者,13%~20%单独表现为下肢缺血,另20%~25%周围动脉疾病和神经病变同时存在,46%的截肢与下肢缺血有关。周围血管动脉硬化导致下肢缺血,严重者发生坏疽。在血管病变中除大血管病变外,小血管和毛细血管病变亦有其相当重要的作用。小血管病变可见其基底膜增厚,血管弹性差使其在灌注压减低时,小动脉代偿性扩张的能力降低,在局部损伤时充血反应减弱。基底膜增厚亦阻止活化的白细胞向组织的移行,局部易发生感染。毛细血管结构异常和硬化,加之晚期功能性异常(充血性反应受损、动静脉短路增加和自我调节功能丧失),加重组织缺血和缺氧,促进组织坏死和溃疡并常使已发生的足部溃疡长期不愈合。

(2)周围神经病变:周围神经病变包括躯体神经(感觉神经和运动神经)病变和自主神经病变。一般报告糖尿病足溃疡的患者中约60%单独表现为神经病变,25%与其他因素混合存在。糖尿病下肢截肢的患者中有60%与神经病变有关。躯体神经病变中主要是感觉神经病变,它导致痛觉、温度觉、振动觉和位置觉的减退或丧失,感觉神经病变使皮肤完整的保护机制丧失,增加足部损伤的机会(如刺伤、烫伤、擦伤和不自觉的步态改变)并使皮肤在出现小的破损或创伤时而不被察觉,诱发或促发溃疡的发生。运动神经病变导致小肌肉的失用性萎缩,使屈肌和伸肌平衡失调,导致脚趾呈爪状和跖骨头突出,增加皮肤擦伤的机会;另外,神经病变引起的足部肌肉萎缩和压力失衡,常使患者身体重力集中在跖骨头、足跟和胼胝,胼胝的形成又增加了压力负荷,易致溃疡形成。自主神经病变使下肢皮肤出汗减少,皮肤干燥易破裂和产生裂隙;另外,自主神经病变还使动静脉短路增加,皮肤总血流量增加,结果皮温增加(常易给人以假象:足部的循环良好,危险性小),动静脉分流增加时,减低脚趾的灌注压、营养性毛细血管血流量因"毛细血管盗血"现象而减少和损伤时皮下充血反应减低等,增加糖尿病足的危险性;另外,血流量增加和血流加速,骨吸收增加,致关节塌陷和足畸形,行走时足部新压力点形成,加大溃疡的危险性。

(3)其他危险因素:生物物理因素、创伤常是糖尿病足溃疡的诱因,有时糖尿病患者可能因足部的感觉障碍,步行在锐利的异物上而无痛觉,但多见的是反复小的机械创伤如不自觉的脚趾与所穿鞋之间的摩擦或在步行时脚趾头的压力增加。糖尿病足形态改变导致脚趾突出,足底压力增加和关节胶原结缔组织糖化增加,使关节运动受一定程度限制,改变了行走机械着落点,从而进一步升高足底压力,持续增加的足底压力是糖尿病足底溃疡形成的一个重要因素。其他一些不正确的处理如贴"鸡眼膏"、趾甲不正确修理等亦是导致脚部皮肤损伤的诱因。感染是糖尿病足溃疡发生和恶化的一个重要因素,由于皮肤的外伤、全身(细胞免疫、体液免疫及中性粒细胞的功能降低等)和足局部抵抗力的降低,糖尿病足溃疡几乎都继发感染,且常为多菌种混合感染,厌氧菌十分多见。

3. 临床表现 根据糖尿病足部病变的性质,可分为湿性坏疽、干性坏疽和混合性坏疽3种临床类型。

(1)湿性坏疽:临床所见到的糖尿病足多为此种类型,约占糖尿病足的3/4。多因肢端循环及微循环障碍,常伴有周围神经病变,皮肤损伤感染化脓。局部常有红、肿、热、痛、功能障碍,严重者常伴有全身不适、毒血症或败血症等临床表现。

(2)干性坏疽:仅占足坏疽患者的1/20。多发生在糖尿病患者肢端动脉及小动脉粥样硬化,血管腔严重狭窄;或动脉血栓形成,致使血管腔阻塞,血流逐渐或骤然中断,但静脉血流仍然畅通,造成局部组织液减少,导致阻塞动脉所供血的远端肢体的相应区域发生干性坏疽,其坏疽的程度与血管阻塞部位和程度相关。较小动脉阻塞则坏疽面积较小常形成灶性干性坏死,较大动脉阻塞则干性坏疽的面积较大,甚至整个肢端完全坏死。

(3)混合性坏疽:混合性坏疽是湿性坏疽和干性坏疽的病灶,同时发生在同一个肢端的不同部位,较干性坏疽稍多见,占糖尿病足患者的1/6。混合坏疽患者一般病情较重,溃烂部位较多,面积较大,常涉及大部或全部手足。感染重时可有全身不适,体温及白细胞增高,毒血症或败血症发生。肢端干性坏疽时常并有其他部位血管栓塞,如脑血栓、冠心病等。

4. 诊断及鉴别诊断 主要是对糖尿病足所致的感染或坏疽与其他原因所致的坏疽鉴别。病因上常分为循环性坏疽,如动脉粥样硬化性坏疽、栓塞性坏疽、血栓闭塞性脉管炎、雷诺病等引起的坏疽,神经营养性坏疽,糖尿病性坏疽,机械性、物理性、化学性、损伤及感染性坏疽等。糖尿病性足坏疽,单从病理变化及坏疽的性质、程度很难与其他坏疽相区别。尤其是中老年糖尿病患者伴发动脉粥样硬化性坏疽时更难区分。但糖尿病足坏疽患者具有血管病变程度严重,病变进展较快,常伴有周围神经病变及感染等特点。在临床上还常可遇到足部坏疽经久不愈,检查时才发现糖尿病的病例。应注意分析坏疽的发生,是伴发病还是合并症,加以区别。

5. 预后 糖尿病足是糖尿病患者下肢截肢的主要原因。在全球约 1.5 亿糖尿病患者中,有 15%~20% 的患者可能在其病程中发生足溃疡或坏疽。糖尿病足的截肢率是非糖尿病患者的 15 倍,每年的截肢患者中约 50% 是糖尿病患者。美国糖尿病协会(ADA)提供的统计数据显示,在美国每年有 86 000 例患者会因糖尿病失去足或下肢。糖尿病足溃疡的治疗花费巨大,Holzer 对美国 700 万例糖尿病患者数据库的健康保险调查提示,在 2 年中直接用于糖尿病足溃疡的花费为 1 600 万美元。中国糖尿病足发病率呈逐年增加趋势且日渐明显,糖尿病足所带来的医学和社会问题已开始受到国内诸多学者的重视。

(二)影像检查技术的应用及其特点

糖尿病足骨髓炎是由于糖尿病足患者皮肤、软组织等感染向深层蔓延至骨组织所致,其临床表现、基本病理生理等与化脓性骨髓炎相似,但由于其同时合并皮肤溃疡、软组织感染甚至肢体坏疽等,往往全身及局部症状较重。对于糖尿病足是否合并骨髓炎的诊断,除根据患者临床特征及相关实验室检查外,主要依靠影像学检查,特别是利用放射性核素显像,如核素标记白细胞显像被认为是诊断糖尿病足骨髓炎的"金标准"。当然对鉴别局部原发的或继发的骨髓炎在临床上还比较困难,必须密切结合病史及患者表现。

1. 放射性核素显像在糖尿病足骨髓炎中的应用

(1)^{99m}Tc-MDP 三时相骨显像:^{99m}Tc-MDP 三时相骨显像对糖尿病足骨髓炎检测非常敏感,骨髓感染部位会出现局部血流、血池及骨代谢的增加,但其缺乏特异性。对于糖尿病足所致的神经性关节病、骨髓炎均可表现为阳性,文献显示其诊断特异性从 0 到 70% 不等(平均 27%),因此三时相骨显像并不能可靠区分骨髓感染与神经性关节病变。四时相骨显像通过延迟显像观察骨髓部位显像剂摄取是否有所增加,可在一定程度上提高诊断的特异性。SPECT/CT 图像融合技术对于病灶的准确定位及提高诊断特异性也有一定的帮助。

(2)^{67}Ga-枸橼酸盐显像:^{67}Ga-枸橼酸盐显像在诊断糖尿病足骨髓炎及非感染性神经关节病变方面无特异性,因此在对糖尿病足骨髓炎的诊断及鉴别诊断方面应用价值不大,临床很少应用。

(3)^{111}In-Oxine 和 ^{99m}Tc-HMPAO 标记的白细胞显像:放射性核素标记白细胞显像对糖尿病足骨髓炎的诊断既灵敏又特异,被认为是诊断糖尿病足的"金标准"。典型表现为感染骨出现异常显像剂摄取。Palestro 和 Love 等的研究报道显示,使用 ^{111}In-标记白细胞显像,其平面显像诊断糖尿病足骨髓炎的敏感性为 72%~100%,特异性 67%~100%,而 ^{99m}Tc-HMPAO 标记的白细胞显像的诊断敏感性为 86%~93%,特异性为 80%~90%。

核素标记白细胞联合 ^{99m}Tc-MDP 骨显像,即双核素显像对于准确诊断及定位糖尿病足骨感染具有重要价值,因标记白细胞显像的空间分辨率不高,软组织摄取可能被误认为骨摄取,双核素显像可准确区分骨髓感染与软组织的蜂窝织炎(图 4-2-1)。Grerand 等的研究显示,采用双核素显像诊断糖尿病足骨感染的诊断灵敏度为 93%,特异性为 83%,认为其可准确判断骨髓感染受累部位及累及范围。

另有研究显示,^{111}In-标记白细胞显像联合 ^{99m}Tc-硫胶体进行骨髓显像,可以进一步提高诊断的特异性,因为这样可以区分标记白细胞的骨髓摄取与实际骨髓摄取。Palestro 的研究显示,这种方法优于标记白细胞联合 ^{99m}Tc-MDP 骨显像。

SPECT/CT 图像融合技术在标记白细胞显像中的价值也有大量研究,认为 SPECT/CT 显像能准确显示标记白细胞聚集的部位,提高诊断特异性(图 4-2-2)。Filippi 等研究纳入了 19 例临床怀疑糖尿病足骨髓炎的病例,SPECT/CT 显像改变了 10 例平面显像及 SPECT 显像的结果,排除了 6 例骨髓炎,确诊了 1 例骨髓炎并界定了 3 例患者的累及范围。该研究的作者认为,SPECT/CT 标记白细胞显像能更好地区分骨和软组织感染并精确确定病变累及范围,从而指导临床治疗方案和避免更多侵入性检查。SPECT/CT 显像对阴性患者的评估价值不大。

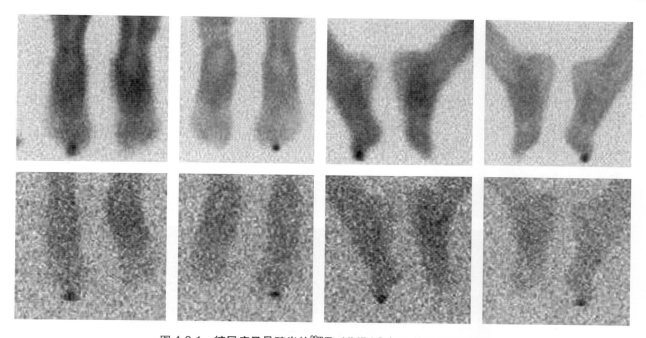

图 4-2-1　糖尿病足骨髓炎的 ⁹⁹ᵐTc-HMPAO 标记的白细胞显像

患者女,60 岁,糖尿病史 5 年,右足疼痛伴溃疡形成 2 个月。⁹⁹ᵐTc-HMPAO 标记的白细胞显像显示右足第二趾骨异常显像剂摄取(第一排为 4 小时影像,第二排为 24 小时影像),结合病史,考虑糖尿病足骨髓炎可能

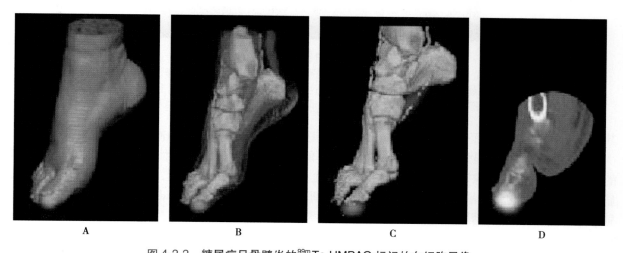

图 4-2-2　糖尿病足骨髓炎的 ⁹⁹ᵐTc-HMPAO 标记的白细胞显像

A、B、C 分别为右足皮肤、软组织及骨的 3D 图像,显示右足跗趾末端异常显像剂分布增多;D 为 SPECT/CT 图像融合(矢状面)图像,清晰显示右足第一趾骨末端炎症部位的异常显像剂浓聚病灶

（4）^{18}F-FDG PET/CT 显像:^{18}F-FDG PET/CT 显像的空间分辨率明显优于其他核素的平面显像及SPECT 或 SPECT/CT 显像,对于区分足部细微结构病变具有重要价值,但目前对于 ^{18}F-FDG PET/CT 在诊断糖尿病足骨髓感染的研究有限且存在不确定性。目前的主要研究均认为,^{18}F-FDG PET/CT 显像对于区分糖尿病患者骨髓炎、软组织感染及非感染性神经关节炎具有重要作用。Hopfner 等的研究显示,非感染性神经性关节炎患者的 SUV_{max}（平均为 1.8）相对骨髓炎低。Basu 等对 63 例患者进行研究,发现非感染性神经关节炎患者的 SUV_{max} 为（1.3±0.4）,而骨髓炎的 SUV_{max} 为（4.38±1.39）,骨髓炎合并神经性关节病变的 SUV_{max} 为 6.5,^{18}F-FDG PET/CT 显像对糖尿病足骨髓炎的诊断敏感性和特异性分别为100% 和 94%,并认为 ^{18}F-FDG PET/CT 显像对患有神经性关节病变患者排除骨髓炎具有较高的阴性预测价值(图 4-2-3)。但也有研究对 ^{18}F-FDG PET/CT 在诊断糖尿病足的价值方面持相反的观点,如 Familiari 等对 13 例临床高度怀疑糖尿病足骨髓炎患者的 PET/CT 资料进行分析,并与病理学结果对比,

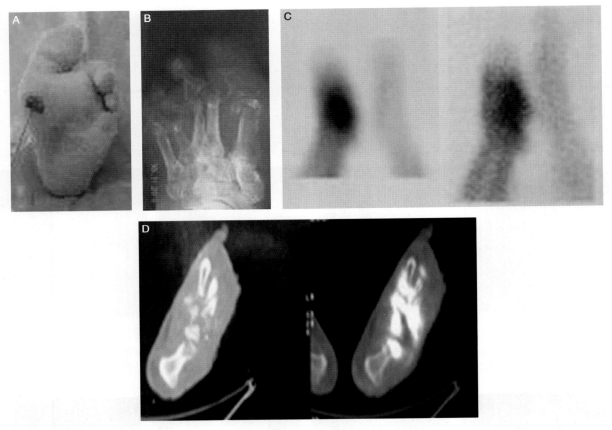

图 4-2-3 糖尿病足骨髓炎患者相关影像资料

A. 左足第一跖骨头部位行骨刺激试验为阳性;B. X 线平片显示左足第一跖骨头部位骨质破坏改变;C. 99mTc-HMPAO 标记的白细胞显像见左足异常显像剂摄取,高度怀疑左足中、后部骨髓炎,且显示范围超过 X 线平片显示范围;D. PET 及 PET/CT 图像融合影像,显示左足骨弥漫性 FDG 异常摄取增加,精确显示病变累及范围

其诊断准确性为 62%,而采用99mTc-exametazime-标记白细胞平面显像的准确性可高达 92%。

18F-FDG PET/CT 显像的影像质量受血糖水平的影响。Nawaz 等回顾性分析了 110 例糖尿病患者的18F-FDG PET/CT 显像资料,所有患者的检查前血糖水平均低于 200mg/dl,分析得出18F-FDG PET/CT 显像对足骨髓炎的诊断敏感性、特异性、准确性分别为 81%、93%、90%。Keidar 等采用18F-FDG PET/CT 显像对 18 例临床怀疑糖尿病足感染的病例进行研究,其中 7 例血糖水平超过 200mg/dl,结果显示其诊断准确性为 94%,并认为18F-FDG 的摄取与血糖水平没有相关性。

目前关于18F-FDG PET/CT 显像在糖尿病足骨髓炎诊断方面的研究,主要通过从视觉上的图像分析结合 SUV 进行的半定量分析进行诊断评估,但这些研究中对于糖尿病不同类型(Ⅰ型或Ⅱ型)检查前治疗情况、治疗后间隔时间、足部血管功能情况以及18F-FDG 注射剂量等资料都不清楚或缺乏,使18F-FDG PET/CT 显像在糖尿病足骨髓炎的诊断价值存在不确定性,以后仍需广大临床研究者进行更大样本量的、更翔实的前瞻性研究。

2. 其他影像检查在糖尿病足骨髓炎中的应用

(1) X 线平片或 CT 检查:X 线平片或 CT 扫描可以发现糖尿病足骨髓炎所致的骨质疏松和局部骨质破坏改变,特别是注意观察跖趾骨的骨皮质是否完整,并要求同时检查双足的正位片,利于对比。如疾病发展为慢性,可见局部骨皮质增厚、骨髓腔变窄、骨密度增高等表现,局部可见骨质破坏或骨脓肿形成等,但平片有时可能被增生的骨皮质遮盖而显示不清,CT 断层和 MR 有助于发现病灶。值得注意的是,骨髓炎患者的 X 线平片改变晚于临床症状,因此 X 线平片及 CT 检查并非糖尿病足骨髓炎诊断的可靠及首选检查方法。

(2) MR 检查:MR 能较好地区分软组织感染与骨感染,因此对于糖尿病足骨髓炎的诊断评估具有重要价值。部分报道证实，MR 对糖尿病足骨髓炎的诊断灵敏度和特异性都接近 100%，明显优于 X 线平片甚至骨显像。但这些研究大多涉及没有明显其他病理改变的严重感染。Newman 等报道，较低程度的骨髓炎 MR 诊断敏感性仅为 29%，同样患者采用标记白细胞显像的灵敏度为 100%，特异性方面两者相似。Cook 等报道 MR 对糖尿病足骨髓炎诊断的灵敏度和特异性分别为 91% 和 69%。Morrison 等报道 MR 对糖尿病足骨髓炎的诊断准确性比非糖尿病患者的骨感染低，糖尿病骨髓炎诊断的灵敏度和特异性分别为 82% 和 80%，而非糖尿病骨感染的诊断灵敏度和特异性则分别为 89% 和 94%。近年，有研究者比较了 MR 及 ^{99m}Tc-MDP 骨显像联合标记白细胞显像对糖尿病足骨髓炎的诊断价值，MR 的灵敏度为 100%，两者联合显像的灵敏度为 77%，但两者的特异性均为 82%。Beltran 等报道骨髓炎在 MR 检查中有一种特征性表现，即 T_2 加权像中，骨髓腔内出现高信号。但这种表现本身不具有特异性，在快速进展的神经性关节病变中也会有此表现，两者容易混淆。

二、椎体性骨髓炎

（一）概述

1. **椎体性骨髓炎的概念**　椎体性骨髓炎也称为化脓性脊椎炎，属于特殊部位骨髓炎的一种，临床少见，约占所有骨髓炎的 2%~4%。急性发作者约占 50%，半数患者为亚急性或慢性发作。患者以 20~40 岁青壮年多见，其中男性约为女性的 4 倍。由于其临床表现不一，受累部位不同，出现的症状体征各异，故常出现误诊或漏诊。常见的致病菌包括金黄色葡萄球菌、白色葡萄球菌、链球菌和铜绿假单胞菌等。感染途径以血源性感染多见，其次为脊柱手术、腰椎穿刺、局部开放性损伤等直接引起的脊椎感染，少数为邻近椎体的感染灶如脓肿、压疮等蔓延而来。

2. **椎体性骨髓炎的基本病理改变**　椎体性骨髓炎发病部位以腰椎多见，其次为胸椎和颈椎。病变首先侵犯椎体中心，即红骨髓集中的部位，然后向椎间盘或椎弓扩张，很少一开始就侵犯椎弓。由于椎骨血运丰富，故很少形成大块死骨。典型病变，最初为骨质的破坏和吸收，使骨质呈斑点状或虫蛀状骨质疏松样改变。随着病情进展，软骨板或骨皮质破坏后可形成椎旁脓肿，顺软组织间隙蔓延破溃至皮肤，可形成窦道。由于化脓性脊椎炎时骨质破坏和新骨形成同时进行，随着病变进展，骨质逐渐增生，骨密度增高，骨质硬化，故在椎体性骨髓炎，很少发生椎体塌陷、楔形变或后凸畸形等。病变发展到晚期，可以出现大量新骨、骨桥形成或椎间融合等。

3. **临床表现**　急性椎体性骨髓炎主要表现为持续高热、寒战，心率加快，烦躁，甚至神志模糊等全身中毒症状，局部症状为局部剧痛、椎旁肌痉挛、脊柱活动受限、棘突压痛及明显叩痛等。但出现典型的病程及临床表现患者仅为 20% 左右，大部分患者则以急性腹痛、神经根性痛、髋关节痛或严重败血症等临床表现为主，待全身症状好转后，局部症状和体征才趋于明显，甚至有一些病例一开始即为亚急性或慢性表现，症状、体征不典型，容易被误诊为椎体结核。

4. **诊断与鉴别诊断**　典型的椎体性骨髓炎的诊断要点包括：①有典型的临床或其他系统化脓性感染病史；②临床有发热，腰背部剧痛或深部叩击痛等；③实验室检查提示白细胞计数明显增高；④有影像学异常的表现（后面详述）；⑤抗感染治疗有效。

典型患者根据上述特点容易诊断，但部分慢性或亚急性患者有时诊断较困难，需与脊椎结核、椎骨转移瘤、免疫性椎间盘炎及椎体退行性病变等鉴别。鉴别要点包括：①结合病史及临床表现的特点，如椎体结核有结核病史及结核中毒症状。椎体骨肿瘤骨转移则有恶性肿瘤病史，且全身感染中毒症状不明显。免疫性椎间盘炎患者无细菌感染征象，体温一般不升高，且抗生素治疗无效。椎体退行性改变患者无全身感染症状，且局部症状多较轻等。②实验室检查，包括血常规、红细胞沉降率、血培养等，仍不能确诊者，可在 CT 引导下行局部穿刺吸引及活检，将抽出脓液做涂片及细菌培养，将取出组织做病理学检查，则可直接做出诊断。③根据影像学特点进行鉴别，特别是放射性核素显像及 MR 的运用，将在后面详述。④必要时可行治疗性诊断，即行抗感染治疗或抗结核治疗，根据疗效情况明确诊断。

5. **治疗与预防**　本病的治疗包括：①抗生素治疗，患者一旦确诊，应及时给予广谱抗生素治疗，同时根据细菌培养及药敏试验及时调整抗生素。治疗疗程应坚持到患者体温恢复及全身症状消失后两周左右。②全身支持治疗,包括患者卧床休息,给予高蛋白、高维生素饮食加强营养,给予解热镇痛及维持水、电解质平衡等。③外科治疗,包括椎旁脓肿引流术、椎板切除硬膜外脓肿引流术、窦道切除及病灶清除术等,具体应根据患者病情进展情况,由外科医师确定手术时机与方式。

本病的预防以切断患者感染渠道为主,包括血源性、创伤性、医源性等感染途径,同时患者应加强锻炼、增强体质,提高自身免疫力,可以降低体内感染的机会。

（二）影像检查技术的应用及其特点

在椎体性骨髓炎的影像诊断技术中,普通 X 线平片灵敏度、特异性都极低,临床应用价值不大,MR 是一个非常有价值的检查,但也存在不少局限。放射性核素显像在椎体性骨髓炎的诊断中应用逐渐增多并体现出巨大优势,特别是 ^{67}Ga 联合 ^{99m}Tc-MDP 骨显像对于椎体性骨髓炎的诊断具有很高的灵敏度及特异性。

1. 放射性核素显像在椎体性骨髓炎中的应用

（1）^{99m}Tc-MDP 骨显像:^{99m}Tc-MDP 骨显像对于椎体性骨髓炎的诊断是一种常用的检查手段,具有普遍适用性、易于执行且能迅速完成等优点。通常在患者出现症状两天后 ^{99m}Tc-MDP 骨显像即可出现阳性表现,诊断灵敏度较高。如果联合 SPECT 或 SPECT/CT 显像可以进一步提高诊断的灵敏性。Gratz 等的研究显示,采用 SPECT 显像与平面显像比较,诊断椎体性骨髓炎的灵敏性从 86% 提高到 92%,如结合 CT 断层则能更清晰地显示病灶的准确位置及累及范围（图 4-2-4）。但 ^{99m}Tc-MDP 骨显像对于诊断椎体性骨髓炎最大的缺点是特异性较低,如联合 ^{67}Ga 显像则可提高诊断特异性,在临床上被广泛应用。另外,^{99m}Tc-MDP 骨显像在部分老年患者中可能出现假阴性结果,这可能与患者动脉粥样硬化引起局部继发性缺血有关。在骨显像图上,病灶的异常摄取增多往往会持续到感染修复后,这可能与感染过程中骨的重建修复有关。^{99m}Tc-MDP 骨显像只能显示骨骼病变,对于椎旁软组织感染或伴发的其他部位的软组织感染则不能显示和发现。鉴于上述关于 ^{99m}Tc-MDP 骨显像的诸多不足,临床上不建议单独用于椎体性骨髓炎的诊断。

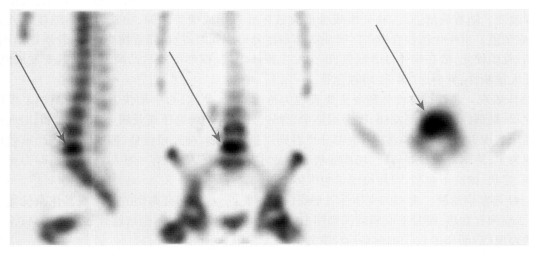

图 4-2-4 椎体性骨髓炎的 SPECT/CT 图像融合显像
清晰显示第 5 腰椎异常显像剂浓聚的感染病灶（箭头）

（2）^{111}In-Oxine 和 ^{99m}Tc-HMPAO 标记的白细胞显像:标记白细胞显像对于椎体性骨髓炎的诊断灵敏度和特异性均较低。椎体感染部位可以出现对标记白细胞的摄取正常、增加或减低（缺损）等不同模式。Palestro 等的研究显示,28 例证实为椎体性骨髓炎的患者 ^{111}In 标记白细胞显像显示为摄取增加或减低,表现为摄取增加的诊断特异性为 98%,灵敏度为 39%,表现为摄取减低的诊断灵敏度和特异性均较低,分别为 54% 和 52%。Whalen 等对 91 例疑似椎体性骨髓炎的患者研究发现 ^{111}In 标记白细胞显像的灵敏度、特异性分别为 17% 和 100%,准确性仅为 31%,同时发现 18 例诊断为骨髓炎的患者中,有 50% 的骨髓炎病灶表现为显像剂分布缺损,而这些被认为是假阴性病例。由于椎体性骨髓炎的诊断通常被延误,而且大多数的感染在自然病程中都是慢性的,这就解释了为什么 ^{111}In 标记白细胞在诊断灵敏度上较低的原因。另外，椎体性骨髓炎的标记白细胞显像出现显像剂分布缺损可能继发于抗趋化因子的分泌物，这种分泌物是由一些活性菌产生的，例如假单胞杆菌和克雷伯肺炎球菌，这些细菌可以阻止标记白细胞在感染部位的聚集。Ruther 报道了 5 例椎体性骨髓炎用 ^{99m}Tc-HMPAO 标记的白细胞显像全部漏诊。Hovi 等也报道了 33 例证实为椎体性骨髓炎的病例，MR 检查出了病灶，而 ^{99m}Tc-HMPAO 标记的白细胞显像却没有阳性发现。

（3）^{67}Ga-枸橼酸盐显像：^{67}Ga-枸橼酸盐显像对诊断椎体性骨髓炎不仅具有较高的敏感性，并且能比骨显像更早检测出感染病灶（通常在发病 24~48 小时即可出现阳性表现）。但由于 ^{67}Ga 的物理特性及体内分布特性，其并非理想的显像剂，在感染灶部位的聚集也并非特异，肿瘤、无菌性炎症及创伤性病变等均可出现摄取增加。因此，Palestro 等认为，^{67}Ga 显像应该与 ^{99m}Tc-MDP 骨显像联合应用，即双核素显像，能明显提高诊断的灵敏度和准确性。有报道显示，^{67}Ga 联合 ^{99m}Tc-MDP 骨显像对椎体性骨髓炎的诊断灵敏度、特异性分别为 88% 和 100%，与 MR 比较更具优势。如果结合 SPECT 或 SPECT/CT 断层显像，能进一步提高诊断的准确性，利于平面显像上的可疑病灶、较小或深部病灶的发现，更利于病灶的精确定位及确定累及范围等。Love 等研究显示，^{67}Ga 断层显像结合 ^{99m}Tc-MDP 断层骨显像，对椎体性骨髓炎诊断的灵敏度、特异性分别为 91% 和 92%，优于 MR，并认为对临床上行 MR 检查或其他检查方法不能确诊的患者，^{67}Ga 结合 ^{99m}Tc-MDP 双核素显像是理想的选择。Lievano 的研究发现，SPECT/CT 能清晰定位平面显像上的局灶性摄取，并发现其中异常摄取为椎体的施莫尔结节，从而避免了假阳性的诊断。另外，Gratz 等用 ^{67}Ga 诊断椎体性骨髓炎和确定感染的严重程度以及检测治疗反应的研究发现虽然 MR 可以发现所有的病变，但不能区分轻度感染及合并退行性病变的病例，而 ^{67}Ga-枸橼酸盐 SPECT 显像可以做出准确判断。

尽管 ^{67}Ga 结合 ^{99m}Tc-MDP 双核素显像，或再结合 SPECT/CT 断层显像等，在诊断椎体性骨髓炎方面具有较大优势，但临床应用上也存在一些缺陷。首先，两种示踪剂的使用，至少需要两天以上的时间来完成，给患者带来不便，且增加患者花费。另外也有研究显示，双核素显像与单独 ^{67}Ga 显像比较，并不能提供更多的额外信息。

（4）^{111}In 标记的生物素显像：由于上述放射性核素显像剂在诊断椎体感染方面的不足，研究者们致力于寻找新型的示踪剂。近年，一种类似示踪剂的生物素，被用于椎体性骨髓炎的诊断研究。Lazzeri 等应用 ^{111}In-生物素单独使用或联合链（霉）亲和素用于诊断椎体感染，72 例患者注射药物后 2~4 小时后行平面显像、SPECT 显像及 SPECT/CT 显像，三者诊断敏感性分别为 80.8%、92.1%、93.5%，特异性分别为 68%、92.3%、92.3%。可以发现 SPECT/CT 断层及图像融合显像比平面显像更具优势，能准确定位病灶，并区分出骨与软组织的感染。上述研究可见，该新发现的核素标记示踪剂在诊断椎体性感染方面的临床进一步应用及研究值得期待。

（5）^{18}F-FDG PET/CT 显像：尽管 ^{18}F-FDG PET（或 PET/CT）显像在诊断椎体性骨髓炎方面的研究文章中病例数都不多，但其价值是肯定的。Guhlmann 等的研究显示，^{18}F-FDG PET 显像准确诊断了 3 例椎体感染病例及 1 例没有感染的真阴性病例。在其另一项研究中证实，^{18}F-FDG PET/CT 显像比放射性标记的抗粒细胞抗体显像在诊断椎体性骨髓炎方面更准确。Gratz 等的研究显示，^{18}F-FDG PET 显像在探测低度感染的脊柱炎或椎间盘炎方面优于 MR，在鉴别椎旁软组织感染方面又优于 ^{67}Ga 显像。Stumpe 等比较了 ^{18}F-FDG PET 与 MR 在诊断脊柱感染患者伴腰椎椎间盘终板异常的价值，30 例患者共 38 个病灶，^{18}F-FDG PET 在 5 个感染性病灶中均表现为真阳性，所有 33 个未感染病灶均表现为真阴性，其敏感性、特异性均为 100%，相比之下，MR 对同组患者诊断的敏感性和特异性分别为 50% 和 96%。因此作者得出结论，^{18}F-FDG PET 在脊柱终板退行性病变与感染性病变的鉴别方面，优于 MR。^{18}F-FDG PET/CT 比单独的 PET 显像更具优势，近年研究日益增多，因为 PET/CT 提供的精确解剖定位对准备进行外科介入、与软组织相关的感染及抗菌治疗无效患者的确诊等均更有价值。Hartmann 等的研究显示，^{18}F-FDG PET/CT 诊断椎体性骨髓炎的敏感性、特异性均达 100%。

虽然 ^{18}F-FDG PET/CT 或 ^{18}F-FDG PET 显像对椎体性骨髓炎诊断价值的研究结果令人鼓舞，但目前相关研究的病例数有限，且 ^{18}F-FDG 的摄取并非特异，如椎体肿瘤性病变的摄取、脊柱外来植入物引起的免疫反应导致的摄取或椎体退行性改变等的摄取等,目前相关研究及比较的数据均非常有限,其诊断的特异性值得进一步研究。目前认为^{67}Ga-枸橼酸盐显像联合骨显像仍是诊断椎体性骨髓炎的"金标准"。然而,^{18}F-FDG PET/CT或^{18}F-FDG PET显像由于其敏感性高、图像质量优于SPECT/CT显像,而且可以一次性完成,因此被认为是诊断椎体性骨髓炎的一个非常有前景的、可供选择的检查方案。但由于受设备条件制约(特别是发展中国家)及检查费用昂贵等因素,^{18}F-FDG PET/CT显像的广泛临床应用受到限制。

2. 其他影像检查在椎体性骨髓炎中的应用

(1)X线平片或CT检查:由于椎体性骨髓炎早期并无骨质异常改变,在发病2周内普通X线平片可无任何异常发现。CT断层扫描有时可见局限性骨质吸收或斑点状骨质破坏改变。随着病情的发展,软骨板可以出现破坏,椎体边缘模糊呈毛刷状。随后,可出现椎旁软组织肿胀,椎间隙变窄、骨密度增加,骨质硬化、骨桥形成等。总体来讲,X线平片或CT检查(特别是前者)对椎体性骨髓炎诊断的灵敏度、特异性相对较低,见表4-2-1,临床较少应用。

(2)MR检查:MR在诊断椎体性骨髓炎方面明显优于X线平片、CT检查,被认为是一种较理想的影像检查方法。MR可直接显示椎体、周围软组织、脊髓蛛网膜下腔及脊髓等信息,其对椎体性骨髓炎诊断的灵敏度、特异性均较高,见表4-2-1,与^{67}Ga-枸橼酸盐显像联合骨显像相当。椎体性骨髓炎在MR检查常表现为长T_1、长T_2异常信号,FLAIR序列及增强扫描对明确诊断更具价值。另外,MR对鉴别椎体结核、椎体转移性肿瘤、椎体退行性改变及免疫性椎间盘炎等也有一定价值。但MR也有一定的不足,如MR不能区分轻度感染与合并退行性改变的病例;对于存在运动退化或不能检查的患者不适合此检查;对于体内有金属植入物(如人工心脏瓣膜、心脏起搏器等)的患者是MR检查的禁忌等。鉴于上述因素,放射性核素显像在椎体性骨髓炎中的应用价值及前景日显突出。各种影像检查对椎体性骨髓炎诊断的灵敏度、特异性见表4-2-1。

表4-2-1 诊断椎体性骨髓炎的各种影像手段的准确性

显像方法	灵敏度	特异性
普通X线平片	50%	57%
CT	76%	–
MR	97%	95%
^{111}In-白细胞显像	30%	98%
骨显像	79%	73%
^{67}Ga平面骨显像	92%	94%
^{67}Ga SPECT断层骨显像	95%	96%

三、假体周围感染

(一)概述

1. 人工关节置换术后假体感染的基本概念 随着我国人口进入老龄化和社会的进步,进行人工关节置换手术的患者不断增加。而预防性的抗生素使用,层流过滤手术室、抗生素骨水泥及伤口处理技术的不断进步,人工关节术后感染率明显下降,目前报道全髋关节置换术后感染率为0.5%~1%,膝关节置换术后感染率降为1%~2%。人工关节置换术后假体周围感染的患者绝对数明显增加。假体周围感染是关节置换术后的一种灾难性的并发症。据报道假体周围感染是导致全膝关节置换术(TKA)后翻修的最常见原因,是全髋关节置换术(THA)后翻修的第三大原因,总体发生率介于1%~3%之间。关节置换术后一旦因为血液循环或经局部伤口引入少量的细菌,它们就会很容易地在假体表面黏附并生长,并在关节腔内扩散开来。术后假体周围感染通常被划分为急性、亚急性(血源性)和慢性三类,而治疗方案通常也是根据该分类予以制订。Parvizi等报道了在3 308例初次关节置换术后进行翻修手术的患者中,有 821 例(占 24.82%)是因为术后假体周围感染而进行翻修的。

假体周围感染一旦发生,不仅给患者造成巨大生理、心理上的痛苦,而且因为高额的医疗费用给社会带来巨大的经济负担,因此应采取积极有效的治疗。但有效治疗的前提是及时准确的诊断。本节就人工关节置换术后假体周围感染的相关实验室、病理学检查及影像学检查特点(特别是后者)进行详细介绍。

2. 病因及发病机制　人工关节置换术后感染,应视为医院内感染,致病菌耐药性强。最常见的为葡萄球菌,占 70%~80%,革兰氏阴性杆菌、厌氧菌和非 A 族链球菌也常见。感染分为两类:一类是早期感染,另一类是晚期感染或称为迟发感染。早期感染是手术中细菌直接进入关节引起,常见为表皮葡萄球菌。迟发感染多为血行性传播引起,多见金黄色葡萄球菌。曾经施行过手术的关节,较易感染。如人工关节置换术后再次返修病例,感染率为 10%,类风湿关节炎行关节置换者感染率也较高。

3. 临床表现　人工关节置换术后感染临床表现多种多样。早期急性感染的症状多出现于术后 3~4 周内。晚期血源性人工关节感染常发生在成功的人工关节术后数月至数年。常见的感染源可来自口腔感染、泌尿系统感染、皮肤感染等。患者可出现数天感染症状,而后发生晚期人工关节感染。许多患者不一定出现高热、关节红肿、剧烈疼痛等典型症状,有些人工髋关节感染后可能只有关节疼痛持续数月或数年。另外一些人工关节置换术早期急性感染的临床表现与一般化脓性感染一样,急性炎症的体征明显,术后体温持续性增高,患肢疼痛,尤其被动活动关节时疼痛更剧。许多患者常诉术后"没有不痛的时候"。少数患者可出现皮肤瘘管或局部有分泌物排出史。人工膝关节术后感染虽然可出现急性化脓性关节炎症状,但有时这些症状并不一定全都表现出来,而常需用关节穿刺液细菌培养等方法进一步确定。

4. 诊断与鉴别诊断　对人工关节假体周围感染的诊断依据或方法包括:①临床表现特点;②实验室检查,其中最重要的是红细胞沉降率(ESR)和 C 反应蛋白(CRP);③关节穿刺液检查,由于使用抗生素后可能导致穿刺结果的假阴性,因此穿刺应在停用抗生素至少 2 周后进行;④组织病理学检查;⑤微生物学检查;⑥影像学检查,包括 X 线、MR 及放射性核素检查等,特别是放射性核素检查在假体周围感染中具有重要诊断价值,将在后面详述;⑦其他,如分子生物学技术,采用聚合酶联免疫反应检测细菌 DNA 等方法进行诊断,但尚处于基础研究阶段。当然,上述诊断方法均非特异或准确可靠的诊断假体感染的方法,虽然临床上将假体周围组织或关节穿刺液培养出细菌作为诊断的"金标准",但仍存在假阳性、假阴性情况。鉴于此,美国骨科学会(AAOS)于 2010 年发布了关节置换术后假体感染的诊治指南,为广大临床工作者对假体周围感染的诊断、治疗提供了重要参考依据。

假体周围感染的鉴别诊断主要包括假体无菌性松动、局部皮肤坏死、下肢深静脉血栓或血肿、异位骨化及脊柱疾患等。结合患者临床表现、实验室检查及影像学检查对后面几种情况的鉴别一般不困难,但对假体感染与无菌性松动的鉴别在临床上有时仍较困难且极具挑战性。假体无菌性松动发生的原因可能是假体的一部分或全部产生无菌性炎症反应所致,其发生率高于假体周围感染,且临床表现与假体感染极其相似,但两者的治疗方法却完全不同,因此准确鉴别假体的松动与感染在临床上意义重大,后文中将重点介绍影像方法对两者的鉴别要点。

5. 治疗与预防　人工关节置换术后假体周围感染的预后与早期诊断及治疗密切相关。其治疗措施包括:①抗生素治疗,根据细菌培养和药敏试验,使用有效抗生素。如若需重新行关节置换手术,术前需用 6~12 周抗生素。②手术处理,早期感染者,应毫不犹豫地施行手术,清除感染血肿,清除感染组织,放置冲洗吸引管,持续冲洗吸引。如此处理后,常可消除较浅感染,挽救人工关节。但是感染常累及假体周围组织,假体保留率不足 20%。经上述处理不能控制感染或迟发性感染者,一般都要去除假体和骨水泥。待感染完全消除后,过 1 年左右再行关节成形术,也可用截骨术改善患者步态。

预防假体周围感染的主要措施包括:①术前及术中使用抗生素,术前应用,可预防菌血症;术中使用,使切口渗出液含有有效浓度抗生素;②严格无菌技术,手术室采用超净措施;③使用含有并能释放抗生素的骨水泥;④缩短手术暴露时间;⑤术后使用 7~10 天有效抗生素,防止细菌经血液传播进入正在修复的关节区。

近年随着人工关节置换术技术的进步,假体周围感染的防治已取得很大的进步,其发生率明显下降。

（二）影像检查技术及其特点

影像学检查是诊断人工关节置换术后假体感染的重要手段。因受金属假体影响，MR 的应用受到限制，普通 X 线或 CT 检查敏感性、特异性均较低。放射性核素显像因不受金属植入物的影响，且灵敏度高，目前是评估关节置换术后感染常用的方法。

1. 放射性核素显像在假体周围感染中的应用

（1）^{99m}Tc-MDP 骨显像：^{99m}Tc-MDP 骨显像对人工关节置换术后假体周围感染的诊断非常敏感，常表现为沿假体植入骨周围弥漫性显像剂分布增加，这与假体无菌性松动不同，后者主要是植入骨的两端显像剂分布局限性增加，必要时可行骨三时相或做局部 SPECT/CT 图像融合显像等能更准确地进行诊断。当然，有时患者的骨显像并不典型，且其影像的非特异性，为临床诊断带来困扰（图 4-2-5～

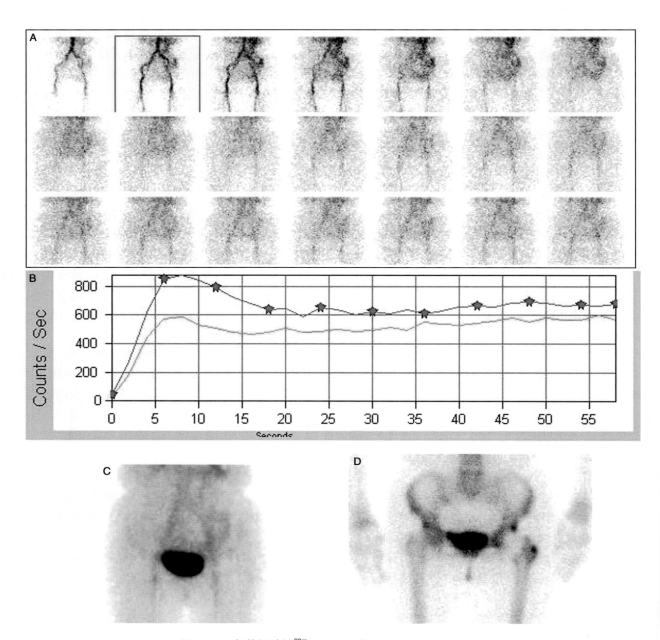

图 4-2-5　假体松动的 ^{99m}Tc-MDP 骨三时相显像及定量分析

患者女，71 岁，左髋关节置换术后 6 年，感左髋部疼痛 1 个月。^{99m}Tc-MDP 骨三时相显像及定量分析（A. 血流相；B. 时间-放射性曲线；C. 血池相；D. 延迟相）显示：延迟相左股骨上端及髋臼局限性显像剂摄取增加，血流灌注基本正常，符合假体松动表现

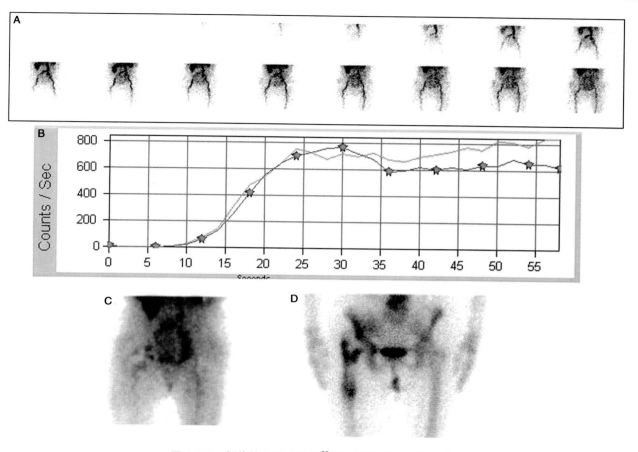

图 4-2-6 假体植入后感染的^{99m}Tc-MDP 骨三时相显像

患者女,70 岁,行右髋关节置换术后 10 年,反复右髋部疼痛 1 年。^{99m}Tc-MDP 骨三时相显像(A. 血流相;B. 时间-放射性曲线;C. 血池相;D. 延迟相)显示:右股骨上段较弥漫的显像剂摄取增加,血池相及血流相相应部位放射性略增加,符合假体植入后感染表现

图 4-2-7)。另外,关节置换术后,无症状患者的骨显像图上,由于假体周围骨的重建等因素,均可出现摄取的增加,持续时间可以超过 1 年,特别是非骨水泥多孔生物固定关节成形术中,持续时间可以更长,应注意与感染或松动等所致的摄取鉴别。反过来,如果关节置换术后骨显像结果为阴性,则对排除假体周围感染非常有益。

(2)^{99m}Tc-MDP 骨显像联合^{67}Ga 或^{111}In 标记白细胞显像:研究显示^{99m}Tc-MDP 骨显像联合^{67}Ga 或^{111}In 标记白细胞显像均比单独使用任何一种方法更具有特异性,相关研究结果见表 4-2-2 和表 4-2-3。骨显像联合^{111}In 标记白细胞显像与联合^{67}Ga 显像比较,前者具有更高的准确性。但是^{111}In 标记白细胞显像也存在假阳性可能,主要见于骨髓生理性摄取,这种情况可以利用^{111}In 标记白细胞结合^{99m}Tc-硫胶体骨髓显像进行区分,见后文。

表 4-2-2 骨显像联合^{67}Ga 显像诊断髋关节置换术后假体周围感染

作者/第一作者	发表年份	灵敏度	特异性
Lyons	1985	67%	100%
Tehranzadeh	1988	80%	100%
Merckel	1985	57%	89%
Mckillop	1987	83%	79%
Alibadi	1989	37%	100%

表 4-2-3 骨显像联合[111]In 标记白细胞显像诊断膝关节置换术后假体周围感染

作者/第一作者	发表年份	灵敏度	特异性
Mulamba	1983	92%	100%
Merckel	1985	86%	100%
Pring	1986	100%	66%
Balestro	1991	87%	94%
Cuchler	1991	60%	73%

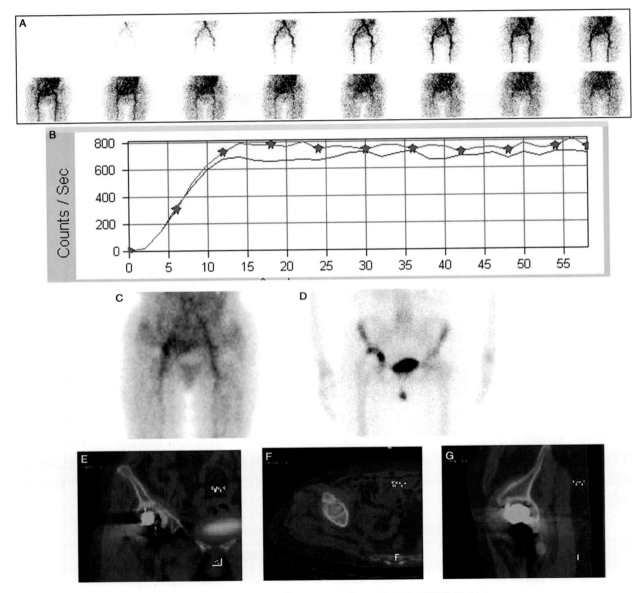

图 4-2-7 假体松动的[99m]Tc-MDP 骨三时相显像及图像融合图

患者女,80 岁,右髋关节置换术后 10 年,感右髋部疼痛 1 个月。[99m]Tc-MDP 骨三时相显像及图像融合图(A. 血流相;B. 时间-放射性曲线;C. 血池相;D. 延迟相;E~G. 为融合图像的冠状面、横断面和矢状面)显示:左侧髋臼局限性显像剂摄取增多,结合图像融合符合假体松动表现

（3）^{111}In 标记白细胞联合^{99m}Tc-硫胶体骨髓显像：^{99m}Tc-硫胶体行骨髓显像结合^{111}In 标记白细胞显像可以明显提高对假体周围感染诊断的特异性，排除因^{111}In 标记白细胞生理性摄取所致的假阳性。一般认为，当^{111}In 标记白细胞显像的摄取程度或范围超过了^{99m}Tc-硫胶体骨髓显像的摄取程度或范围，则可诊断感染，如果两者摄取程度及分布范围一致，则可排除感染。大量研究显示，联合标记白细胞与骨髓显像的方法诊断关节置换术后感染可使诊断的准确性提高到 90%以上。如 Palestro 报道^{111}In 标记白细胞联合^{99m}Tc-硫胶体骨髓显像后，诊断特异性从 12%提高到 94%。Seabald 报道的诊断特异性从 59%提高到 92%。然而，对一些早期或低度感染的病例，平面硫胶体显像联合^{111}In 标记白细胞显像也可能出现假阴性的情况，如采用^{111}In 标记白细胞联合硫胶体断层显像则可进一步提高诊断的准确性。另外，需要指出的是，标记白细胞与硫胶体骨髓显像显像剂摄取的程度和形态与假体使用的类型（骨水泥或非骨水泥）、术后检查的时间及翻修的次数等均有关系。

（4）放射性核素标记抗粒细胞抗体显像：在人工关节置换术后假体感染或松动的诊断中，使用放射性核素标记的抗粒细胞抗体显像的研究也有不少。研究显示，^{99m}Tc-抗粒细胞抗体显像诊断假体周围感染的灵敏度为 70%~100%，特异性为 83%~100%。^{111}In 标记 IgG 诊断假体感染的灵敏度为 92%，特异性为 88%。也有关于核素标记粒细胞抗体结合 SPECT 或 SPECT/CT 显像的研究报道，认为 SPECT/CT 的使用虽然能提高诊断的灵敏度，但准确性和特异性并未增加，因此其临床价值值得进一步研究。

（5）^{18}F-FDG PET/CT 显像：^{18}F-FDG PET/CT 显像在鉴别诊断人工关节置换术后假体感染与松动方面具有一定的价值，特别对髋关节的假体比膝关节假体的感染诊断的准确性更高。有报道显示，^{18}F-FDG PET/CT 诊断髋关节假体感染的灵敏度和特异性分别为 90%和 89%，诊断膝关节假体感染的灵敏度和特异性分别为 90%和 72%。^{18}F-FDG 摄取的部位对于区分假体周围感染和松动非常重要，通常感染是沿着骨和假体周围间隙弥漫性的摄取增加，而松动则是在假体两端局限性摄取增加。^{18}F-FDG 的摄取程度可以用 SUV 测量，这对于诊断恶性疾病非常重要，但对于假体周围感染的诊断并不重要。假体周围感染通常只是中等程度摄取增加，并不比假体无菌性松动摄取高，因此，如果用对^{18}F-FDG 摄取程度的增加作为衡量假体感染的标准是不准确的。另外，最近也有荟萃分析显示，^{18}F-FDG PET/CT 显像对假体感染诊断的灵敏度和特异性分别为 82%和 97%，并不比标记白细胞联合骨髓显像高，且由于受设备、检查费昂贵等限制，临床应用受限。

2. 其他影像检查在假体周围感染中的应用

（1）X 线平片或 CT 检查：普通 X 线平片或 CT 检查见骨膜反应、进展迅速的假体松动或多发的骨溶解灶、骨丢失等提示可能存在假体感染的可能。但是大部分 X 线平片或 CT 检查无阳性发现，特别是急性感染期内。同时，假体周围骨溶解或假体移位在诊断感染方面也并非特异。因此，普通 X 线平片或 CT 对于假体周围感染的价值有限，只有通过一系列 X 线平片的对比发现出现明显变化，或出现连接骨皮质的窦道等征象，对感染的诊断才有一定的价值。

（2）MR 检查：由于金属假体会干扰磁共振成像，形成伪影，且只适用于纯钛或钽等材料构成的假体，所以 MR 在假体周围感染的诊断中没有被广泛应用。但当患者形成窦道后，MR 检查有助于观察窦道延伸范围，从而确定感染病灶位置。随着 MR 技术的提高，减少假体的伪影也许可以提高 MR 检查在假体周围感染诊断中的应用率。

四、典型病例

病例一：患者男，63 岁，发现血糖升高 1 年，伴口渴、多饮、视物模糊。10 天前，出现右足肿胀，伴麻木、出汗，晨起尤甚，疼痛不明显。3 天前，右足背出现破溃，破溃处轻微刺痛，流清亮液体。查体：右足及踝关节近侧端严重肿胀畸形，呈紫红色，踝关节近侧端皮下可扪及波动感，皮温稍高，足背顶点皮肤、足底正中各见一处圆形溃疡，大小约 1.5cm×1.5cm，溃疡底呈红色，溃疡内外周组织泛白，内有清亮液体存积。白细胞计数 $10.67×10^9$/L，中性粒细胞数 $9.14×10^9$/L。诊断：糖尿病足骨髓炎（图 4-2-8）。

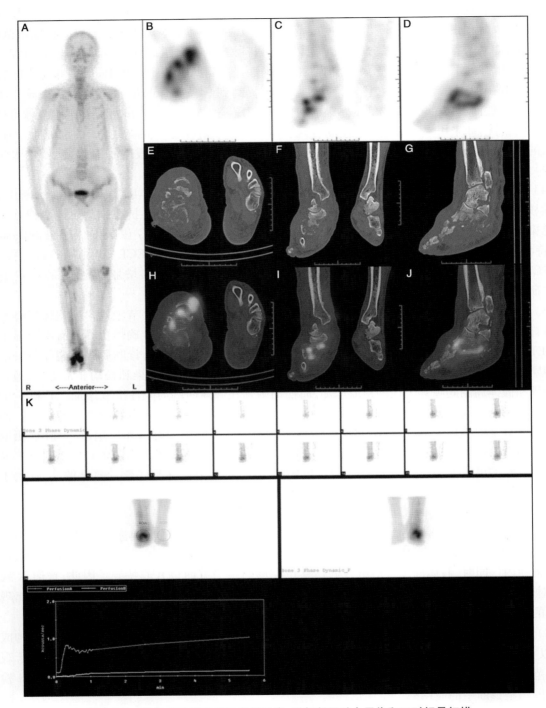

图 4-2-8 糖尿病足骨髓炎患者骨显像、局部断层融合显像和三时相骨扫描

A. ^{99m}Tc-MDP 全身骨显像示：双侧膝关节，右侧胫腓骨及右侧踝关节、右足部分骨骼显像剂异常浓聚。B~J. 局部断层融合显像示：右足第 1~5 跖骨、第 1 趾骨、内中外楔骨及骰骨骨质吸收、破坏，见多发骨碎片影，显像剂分布增高；右足软组织明显肿胀，皮下脂肪间隙模糊；右踝关节面下多发小囊性变，边缘骨质增生；右侧胫腓骨骨皮质毛糙、增厚，右侧小腿软组织肿胀。K."弹丸"式注射显像剂后行三时相骨扫描，血流相：双小腿血管显影，右小腿中下段及右足部血流灌注增高；血池相：右侧小腿及右足可见局灶血容量增强，病灶及周围软组织显像剂分布较对侧相应部位增多

病例二:患者女,52岁,患者20年前长时间劳作后出现颈肩部、腰骶部疼痛,为持续性酸胀痛。2个月前上述症状加重,逐渐出现左侧臀部、骶尾部、左下肢酸胀痛,长时间劳作、行走后加重,卧位休息后减轻,疼痛最剧烈时VAS评分为6~7分。查体:患者L$_4$、骶尾椎叩压痛明显。诊断:腰骶椎化脓性骨髓炎(图4-2-9)。

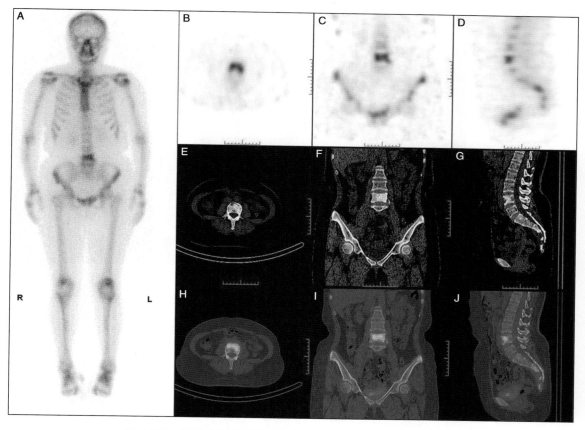

图4-2-9 腰骶椎化脓性骨髓炎患者骨显像和局部断层融合显像
A. ^{99m}Tc-MDP全身骨显像示:左侧肱骨头区、L$_4$及骶椎显像剂分布增高;B~J. 局部断层融合显像示:L$_4$椎体骨质密度弥漫性增高,椎体边缘不规则骨质破坏,骶椎多处呈骨质破坏改变,显像剂分布增高

病例三:患者女,54岁,左髋关节置换术后2年,左髋关节疼痛3天,呈持续性,伴左大腿疼痛,髋部皮肤及左大腿皮温正常。查体:患者步态跛行,左下肢较健侧缩短约1cm,左侧臀部及大腿肌肉萎缩,左髋关节活动明显受限,患肢远端感觉及血供减弱,左小腿呈"象皮肿"样变。诊断:髋关节置换术后感染(图4-2-10)。

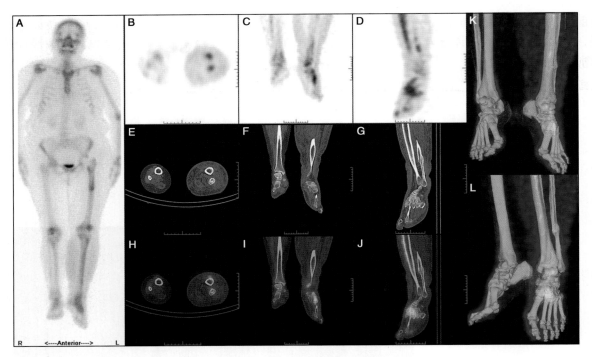

图 4-2-10 髋关节置换术后感染患者骨显像和融合显像

A. ^{99m}Tc-MDP 全身骨显像示：左股骨头区显像剂缺损，左股骨中上段见不规则结节状显像剂浓聚，左下肢长骨及左足跗骨显像剂摄取弥漫性增高，左下肢软组织肿胀伴显像剂弥漫性摄取增高，以左小腿为甚。B～J. 局部断层融合显像示：左侧人工髋关节周围见透亮低密度影，其远端及股骨粗隆处骨质可见局限性显像剂浓聚；左股骨中上段骨质密度不均匀增高、结构紊乱，显像剂摄取不均匀增高，左侧臀部软组织肿胀，左髋部及下肢肌肉萎缩。K～L. 融合 3D 显像示：左胫腓骨及左足跗骨多发骨代谢增高

第三节 化脓性关节炎

一、概 述

　　化脓性关节炎是由化脓性细菌引起的关节内感染，以儿童多见，文献报道 3 岁以下患者占 50%，2 岁以下占 30%。常见的致病菌为金黄色葡萄球菌，其次为溶血性链球菌、肺炎双球菌和大肠杆菌等。感染的途径包括：①血行感染，即身体其他部位感染灶或骨骼干骺端的感染灶循血液循环途径进入关节腔；②干骺端感染病灶直接向关节腔蔓延；③从附近软组织的感染病灶直接蔓延到关节腔；④有创治疗（如关节手术、关节腔穿刺抽液、药物注入等）将致病菌带入关节腔；⑤贯通伤感染直接进入关节腔。化脓性关节炎常急性发作，成为急性化脓性关节炎，好发部位以膝、髋关节等大关节常见，其次为肘、肩和踝关节。

　　化脓性关节炎的诊断主要根据其典型症状、体征、实验室检查（如血常规、关节液细胞培养等）及影像学表现。影像检查包括普通 X 线平片、CT 检查、MR 检查及放射性核素显像等，在临床应用也各有优缺点。同时应注意与关节结核、类风湿关节炎、急性血源性骨髓炎等进行鉴别。

二、临床表现

　　化脓性关节炎的症状包括全身症状和局部症状。如能早期及时诊断和治疗，患者全身和局部症状能逐渐改善，特别是关节面没受到破坏者，可恢复关节部分或全部功能，但治疗不及时，可以导致关节畸

形或脱位等风险。

（一）全身症状

化脓性关节炎急性期的主要表现为全身中毒症状，起病急骤。患者常表现为急性发作，伴有寒战、高热、全身不适等菌血症表现，小儿患者常因高热出现抽搐表现。此阶段患者血常规可发现白细胞计数明显增高，血清红细胞沉降率、C 反应蛋白明显增高，血培养可为阳性。

（二）局部症状

患者受累关节会出现剧痛，伴关节局部的红肿、热和压痛等急性炎症表现。随着关节腔内渗出液增多，关节内会有波动感，这在一些浅表关节如膝关节更明显，出现浮髌征。由于患者肌肉痉挛，关节常处于屈曲畸形位，导致关节囊松弛，时间长了会导致关节挛缩，甚至半脱位或脱位等改变。

三、影像的病理基础及分子机制

（一）基本病理改变

细菌侵入关节后，先有滑膜炎，关节渗液，关节有肿胀和疼痛。随着病情发展，积液由浆液性转为浆液纤维蛋白性，最后成为脓性。当关节受累后，病变逐渐侵入软骨和骨质，最后发生关节僵硬。关节化脓后，可穿破关节囊及皮肤流出，形成窦道，或蔓延至邻近骨质，引起化脓性骨髓炎。此外由于关节囊的松弛和肌肉痉挛，可以引起病理性脱臼、关节畸形、功能丧失等。通常根据细菌毒力、机体的防御能力及感染的时限，常将其病理演变分为三个时期，当然这是一个逐渐演变的过程，有时并无明确界限。

1. 浆液渗出期　关节充血、水肿伴白细胞浸润，渗出液增多，关节液呈清晰的浆液状。此阶段如患者抵抗力强或细菌毒性小，并得到及时治疗，渗出液会逐渐减少而获得痊愈，关节功能可恢复正常。治疗不当，虽有暂时性好转，而后可再复发或进一步恶化，形成浆液纤维蛋白性或脓性渗出液。

2. 浆液纤维蛋白性渗出期　炎症继续发展，滑膜炎程度加剧，滑膜不仅充血，且有更明显的炎症，滑膜面上形成若干纤维蛋白，关节液呈絮状，但关节面仍不受累。同时渗出液中含大量粒性白细胞及少量单核细胞，细菌培养多为阳性。关节周围也有炎症。此期虽能得以控制，但容易引起关节粘连，使关节功能有一定程度的损失。

3. 脓性渗出期　是急性关节炎最严重的阶段。感染波及整个关节及周围软组织，关节内有大量脓液。关节囊及滑膜肿胀、肥厚，白细胞浸润，并有局部坏死。由于白细胞释放出蛋白分解酶，关节软骨很快会被溶解。关节积脓而压力增加，可以破坏韧带及关节囊引起穿孔，关节周围组织发生蜂窝织炎或形成脓肿，甚至穿破皮肤，形成窦道。此期治疗困难，可经久不愈，即使治愈，也会留下严重的关节功能障碍。

（二）放射性核素显像的分子机制

化脓性关节炎或伴发局部软组织感染时，由于局部明显充血，可在骨三时相显像时出现局部血流灌注及血池的增加。当炎症累及关节面或侵及骨髓时，由于局部会同时存在成骨反应或代谢增加，延迟图或静态骨显像图上表现为关节周围骨质对^{99m}Tc-MDP 摄取的增加。对于^{67}Ga-枸橼酸盐或^{111}In 标记白细胞等显像剂，由于对感染病灶具有特异亲和性（具体摄取机制见第四章第一节），感染的关节及软组织、骨等均可出现对上述显像剂的摄取增多，而表现为显像剂浓聚。^{18}F-FDG 的摄取机制与一般的感染一样，感染局部由于炎性细胞浸润、局部充血、反应性成骨增加等因素，均可出现感染关节部位对 FDG 的摄取增加，而出现局部显像剂浓聚现象。虽然上述放射性核素显像剂均可在化脓性关节炎中出现浓聚，且敏感性较高，但缺乏特异性。

四、骨显像及 SPECT/CT 表现

放射性核素显像在诊断化脓性关节炎方面，总体来讲，由于缺乏特异性，其价值有限，且临床应用相

对较少,目前临床研究资料也不多。

（一）99mTc-MDP 骨三时相显像

在99mTc-MDP 骨三时相显像图上,化脓性关节炎的各个病理阶段均可见血流相及血池相感染关节部位局部显像剂分布明显增加,但未累及关节面或局部骨质时,延迟相骨显像可呈正常表现,如累及骨质或伴发骨髓炎时,可见局部关节部位骨骼摄取明显增加(图 4-3-1)。但这种情况在一些非感染性关节炎或单纯的骨髓炎中也可出现,应根据临床资料进行鉴别。

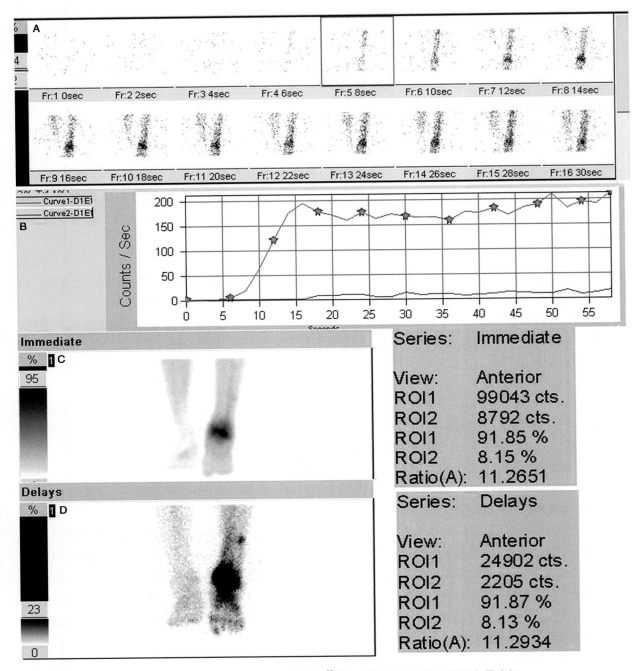

图 4-3-1　左踝骨折伴关节感染患者99mTc-MDP 骨三时相显像及定量分析

患者男,58 岁,左踝骨折伴关节感染。99mTc-MDP 骨三时相显像(A. 血流相;B. 时间-放射性曲线;C. 血池相;D. 延迟相)及定量分析显示:左踝关节部位异常显像剂浓聚,范围累及关节各骨

（二）⁶⁷Ga-枸橼酸盐或¹¹¹In 标记白细胞显像

⁶⁷Ga-枸橼酸盐或¹¹¹In 标记白细胞属于炎症显像剂，其摄取机制与普通炎症感染摄取机制一致。显像方法与前述急性骨髓炎中的应用相同。影像表现是化脓性关节部位出现明显的显像剂摄取增多，且能显示受累关节、关节周围软组织是否伴发感染等，因此其显示的显像剂分布增多范围明显较^{99m}Tc-MDP 骨显像显示的范围大。如果联合⁶⁷Ga-枸橼酸盐或¹¹¹In 标记白细胞与^{99m}Tc-MDP 骨显像，能更好地区分出关节炎、软组织感染或单纯的骨感染。⁶⁷Ga-枸橼酸盐或¹¹¹In 标记白细胞显像同样的缺陷是缺乏特异性，在一些非感染性关节炎，如类风湿关节炎、痛风性关节炎、结核性关节疾病等均可表现为假阳性，必须根据患者临床资料、实验室检查及其他影像资料加以鉴别。

（三）SPECT/CT 显像

目前关于 SPECT/CT 显像在化脓性关节炎中应用的临床研究或报道也比较少。其主要价值是结合放射性核素显像的灵敏性及 CT 断层的精确解剖信息（包括 CT 的影像特征及精确定位），提高对关节感染的诊断特异性及准确性（图 4-3-2、图 4-3-3）。上述^{99m}Tc-MDP、⁶⁷Ga 或¹¹¹In 标记白细胞等显像剂，均可行 SPECT/CT 图像融合显像，不过其临床使用价值或性价比仍需进一步的临床研究进行评估。

五、PET/CT 表现

目前关于¹⁸F-FDG PET 在化脓性关节炎诊断应用中的研究报道很少。由于关节部位充血、水肿及关节部位反应成骨等因素，常表现为关节内或关节周围弥漫性的摄取 FDG 增加，呈关节部位的异常显像剂分布增多。但与⁶⁷Ga-枸橼酸盐或¹¹¹In 标记白细胞显像一样，这种异常显像剂分布增多也缺乏特异性，一些非感染性关节炎（如类风湿关节炎等）也会有类似的表现。同时由于 PET 检查价格相对较高，因此，¹⁸F-FDG PET 作为一种诊断性工具在评估化脓性关节炎中的价值非常有限且性价比不高，其临床应用值得进一步评价。

当然，如行¹⁸F-FDG PET/CT 检查，结合 PET 检查的灵敏性及 CT 断层影像的一些特征性改变，对提高化脓性关节炎的诊断准确度具有一定价值。

六、鉴 别 诊 断

化脓性关节炎根据其临床起病急，症状典型，早期可出现关节间隙狭窄、关节负重面的破坏及晚期可出现关节强直的表现，再结合相关实验室检查、穿刺液细菌培养等，一般均可确诊。但部分患者临床表现有时并不特异，早期表现也可以不典型，需要与一些常见的关节疾病，如关节结核、类风湿关节炎等进行鉴别。

（一）关节结核

一般病程发展缓慢，关节软骨的破坏也较晚，以致关节间隙的狭窄出现较晚，程度较轻，骨质破坏一般见于关节面边缘，以后才累及承重部分，一般无骨质增生硬化，邻近的骨骼和肌肉多有明显疏松和萎缩。临床以低热、盗汗为主要表现，关节局部红肿不明显。结核菌素试验常为阳性，且行抗结核治疗有效。

（二）类风湿关节炎

基本病理改变为滑膜炎，关节滑膜异常增生形成绒毛状突入关节腔，对关节软骨、软骨下骨膜、韧带、肌腱等组织进行侵袭，引起关节软骨、骨和关节囊的破坏，最终造成关节畸形和功能丧失。临床表现为对称性多关节肿胀、疼痛伴晨僵。全身各关节均可受累，以近端指间关节、掌指关节、腕关节、跖趾关节、膝关节、踝关节及肘关节等较易受累。类风湿因子检查多为阳性，同时可伴全身发热、乏力等全身症状。

（三）风湿性关节炎

常为多发性、游走性及对称性关节肿痛，也可有高热表现，往往伴发心脏疾病及风湿热等其他

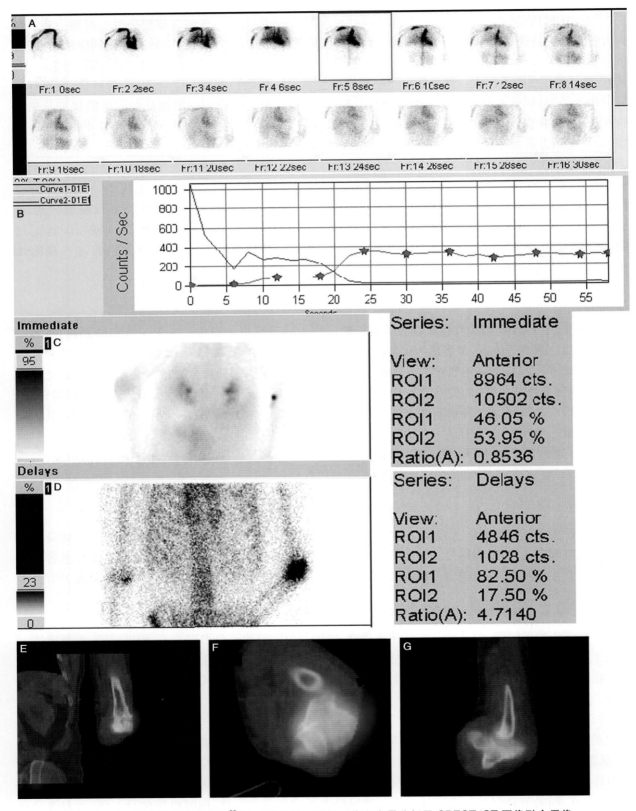

图 4-3-2　化脓性关节炎患者^{99m}Tc-MDP 骨三时相显像和定量分析及 SPECT/CT 图像融合显像

患者男,17 岁,左肘关节疼痛伴红肿近 1 年。^{99m}Tc-MDP 骨三时相显像(A. 血流相;B. 时间-放射性曲线;C. 血池相;D. 延迟相)定量分析及 SPECT/CT 图像融合显像(E、F、G 分别为冠状面、横断面和矢状面)显示:左肘关节部位异常显像剂浓聚,符合化脓性关节炎表现

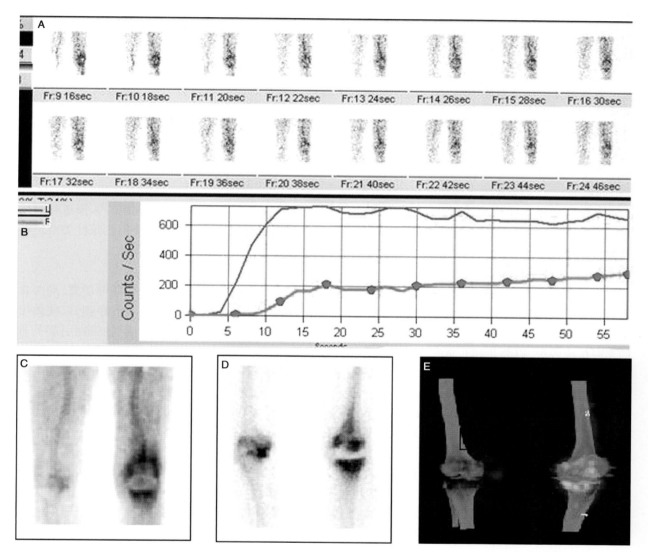

图 4-3-3 膝关节置换术后化脓性关节炎患者^{99m}Tc-MDP 骨三时相显像和 SPECT/CT 3D 融合图像

患者女,63 岁,左膝关节置换术后 4 个月,出现膝关节部位红肿、疼痛,关节活动受限及全身感染症状。^{99m}Tc-MDP 骨三时相显像(A. 血流相;B. 时间-放射性曲线;C. 血池相;D. 延迟相)及 SPECT/CT 3D 融合图像(E)显示:左股骨下端及胫骨上端异常显像剂浓聚,符合化脓性关节炎表现

表现,如皮下结节、环形红斑等。关节可抽出澄清液,培养无细菌,愈合后常不留下关节功能障碍等情况。

(四) 痛风性关节炎

痛风性关节炎是由于体内嘌呤代谢紊乱致血尿酸增高引起的一组疾病。血尿酸检测常大于$600\mu mol/L$。临床以第一跖趾关节对称性发作性疼痛为主要表现,多夜间发作,也伴发发热表现。侵犯的部位多为第一跖趾关节,也可侵犯踝、膝、肘、腕及手指关节等,多为非对称性单关节受累,肩、髋及脊柱关节少见。

(五) 急性血源性骨髓炎

骨髓炎主要病变及压痛部位不在关节,而是干骺端。关节活动早期影响不大。通过关节液穿刺或分层穿刺可以明确诊断。影像检查(如前两章所述)与化脓性关节炎也有不同。当然,当急性骨髓炎合并化脓性关节炎时,要准确做出诊断比较困难,需结合临床病史并认真分析各种影像检查图像才能得到正确的诊断。

七、与其他影像检查手段的比较

其他影像检查技术如 X 线平片、CT 及 MR 检查等在化脓性关节炎诊断中的应用临床报道相对较多,也各存在一些不足,但目前缺乏与放射性核素显像的对比研究报道。下面主要介绍化脓性关节炎在其他影像检查中的表现。

(一) X 线平片或 CT 检查

在化脓性关节炎的不同发展阶段,X 线平片表现不同。早期:可见关节肿胀,关节间隙增宽,局部骨质疏松等表现,但缺乏特异性且不敏感,容易漏诊,应密切结合临床,高度怀疑者应及时穿刺,以便做出早期诊断。急性期:见关节囊肿胀和关节间隙增宽。此时化脓性病变极易破坏关节囊、韧带而引起关节的半脱位或脱位,以婴儿和儿童的髋关节最常见。进展期:随着病程进展,因关节脓液中蛋白溶解酶的作用,关节软骨被破坏,可以引起关节间隙变窄,由于肉芽组织增生并侵及骨端,使关节下骨质发生破坏,以承重部分明显。愈合期:病变区骨质可增生硬化,严重时可造成关节骨性强直。

CT 检查显示复杂关节(如髋、肩和骶髂关节等)的骨质破坏和脓肿侵犯的范围较 X 线平片更为敏感、清晰。常可见关节软组织肿胀、关节腔积液及骨质破坏等改变。

(二) MR 检查

MR 检查显示滑膜炎、关节积液及周围软组织情况较 X 线平片或 CT 检查更为敏感,也可显示关节囊、韧带、肌腱和软骨等的改变情况。早期常见关节滑膜增厚、水肿,渗出液呈长 T_1 和长 T_2 信号,关节间隙增宽。进展期可见关节软骨破坏,关节间隙狭窄,骨性关节面及其下骨松质破坏,后者呈长 T_1 和长 T_2 信号。愈合期因骨性强直使骨端连接,连接区可呈骨髓信号。

(三) 超声检查

超声检查在化脓性关节炎诊断中的主要优势是显示关节积液情况。常表现为关节间隙增宽,关节腔内呈液性的无回声区,其内漂浮点状回声,关节囊增厚,关节面粗糙有缺损等。

八、典 型 病 例

(一) 病例一

1. 病史介绍　患者男,73 岁。1 年前行左膝关节置换术,突发寒战、高热及全身不适,伴左膝关节部位红肿、明显疼痛,关节强直、活动受限,局部肌肉痉挛。血常规提示白细胞为 $1.85\times10^9/L$,关节液细菌培养阳性,结核菌素试验阴性,自身免疫相关抗体检测结果均为阴性。临床以化脓性关节炎收治入院。

2. 影像学检查　图 4-3-4 为骨三时相显像,图 4-3-5 为膝关节 CT 断层显像,图 4-3-6 为 SPECT/CT 图像融合显像。

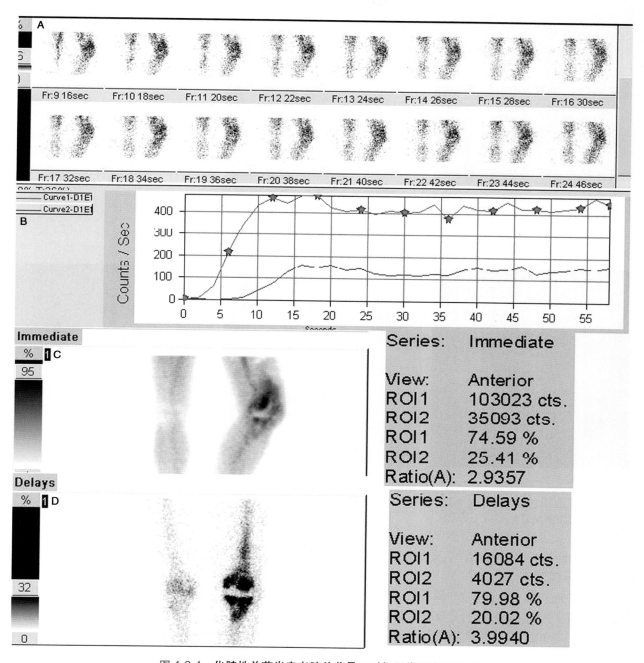

图 4-3-4　化脓性关节炎患者膝关节骨三时相显像及定量分析

A. 血流相；B. 时间-放射性曲线；C. 血池相；D. 延迟相。图中可见左膝关节部位血流、血池及延迟相关节面骨的代谢均增高，采用 ROI 定量分析技术右/左血池比值及骨代谢比值分别为 2.935 和 3.994，关节腔部位因植入假体呈显像剂分布缺损

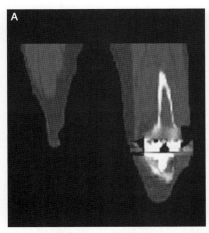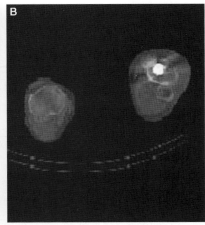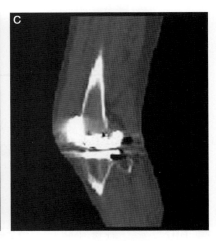

图 4-3-5　化脓性关节炎患者膝关节 CT 断层显像

A. 冠状面;B. 横断面;C. 矢状面。图中可见左膝关节部位软组织水肿,关节腔见植入假体,关节面骨质密度明显增高,骨皮质欠光滑

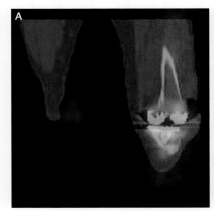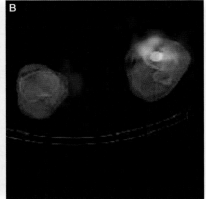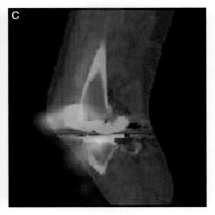

图 4-3-6　化脓性关节炎患者膝关节 SPECT/CT 图像融合显像

A. 冠状面;B. 横断面;C. 矢状面。图中可见左股骨下端及左胫骨上端(特别是关节面部位)摄取明显增加,图像融合可清晰地显示病变受累范围

3. 诊断结果　结合患者病史及影像学检查所见,诊断患者为左膝关节化脓性关节炎。

（二）病例二

1. 病史介绍　患者女,53 岁。7 个月前无明显诱因出现右膝关节肿胀、疼痛,为持续性胀痛,伴皮温增高,膝关节屈曲障碍,行走障碍。查体:右膝关节肿胀明显,皮温稍高,浮髌征阴性,关节屈曲障碍,可伸直,右下肢静脉曲张明显,远端肢体感觉及血供可。

2. 影像学检查　膝关节平片示关节外积液。图 4-3-7 为行^{99m}Tc-MDP 全身骨显像和局部断层融合显像。

3. 最终诊断　右膝化脓性关节炎。

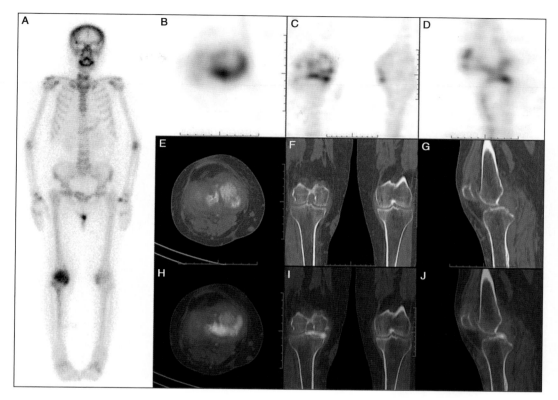

图 4-3-7　化脓性关节炎患者 ^{99m}Tc-MDP 全身骨显像和局部断层融合显像

A. ^{99m}Tc-MDP 全身骨显像示:右侧膝关节及胫骨上段见斑片状显像剂摄取增高影。B~J. 局部断层融合图示:股骨及胫骨内、外侧髁关节面骨质毛糙,骨质密度降低;髌上囊见液体密度影,最大深度约 2.3cm,内见两枚骨样密度影;双侧膝关节胫骨髁间棘变尖

(三) 病例三

1. 病史介绍　患者男,68 岁,1 年前无明显诱因出现背部持续性钝痛,无放射痛。站立、行走后疼痛加重,平卧休息后稍缓解,日夜疼痛程度无差异,未予重视。10 天前上述症状加重,平卧休息后无缓解。查体:患者步入病房,痛苦面容,胸腰椎活动稍受限。脊柱棘突及棘旁肌肉无叩压痛,直腿抬高试验阴性,托马斯征阴性,病理征阴性。白细胞计数 $9.48×10^9$/L。

2. 影像学检查　X 片示:约平 $T_{7~9}$ 椎体平面脊柱旁梭形软组织影伴椎体边缘变钝,部分椎体骨质密度不均。MR 示 $T_{8~9}$ 椎体骨质破坏,$T_{8~9}$ 椎间隙信号异常,胸椎旁软组织增厚。图 4-3-8 为行 ^{99m}Tc-MDP 全身骨显像和局部断层融合显像。

3. 最终诊断　化脓性脊柱炎。

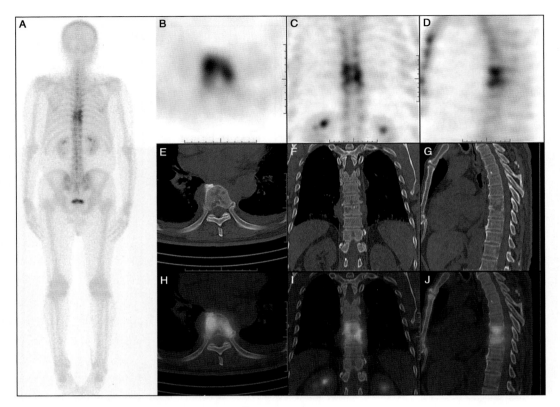

图 4-3-8　化脓性脊柱炎患者 ^{99m}Tc-MDP 全身骨显像和局部断层融合显像

A. ^{99m}Tc-MDP 全身骨显像示：$T_{8\sim9}$ 显像剂异常浓聚。B~J. 局部断层融合图示：$T_{8\sim9}$ 椎体见溶骨性骨质破坏,以相对面破坏为主,显像剂异常浓聚;诸胸腰椎缘骨质增生

第四节　骨关节结核

一、概　　述

结核病(tuberculosis)是一种极为古老的分枝杆菌感染性疾病,常通过口-鼻途径传染。在欧洲曾被称之为"白色瘟疫",即"痨病"。据报道,80%~95%的结核病发生于发展中国家,经济、环境等多种因素与其发病率相关。中华人民共和国成立初期,由于经济落后、生活贫困,结核病曾一度为较多见的传染病。随着社会经济逐步发展,在其后一段时期内发病率呈现受控趋势。20 世纪 80 年代以来,由于结核分枝杆菌耐药性增加、抗结核药物不合理使用、HIV 感染率增高、城镇化建设所致人口流动性增加等原因,结核病发病率呈抬头趋势,结核病曾一度成为西方国家疾病的首要死因。我国属于发展中国家,结核病因其较高的患病率、致残率、致死率已成为传染病中的首要元凶,导致沉重的国家卫生负担。

结核分枝杆菌(mycobacterium tuberculosis)、非洲分枝杆菌(mycobacterium africanum)和牛分枝杆菌(mycobacterium bovis),是结核病的主要致病菌。其中,结核分枝杆菌是最常见的致病菌。约 1%~3% 结核病患者会出现骨骼系统的受累。最早可追溯到的骨关节结核存在于古埃及木乃伊体内,距今已有 5 000 余年。骨关节结核(tuberculosis of the bone and joint)为常见的肺外结核,为发病率最高的肺外结核。传统认为儿童及青少年是好发群体,但是随着平均寿命的增长,老年人患骨关节结核的概率亦有大幅提升。骨关节结核常常继发于肺内结核,为一种血源性的骨关节特殊感染性疾病。由于当今社会卡介苗的普遍接种,在疾病初期,部分骨关节结核患者发病十分隐匿,早期无法准确陈述骨结核相关病史及呼吸系统临床表现,这让骨关节结核的早期诊治越发困难。

　　临床上,对于结核病在常规了解患者病史、查体的基础上,诊断方法通常为痰结核菌学检查、结核菌素试验、影像学方法等。其中,痰结核菌学检查包括痰涂片镜检、痰菌常规培养和药敏试验等。前者特点是简单、快速和价廉;后者被誉为"金标准",但检测周期稍长,对肺结核病的确诊有重要意义。骨关节结核的早期诊断及准确有效治疗策略的制订至关重要,一定程度上依赖于影像学诊断。多种影像学方法(X 线、B 超、CT、MR、SPECT/CT、PET/CT 等检查)是诊断结核病的重要手段,常常互为补充。特别是骨关节结核,影像学方法对其诊断占据着重要地位,为临床提供可靠的图像信息和治疗依据,发挥着不可或缺的作用。比如利用胸部 X 线检查,可了解肺部结核病灶分布、受累大致情况。肺外结核如骨关节结核等常利用 X 线平片进行初步诊断,简便易行、价廉,为临床工作中首选的影像学检查,其可对受累骨骼范围及基本病变形态(骨质破坏、骨质增生及骨膜增生等)行大体观察。但是,因成像方式局限,细微病变成像不占优势,早期诊断往往束手无策。B 超因其价格低廉,设备易于移动,在临床应用广泛,对于结核病,常用在结核性胸膜炎胸水定量、性质鉴定等方面。对于肺外实质性器官结核病,如肝结核、肾结核、胰腺结核、盆腔结核的诊断提供了重要线索和信息,可作为实质性脏器病灶的初筛手段,为行进一步的影像学检查提供有效信息。研究认为,对于婴幼儿期骨关节结核的诊断,超声检查可作为常规检查手段并可以减少其他影像检查手段的应用。CT 作为重要的医学影像诊断手段较 X 线平片成像模式图像密度分辨率大大提高,断层成像更是解决了组织的重叠问题,从而更好地提供实质器官的形态、密度、病灶比邻等信息,并在良好的解剖背景上显示出病变的影像。丰富多彩的算法和后处理软件使得从 CT 获得的原始数据得到进一步挖掘和呈现。对于骨关节结核,CT 能显示病灶细微的骨质密度改变、有无坏死骨产生及其范围、脓肿形成与否及分布范围、椎管受压、受侵程度等,为临床提供丰富的诊断信息。MR 的出现,以其优于 CT 的软组织分辨率,多种成像参数、序列,为结核病的诊断提供了丰富的信息。MR 对组织内水和蛋白含量的变化有非常高的敏感性,在显示早期病变,如颅脑结核病、脊髓结核和骨结核的诊断和鉴别诊断等方面优于 CT,但在骨关节结核病灶内钙化的显示方面不如 CT 敏感。MR 成像速度稍慢,运动伪影稍多,图像质量欠佳也常为临床诊断带来一定困扰,因此不作为常规的诊断手段。

　　核医学为现代影像学后起之秀,是采用放射性核素来诊断、治疗和研究疾病的一门新兴学科,属于功能性影像范畴,在诊断骨关节结核方面具有明显优势。由于其灵敏性高,在早期诊断方面有独到优势。核医学影像手段多样,表现为仪器设备的多样和成像手段、成像药物的多样。PET/MR、PET/CT、SPECT/CT 的逐渐普及和在临床应用的逐步推广,引领了分子影像时代的到来。核医学诊断设备与传统影像学设备(CT、MR)集结在同一机架上,患者通过一次检查,将获得同期功能及解剖显像及与传统的解剖、形态、密度影像相融合的图像,这并非简单意义上图像的叠加,而是产生"1+1>2"的效果。通过一次显像,将靶部位功能代谢状态和解剖学参数一网打尽,对临床疾病诊断具有重要的意义。同一种影像设备针对同一种疾病,可采用多种成像手段从不同角度观察病变。PET/CT 和 SPECT/CT 都可以进行结核病诊断,但显像的原理及图像解读角度不同,可从不同的角度使病灶不同方面特点得以呈现。对骨关节结核而言,可采用的检查手段包括^{99m}Tc-MDP 静态及三时动态骨显像、^{18}F-NaF PET/CT 骨显像、^{18}F-FDG PET/CT 等。SPECT/CT 即单光子发射断层扫描仪,在临床的普及程度较 PET/CT 高。全身骨显像作为反映骨组织代谢功能显像手段,临床工作中应用较为普遍,已写入《中国原发性肺癌诊疗规范》(2015 年版与 2018 年版)。骨核素扫描是用于判断肺癌骨转移的常规检查。当骨扫描检查提示骨可疑转移时,对可疑部位进行 MR、CT 或 PET/CT 等检查验证。对于骨关节结核病,运用^{99m}Tc-MDP SPECT/CT 全身骨扫描可对受累骨的代谢、骨质密度、脓肿范围进行评价。主流机型通常配备有诊断型 CT,可对病灶解剖学特征进行分型,提高诊断特异性,协助临床诊疗方案的制订。PET/CT 在临床中主要应用于肿瘤领域,在炎症、良性病变中的应用逐渐被临床熟知,比如结核病原发病灶的诊断(发病部位、形态特征、代谢参数)与鉴别诊断、肺外结核的诊断与鉴别诊断等,较大的成像视野有助于临床更全面地认识疾病的全身表现。由于常用的葡萄糖代谢显像剂^{18}F-FDG 极高的敏感性,一部分非典型结核病灶只根据 SUV 不能直接与肿瘤鉴别开来,需要更多的实验室检测指标相互印证。对于未明确的结核病灶,对穿刺活检部位的选择有一定指导作用。对于治疗后结核病,可从分子层面、代谢角度对抗结核药物疗效进行评估。对结核残存病灶,与坏死、纤维化组织进行鉴别。对于耐药性结核复发的监测等均有涉及。^{18}F-NaF 骨显像是在 PET/CT 上进行的骨骼显像,^{18}F-NaF 为医用回旋小型加速器生产,由于其优越的药代动力学,可较^{99m}Tc-MDP 提供更好的骨骼成像体验。^{18}F-NaF 为老药新用,是一种用于探测骨骼病变的高灵敏亲骨性 PET 显像剂,其在体内的摄取机制类似^{99m}Tc-MDP,但具有更快的血液清除速率和更好的骨骼靶向性。3D SPECT/CT、3D PET/CT 显示模式采用后处理软件对病灶的代谢、解剖形态特征得以直观显示,受到临床特别是外科医师的青睐,对术前手术方案的设计等更有利。核医学的影像手段贯穿结核病临床诊疗始终。

二、临 床 表 现

骨关节结核为继发性结核病,原发部位通常为呼吸系统结核及消化系统结核病,但以前者为多。结核分枝杆菌经呼吸道或消化道侵入机体,形成结核原发灶,随后从原发病灶经血行、淋巴途径、毗邻关系等播散到骨膜。多数播散灶被吞噬、清除,极少数潜伏下来并于人体抵抗力低下时繁殖,侵蚀周围的组织,导致病理过程从而引起临床症状。本病好发群体为儿童、青少年,但随着人口平均年龄的增长,老年群体患病率也有一定攀升。原发部位结核病的血源性感染致结核分枝杆菌循环至骨关节部位,特别是活动多、负重大的部位,如脊柱、髋、膝、肘、腕关节等处,隐匿发病。可以与原发部位同期发生,也可在原发部位痊愈后,机体免疫力降低时(创伤、过劳、严重感染等)发病。骨关节结核根据受累部位,可分为以下三种:脊柱结核,滑膜关节结核及结核性骨髓炎。临床表现各异,通常由致病菌毒力、机体免疫力强弱、受累部位等因素决定。

(一)脊柱结核

脊柱结核是骨关节结核中最常见的一种结核,发病率约占骨关节结核的 50%。

1. 全身症状　全身症状为结核中毒症状,起病常较隐匿,病程缓慢,见于机体免疫力较差的个体,如儿童、青少年,60 岁以上老年群体。表现为全身乏力、潮热、盗汗、纳差、消瘦、贫血等非特异性症状;也有起病较急骤者,表现为突发高热等结核毒血症状。

2. 局部症状　局部症状早期较轻微,为局部脊柱功能障碍引起的症状。如受累椎体酸痛、胀痛、邻近肌肉痉挛、肿胀等。脊柱结核好发于脊柱腰段,其次为胸段、颈段,单纯累及骶尾椎者较少。儿童多以胸椎受累常见。患者常伴局部活动受限,腰痛、颈背痛。若累及两个以上椎体,可出现间断分隔发病,临床表现为疼痛部位的变化和疼痛程度逐步加剧。脊柱结核常见部位为腰椎,患者疼痛初期常在活动时喜用双手托腰,头后仰,将重心尽量后移来缓解腰部疼痛。若病情严重,椎管受累,脊髓硬膜囊受压则会导致马尾神经症状,出现大小便功能障碍,强迫患者入院治疗。其次是胸椎,患者常感后背痛,若为胸腰段多节段椎体受累,则疼痛部位可稍靠下方。严重者脊髓受压,甚至出现截瘫,丧失劳动能力,生活质量急剧下降。颈椎受累,患者感颈部疼痛及上肢放射痛。若脊柱髓腔内压力增高,疼痛可于短期内加剧,成为持续性剧痛,不能缓解。

(二)滑膜关节结核

除脊柱结核外,滑膜关节结核为较常见骨关节结核。它常累及负重大关节,如髋关节、膝关节等。常为单一关节发病,多关节受累者相对较少见,需与多骨受累型病变进行鉴别。在婴幼儿及儿童此型结核常为结核性骨髓炎播散到长骨干骺端,导致滑膜关节结核。

1. 全身症状　发病往往隐匿,早期可出现全身自主神经紊乱等非特异性症状,如乏力、午后低热、盗汗、体重减轻、食欲缺乏、贫血等表现,若以上表现较轻微,则往往不能引起患者足够重视,不能直接提示发病部位。

2. 局部症状　疼痛往往是首发症状,初期可表现为间断性疼痛,不剧烈,休息后减轻,不易引起患者足够重视,劳累后可有加重趋势。儿童患者常不能准确表述疼痛部位而表现为啼哭。若结核分枝杆菌毒力强,机体免疫力低下,则结核分枝杆菌可直接侵入关节滑膜,导致关节积液,关节腔内压力增高,疼痛剧烈。随着病情进展,出现关节骨质侵蚀,关节间隙明显变窄,形成结核性骨关节炎。若病情迁延,受累骨与关节出现严重骨质受侵,骨骼受力不均,可导致病理性骨折或脱位的发生。

（三）结核性骨髓炎

相对于前两类骨关节结核，结核性骨髓炎发病率相对较低。它通常由呼吸系统结核经血行播散而来，可为单一部位发病，也可表现为全身多部位发病，常分布于肋骨、长骨、双手及足等。

1. 全身症状　起病极为隐匿，可没有特殊表现，患者患病后可无察觉，患病部位可出现无痛性肿胀，在体表可轻易触及。

2. 局部症状　发病部位局部肿胀、积液，形成寒性脓肿，伴随轻重不等的疼痛。寒性脓肿区别于普通感染所致脓肿，常缺乏红、肿、热、痛等表现。患者常因发现受累部位肿胀而就医。随着病情发展，受累骨脓液增多，关节受压，患者常呈强迫体位，长此以往，出现关节功能障碍、肌肉萎缩、关节畸形。寒性脓肿内压增高，可向邻近组织播散、流注，病灶范围扩大，也可向体表破溃形成瘘管，甚至与空腔脏器形成窦道，经久不愈，成为棘手的临床问题。

进入静止期的病变，受累骨关节常因形成纤维强直致骨关节挛缩、僵直。常见的挛缩畸形有承重大关节屈曲内收畸形、脊柱后凸畸形等，严重影响患者生活质量，显著加重社会负担。

三、骨关节结核病治疗概述

在抗结核药物投放临床以前，结核病主要依赖机体自身的免疫力与结核分枝杆菌毒力抗衡，为一种被动的疗养过程，所以治愈率低，致残、致死率高。利福平等一系列抗结核药物的发现与应用，使得结核治疗变为主动性治疗，显著提高了治愈率，降低了死亡率。

结核病治疗方式可分为全身和局部治疗，药物和手术治疗等。全身治疗可分为全身支持治疗、全身药物治疗；局部治疗分为局部药物治疗、局部制动及手术治疗等。

全身支持治疗即要求患者注意营养，每天摄入足够的蛋白质，多卧床休息等。药物治疗涉及药物治疗原则，药物选择及治疗方案等方面。为了提高治愈率，减少耐药现象的发生，世界卫生组织（WHO）提出结核病化疗的全程督导管理和短程化疗方案（directly observed treatment, short-course, DOTS），其主要原则是早期、联用、适量、规则、全程。WHO 将链霉素（streptomycin, SM）、异烟肼（isoniazid, INH）、利福平（rifampicin, RIF）、吡嗪酰胺（pyrazinamide, PZA）、乙胺丁醇（ethambutol, EMB）列为抗结核的一线药物。

SM 与结核杆菌菌体核糖核酸蛋白质结合，能干扰结核杆菌蛋白质合成的作用，从而杀死或者抑制结核杆菌生长。SM 在碱性环境中作用最强，对细胞内结核菌作用较小。INH 是一种全杀菌药，是治疗结核病的主药，其抑制结核杆菌菌壁分枝菌酸的合成，迅速穿透病变组织，对细胞外生长旺盛的结核分枝杆菌和细胞内缓慢生长的顽固菌均有较强的杀灭作用，因高效、低毒、方便、价廉等优点成为结核病化疗首选药物。RIF 为利福霉素衍生物，对结核分枝杆菌有强大杀菌和灭菌作用，尤其是在杀菌速度和杀灭顽固菌方面作用更优于 INH。RIF 经口服后，通过消化系统迅速吸收进入血液，存在"肝肠循环"，故能在人体中维持较高浓度。PZA 在酸性环境中则具有独特的灭菌作用。在巨噬细胞内的结核分枝杆菌由于缺氧和 pH 低而代谢缓慢，多数杀菌药物难以起到较强的杀抑作用，PZA 对细胞内及静止状态下的结核杆菌最为有效。这一特点对缩短疗程和减少远期复发起着至关重要的作用，现被公认为短程化疗中不可缺少的重要药物。EMB 对结核分枝杆菌的抗菌作用较弱，仅对各种生长繁殖状态的结核分枝杆菌有作用，对静止状态的细菌几乎无效。可以看出，单一使用任何一种一线抗结核药物都很难实现全面杀灭结核分枝杆菌，因此临床上必须联合使用 2~3 种以上抗结核药物才能实现理想的杀菌作用。不同结核病的治疗方案不同，骨关节结核初治推荐 1 年方案（3HRSE/9HRE），骨关节结核复治推荐 1.5 年方案（6HREZ/12HRE），若有药敏试验结果者，可根据药敏试验结果和既往用药史制订方案。对于耐多药骨关节结核，尽可能地让患者在医务人员指示下督导治疗。

手术治疗是积极的外科疗法，具体适应证、方案设计需与患者病情适应，包括多种方式，如关节穿刺、病灶清除结合植骨融合内固定等。手术治疗必须建立在药物控制的基础上进行，药物治疗必须贯穿治疗过程的始终,患者术后院外抗结核药物治疗也很关键。

经过规律、全程抗结核药物治疗后,仍应监督其在治疗疗程内规律用药直至疗程结束。停药标准为:①全身状况良好;②局部症状消失,病灶处无压痛,皮肤窦道闭合,无渗液和流脓;③影像学表现为病灶边缘轮廓清晰,脓肿消失;④连续 3 个月每个月红细胞沉降率结果处在正常范围内。符合标准者可以停止抗结核药物治疗,但仍需定期复查。

四、影像病理基础及分子机制

(一) 骨关节结核病理生理特征

骨关节结核的病原菌属于抗酸分枝杆菌科。绝大部分的骨关节结核是由原发灶(肺、淋巴、消化道)中的结核分枝杆菌,经血液循环或淋巴途径及骨、关节旁淋巴结结核、胸膜结核或结核寒性脓肿侵入骨或关节滑膜所致。绝大多数源于血源性感染,不少学者认为骨关节结核系全身性结核的局部表现,为继发性结核。极少数骨关节结核是由于外伤、手术、免疫接种等因素使结核分枝杆菌直接入侵骨、关节、滑膜所致。

结核分枝杆菌的主要致病成分是脂类、蛋白质和多糖质。脂类存在于细胞壁,其主要作用是抗吞噬、降解;多种蛋白质是引起机体迟发型过敏反应的元凶;多糖质能与脂质结合成脂多糖,为机体速发型过敏反应的原因。

同其他部位的结核病一样,骨关节结核实质上也是一种迟发型超敏反应在骨骼系统的表现。它是由效应 T 细胞与相应抗原作用后,引起的以单核细胞浸润和组织细胞损伤为主要特征的炎症反应。此型超敏反应发生较慢,当机体再次接受相同抗原刺激后,通常需经 24~72 小时出现炎症反应。据文献报道,结核分枝杆菌感染机体后,主要以单核巨噬细胞为宿主细胞,侵入其内部,使其长期致敏而又无法发挥对细菌的杀伤作用。细菌通过调节对宿主细胞控制,使其广泛活化,造成对感染部位的严重破坏。

骨关节结核和肺内结核病一样,具有渗出、增殖和坏死三种基本病理变化,三种变化常同时存在,以其中某一变化为主,动态变化及相互转化,构成多形性影像学表现的病理学基础,不同的病理类型对应不一样的影像学表现。以渗出为主的病变多出现在早期,菌量大,毒力强,超敏反应强烈,机体抵抗力相对较差,表现为浆液性或纤维性炎症。当机体抵抗力强时,渗出减少,炎症可逐渐吸收、自愈。在以增殖为主的病变中,血液中单核巨噬细胞大量浸润,吞噬和杀灭结核分枝杆菌,并在菌体破坏和释放磷脂的作用下,逐渐转变为类上皮细胞。数个类上皮细胞相互融合形成朗格汉斯巨细胞,加上外围聚集的炎性细胞构成特异性的结核结节。此阶段病灶内骨小梁被逐渐吸收、侵蚀消灭,并为结核性肉芽所替代,而无死骨形成。当菌量多、毒力强,机体抵抗力低或变态反应强时,上述两种病变又可向坏死为主的病变转化。由于坏死组织含脂质较多,肉眼呈淡黄色,状似奶酪,即"干酪样坏死"。当大量炎细胞破坏,释放大量蛋白分解酶和脂酶,使干酪样坏死物液化或形成半流体,骨髓炎即产生。同一病灶内既可出现骨质疏松、脱钙和骨小梁坏死产生死骨,干酪样坏死物的液化及软组织炎症渗出物等,又可在骨旁及周围软组织内形成"寒性脓肿"。脓肿的形成使干酪坏死物得以排出,但同时也成为结核分枝杆菌在体内蔓延扩散的来源。病灶旁形成的流注脓肿,随着脓液量增多、脓液内压加大,可沿肌间隙或神经干周围疏松结缔组织蔓延,如穿破皮肤则形成瘘管,或穿破内脏器官和组织则形成内瘘,迁延不愈。

骨关节结核常继发于呼吸系统或泌尿系统原发灶内潜伏菌群的血源性感染。脊柱结核的常见播散途径为结核分枝杆菌从肺内血行播散到达脊柱椎旁静脉丛或腹主动脉旁淋巴结。病灶常发生于富有血管的长骨的生长板附近,结核分枝杆菌常经由动脉播散至骨骼上,关节结核通常被认为是由邻近骨结核感染蔓延所致。

(二) 放射性核素显像的分子机制

骨关节结核影像学特征表现为受累骨与关节骨质增生、硬化,骨质破坏,死骨形成,出现病理性骨折或伴脱位,寒性脓肿形成。不同的影像学诊断手段对不同类型骨关节结核的诊断效能往往不一致。核医学最常采用的显像手段为全身骨显像,常可以在疾病早期即显示出异常,敏感性较高。

1. 膦酸盐类骨显像剂摄取的分子机制 常用的骨显像剂为^{99m}Tc 标记的亚甲基二膦酸盐(^{99m}Tc-MDP)、亚甲基羟基二膦酸盐(^{99m}Tc-HMDP)等。全身骨显像是通过这类亲骨性显像剂在体内与羟基磷灰石晶体进行离子交换和化学吸附进行显像的核医学技术。病理状态下,血流、骨盐代谢的改变,打破了正常骨生长和吸收的代谢平衡。由于受累骨骼代谢的差异,病灶处显像剂交换与吸附的量不同,在体外用单光子发射计算机体层显像仪(SPECT)来探测这种差异。渗出型病变,受累骨骼早期可仅仅表现为轻微骨膜反应、骨质疏松,X 线平片对于早期疾病诊断是困难的。肉芽型病变,在骨小梁形成陷窝状吸收而形成溶骨带。干酪样坏死,随着骨质迅速坏死而出现死骨。骨质坏死和肉芽组织部位受力不均,容易发生病理性骨折。微小骨折由于骨折线不明显,邻近解剖影像重叠,使得 X 线平片通常难以显示,核医学影像手段敏感性高,通常在早期显像即可呈现阳性结果。骨扫描特征性表现为受累骨骼显像剂摄取增加。若病灶区有死骨、脓肿、硬化形成时,局部骨骼与骨显像剂交换和吸收的量明显降低,骨代谢降低,显像剂摄取会呈稀疏、缺损改变。常规的全身骨显像为前后位平面显像,难以避免某些骨骼显像剂摄取呈现重叠,诊断特异性降低。若有配备诊断型 CT 的 SPECT 仪,即可同机扫描获得感兴趣区诊断 CT 信息及对应部位断层融合信息,这不单单是局部 1+1=2 的简单叠加,而是功能与解剖形态学信息 1+1>2 的有机整合,相互印证,相互补充。SPECT/CT 骨显像对于短管状骨(趾骨、跖骨)和肋骨结核早期诊断,特别是已经发生隐匿性骨折的患者可以提供一站式影像服务。

2. PET 示踪剂摄取的分子机制 最常用的正电子显像为"世纪分子"^{18}F 标记的氟代脱氧葡萄糖(^{18}F-FDG)。^{18}F-FDG 是将^{18}F 标记于人类三大能源物质之一的葡萄糖的 2 位羟基上形成 FDG。FDG 通过模拟生理葡萄糖的代谢途径主动转运进入靶细胞,在细胞内己糖激酶的催化下磷酸化后阻滞于靶细胞内。据相关研究,靶细胞糖代谢平衡时消耗葡萄糖的量与^{18}F-FDG 中间阻滞产物的量相一致,从而可以通过^{18}F-FDG 的量来间接反映靶细胞葡萄糖代谢水平。细胞对^{18}F-FDG 摄取的量与细胞代谢速率及细胞膜葡萄糖转运蛋白的数量有关。目前,^{18}F-FDG 已越来越多地涉及非肿瘤性疾病的诊断、疗效评价、预后等方面。炎症病理过程会导致细胞代谢速率加快,血管通透性增高,葡萄糖利用率增高,这往往会增加^{18}F-FDG 摄取。同样,若病灶区有死骨、脓肿、硬化形成时,局部靶细胞葡萄糖代谢率明显降低,^{18}F-FDG 摄取降低,但是^{18}F-FDG 摄取往往为非特异性的,这往往给鉴别诊断带来一定困扰,有待于进一步特异性放射性探针的研发。

最常见的正电子骨显像剂为^{18}F-NaF,是一种用于探测骨骼病变的高灵敏亲骨性显像剂,其在体内的摄取机制类似^{99m}Tc-MDP,但具有更好的药代动力学特性。它有更快的血液清除速率和更高的骨骼摄取率。^{18}F-NaF 的摄取与病灶局部血流状况和骨骼代谢状态相关。^{18}F-NaF 不仅广泛运用于恶性肿瘤骨转移的探测,在骨良性病变中的应用也突显优势。其适用于 PET/CT,因此较^{99m}Tc-MDP 骨显像拥有更高的空间分辨率、清晰度。以上特性使得^{18}F-NaF 在骨关节结核诊断方面更利于病灶显示。而且,PET/CT 中的 CT 可提供病变的解剖形态学信息,所以进一步提高了^{18}F-NaF PET/CT 骨显像的特异性。在拥有医用回旋加速器及自主供药的核医学部门,不失为很好的成像选择。

五、骨显像及 SPECT/CT 表现

(一) 显像剂及显像方式

^{99m}Tc-MDP 为临床最常用的 SPECT 骨显像剂。全身骨显像因其大视野成像及应用亲骨性显像剂往往成为骨关节结核待诊病例常用影像学手段。研究显示,^{99m}Tc-MDP SPECT 骨显像对于骨关节结核医学显像的灵敏度较高,特别是对早期病灶的阳性检出率较高,具有很大优势,通过亲骨性显像剂反映骨组织的代谢异常,通常能比 X 线平片和 CT 早 3~6 个月发现异常,捕捉到阳性表现。

^{99m}Tc-MDP SPECT 全身骨显像分常规骨显像和动态骨显像。常规骨显像即静态骨显像,指静脉注射^{99m}Tc-MDP 后 2~3 小时药物在全身或局部的静态骨显像,此时体内显像剂代谢已达平衡状态,骨骼显像清晰,便于病灶部位观察。动态骨显像即三时骨显像,指弹丸注射^{99m}Tc-MDP 后行多时间点显像,获得多帧早期血流相、血池相及延迟静态骨显像,依次可获得视野内大动脉、次级动脉、软组织轮廓及靶部

位骨骼代谢信息。

传统平面骨显像的敏感性较高，局限是特异性不高，对病变部位精确定位和定性较困难。随着影像设备更新换代，目前 SPECT 仪可配置诊断型 CT，两种检查设备巧妙地集结在同一机架上，一次检查即可获得全身骨骼功能代谢图像、感兴趣区的诊断型 CT 图像以及前两者的有机融合断层图像，实现功能与解剖形态学一站式影像体验，由于获得的为断层图像，影像的敏感性得到进一步提高，特异性得到大幅提升，极大地满足了临床诊断的需求。

（二）SPECT/CT 表现及评价

全身骨显像可一次性显示全身骨骼受累部位、分布特点以及骨骼的代谢状况。脊柱结核在 ^{99m}Tc-MDP SPECT 全身骨显像主要表现为受累椎体或相邻数个椎体显像剂分布呈团片状、环状异常浓聚，具有较高的阳性率（图 4-4-1～图 4-4-4）。脊柱椎体终板侧血液供应丰富，结核分枝杆菌较常滞留在终板下骨质，进而向终板旁骨质浸润，使得全身骨显像出现脊柱椎体比邻分布的特点，这样的分布特点有助于与部分转移性骨肿瘤鉴别。SPECT/CT 局部断层融合图像利用功能影像与解剖影像相结合的优势，可将骨关节结核进行 CT 分型，指导制订不同诊疗措施。摄取机制是结核组织周围存在炎性水肿，病灶血供增加，显像剂大量浓聚。显像剂浓聚的量还取决于骨骼的血供状态和局部骨盐代谢。而部分病灶伴有死骨形成，局部骨骼血供中断、骨盐代谢降低，这也是脊柱结核病灶局部显像剂分布呈缺损表现的原因。SPECT/CT 不仅用于疾病诊断，也可利用 ROI 感兴趣区技术定量分析，通过骨显像代谢变化来评判骨关节结核治疗效果。SPECT 全身骨显像对于全身多部位及脊柱多发非连续性骨关节结核患者尤为适合，可通过一次显像探测到多个骨关节结核灶，与其他易混淆疾病做出鉴别诊断。

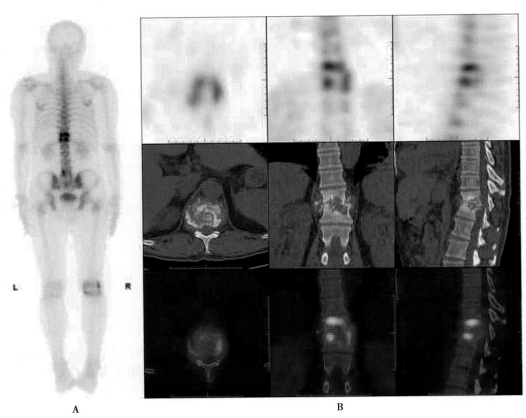

图 4-4-1　^{99m}Tc-MDP 全身骨显像诊断胸椎结核

患者男，60 岁，胸背部疼痛 1 个月伴加重。A. 全身骨显像示 $T_{11~12}$ 椎体及 L_4 椎体左侧显像剂异常浓聚。B. 局部融合断层显像示：$T_{11~12}$ 椎体骨质破坏，$T_{11/12}$ 椎体间隙变窄，周围软组织肿胀，并可见多发斑片状、沙粒样高密度影；$L_{4/5}$ 左侧椎小关节面骨质增生、毛糙。图像融合能更加清晰地显示病变累及范围及代谢分布

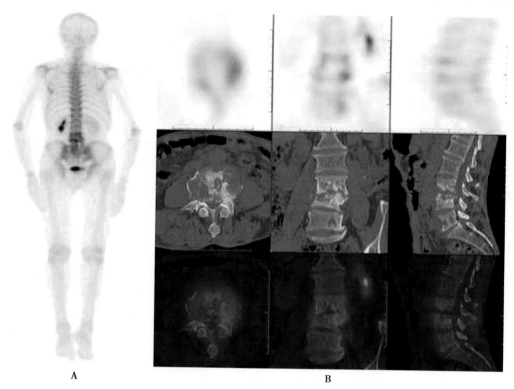

图 4-4-2　99mTc-MDP 全身骨显像诊断腰椎结核

患者男,61 岁,反复腰痛、活动受限 1 年。A. 全身骨显像示 $L_{3\sim5}$ 椎体显像剂异常浓聚。B. 局部断层融合显像示:L_2、S_1 椎体边缘见少许虫蚀状骨质破坏,$L_{3\sim5}$ 椎体及部分附件广泛骨质破坏,病灶内可见多发死骨形成,显像剂异常浓聚,部分骨碎片突入椎管内,致 L_4 平面椎管狭窄;双侧腰大肌、右侧腰方肌、竖脊肌旁见团状软组织密度影。断层融合显像能更加清晰地显示骨骼精细解剖信息及病变累及范围

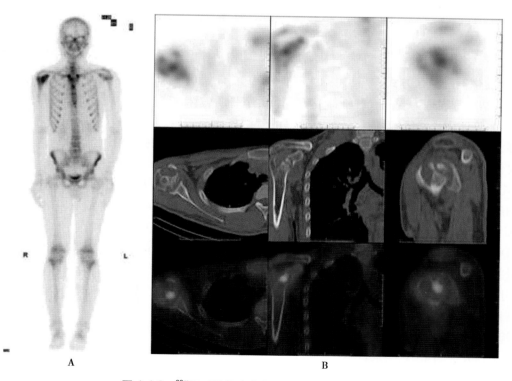

图 4-4-3　99mTc-MDP 全身骨显像诊断肩关节结核

患者男,18 岁,因肩关节疼痛 5 个月入院。A. 全身骨显像示:右侧肩关节局部显像剂异常浓聚。B. 局部断层融合显像示:右侧肱骨头形态失常,右侧肱骨头及右侧肩胛骨关节盂多发骨质缺损,边缘硬化,其内见斑点状密度影,右侧肩关节囊肿胀、积液;右侧关节周围肌群萎缩。断层融合显像可见局部断层骨代谢分布特点,提供更加丰富诊断信息

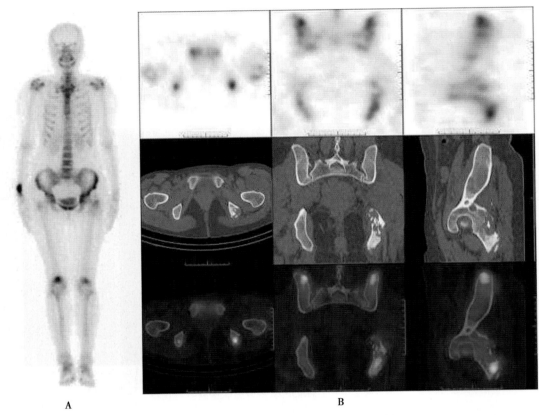

图 4-4-4 ⁹⁹ᵐTc-MDP 全身骨显像诊断坐骨结核

患者女,37 岁,发现左侧髋部肿块伴疼痛 1 个月。A. 全身骨显像示:左侧坐骨局部显像剂异常浓聚。
B. 局部断层融合显像示:左侧坐骨不规则溶骨性骨质破坏区,部分边缘硬化,内有死骨形成。邻近臀肌
肿胀伴钙化

六、PET/CT 表现

(一) 显像剂及显像方式

骨关节结核常表现为受累脊柱椎体或负重大关节骨质破坏、功能障碍,在其诊断中常规影像学方法应用较多,而临床表现隐匿,影像学特征不明显的骨结核诊断较困难。PET/CT 用于骨关节结核的研究日益增多,已有不少的临床研究显示,PET/CT 对肺部结核及肺外结核的诊断、鉴别诊断及疗效评价等具有重要价值。

"世纪分子"¹⁸F-FDG 即氟代脱氧葡萄糖,是目前 PET/CT 运用最为广泛的正电子显像剂,它在肿瘤领域应用广泛,对结核病的诊断也显示出特定的价值(图 4-4-5、图 4-4-6)。肿瘤具有葡萄糖高代谢率,因此 FDG 出现浓聚,同样,¹⁸F-FDG 可以显示炎症及感染性疾病葡萄糖代谢水平。Schmitz 等的研究显示,¹⁸F-FDG 在发现和监测椎间盘炎进展中有着较高的灵敏度及特异性。同样,活动期结核性肉芽肿内含有大量的上皮细胞、朗格汉斯细胞及淋巴细胞等葡萄糖代谢旺盛的细胞,浓聚大量¹⁸F-FDG,从而呈现PET/CT 上的"热区",可由此判断结核病灶的活动度。由于¹⁸F-FDG 的摄取是非特异性的,鉴别诊断结核与肿瘤性病变有时会较困难,但在监测结核治疗效果与复发方面有较高优势。必要时结合诊断型 CT的特征,综合肿瘤标志物等实验室检查结果,会增加诊断的准确性。

Vorster 等人证明了⁶⁸Ga-枸橼酸盐在肺部及肺外结核病灶中均有良好的摄取,并且能够区分活动性病灶和非活动性病灶。⁶⁸Ga-枸橼酸盐在结核病灶的摄取是非特异性的,但是在明确诊断的前提下,它是一种良好的辅助疾病分期的示踪剂。⁶⁸Ga 由⁶⁸Ge/⁶⁸Ga 发生器获得,淋洗方便快捷,其成本明显低于由加速器生产的¹⁸F。因此,⁶⁸Ga-枸橼酸盐的 PET/CT 显像具有较高的社会、经济效益。

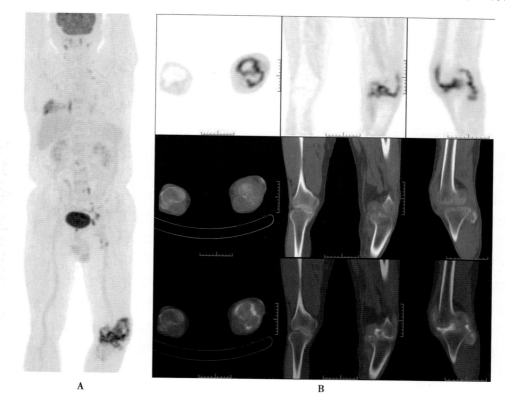

图 4-4-5 ^{18}F-FDG PET/CT 诊断膝关节结核

患者男,61 岁,咳嗽、咳痰 1 年,左膝关节疼痛 3 个月。行^{18}F-FDG 全身显像,全身 MIP 图(A)示:左膝关节见团片状显像剂浓聚;融合图像(B)示:左膝关节诸骨骨密度不均匀减低,关节面模糊、毛糙,骨皮质欠连续,左膝关节囊及周围软组织肿胀,显像剂浓聚,SUV_{max} 约 15.2,左膝关节腔、髌上囊及腘窝后下方积液。诊断为左膝关节结核

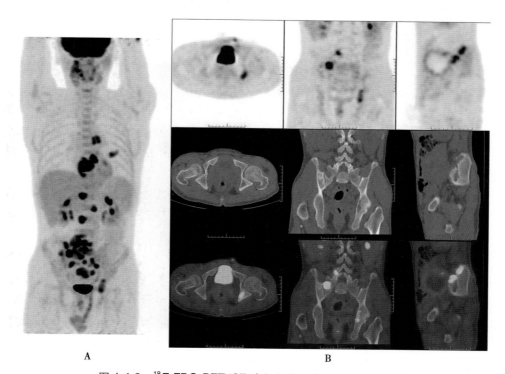

图 4-4-6 ^{18}F-FDG PET/CT 诊断多发骨结核伴冷脓肿形成

患者男,38 岁,腰痛 1 年,加重 2 个月。行^{18}F-FDG 全身显像,全身 MIP 图(A)示:多个椎体及附件、左侧第 8 肋及骨盆骨多发结节状显像剂浓聚;融合图像(B)示:L$_5$ 椎体、骶椎、右侧髂骨、左侧坐骨见不规则骨质破坏,部分可见死骨,显像剂浓聚,SUV_{max} 约 9.9。右侧腰大肌内侧见囊性低密度影,CT 值约 14HU,囊壁显像剂浓聚,SUV_{max} 约 3.6。诊断为多发骨结核伴冷脓肿形成

（二） PET/CT 表现及评价

结核病属于特异性感染,感染灶内部病理类型及病理过程各异,^{18}F-FDG、^{68}Ga-枸橼酸盐 PET/CT 显像特点也可表现各异,SUV(标准摄取值)半定量指标与部分肿瘤性病变有交叉。通常,活动期结核灶内含有大量的炎性细胞(上皮样细胞、朗格汉斯细胞和淋巴细胞等),这些细胞葡萄糖代谢较旺盛,病灶显像剂摄取较高,部分病灶显像剂分布呈团片状、环状。PET/CT 大视野成像,一次检查显像范围可从颅顶至足底,可对整个脊柱进行显像,而且可同时提供功能代谢和形态特征的信息。^{99m}Tc-MDP 骨显像因其经济实惠、灵敏度较高等优点作为检测肿瘤骨转移的首选而在临床作为常规运用。但是近年来,随着钼锝发生器在放射性药品市场上的紧缺,使得传统的锝标骨显像剂在多处医院开展受限。^{18}F-NaF PET/CT 显像因其极高的亲骨性引起了医学界的广泛关注,常用于诊断早期肿瘤骨转移、良性骨骼病变等,在一定程度上也缓解了锝标药物市场的紧缺。^{18}F-NaF 作为一种正电子显像药物,早在 20 世纪 60 年代即出现于核医学历史中,近年来随着核医学 PET/CT 等显像设备的飞速发展,这种正电子药物重新回到了大家的视野中,^{18}F-NaF 有着更好的靶/非靶比值、更快的血浆清除率等优势而重新被大家选择。据报道,^{18}F-NaF 在正常骨骼中的摄取为正常磷酸盐的 2~3 倍,若为病变骨骼中这个比值可达到 3~10 倍,能够更好地检出早期的、轻微的骨转移病灶。^{18}F-NaF 的特性使得其作为骨显像剂时灵敏度较高,但常有些骨良性病变(退变、骨折、骨髓炎等)也呈现出显像剂高摄取灶。骨结核灶^{18}F-NaF 摄取也增高(图 4-4-7、图 4-7-8)。PET 结合同机 CT 进行融合显像可以利用 CT 定位显像剂高摄取灶,而且可以获得其形态学方面的信息,较单独 CT 诊断骨转移灶有着更高的灵敏度和准确性,这种功能成像和解剖定位功能的融

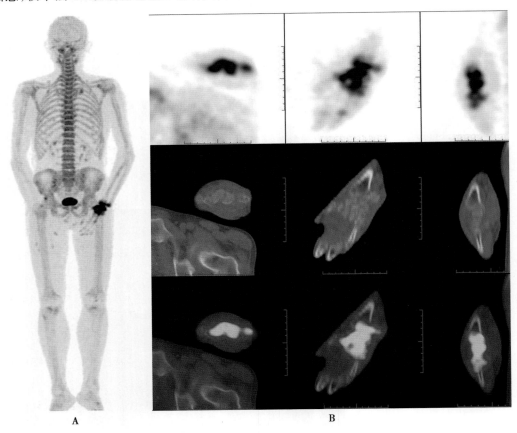

A   B

图 4-4-7 ^{18}F-NaF 全身骨显像诊断腕关节结核

患者男,55 岁,发现左腕部包块 8 个月。行^{18}F-NaF 全身骨显像,全身 MIP 图(A)示:左腕部见团片状显像剂浓聚;融合图像(B)示:左腕关节对合关系存在,关节间隙不均匀变窄,左腕关节诸骨骨质结构紊乱,骨质密度减低,部分骨质呈虫蚀样破坏伴显像剂浓聚,邻近软组织肿胀。诊断为左腕关节结核

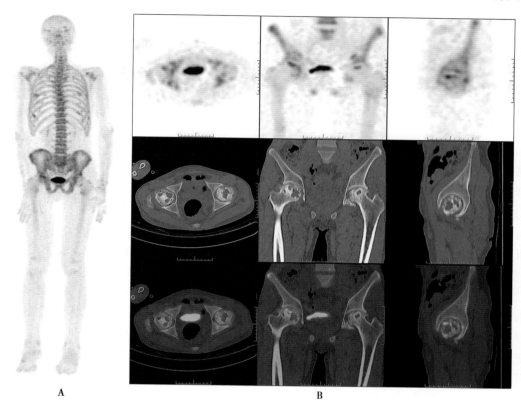

图 4-4-8　^{18}F-NaF 全身骨显像诊断髋关节结核

患者男,48 岁,咳嗽、咳痰伴双下肢疼痛 1 个月。行 ^{18}F-NaF 全身骨显像,全身 MIP 图(A)示:双侧髋关节显像剂不均匀浓聚;融合图像(B)示:双侧髋关节间隙变窄,双侧股骨头形态失常,其内多发斑片状低密度影,邻近骨质增生、硬化,关节周围见斑点及斑片状高密度影,双侧髋关节显像剂不均匀性浓聚。诊断为髋关节结核

合使得诊断准确率进一步攀升。^{18}F-NaF 在配置了 PET/CT 及医用小型回旋加速器的核医学科应用前景很广阔,它凭借着更好的理化性质、PET/CT 设备更高的分辨率,较^{99m}Tc-MDP SPECT/CT 骨显像灵敏度、特异性及准确率更高。综上,核医学显像手段既缩短检查流程,也提高诊断准确性,方便了患者。

七、鉴别诊断

(一)与肿瘤骨转移的鉴别

1. 临床表现区别　肿瘤骨转移,为恶性肿瘤经血行转移至骨组织引起的以骨损害、疼痛为主要表现的疾病。常发生在已有原发灶的中老年患者中。起病常较隐匿,首要表现为疼痛,休息时疼痛往往也不能缓解。易发生骨转移的恶性肿瘤为乳腺癌、肺癌、前列腺癌等。骨转移灶发生于脊柱椎体的病灶最多,其次为骨盆和四肢长骨,骨质破坏明显时常伴有剧烈疼痛、病理性骨折等。若患者无原发肿瘤病史,则与骨关节结核鉴别较困难。

2. 影像检查鉴别　全身骨显像上典型骨转移患者病灶分布不对称、无规律,受累骨骼显像剂摄取根据病灶受损情况可呈现多种形态。受累椎体分布常呈跳跃性,附件常常受累,椎间盘常不受累,椎间隙正常。CT 上骨质破坏往往较彻底,多位于椎体的中后部及附件,破坏区不常见砂砾样死骨,受累骨邻近软组织内不形成寒性脓肿及脓肿内死骨,这与骨关节结核较易鉴别。

(二)与化脓性关节炎的鉴别

1. 临床表现区别　化脓性关节炎起病常较急骤,临床上可有腰痛、高热、白细胞升高等典型感染的表现,受累骨骼疼痛往往较剧烈,患者常被迫卧床休息。骨关节结核起病常较隐匿,病程缓慢,高热少见,而是午后潮热、盗汗,受累椎体胀痛,疾病初期休息后可有缓解。

2. 影像检查鉴别 化脓性关节炎是常需与骨关节结核病相鉴别的骨感染性疾病,发病较急骤,有急性感染征象,有明显的局限性棘突叩痛。以脊柱受累为例,CT 表现为椎体骨质破坏、椎间隙狭窄和椎旁脓肿形成,但很少引起椎体塌陷、后凸畸形,附件常累及。但结核性冷脓肿或肉芽肿是骨关节结核的特征性表现,不会出现于其他感染或肿瘤性病变中。

八、与其他影像检查的比较

(一) X 线平片检查

受累骨表现为不规则骨质破坏,在透亮的骨质破坏区内可见像砂砾样、小颗粒样分布的死骨组织;受累关节邻近间隙常有软组织肿胀、积液,尤以脊柱结核椎旁冷脓肿显著。

(二) CT 检查

骨与关节结核:受累骨质表现为不规则虫蚀样低密度区,边缘欠规则,其内可见多发砂砾样死骨形成。受累骨邻近软组织常有肿胀,可有寒性脓肿形成,增强表现可呈环形边缘强化。受累骨局限性骨质疏松,骨质可有缺损,受累关节早期间隙可有改变,严重时可致关节脱位、相应皮肤窦道形成等。脊柱结核:胸椎发生率最高,常发生于胸、腰椎交界处及腰、骶椎交界处,病变范围可累及上下多个椎体。CT 检查表现为骨质破坏,可显示受累椎体骨质破坏范围、程度、形态(可为虫蚀状、融冰状、洞穴状等)及是否有死骨形成等形态学征象。最具特征性表现为椎体的虫蚀样破坏和椎旁寒性脓肿形成,邻近受累椎体间隙可变窄、消失或密度不均。椎体后份骨质破坏可破溃至椎管内,造成相应节段椎管内占位,脊髓膜囊前缘可受压。椎旁寒性脓肿在增强 CT 检查上可表现为脓肿边缘环状强化,脓肿内可有钙化影分布。CT 检查对于骨关节结核诊断价值较高,但前提是其扫描范围必须与患者病灶部位一致。当部分患者存在多部位疼痛、放射痛或疼痛范围较大时,可能会造成扫描范围和疼痛范围不一致,造成误判或需要加扫,从而造成漏诊或加大患者辐射剂量。

(三) MR 检查

CT 检查可比 X 线平片更清楚地显示骨关节结核隐匿的、细微的骨质密度改变,如小的死骨、脓肿等,但 CT 检查评估脊髓、神经根受压、受侵范围的准确率不及 MR 检查。MR 检查对骨关节结核的特异性比 CT 检查更高,其拥有多种成像序列和成像参数及成像手段,如冠状面扫描、矢状面扫描、横断面扫描、T_1 和 T_2 平扫及增强扫描。MR 检查可发现早期脊椎结核的炎性水肿,由于正常的骨髓被炎性水肿组织替代,因此脊椎结核灶无论是 T_1 还是 T_2 时间均延长。结核性肉芽肿和椎旁脓肿在 T_1WI 呈低或等信号,在 T_2WI 上多呈混杂高信号或较均匀高信号,其在增强扫描多为环状强化。MR 影像学特点是其对软组织成像的高分辨率,对脊柱结核椎管内脊膜、脊髓受累程度和范围显示较清晰。

九、典型病例

病例一:患者男,20 岁,4 个月前无明显诱因出现胸背部胀痛,呈阵发性,发作时 VAS 评分为 4 分,行走后加重,休息后可缓解,不伴潮热、盗汗,当地医院针灸治疗后稍缓解。2 个月前上述症状加重伴双下肢乏力、麻木,VAS 评分为 5 分,伴盗汗。查体:患者步入病房,面容焦虑,脊柱区皮肤完整,胸椎轻度后凸畸形,$T_{2\sim6}$ 棘突及椎旁明显压痛、叩击痛,胸廓挤压试验阴性。左下肢大腿后方、小腿前外侧、外踝、足背感觉障碍。双下肢直腿抬高试验阴性,拾物试验阴性,病理征阴性。白细胞计数 $5.72\times10^9/L$,C 反应蛋白 14.28mg/L。结核分枝菌蛋白芯片检测:结核菌脂阿拉伯甘露糖抗体弱阳性;结核菌 38KD 抗体弱阳性。MR 检查示:$T_{5\sim6}$ 平面脊髓信号不均匀增高($T_2WI/STIR$);$T_{3\sim7}$ 平面脊膜增厚伴硬膜外细条状高信号影(T_2WI)。T_4、T_7 椎体信号不均匀增高(STIR),见多发囊状长 T_1、T_2 信号影,STIR 呈高信号,界清。$T_{3\sim7}$ 椎旁软组织肿胀,可见多发囊状液体信号影。图 4-4-9 为 ^{99m}Tc-MDP 全身骨显像和局部断层融合显像。诊断:胸椎结核。

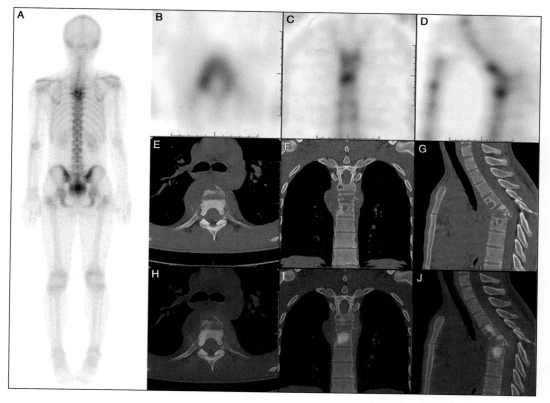

图 4-4-9 胸椎结核患者⁹⁹ᵐTc-MDP 全身骨显像和局部断层融合显像

A.⁹⁹ᵐTc-MDP 全身骨显像示:$T_{5~6}$ 椎体显像剂摄取增高;T_4、T_7 椎体局部显像剂摄取增高。B~J. 局部断层融合图示:$T_{5~6}$ 椎体平面脊柱后凸畸形,$T_{5~6}$ 椎体形态失常,重度压缩楔形变,骨质结构紊乱,部分骨质融合,其内见多发斑片及结节状高密度死骨影,椎间隙消失,部分骨质突向椎管内,显像剂摄取增高;T_4、T_7 椎体内见多发片状低密度骨质破坏区,边缘可见硬化边,显像剂摄取增高,$T_{3~7}$ 椎旁软组织肿胀,其内可见点状死骨影

病例二:患者女,56 岁,1 年前患者无明显诱因出现腰部疼痛,呈持续性胀痛,未予重视。2 个月前,患者腰痛症状加重,伴右下肢麻木疼痛,久坐久站后疼痛加重,平躺可缓解,伴间歇性跛行,伴夜间盗汗、食欲减低、消瘦。查体:患者抬入病房,腰椎活动度差,$L_{1~3}$ 棘突及棘突区有压痛、叩击痛。腰部放射痛明显,从右侧臀部到大腿前外侧。白细胞计数 $5.72×10^9$/L;红细胞沉降率 27mm/h。MR 提示:L_1/L_2 椎体信号异常,右侧寒性脓肿形成,L_4/L_5 椎间盘突出。图 4-4-10 为行⁹⁹ᵐTc-MDP 全身骨显像和局部断层融合显像。诊断:腰椎结核。

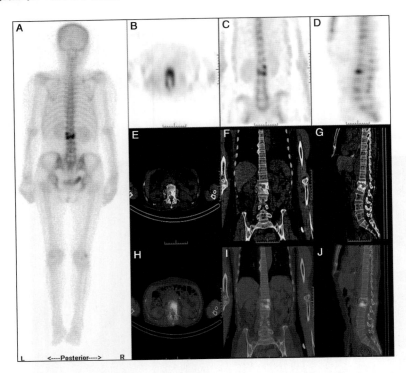

图 4-4-10　腰椎结核患者^{99m}Tc-MDP 全身骨显像和局部断层融合显像

A.^{99m}Tc-MDP 全身骨显像示：L_{1~2} 椎体见片状显像剂摄取增高。B~J. 局部断层融合显像示：L_{1~2} 椎体见大片状溶骨性骨质破坏区，其内见砂砾样死骨形成，L_{1~2} 椎体显像剂摄取增高；T_{1~2} 椎间隙变窄；L_{1~2} 椎体层面椎旁见梭性软组织影，其内可见点状、结节状高密度影

病例三：患者女，40 岁，1 年前，患者活动后出现左肩阵发性针刺样疼痛，停止呼吸后可缓解，无放射痛，无端坐呼吸，患者自服止痛药（具体不详）后明显好转。1 个月前上述症状加重，夜间尤甚。查体：患者左肩皮肤发红，皮温正常，无破溃及皮疹，左肩关节前屈、外展、内旋、外旋活动受限，肱骨近端压痛。图 4-4-11 为行^{99m}Tc-MDP 全身骨显像和局部断层融合显像。诊断：左肱骨结核。

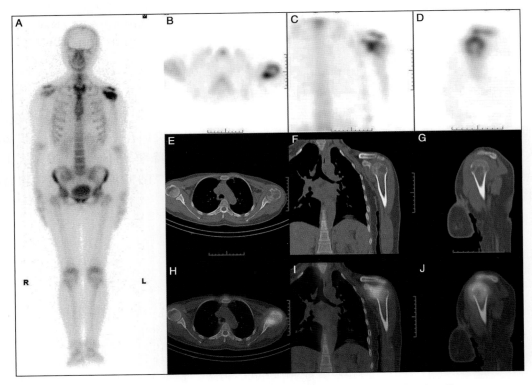

图 4-4-11　左肱骨结核患者^{99m}Tc-MDP 全身骨显像和局部断层融合显像

A.^{99m}Tc-MDP 全身骨显像示：左侧肱骨头显像剂异常浓聚；B~J. 局部断层融合图示：相应部位多发大小不等类圆形低密度影，边界清楚，骨皮质连续性中断

病例四:患者女,40岁,4年前无明显诱因出现腰背疼痛,呈持续性胀痛,活动后加重,卧床休息可缓解,伴潮热、盗汗,未予以重视,后疼痛进行性加重。5个月前患者行 CT 发现 T_7、T_8、L_2 椎体骨质破坏,院外诊断为Ⅲ型肺结核、脊柱结核,予以抗结核治疗。近期患者发热时腰背痛加重,多次出现寒战、高热、胸闷气促,最高体温达 42℃,谵妄、昏迷,伴头晕、颈肩痛、行走不稳、踩棉感,右足背麻木,偶觉双手指麻木感,会阴区疼痛麻木。查体:C_5、C_6 棘突叩压痛,L_2 棘突及椎旁叩压痛。双侧肱二头肌、肱三头肌、桡骨膜反射减弱;腹壁反射减弱,鞍区感觉减退;双侧膝关节以下皮肤感觉减退,以足背为甚。图 4-4-12 为 ^{18}F-FDG PET/CT 显像。诊断:粟粒型肺结核、骨结核。

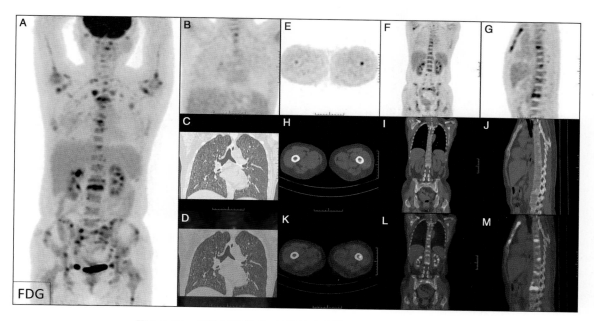

图 4-4-12　粟粒型肺结核、骨结核患者 ^{18}F-FDG PET/CT 显像

A、E、H、K. 双侧肱骨上段、双侧肩胛骨、双侧锁骨胸骨端、胸骨、脊柱多处、骨盆诸骨多处、左侧股骨上段多发显像剂分布异常浓聚,SUV_{max} 约为 6.1,同机 CT 示病灶呈溶骨性、成骨性混合改变。B～D. ^{18}F-FDG PET/CT 示:双肺弥漫分布细小结节影,密度均匀,大小均匀,显像剂分布稍浓聚,SUV_{max} 约为 1.8。F、G、I、J、L、M. T_7、L_2 椎体不规则骨质破坏,边缘骨质稍增生、硬化,骨皮质不完整,显像剂分布异常浓聚,SUV_{max} 约为 6.1

病例五:患者女,51岁,患者3个月前无明显诱因出现左侧髋部疼痛,活动受限,当地医院治疗(具体不详)后症状未缓解。查体:患者步态呈跛行,左下肢较健侧缩短约 2cm,左侧臀部及大腿肌肉萎缩,左髋关节活动明显受限,患肢远端感觉及血供无异常。图 4-4-13 为行 ^{99m}Tc-MDP 全身骨显像和局部断层融合显像。诊断:左髋关节结核。

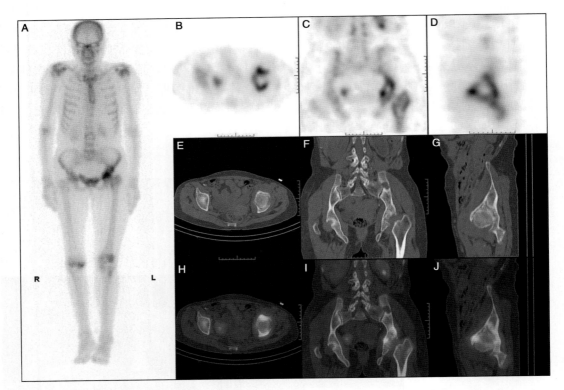

图 4-4-13　左髋关节结核患者^{99m}Tc-MDP 全身骨显像和局部断层融合显像
A. ^{99m}Tc-MDP 全身骨显像示：$L_{2\sim3}$ 椎体、左侧髋关节及双侧膝关节见多发显像剂浓聚影；B~J. 局部断层融合图示：$L_{1\sim4}$ 椎体、左侧髋关节及左侧股骨上段可见多发不规则骨质破坏，左侧髋关节关节间隙变窄，关节囊及周围软组织间隙内可见多发囊状液体密度影及多发钙化灶，左侧髋关节显像剂浓聚

　　病例六：患者女，32 岁，8 个月前患者无明显诱因出现背部疼痛，为持续性钝痛，偶有腰背部绞痛感，以午后、夜间疼痛剧烈，自诉明显发热、盗汗、咳嗽、咳痰等不适。查体示腰椎生理弯曲存在，$L_{2\sim5}$ 棘突有明显压痛、叩击痛。诊断：脊柱结核（图 4-4-14）。

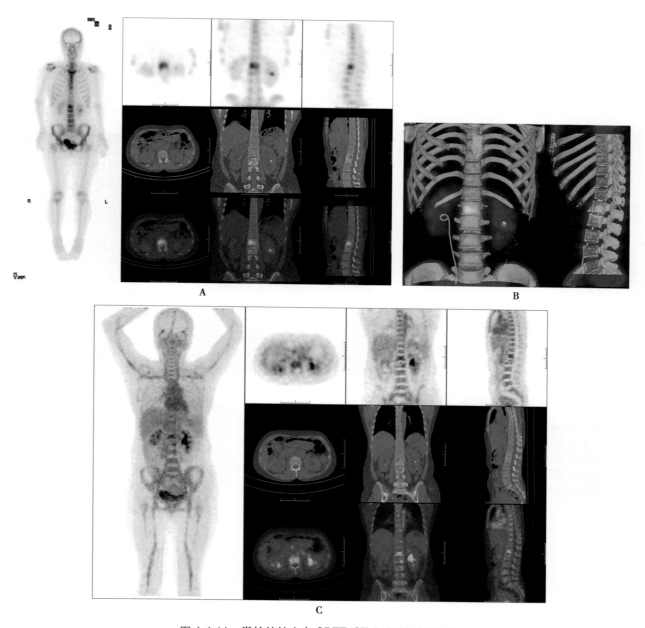

图 4-4-14　脊柱结核患者 SPET/CT 和 PET/CT 显像

A. ^{99m}Tc-MDP SPET/CT 示 L_1、L_2 椎体骨质破坏，L_1 椎体骨代谢增高；B. ^{99m}Tc-MDP SPET/CT 融合 3D 显像示 L_1、L_2 椎体骨代谢增高；C. ^{68}Ga-枸橼酸盐 PET/CT 示 L_1、L_2 椎体骨质破坏，L_1 椎体及 L_2 椎体左下缘骨代谢增高

病例七：患者男，22岁，右髋关节疼痛伴活动受限3个月。患者于入院3个月前无明显诱因出现右髋关节疼痛伴活动受限，疼痛为牵扯痛，不伴放射痛，不能自主活动及行走，无畏寒、发热、盗汗、午后潮热等症状，患者未予以重视，未行治疗。2个月前于当地县中医院行针灸、理疗等治疗（具体治疗过程不详），诉症状明显好转。1天前患者因症状复发并加重就诊。见图4-4-15。

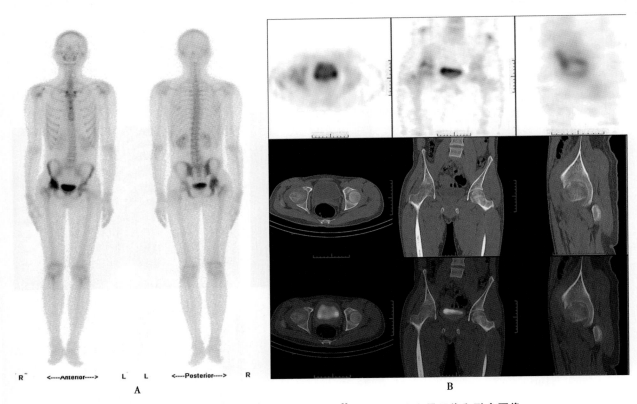

图4-4-15　右侧髋关节结核伴冷脓肿患者^{99m}Tc-MDP全身骨显像和融合图像

A. ^{99m}Tc-MDP全身骨显像示：右髋关节见团片状显像剂浓聚。B. 融合图像示：右侧髋关节间隙狭窄，右侧股骨头形态失常，骨质密度不均匀减低，散在多发虫蚀样骨质缺损区，右侧髋臼缘边缘欠光滑、变尖，显像剂摄取不均匀增高，右侧髋关节周围环绕弧形低密度影，右侧髂腰肌内见长柱状低密度影，最大断面约2.3cm×2.0cm，延续至肌腱附着处，右髋部周围软组织稍肿胀，右侧臀部及右侧大腿根部肌肉轻度萎缩。诊断为右侧髋关节结核伴冷脓肿形成

第五章 代谢和内分泌紊乱

第一节 甲状旁腺功能亢进症

一、概　况

甲状旁腺功能亢进症(hyperparathyroidism)简称甲旁亢,是指由于甲状旁腺激素(parathyroid hormone,PTH)合成和分泌过多引起钙、磷代谢紊乱所产生的一系列综合征,主要分为原发性、继发性和三发性三种类型。原发性甲旁亢是由于甲状旁腺本身病变(肿瘤或增生)导致 PTH 合成和分泌增多,通过 PTH 对骨、肾作用,导致血钙增高和血磷降低,临床主要表现为反复发作的肾结石、消化性溃疡、精神改变与骨吸收。继发性甲旁亢是由于各种原因引起的血钙降低,刺激甲状旁腺代偿性分泌过多 PTH,主要见于肾功能不全、骨质软化症、小肠吸收不良等。三发性甲旁亢是在继发性甲旁亢的基础上,腺体受到持久和强烈的刺激,部分增生组织转变为腺瘤伴功能亢进,自主分泌过多的 PTH,主要见于肾衰竭患者。本章节主要讲述原发性甲旁亢(primary hyperparathyroidism, PHPT)。

二、临床表现

PHPT 是一种少见病,以 30~50 岁多见,男女发病分别约为 0.05% 和 0.2%。PHPT 主要由甲状旁腺腺瘤(约 80%~90%)、增生(约 15%~20%)或腺癌(约 1%~3%)引起 PTH 分泌过多,不受血钙的反馈调节,使血钙持续增高所致。广泛性骨吸收多引起全身性骨关节疼痛和病理性骨折。钙、磷代谢异常可引起肾结石。实验室检查多表现为 PTH、血钙、尿钙升高,血磷减低及碱性磷酸酶升高。

目前我国诊断 PHPT 主要依靠临床表现、生化检查及影像学检查等内容。患者多数因不明原因骨痛就诊,骨扫描、SPECT、PET/CT 作为辅助诊断手段,可为临床提供重要参考信息。

手术为 PHPT 的首选治疗方法,手术切除病变的甲状旁腺后高钙血症及高 PTH 血症即被纠正,骨吸收指标的水平迅速下降,骨显像亦可恢复正常。对于不能手术或拒绝手术的患者可考虑药物治疗包括二膦酸盐、雌激素替代治疗、选择性雌激素受体调节剂、拟钙复合物等及长期随访。

三、影像的病理基础及分子机制

PHPT 患者仅 1/3 发生骨骼改变,1/3 表现为骨质疏松,1/3 无骨骼改变。骨骼系统改变主要是破骨细胞沿骨小梁表面及哈弗斯管破骨活动增强,引起骨吸收,同时伴有新骨形成,但类骨组织钙化不足。骨吸收区可被纤维及肉芽组织代替,后两者可出现继发性黏液变性和出血,称为纤维性囊性骨炎,因其富含含铁血黄素而呈棕红色,又称为棕色瘤。

四、骨扫描、SPECT/CT 影像表现

传统的骨显像 PHPT 骨骼系统改变的重要特征是骨膜下骨吸收，患者颅骨颗粒状骨质吸收伴斑点状硬化在骨显像图中表现为颅骨弥漫性显像剂浓聚（黑颅征，图 5-1-1），另外颌骨齿槽硬板的吸收表现为牙周膜增宽、牙周白线消失，在骨显像图中表现为下颌骨增宽。骨显像出现颅骨"黑颅征"和下颌骨增宽征象是诊断 PHPT 的重要指标。

代谢性骨病骨显像特征：①中轴骨广泛性显像剂摄取增高；②长骨弥漫性显像剂摄取增高；③干骺端和关节周围显像剂摄取增高；④锁骨和下颌骨显像剂摄取增高；⑤肋软骨连接处显像剂分布呈"串珠征"，见图 5-1-1；⑥胸骨显像剂分布呈"领带征"；⑦肾脏不显影或显影较差。呈"超级骨显像"表现。

PHPT 早期骨显像常无阳性发现，随着病情发展，骨显像除上述特征性表现外，还可出现软组织钙化灶显像，且具有迁徙性，PHPT 治疗好转后软组织钙化灶也随之消失。

SPECT/CT 显像除了能够提供有关功能代谢方面的信息，反映出血液及代谢情况外，其 CT 还能同时显示出骨骼形态，定位病变部位。常见 CT 表现：①全身骨广泛骨质疏松，以脊柱、扁骨、掌指骨及肋骨明显；②骨膜下骨吸收，好发于中节指骨桡侧，骨干皮质呈花边样骨缺损，晚期于骨皮质内缘可出现凹凸不平的骨质吸收，牙槽硬板（齿周白线）骨吸收也常见；③软骨下骨吸收，多见于锁骨肩峰端及耻骨联合处，形成软骨下骨质缺损；④局限性囊性骨质破坏（棕色瘤），多见于长骨及下颌骨，呈大小不一、单发或多发的囊性透光区，边界清楚；⑤骨质软化；⑥尿路结石；⑦关节软骨钙化，好发于肩、膝、腕部三角软骨处；⑧软组织钙化。

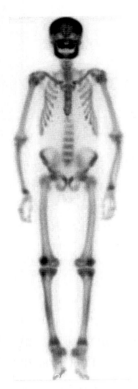

图 5-1-1　甲状旁腺功能亢进的骨显像特征

患者男，35 岁，自觉全身酸痛、乏力、关节疼痛 2 年。^{99m}Tc-MDP 全身骨显像见"黑颅征"，肋软骨呈串珠样显像剂浓聚，四肢骨骨皮质呈"双轨征"，诊断为甲状旁腺功能亢进

五、PET/CT 影像表现

关于 PHPT 的 ^{18}F-FDG PET/CT 的影像表现报道较少，但综合文献分析得出：骨质疏松、骨膜下骨皮质吸收、软骨下骨吸收、局限性囊状骨质破坏（纤维囊性骨炎或棕色瘤）、骨质软化、关节软骨钙化等，伴双肾多发结石、甲状旁腺部位单发或多发 ^{18}F-FDG 增高结节或肿块时，应考虑甲状旁腺腺瘤引起的 PHPT，PET 显示其全身病灶的 ^{18}F-FDG 摄取常异常增高。

^{18}F-FDG PET/CT 不但能够在术前准确定位甲状旁腺的病变，同时还可反映全身骨骼改变及其程度，PET/CT 全身扫描还易于发现患者合并的肾结石。另外，甲状旁腺瘤切除术后，也可用 PET/CT 扫描来观察患者治疗后棕色瘤中成骨细胞的变化。

而 PHPT ^{18}F-NaF PET/CT 的影像学表现仅见于个案，其影像学表现与 ^{99m}Tc-MDP 骨扫描类似，但其显像质量更佳，能发现更多的病灶。

六、鉴 别 诊 断

本病需与下列疾病相鉴别：①肾性骨病，出现继发性甲旁亢，骨骼改变与甲旁亢类似，但有明确的肾脏疾病史。②畸形性骨炎，多骨发病，但不累及全身骨骼，病变骨增粗、变形。碱性磷酸酶明显增高。③骨质软化症，多发生于妊娠及哺乳期妇女，主要表现为骨骼弯曲变形，假骨折，无骨膜下骨吸收。血清

钙低,无甲状腺旁腺腺瘤。④多发性骨髓瘤,多见于老年人,多骨发病,多发于躯干部和四肢长骨近端,呈点状或圆形溶骨性破坏,无骨膜下吸收。颅骨可见弥漫性多发圆形、虫蚀样破坏,边界清楚。尿本周蛋白阳性。

七、与其他检查方法比较

在临床接诊中,常常由于不能正确评估患者情况,或由于首诊医师知识储备有限,亦或由于分诊医师盲目进行相关检查,导致患者误诊、误治现象屡见不鲜。PHPT 发病率低,多数患者以不明原因骨痛就诊于骨科、肿瘤等科室,常规 CT、MR 等检查只能提供局部骨骼的形态学变化,超声主观性强,极易漏诊,而 SPECT/CT 全身骨显像能提供全身骨骼骨质代谢的变化及骨骼解剖形态,全面反映 PHPT 引起的代谢骨病的典型变化,所以对不明原因骨痛患者首先进行 SPECT/CT 全身骨显像在诊疗中起到至关重要的作用。而 PET/CT 作为一种全身性的检查,既能发现全身骨骼的病变,同时也能在术前进行甲状旁腺病变的定位,且研究发现 PET/CT 发现甲状旁腺腺瘤的敏感性高于普通 CT、MR、超声及 SPECT,因此较其他影像学检查具有一定的优势。

八、典 型 病 例

病例一:患者女,58 岁,因"双侧膝关节、腰背部疼痛 2 年"入院。实验室检查:PTH>2 000pg/ml(参考值 8.70~79.60pg/ml),血钙 2.78mmol/L(参考值 2.11~2.52mmol/L)。^{99m}Tc-MDP 骨扫描平面显像及局部 SPECT/CT 断层融合显像见图 5-1-2。^{18}F-NaF PET/CT 断层融合和局部断层融合显像见图 5-1-3。^{99m}Tc-MIBI/^{99m}Tc 减影法显像见图 5-1-4,术后病理为甲状旁腺腺瘤,诊断为原发性甲状旁腺功能亢进症。

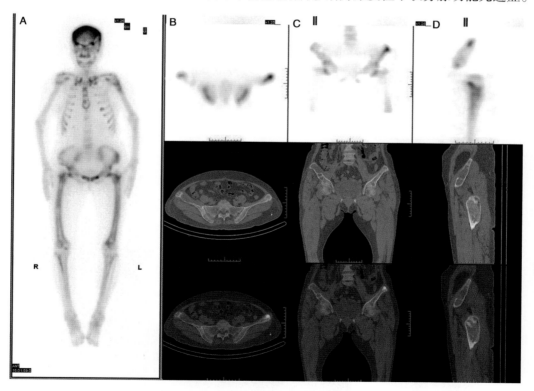

图 5-1-2　PHPT 患者^{99m}Tc-MDP 骨扫描平面显像和局部 SPECT/CT 断层融合显像

A. ^{99m}Tc-MDP 骨扫描平面显像示:全身骨骼见多发显像剂浓聚,以颅骨、四肢长骨、肋软骨连接处及胸骨显著;B~D. 局部 SPECT/CT 横断位、冠状位、矢状位断层融合图像示:右侧髂骨见囊状骨质破坏,破坏区显像剂分布呈稀疏缺损区,边缘显像剂异常浓聚

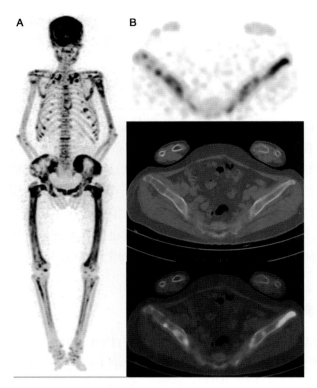

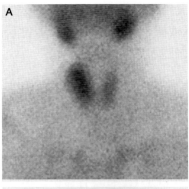

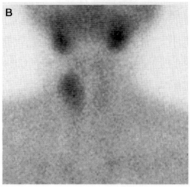

图 5-1-3 PHPT 患者[18]F-NaF PET/CT 平面显像和局部断层融合显像
A.[18]F-NaF PET/CT 平面显像示:全身骨骼多处显像剂浓聚,以颅骨、肋骨、四肢骨、骨盆显著;B.局部断层融合显像示:双侧髂骨多发囊状骨质破坏,相应部位显像剂浓聚

图 5-1-4 PHPT 患者[99m]Tc-MIBI/[99m]Tc 减影法显像
A 为 15min 显像,B 为 120min 显像,示右侧甲状旁腺病变

病例二:患者男,35 岁,2 年前自觉全身酸痛、乏力,伴关节疼痛,膝关节及指关节为甚,指关节稍变形,偶有心率偏快。肾衰竭透析病史。甲状旁腺激素>2 000.00pg/ml,血钙 2.25mmol/L。超声示甲状腺双侧叶后方及下方回声减弱。图 5-1-5 为胆碱显像、[99m]Tc-MDP 全身骨显像和[18]F-NaF PET/CT 显像。诊断:甲状旁腺功能亢进。

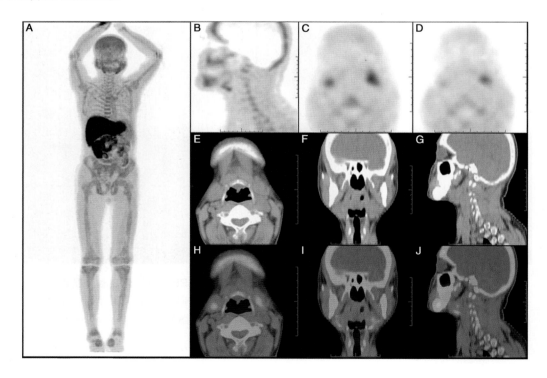

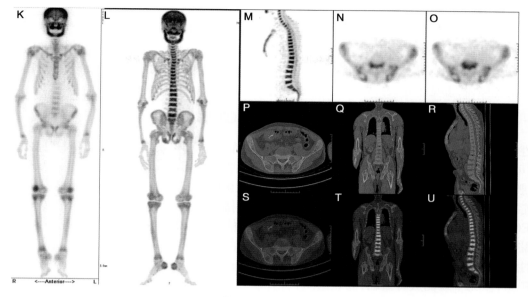

图 5-1-5　甲旁亢患者胆碱显像、^{99m}Tc-MDP 全身骨显像和^{18}F-NaF PET/CT 显像

A~J.胆碱显像示:颈部双侧甲状腺后方见三处增大的甲状旁腺组织,显像剂摄取增高;K. ^{99m}Tc-MDP 全身骨显像示:全身骨骼显像剂分布对称性增高,以颅骨及四肢大关节为甚,颅骨显像呈"黑颅征",肋软骨呈"串珠样"显像剂摄取,四肢骨骨皮质呈"双轨征",以双下肢为著;L~U. ^{18}F-NaF PET/CT 显像示:全身骨骼多发骨质吸收、破坏,骨显像符合"超级骨显像"

第二节　肾　性　骨　病

一、概　　况

肾性骨病(renal osteopathy)又称为肾性骨营养不良(renal osteodystrophy,ROD),已更名为慢性肾脏病-矿物质-骨代谢性疾病(CKD-MBD),是伴发于慢性肾脏病(chronic kidney disease,CKD)患者的钙、磷代谢紊乱和骨转化、矿化、生长发育异常以及血管和软组织钙化等,分为高转运型肾性骨病、低转运型肾性骨病(骨软化、无力性骨病)和混合性骨病三种不同类型。ROD 过去很少见,近年来,随着医疗水平的提高,肾病患者的生存期明显延长,此病发病率也较以前提高。现认为继发性甲状旁腺功能亢进(secondary hyperparathyroidism,SHTP)在 CKD 患者 ROD 的发生、发展中具有重要作用,SHPT 特征为血清 1,25(OH)$_2$D$_3$ 水平下降和钙磷代谢紊乱,导致甲状旁腺增生,分泌甲状旁腺激素(parathyroid hormone,PTH)水平增加。骨扫描、SPECT、PET/CT 作为辅助诊断手段,可为临床提供重要参考信息。目前,ROD 的治疗方法,主要包括限磷饮食、透析、使用磷结合剂、维生素 D 受体激动剂(vitamin D receptor activators,VDRAs)以及拟钙药物(calcimimetics)等。

二、临　床　表　现

ROD 是一种与慢性肾衰竭相关的代谢性骨病,也是肾功能不全的常见并发症。由于有功能的肾单位减少,维生素 D 代谢受阻,导致磷排泄障碍,造成高磷酸血症,其又引起血钙降低,继而刺激甲状旁腺增生,出现继发性甲状旁腺功能亢进症,同时由于肾组织是 25(OH)D$_3$ 的活化部位,肾衰竭导致其活化形式生成减少,消化道对钙的吸收减少,也引起低钙血症。该病的主要骨骼改变包括纤维囊性骨炎、维生素 D 缺乏症、骨硬化和骨外钙化。

三、影像的病理基础及分子机制

目前,对于肾性骨病发生机制尚未完全清楚,出现影像改变大多已属晚期。病理改变主要为骨样组织增生而矿化不良,出现广泛性骨质疏松;骨质软化,可出现对称性假骨折;多发生于颅骨、骨盆及脊柱。偶尔在骨显像上可见到胫骨和股骨影像呈"双轨征"改变,这是由于骨膜下新骨形成所致,此种征象亦可见于肥大性肺性骨关节病、关节炎、恶性肿瘤骨转移和原发性甲状旁腺功能亢进症等。根据肾性骨病的病因可分为两种类型:肾小球性功能衰竭,引起的骨病以骨软化、纤维囊性骨炎、佝偻病、骨硬化为主;肾小管性功能障碍,多见于先天性肾小管异常,引起的骨病以骨软化、佝偻病为主。

四、骨扫描、SPECT/CT 影像表现

肾性骨病骨显像可见骨骼弥漫性摄取增高,显像剂分布可以是均匀或不均匀的,骨与肾脏的摄取比增高,同时可见到一种或多种甲状旁腺功能亢进症所致代谢性骨病的征象。肾性骨病在骨显像表现上可以总结为:①四肢长骨显影明显;②肾显影很淡或不显影;③胸骨显影明显,表现为领带征;④中轴骨显影明显;⑤肋骨软骨连接处显像剂摄取增高,呈串珠样;⑥关节周围显影明显;⑦严重病例可发现肺及胃的转移性钙化。

SPECT/CT 显像除了能够提供有关功能代谢方面的信息,反映出血流及代谢情况外,CT 同时可显示出骨骼形态,定位病变部位。肾小球性肾病 CT 常见表现:①骨质疏松,骨质软化和佝偻病性表现;②继发性甲旁亢表现包括骨膜下骨吸收和纤维性骨炎等;③骨质硬化表现,也是肾性骨病的特征之一;④骨骺脱落,多见于双侧股骨近端;⑤软组织钙化,多见于关节周围,皮下组织、血管壁及内脏等部位。肾小管性肾病 CT 表现缺乏特异性,主要表现有:骨质密度普遍减低,骨关节畸形及假骨折等骨质软化表现。少数可表现为:①骨质硬化:多位于椎体、髂骨体部和耻骨等部位,呈无结构、均匀性密度增高区;②继发性甲旁亢表现:骨膜下骨吸收、软组织钙化等。

五、PET/CT 影像表现

关于肾性骨病 FDG PET/CT 的影像学表现报道极少。个案中显示的征象包括:①全身骨骼系统 ^{18}F-FDG 摄取均匀弥漫异常增高,双肾及膀胱未见显像剂分布(即超级骨显像);②肋软骨连接处结节状显像剂摄取增高;③长骨骨皮质线样显像剂摄取增高;④显像剂高摄取的"棕色瘤"。肾性骨病患者骨骼新陈代谢的加速是引起上述影像学表现的主要原因。而 ^{18}F-NaF 作为骨显像剂,其显像机制与 ^{99m}Tc-MDP 相似,但其具有更高的血浆清除率和骨摄取。关于肾性骨病 ^{18}F-NaF PET/CT 的影像学表现也仅见于个案,其影像学表现与 ^{99m}Tc-MDP 骨扫描类似,但其具有更高的成像质量,能发现更多的病灶。ROD 患者 PET/CT 显像的影像特征尚需更多的临床经验和总结。

六、鉴　别　诊　断

本病应与原发性骨质疏松、骨质软化和甲旁亢引起的骨骼改变相鉴别。本病均有明显的肾脏病史,原发性甲旁亢甲状旁腺本身有增生或者腺瘤等器质性病变。

七、与其他检查方法比较

ROD 影像学检查主要依据 X 线平片及 CT 扫描,但缺乏特异性。骨扫描检查及 SPECT/CT 显像不仅可以提供 CT 扫描信息,还可以反映全身骨骼系统的代谢情况,信息全面,灵敏度高,发现病灶早,并能早期反映 ROD 治疗后骨骼系统的变化。

八、典　型　病　例

患者男,45 岁,因"慢性肾衰竭透析史 10 年,反复双下肢疼痛、乏力 2 年"入院。实验室检查尿素 12.88mmol/L(参考值 2.9~8.2mmol/L),肌酐 530.9μmol/L(参考值 59~104μmol/L),PTH>2 000pg/ml(参考值 8.7~79.6pg/ml)。^{99m}Tc-MDP 骨扫描:全身骨骼显影异常清晰,下颌骨肥大伴显像剂浓聚,四肢骨骨皮质显像剂浓聚,双肾未见显示,膀胱内未见显像剂分布;断层融合显像示全身诸骨骨质密度减低,并见广泛的虫蚀性骨质破坏(图 5-2-1,仅显示下颌骨局部断层融合图像)。^{18}F-NaF PET/CT:全身骨骼显影异常清晰,符合超级骨显像表现,全身骨骼多处显像剂异常浓聚;断层融合显像:全身诸骨骨质密度减低,并见广泛的虫蚀性骨质破坏(图 5-2-2,仅显示骨盆局部断层融合图像)。最后诊断为肾性骨病。

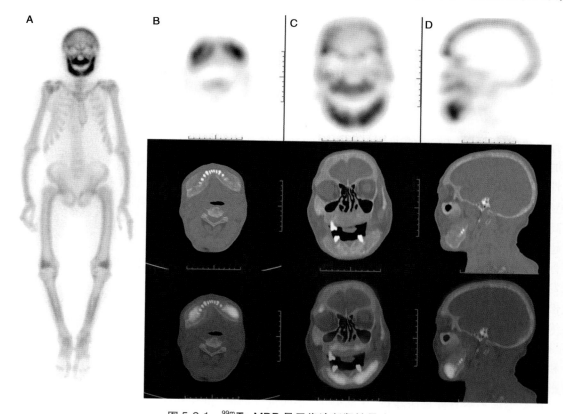

图 5-2-1　^{99m}Tc-MDP 骨显像诊断肾性骨病
A. ^{99m}Tc-MDP 骨扫描平面显像示下颌骨肥大伴显像剂浓聚,四肢骨骨皮质显像剂浓聚,双肾未见显示,膀胱内未见显像剂分布;B~D. 下颌骨局部断层融合显像示下颌骨肥大伴显像剂浓聚

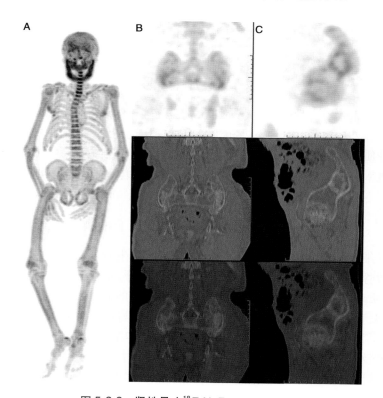

图 5-2-2　肾性骨病^{18}F-NaF PET/CT 检查
A. ^{18}F-NaF PET/CT 平面显像示全身骨骼显影异常清晰,符合超级骨显像表现,全身骨骼多处显像剂异常浓聚;B、C. 骨盆断层融合显像示:骨盆诸骨多发虫蚀状骨质破坏

第三节　骨质疏松症

一、概　　况

骨质疏松(osteoporosis,OP)是多种原因引起的以低骨量和骨组织微结构破坏为特征,导致骨质脆性增加和易于骨折的一种最常见的全身性骨代谢性疾病。在这一疾病过程中,骨组织的总量虽然减少,但是骨组织的矿化基本正常。骨质疏松的发病率与性别、年龄、种族、地区、饮食习惯、生活方式、物理因素、免疫及药物治疗有关。本病常见于老年人,也可发生于各个年龄阶段,我国60岁以上人群,女性发病率高于男性,女性患病率约为30%~50%,男性发病率约为20%。骨质疏松是由于破骨及骨质吸收的速度超过骨形成速度,骨量减少同时累及骨皮质与骨小梁。

骨质疏松有多种分类方法,按照累及范围可分为全身性骨质疏松和局限性骨质疏松;按照病因可分为原发性骨质疏松症、继发性骨质疏松症。原发性骨质疏松症包括绝经后骨质疏松症(Ⅰ型)、老年骨质疏松症(Ⅱ型)和特发性骨质疏松症(包括青少年型)。前两者较常见,绝经后骨质疏松症一般发生在女性绝经后5~10年内,老年骨质疏松症一般指70岁以后发生的骨质疏松。特发性骨质疏松相对罕见,是指发生在未绝经(指女性患者)、无其他可导致继发性骨质疏松症因素的年轻健康个体中的骨质减少和无创伤或轻微创伤下的骨折,男女都可发病,发病机制目前尚不清楚。继发性骨质疏松症则指由任何影响骨代谢的疾病和/或药物及其他明确原因导致的骨质疏松,多见于内分泌代谢疾病。原发性骨质疏松症多表现为全身性骨质疏松,逐渐发生,病情进展缓慢,可达数年或更长时间。继发性骨质疏松症多为局限性骨质疏松,病程进展快,病程短。

骨质疏松的影像学诊断方法主要包括骨密度检查、X线检查、CT检查、MR检查和核素骨显像检查等。骨密度测量可诊断骨质疏松并预测骨折发生的风险,但不能诊断骨折的发生,X线、CT、MR等检查则有助于发现骨折,而骨扫描在检出无临床表现或其他影像学检查未能发现的隐匿性骨折有一定的优势。

二、临　床　表　现

骨质疏松的主要临床表现为骨骼疼痛、易骨折,骨骼疼痛多为逐渐发生,部分患者临床表现轻微,甚至无临床症状,疼痛主要以腰背部疼痛为主,很少伴有神经压迫症状,严重时可表现为驼背、脊柱变形和四肢活动障碍。当骨质疏松发展到一定程度时,无明显外伤或者轻微外伤即可发生骨折,且第一次骨折发生后再次骨折的概率将增加。骨折常发生于髋关节、脊柱椎体、桡骨远端、股骨颈、肱骨近端、胫骨和骨盆及其他部位。

三、影像的病理基础及分子机制

骨质疏松是成骨细胞和破骨细胞生理功能失衡的表现,发生骨质疏松时,破骨细胞活跃,骨吸收增加,骨转换加快,导致骨量快速丢失。钙是骨骼构成的重要成分,并参与人体的生长发育,调节矿物质代谢平衡,目前认为骨质疏松与体内钙含量不足有关。骨质疏松的病理改变包括:骨皮质变薄,骨内膜吸收;骨小梁减少、变细、萎缩,甚至消失;哈弗斯管和穿通管扩大与骨骼变形,微小骨折与骨折。骨扫描利用的骨显像剂主要是^{99m}Tc-MDP,^{99m}Tc-MDP与羟基磷灰石晶体结合从而吸附于骨的表面,其分布的多少取决于局部血流量及骨的代谢速度。当骨质疏松伴随骨折时,由于血流灌注增加及成骨代谢活跃而表现为显像剂浓聚。骨扫描平面和断层显像相结合能提供更多的解剖信息,提高了病灶的检出率。

四、骨扫描、SPECT/CT影像表现

骨显像是通过反映局部骨血流量及成骨活性来研究骨代谢特点的一种方法,成为骨代谢性疾病

的病理生理检测及治疗疗效检测的有效工具。近年来核素骨显像方法因其较高的准确性在骨质疏松症的诊断研究中具有重要的运用价值。根据患者骨质疏松的发病机制、严重程度、范围、持续时间、类型以及患者的年龄，骨显像有多种不同的表现。在骨质疏松初期，如果患者未出现骨折，骨显像可表现为阴性，严重的骨质疏松患者由于骨量的急剧减少，骨显像可表现为显像剂弥漫性摄取减少，常见于中轴骨和附肢骨，出现显像剂洗脱斑样表现（wash-out pattern）。骨显像的视觉评估对骨质疏松的诊断具有一定的局限性，通常情况下，长骨和椎骨的皮质变薄骨显像显示不清楚。核素骨显像定性分析缺乏特异性，而 24 小时全身滞留量法及定量骨显像具有重要的运用价值。全身骨显像运用定性分析与定量分析相结合在骨质疏松早期可做出精确诊断。此外，24 小时全身滞留骨显像还可以判断绝经后骨质疏松妇女是否使用雌激素治疗及未使用雌激素治疗妇女的骨质流失量，将影像的直观性与定量分析有机结合，有利于临床治疗方案的制订，为骨质疏松疗效评价提供一种更早期、更有效的监测方法。

目前骨显像尚未常规用于骨质疏松症的诊断中，但常常用于已诊断为骨质疏松的患者疑有骨折时。骨质疏松症最常见和最严重的并发症是脊柱、桡骨远端骨折，股骨颈、肱骨近端、胫骨和骨盆也是骨折的好发部位。脊柱椎体骨折是最常见的骨质疏松性骨折，当骨质疏松症伴有脊柱椎体骨折时的典型表现为在受累椎体的上下缘见显像剂分布浓聚，或者受累的整个椎体显像剂浓聚影。影像学表现为椎体骨皮质变薄，可表现为"鱼脊"症。骨显像还可估计骨折发生的时间，骨质疏松症患者特别是老年骨折发生后早期（2 周内）骨显像即可表现为阳性，随后显像剂摄取将逐渐减少，骨折后 3~18 个月（平均 9~12 个月），骨显像可表现为正常。鉴于此，骨扫描在评估骨折的大致时间也是非常有用的。如果椎体的 X 线检查明确有骨折的患者出现腰背部疼痛，但骨扫描表现为阴性，这就基本上排除了近期骨折的可能，可考虑其他原因引起的疼痛，如骨转移瘤、骨感染性病变及 Paget 病等。因此，骨显像对于判断新近几个月内出现疼痛并伴有椎体高度异常的疼痛是否与骨折有关具有重要的诊断价值。此外，骨显像还可估计骨折的预后，有研究表明，发生过椎体骨折的骨质疏松患者以后椎体骨折发生概率是同龄人的 5 倍，髋关节骨折的可能性是其他人的 2 倍，约 20%骨折发生于第一次骨折后的 1 年内。因其较高的灵敏度，骨扫描也常用于其他少见部位的骨折，如肋骨、骨盆和髋关节骨折等，尤其是 X 线检查表现为可疑骨折或者骨折部位（如骶骨）X 线检查诊断有困难的骨折。此外，核素骨扫描检查对于伴随长期胸背痛的骨质疏松症疑有关节突退变的患者也是必不可少的。

五、PET/CT 影像表现

^{18}F-NaF 是重要的骨显像剂，其在骨骼中的摄取程度与骨的代谢活性有关。^{18}F-NaF 随血流迅速扩散到骨细胞间隙，通过化学吸附作用迅速与羟基磷灰石分子中的羟基进行交换，在成骨细胞活动活跃的区域被大量摄取，其摄取量与骨血流及骨代谢活性呈正比，^{18}F-NaF PET/CT 显像已应用于骨血流和骨矿化作用的研究，PET/CT 显像通过动态扫描可获得不同部位的骨骼动力学参数，故能更准确地研究骨质疏松患者骨代谢指标。^{18}F-NaF PET/CT 所示腰椎骨密度变化与骨代谢测量之间的关系与全身生化标志所显示的骨代谢关系相似，可显示骨区域代谢当量的生化标记。骨质疏松在 ^{18}F-NaF PET/CT 显像中的影像表现与全身骨显像影像表现相似，其临床表现与骨质疏松的程度有关，当骨质疏松早期时，PET/CT 可表现为阴性，当伴随骨折发生时，PET/CT 显像上可表现为显像剂异常浓聚，当骨折发生于脊柱椎体时，显像剂可呈短横条状浓聚，发生于肋骨时可呈结节样显像剂异常浓聚（图 5-3-1）。

六、鉴 别 诊 断

（一）多发性骨髓瘤

多发生于中轴骨，肋骨最明显，呈穿凿样、鼠咬状、溶骨性骨质破坏，可伴发骨质疏松，当伴随有病理性骨折时，可见软组织肿块影。

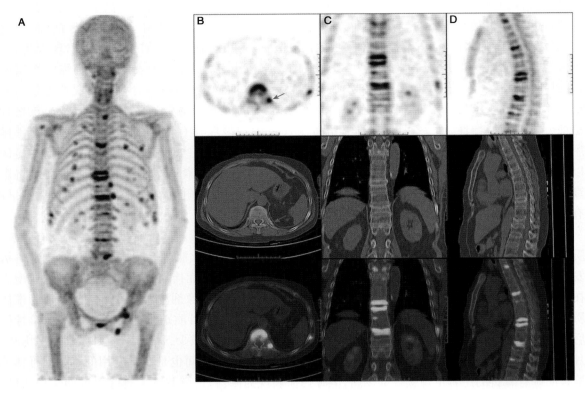

图 5-3-1 库欣综合征¹⁸F-NaF PET/CT 显像

患者女,68 岁,患有库欣综合征,长期服用糖皮质激素。近 4 年出现腰背部疼痛伴行走困难。^{18}F-NaF PET/CT 示多支肋骨、$C_{5\sim6}$、T_1、$T_{5\sim6}$、$T_8\sim L_4$ 椎体及左侧坐骨支显像剂异常浓聚(A),断层融合显像示上述双侧部分肋骨 骨质扭曲伴骨痂形成并显像剂浓聚(B,红色箭头),$C_{5\sim6}$、T_1、$T_{5\sim6}$、$T_8\sim L_4$ 椎体变扁,骨质密度相对增高伴显像 剂浓聚(D);扫描范围内诸骨骨皮质变薄,骨小梁稀疏(A、B、C、D 分别为^{18}F-NaF PET/CT 全身显像和横断位、 冠状位及矢状位断层显像)

(二) 转移瘤

引起椎体病理性骨折时应与骨质疏松所致的压缩性骨折相鉴别,转移瘤所致的病理性骨折多为一 致性塌陷变形,而骨质疏松所致骨折多为楔形变,且转移瘤骨质破坏多发生于椎体及椎弓根。此外骨转 移瘤伴有原发病灶,可见软组织肿块。

(三) 骨软化症

骨软化症伴随骨小梁减少、变细、模糊及骨皮质变薄,其负重骨如双下肢及骨盆变形弯曲,可有假骨 折线。儿童常有佝偻病的临床症状。

七、与其他检查方法比较

(一) X 线检查

骨质疏松早期 X 线检查通常无阳性表现,当骨量流失超过 30%时可出现影像表现。骨质疏松的影 像学表现包括放射透光性增加、椎体压缩变扁、骨小梁稀疏、纤细及骨皮质密度降低。在早期,由于骨松 质的吸收,椎体终板出现相对骨质密度增高,形似"空盒",之后随着骨小梁的丢失,整体密度下降,椎体 出现"毛玻璃样"改变,在疾病的进展阶段,骨质疏松会导致椎体的楔形骨折,如发生在胸椎,将导致脊 柱后凸。骨质疏松首先累及关节周围骨皮质,此区域影像学表现也最为明显。骨质疏松改变发生的主 要部位是中轴骨,尤其是脊柱椎体,表现为骨小梁结构模糊,纵行骨小梁相对明显,呈"栅栏状"征象,椎 体双凹变形或压缩性骨折、楔形变,有时可伴有骨折。

（二）CT 检查

CT 检查表现基本征象同 X 线检查征象,但对骨质细节征象显示优于 X 线检查,其次还可显示骨折周围软组织改变(原发性骨质疏松所引起的骨折一般不伴有软组织肿块形成)。

（三）MR 检查

MR 检查骨髓呈短 T_1 和中长 T_2 信号,这是由于增宽的骨小梁间隙被过多的脂肪、蛋白质、造血组织或水分填充。低信号皮质内出现异常等信号区,这与骨皮质内哈弗斯系统的扩张或黄骨髓的入侵有关。

（四）全身骨显像

虽然全身骨显像对于诊断无并发症的轻度骨质疏松的作用是有限的,但其相对于其他影像学检查的优势则在于其能更早地检出骨折并能发现隐匿性的骨质疏松性骨折。

八、典 型 病 例

病例一:患者女,57 岁,因"腰背疼痛 3 年,加重 3 个月"入院。骨密度检查提示低骨量,^{99m}Tc-MDP 全身骨显像及其横断位、冠状位和矢状位断层解剖图像见图 5-3-2。

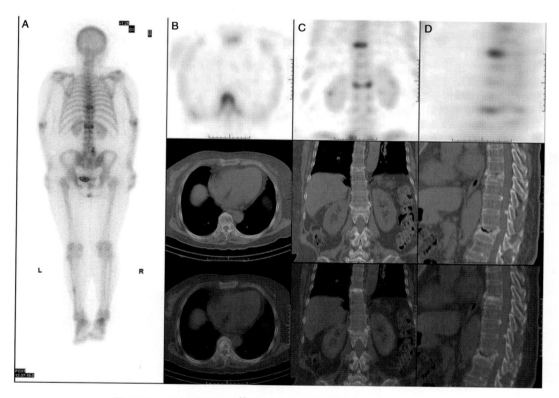

图 5-3-2　骨质疏松患者^{99m}Tc-MDP 全身骨显像和断层融合显像

A. ^{99m}Tc-MDP 全身骨显像后位示 T_9 及 L_1 椎体见显像剂呈短条状异常浓聚;B~D. SPECT/CT 横断位、冠状位和矢状位断层融合显像分别示扫描范围内诸骨皮质变薄,骨小梁稀疏,骨质密度降低,T_9 及 L_1 椎体骨质密度相对增高,椎体变扁,骨质欠连续

病例二:患者男,72 岁,因"腰痛伴行动受限 1 个月,加重 2 天"入院。影像学检查见图 5-3-3。最终诊断为骨质疏松性压缩性骨折、重度骨质疏松症。

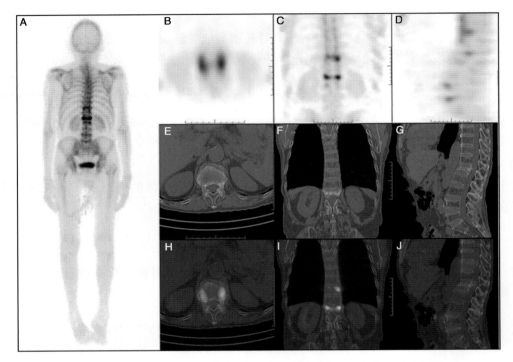

图 5-3-3 压缩性骨折患者⁹⁹ᵐTc-MDP 全身骨显像和局部断层融合显像
A.⁹⁹ᵐTc-MDP 全身骨显像示:T_{11}、T_{12} 椎体及多个腰椎椎体条状骨显像剂摄取增高。B~J. 局部断层
融合图示:L_1 椎体压缩变扁,椎体压缩约 3/4,显像剂摄取增高;T_{11}、T_{12}、$L_{2~5}$ 椎体稍压缩变扁,椎体
上缘条状骨显像剂摄取增高

病例三:患者女,84 岁,因"腰背部疼痛 20 天"入院。影像学检查见图 5-3-4。最终诊断为骨质疏松
压缩性骨折、双膝关节退变性关节炎、骨质疏松症。

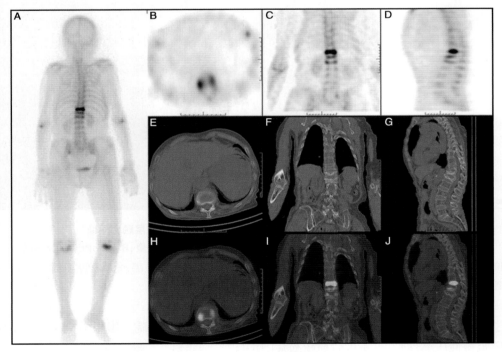

图 5-3-4 压缩性骨折患者⁹⁹ᵐTc-MDP 全身骨显像和局部断层融合显像
A.⁹⁹ᵐTc-MDP 全身骨显像示:T_{11}~L_1 椎体显像剂异常浓聚,T_{12} 椎体平面脊柱后凸畸形;双膝关节内
侧显像剂摄取增高;B~J. 局部断层融合图示:T_{11}~L_1 椎体明显压缩、塌陷,L_1 椎体为甚,显像剂异
常浓聚,T_{12} 椎体平面脊柱后凸畸形;诸骨骨密度减低、骨小梁稀疏

第四节　骨软化症与维生素 D 缺乏症

骨软化症(osteomalacia)是由于多种原因引起维生素 D 及其活性代谢产物缺乏,引起的钙磷代谢障碍,导致的骨基质缺乏钙盐沉积的一种代谢性骨病。维生素 D 及其产物的主要功能是维持血清内钙磷正常水平,促进骨基质矿化。多种原因可导致维生素 D 及其活性代谢产物缺乏,如维生素摄入不足、需求量增加,日照不足,消化系统疾病,肾小管功能紊乱及某些肿瘤(多发性神经纤维瘤病、骨纤维异常增殖综合征)等均可使新形成的骨基质不能正常矿化,骨样组织钙化不足,导致骨硬度不足,易弯曲变形。骨软化症发生在婴幼儿和儿童期称为佝偻病,发生于成人则称为骨软化症。维生素 D 缺乏性、肾小管酸中毒性、低血磷性骨软化症是常见三大类骨软化症。本章将佝偻病和骨软化症分别论述。

一、骨软化症

(一)概况

骨软化症与佝偻病病理生理机制相同,但是与佝偻病不同的是骨软化症多发生在骨发育停止之后,主要影响中轴骨及四肢附骨的骨皮质及骨松质。该病是由于多种原因引起的维生素 D 缺乏导致胃肠道吸收功能障碍,当近端肾小管功能障碍时也可导致骨软化症,称为肾性骨软化症。

(二)临床表现

骨软化症患者的临床表现为进行性广泛发生的骨痛和肌无力,负重后加重,进展期可出现骨骼畸形和骨折。骨软化症的诊断依靠影像学、骨代谢的生化检查和骨活组织检查,骨软化症常被误诊为一般的骨质疏松,但两者的治疗有很大不同,因此骨软化症的正确诊断十分重要。

(三)影像病理基础与分子机制

骨软化症的病理基础及分子机制与佝偻病大致相同,在此不做赘述。

(四)骨扫描、SPECT/CT 影像表现

骨软化症的骨显像表现可以分为全身性和局限性两类,全身骨显像适合于观察骨软化症的全身骨骼病变情况,而对于局限性病变,针孔准直器显像显示得更为清晰。针孔准直器显像对于了解和研究局限性和弥漫性骨软化症骨骼的修复是非常有用的,常常用来研究细微的骨质改变,如骨膜骨吸收、软骨下骨吸收、棕色瘤或骨囊性变。

骨软化症骨显像表现与甲状旁腺功能亢进的骨显像表现相似,这两种疾病的全身骨显像整体均表现为严重骨质疏松症、代谢性骨病,即全身骨骼显像剂摄取对称性增加,骨与软组织显像剂对比度很高,颅骨和下颌骨普遍显像剂摄取增高,脊柱及四肢长骨皮质对称性显像剂摄取增高,尤其是双侧下肢两端显像剂对称性浓聚,骨皮质显像剂摄取增加呈"双轨征"样改变。关节部位可出现不同程度的对称性显像剂摄取增高,关节以肩、髋、膝关节受累为著。骨软化症患者全身骨显像表现为显像剂弥漫性摄取异常增高,伴随原发性甲状旁腺功能亢进症和肾性骨病全身骨显现表现为中轴骨(包括颅骨、下颌骨、胸骨、肋骨、脊椎及骨盆骨)显像剂摄取增加显著,在伴有肾性骨营养不良的患者中肾脏因肾功能受损摄取较少甚至不摄取,呈"超级骨显像"表现。此外,该病患者骨显像表现还可出现软骨连接处显像剂浓聚呈"串珠样"改变,胸骨柄和胸骨体侧缘显像剂摄取增多呈"领带样"的胸骨影,负重关节骨骺处点状、线条状对称性显像剂浓聚,表现为"热髌骨征",有学者提出"热髌骨征"不是骨软化症所特有的表现,在许多其他情况下如髌骨软化症、髌骨转移和失用性骨痂形成等也可出现。在矿化不良的骨化中心及软骨骨骺端可形成宽大的间隙,骨骺出现对称性线状显像剂摄取增高等。"假骨折线"在骨显像上表现为局灶性点状显像剂浓聚区,累及肋骨或四肢长骨的承重部位,全身骨显像可显示假骨折的部位和受累范围,从而为诊断骨软化症提供重要的诊断价值。部分患者骨骺出现对称性线状显像剂摄取增高,可反映骨软化症患者在骨与软骨矿化异常过程中,大量类骨质沉积导致骨转换加快的病理状态。骨显像一般不能鉴别"假骨折""真骨折"及应力性骨折,显像剂浓聚灶的部位、形态及对称性分布等特点结合 X 线

检查的阴性表现,可为判断"假骨折"提供重要的信息。

（五）PET/CT 影像表现

肿瘤源性骨软化症（tmor-induced osteomalacia，TIO）是一种由肿瘤引起的获得性低血磷性骨软化症,实验室检查可有低血磷、高尿磷及血清碱性磷酸酶水平升高,骨骼具有矿化障碍等特点。患者多表现为不明原因的全身性骨痛、关节疼痛及肌肉无力,严重者可出现骨骼畸形、骨折和活动障碍。TIO 肿瘤常来源于间叶组织的良性肿瘤,多为磷酸盐尿性间叶肿瘤的混合结缔组织亚型。由于肿瘤细胞过度分泌调磷素（即成纤维细胞生长因子 23）,抑制近端肾小管钠磷转运蛋白,引起肾小管重吸收磷障碍和 $1,25-(OH)_2D_3$ 合成障碍。这些肿瘤发生部位隐匿,好发于四肢骨骼或肌肉内、鼻旁窦,生长缓慢,良性居多,可在骨软化症多年后才被发现,积极寻找肿瘤并切除,骨软化症可以完全治愈。多种核素显像是寻找这些肿瘤的有力工具,这些肿瘤多表达生长抑素受体,因此奥曲肽显像是首选的检查。奥曲肽显像阴性的还应该选用成本效益比良好的 MIBI、^{201}Tl 亲肿瘤显像。

（六）鉴别诊断

骨软化症需与原发性甲状旁腺功能亢进症相鉴别,两者核医学核素骨显像表现极为相似,需结合临床资料及其他检查予以鉴别。原发性甲状旁腺功能亢进临床上多见异位结石、异位钙化,此外可见骨膜下骨吸收,多见于第二、三指骨及囊状骨破坏。实验室检查具有高血钙、低血磷,血 PTH 升高。骨软化症可继发或合并甲状旁腺功能亢进,此时骨显像往往具备"黑颅""领带征""肋串珠"、下颌骨显像剂浓聚等代谢性骨病的一般特点。少数患者可表现为显像剂分布非对称性浓聚,应注意和骨转移瘤、多发性骨髓瘤鉴别。

（七）与其他检查方法比较

骨软化症在影像学的表现为全身骨量减少,骨小梁粗糙模糊,骨皮质模糊、变薄,凸面为著,严重时似"铅笔线条"。X 线检查诊断骨软化症有重要价值,主要表现为"假骨折",也被称为"Looser Zone"（卢瑟区）,即在已经矿化的骨质和类骨质连接处有 1~2mm 宽或更宽的线样透光带,往往垂直于骨干长轴,呈多发性、对称性,好发于肋骨、耻骨、股骨颈、肩胛骨、四肢长骨近端内侧缘。假骨折线被认为是骨软化症最具诊断意义的影像学特征。骨软化症患者肩胛骨外侧缘、股骨颈内侧缘、尺骨近端背侧、肋骨及坐骨、耻骨支可见应力性骨折表现,其内可被骨痂、类骨质、纤维组织填充,此征象被 Milkman 首先描述,因此被称为"Milkman 症",是轻度骨软化症"假骨折线"的表现。在疾病早期 X 线检查可能为阴性,或仅表现为骨小梁结构模糊而不易与骨质疏松鉴别,且对肋骨的探查较难。此外,骨软化症伴随广泛的骨骼畸形,主要有骨盆三叶状变形,脊柱后突或侧突,椎体双凹变形,髋内翻、膝外翻等。骨显像探查假骨折线较 X 线检查灵敏,MDP 为磷酸盐类似物,可敏感地聚集在骨转换加快的矿化不全区,且一次检查全身显像可显示累及的范围和程度,对骨软化症的筛查、诊断和疗效评价都有重要价值。

（八）典型病例

患者男,27 岁,因"双膝关节疼痛 1 个月"就诊。实验室检查血 $1,25-(OH)_2D_3$ 15.4ng/ml,血钙 2.30mmol/L,血磷 1.51mmol/L。^{99m}Tc-MDP 全身骨显像见图 5-4-1。诊断为骨软化症。

二、维生素 D 缺乏性佝偻病

（一）概况

维生素 D 缺乏性佝偻病（rickets of vitamin D deficiency）好发于 6 个月至 3 岁小孩,由于日照不足、缺乏活动、母乳营养条件较差或者其他原因（包括手术、维生素吸收障碍、肾病及药物等）影响,缺乏维

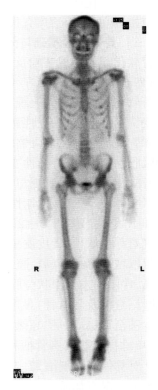

图 5-4-1 ^{99m}Tc-MDP 全身骨显像诊断骨软化症
^{99m}Tc-MDP 全身骨显像示：全身骨骼显影清晰,中轴骨及四肢骨显像剂摄取增强,双侧肋软骨显影,双肾膀胱显影较淡。临床诊断为骨软化症

生素 D 引起体内钙磷代谢异常,导致生长期的骨组织矿化不全,产生以骨骼病变为特征、与生活方式密切相关的全身性慢性营养性疾病。佝偻病影响儿童正常生长发育,是我国儿科重点防治的四病之一。

（二）临床表现

佝偻病临床表现包括非特异性症状、骨骼特征性改变和其他系统改变。佝偻病活动期分为早期、激期、恢复期和后遗症期。临床上早期的佝偻病患者表现为易醒易闹、烦躁不安、多汗、枕秃、夜惊等非特异性神经精神症状,此期常无骨骼病变。血钙、血磷正常或稍低,碱性磷酸酶（AKP）正常或稍高,血清 $1,25-(OH)_2D_3$ 降低。骨 X 线检查长骨干骺端无异常或见临时钙化带模糊变薄、干骺端稍增宽。激期伴有骨骼体征:<6 个月婴儿,可见颅骨软化体征（乒乓感）;>6 个月婴儿,可见方颅、手（足）镯、肋串珠、肋软骨沟、鸡胸、O 形腿、X 形腿等体征。血钙正常低值或降低,血磷明显下降,AKP 增高。血 $25-(OH)D_3$ 和 $1,25-(OH)_2D_3$ 显著降低。骨 X 线检查长骨干骺端增宽,临时钙化带消失,呈毛刷状或杯口状,骨骺软骨盘加宽>2mm。恢复期症状和体征逐渐减轻或消失。血钙、血磷、AKP、$25-(OH)D_3$ 和 $1,25-(OH)_2D_3$ 逐渐恢复正常。骨 X 线检查长骨干骺端临时钙化带重现、增宽、密度增加,骨骺软骨盘<2mm。后遗症期多见于 3 岁以后的儿童,因婴幼儿期严重佝偻病,可遗留不同程度的骨骼畸形,常常表现为身材矮小,伴有弓形腿畸形等临床表现。四肢骨及中轴骨的异位骨化、钙化及四肢畸形是最常见的影像学表现,偶可见骨质硬化。一般无临床症状,血生化检查正常。

（三）影像的病理基础及分子机制

佝偻病是由于体内维生素 D 缺乏所致钙、磷代谢异常,导致生长期的骨组织矿化不全,产生以骨骼病变为特征,并影响婴幼儿神经、肌肉及免疫功能,与生活方式密切相关的全身慢性营养性疾病。佝偻病以全身骨化不良为特征,表现为软骨内化骨及骨膜性化骨障碍、骨样组织钙化不良,以干骺端受损最为严重。

（四）骨扫描、SPECT/CT 影像表现

骨扫描为较敏感而全面的检查方法,能从解剖学和生理学两方面对骨骼的矿物化进行估计。早期佝偻病骨显像有可能表现为阴性,随着病程的进展,佝偻病骨扫描的表现具有特征性,表现为下肢骨骼畸形,四肢长骨膨大,全身显像剂浓聚增高,与本底水平形成鲜明的对比。佝偻病骨显像表现的机制还不是很清楚,有研究认为显像剂在全身骨骼弥漫性摄取增加,有可能是由于佝偻病伴随继发性甲状旁腺功能亢进。佝偻病的全身扫描在长骨和骨骺端骨化中心中有强烈的吸收,形似"鸡骨"。当发生应力性骨折时,可出现局灶性显像剂异常浓聚影,这种应力性骨折好发于耻骨和下肢骨尤其是股骨近端。对于治疗反应,骨显像的改变早于血清碱性磷酸化酶水平的改变,并能对治疗反应提供动态估计。

（五）鉴别诊断

先天性梅毒也可伴有干骺端骨质破坏,其干骺端破坏灶可深入骨干内部,骨骺大小、密度、轮廓基本正常,无骨质疏松脆骨症,且先天性梅毒血清磷正常。

此外,佝偻病还需与脆骨病相鉴别,脆骨病患者的巩膜为蓝色,脆骨病患者骨骼纤细、皮质菲薄,常伴随多发骨折,但是脆骨病血清磷处于正常水平。

维生素 D 缺乏所致佝偻病应与肾性佝偻病相鉴别,肾性佝偻病可合并尿糖、乳糜尿、贫血,使用维生素 D 治疗无效。

（六）与其他检查方法比较

影像诊断首选 X 线检查,X 线检查和 CT 检查表现类似,活动期影像表现主要有普遍性骨质密度降低,骨小梁粗糙,骨皮质变薄,甚至骨折。干骺端受累最常见,表现为干骺端膨大,呈杯口状改变,边缘呈毛刷状;骺板增宽,骨骺变小模糊,密度降低;骨小梁紊乱,稀疏粗糙;钙化带不规整,甚至消失。长骨骨干长度可缩短,呈 X 形和 O 形畸形,胸廓呈"串珠肋""鸡胸"。愈合期干骺端骨化趋向正常,先期钙化带出现并增厚,干骺端边缘清晰、规则,骨骺骨化中心先出现环形致密影渐增厚,并与骨化中心中央骨质相融合。干骺端、骺线、骨干、骨皮质、骨小梁形态密度渐趋正常。后遗改变可长时间存在,骨骺部中央骨皮质稀疏,弯曲骨干凹侧骨皮质增厚。X 形和 O 形畸形可长期、终生存在。

<h1 style="text-align:center">第五节　畸形性骨炎</h1>

<h2 style="text-align:center">一、概　　况</h2>

畸形性骨炎即 Paget 病,是一种慢性、进行性单骨或多骨的局部骨重塑异常骨代谢性疾病,其好发于 55 岁以上的中老年人,且其发病率随着年龄的增长而增加,男性发病率高于女性,在西方国家较常见,而在亚洲和非洲国家则比较少见。目前其病因尚不明确,大多数学者认为是基因与环境共同作用的结果,许多与破骨细胞分化及功能相关的基因比如 *CSF1*、*TNFRSF11A*、*TNFRSF11B*、*TM7SF4*、*SQSTM1*、*VCP*、*OPTN* 被证实与 Paget 病相关,在基因背景下某些环境因素促进了 Paget 病的发生,其中副黏病毒被关注最多,在 Paget 病破骨细胞的胞核和胞质中可发现类似于副黏病毒核衣壳的小体。正常情况下,骨的吸收和重塑处于一个平衡的状态,而在 Paget 病中这个稳态被打破了,在疾病早期多核巨噬细胞及破骨细胞的过度激活导致骨的重吸收增加,这也使得血清中的碱性磷酸酶升高,之后成骨细胞活动代偿性增加造成不规则的新骨形成。根据病理和临床表现将 Paget 病分为三期:以破骨细胞骨吸收活动为主的溶骨期(初始活跃期),既有成骨细胞又有破骨细胞活动且成骨细胞活动占优势的混合期(活跃期),成骨细胞活动逐渐下降的硬化期(晚期非活跃期)。Paget 病的临床诊断主要依赖于血清碱性磷酸酶的升高及影像学检查的特征性改变,X 线检查和骨扫描是诊断 Paget 病最常用的影像学方法,两种方法互补,骨扫描能直观地显示全身骨骼受累的部位,比 X 线检查提供更为细微的病变区域。国外指南建议当怀疑 Paget 病时首先应完善可疑病变骨骼的 X 线检查,如果 X 线检查出现特征性改变,则需完善骨扫描确定疾病的程度并发现无症状的病变。本病治疗的主要目的是缓解症状和预防并发症的发生,抗骨吸收是治疗 Paget 病的主要方法,其中又以二膦酸盐应用最多,而当并发骨折、畸形特别是神经受压时,手术治疗则是对药物治疗的必要补充。由于新一代的二膦酸盐药物在降低病情活动性方面极为有效,并且短期用药后疗效可维持数年之久,治疗后新产生的板层骨可逐渐取代病理的编织骨,因此 Paget 病一般预后较好。但当 Paget 病并发骨肉瘤时预后则很差,目前尚无有效治疗的药物,化疗和手术仅能控制症状,而对病变本身无明显疗效,放射治疗和截肢可减轻疼痛,术后 5 年的存活率为 5%~8%。

<h2 style="text-align:center">二、临 床 表 现</h2>

大多数 Paget 病患者可能没有任何临床症状,常常是由于碱性磷酸酶升高或者其他疾病摄片时无意间发现的。30%~40%的患者会有临床表现,比如骨痛、骨关节炎、畸形、局部皮温增高、颅骨或下颌骨扩张等,最常累及骨盆、腰椎、股骨、颅骨。Paget 病也会出现一些并发症,比如病理性骨折或者神经症状包括耳聋、脊神经或脑神经受压、脑积水。高输出量型心衰、骨肉瘤和骨巨细胞瘤是较少见的并发症。

<h2 style="text-align:center">三、影像的病理基础及分子机制</h2>

从正常的骨骼到 Paget 病骨的转变是一个缓慢的过程,其间可能仅表现为轻微的改变。骨扫描是检测增加的血流和伴随破骨细胞活动的成骨细胞活动的敏感检查。骨扫描最常用的显像剂是^{99m}Tc-MDP,其与羟基磷灰石晶体结合从而吸附于骨的表面,其在骨骼内分布的多少取决于局部血流量及更重要的是伴随新骨形成的成骨细胞的活动。Paget 病的病理过程表现为成骨细胞和破骨细胞活动的加剧从而增加骨代谢。一个正常人静脉注射^{99m}Tc-MDP 后,约 30%的显像剂滞留于骨骼中,且在第一个小时内显像剂摄取最多,但是对于 Paget 病患者,显像剂的摄取则会比正常人高。骨扫描结合平面和断层显像能提供更多的解剖信息,而且由于增加了骨与软组织的对比度也提高了病灶的检出率。

<h2 style="text-align:center">四、骨扫描及 SPECT/CT 影像表现</h2>

骨扫描在 Paget 病中的主要应用包括诊断、了解疾病侵犯的程度、反映疾病是否处于活动期以及评估治疗效果。

受累骨典型的骨扫描改变为显像剂摄取的增加(图5-5-1、图5-5-2)。四肢长骨的特征性改变为从关节末端延伸到骨干呈 V 形的显像剂的浓聚,这与 X 线检查火焰形的改变一致。Paget 病诊断的关键点在于其累及整块骨,特别是在骨盆、椎体和肩胛骨,显像剂浓聚的程度在不同的部位可能不同,病变累及脊椎时,除椎体外横突和棘突常同时受累,在骨扫描上出现特征性的鼠面征或三叶草形。颅骨的表现与其他骨有所不同,显像剂主要分布在病灶的边缘,与 X 线检查颅骨环状骨质疏松的改变一致。大多数 Paget 患者是多骨受累,骨扫描仅通过低剂量的扫描便能够方便地评估全身骨骼的受累情况,而且在发现有症状患者的病灶方面比 X 线检查敏感性更高。另外骨扫描 SPECT 与 CT 检查的融合显像更是增加了诊断的特异性,显像剂摄取增加的部位同机 CT 检查则表现为与 Paget 病特征符合的骨小梁增粗、骨皮质增厚等改变。骨肉瘤是 Paget 病一个少见的并发症,骨扫描不作为诊断的首选,但当骨扫描出现一些征象时需要怀疑骨肉瘤,即之前均一的显像剂摄取转变为不规则的摄取,其中摄取低的区域代表骨质破坏,并且显像剂超出骨的边缘。Paget 病容易并发骨折,骨折在骨扫描上表现为垂直于骨皮质的线状显像剂浓聚区,但是在 Paget 病灶高显像剂背景下骨折线不容易辨认,因此需要进一步的 X 线检查。

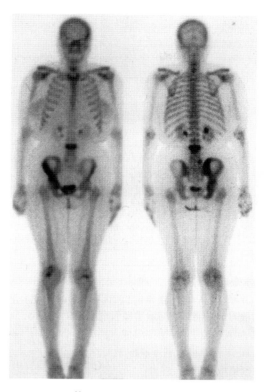

图 5-5-1 ^{99m}Tc-MDP 骨显像诊断 Paget 病
患者女,55 岁,新近诊断为肺癌,行骨扫描以分期。^{99m}Tc-MDP 骨显像前位和后位示 L$_3$ 椎体及右半骨盆弥漫性显像剂摄取增高。诊断为 Paget 病

另一方面骨扫描在 Paget 病不同的阶段有不同的代谢改变,因此可根据骨扫描的表现以明确 Paget 病是处于活动期还是静止期。在溶骨期病灶显像剂摄取可能升高或者降低,有严重骨吸收的区域可能表现为显像剂摄取减少,这种情况在颅骨常见,在活动期,病灶表现为显著的显像剂浓聚,此阶段骨扫描比 X 线检查更为敏感,而在晚期显像剂摄取逐渐降低甚至可能恢复正常。

目前 Paget 病的治疗不仅仅是为了改善症状,也致力于预防性地减少并发症的发生,因此准确地评估疾病的程度及治疗的效果有助于更好地治疗 Paget 病。有研究显示经过 3~6 个月的静脉注射二膦酸盐治疗,骨扫描显示大多数骨的显像剂浓聚有改善,部分骨的显像剂分布完全恢复正常,而另有小部分骨没有任何改变。尽管不同部位的骨对治疗有不同的表现,但骨扫描显像剂摄取的程度与是否需要进一步治疗呈相关性,仅有低水平显像剂摄取的患者至少 2 年内不需要进一步的治疗,一些患者虽然碱性

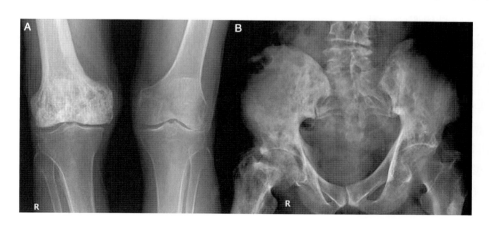

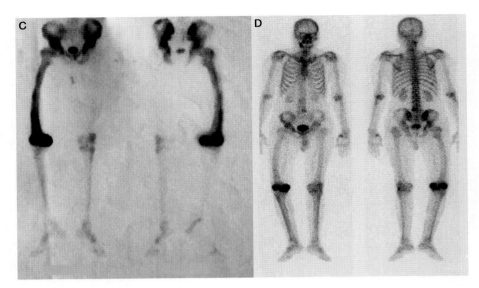

图 5-5-2　Paget 病影像学表现

患者男,57 岁,右膝疼痛病史,近期出现右大腿发热和肿胀,行 X 线检查和骨扫描以明确诊断。A、B. 双膝关节及骨盆 X 线检查示右侧髂骨和股骨骨膨胀、骨皮质增厚及骨小梁增粗,双侧髂耻线、髂坐线增粗,双髋关节间隙变窄,左侧股骨近端骨岛形成;C. ^{99m}Tc-MDP 骨显像示双侧髂骨和右侧股骨显像剂摄取增高;D. 该患者接受利塞膦酸钠治疗,经过 18 个月的随访,^{99m}Tc-MDP 骨显像示上述骨骼显像剂摄取降低

磷酸酶正常但是骨扫描持续的显像剂浓聚,进一步的治疗可能会使这些患者受益。骨扫描反映现阶段骨的代谢,因此可以作为后续治疗的较好的预测因素。研究显示通过骨扫描定量、半定量、定性分析治疗效果,发现其与疾病活动相关的其他生物化学及临床指标有较好的相关性。骨扫描特别适合于仅有单骨病变或局限性的多骨病变碱性磷酸酶正常的患者治疗前预测治疗效果。

五、PET/CT 影像表现

^{18}F-FDG PET/CT 作为反映糖代谢的常用显像方法,在某些情况下也用于骨骼病变的诊断。大多数 Paget 病患者病变骨没有或仅有极其微弱的 ^{18}F-FDG 摄取,但仍有 1/3 左右的 Paget 患者病变骨在 ^{18}F-FDG PET/CT 显像上表现为 ^{18}F-FDG 摄取,因此当肿瘤患者并发 Paget 病时,Paget 病的 FDG 显像特点则可能会与骨转移瘤的表现重叠,从而不易区分两者。PET/CT 扫描表现阳性的患者需要更进一步的检查,而没有异常的 FDG 摄取则可以排除恶性病变,加之 Paget 病的病灶在 CT 上有明显的特征性改变如皮质增厚、骨小梁增粗等,因此 PET 和 CT 融合图像在这种情况下显得尤为重要。近年来 ^{18}F-NaF PET/CT 显像作为反映骨代谢的一种方式常用于评估骨转移瘤,相较于 ^{99m}Tc-MDP 骨显像,其在诊断骨转移瘤方面有更高的敏感性、特异性及准确性,但 ^{18}F-NaF PET/CT 在 Paget 病等良性疾病方面的应用则较少,欧洲核医学协会指南建议除了诊断骨转移疾病,^{18}F-NaF PET/CT 应用于其他良性疾病如 Paget 病等也是合适的。由于 ^{18}F-NaF 不是肿瘤特异性的显像剂,这就增加了鉴别诊断的多样性,许多良性疾病如创伤、退行性疾病或 Paget 病均可表现为 ^{18}F-NaF 摄取增加,此时同机 CT 则增加了诊断的特异性和准确性。另一方面,PET/CT 也同样用于评价 Paget 病治疗效果,^{18}F-NaF PET/CT 具有较高的定量准确性,Paget 病和正常骨在 ^{18}F-NaF PET/CT 动力学参数和半定量指标上呈现明显不同,因此这种方法也被用来评估二膦酸盐治疗效果。研究显示,简单的定量方法比如 SUV 与更多的动力学参数呈相关性,因此会简化 PET 在评价 Paget 病治疗效果方面的应用。

六、鉴 别 诊 断

许多骨科疾病与 Paget 病的影像学表现类似,也表现为骨扫描的显像剂摄取增加及 X 线检查的骨硬化,比如慢性骨髓炎和成骨性的骨转移,因此这些疾病须与 Paget 病鉴别开来,对于转移性病变或单骨性病变,仅仅依靠骨显像与 X 线检查的上述改变并不能将 Paget 病与其他良性或恶性的骨骼疾病鉴别开来,这就需要进一步检查。研究显示[18]F-FDG PET/CT 显像在排除诊断慢性骨髓炎或骨转移瘤方面有较高的敏感性和特异性,正常骨骼和骨髓 FDG 的生理性摄取较低,但激活的白细胞则显著摄取 FDG,[18]F-FDG PET/CT 也常常用于诊断和评估肿瘤和转移瘤,通过病灶显像剂摄取的增加将良性疾病与恶性疾病鉴别开来。大多数 Paget 病患者没有异常的 FDG 摄取,然而处于活动期的 Paget 病也可能会表现为 FDG 显像剂的摄取,因此阳性的 FDG PET/CT 扫描需要更进一步的检查,而没有异常的 FDG 摄取则可以排除恶性病变。许多个案显示[18]F-FDG PET/CT 能有效地将良性的 Paget 病与骨转移瘤鉴别开来。

七、与其他检查方法比较

(一) X 线检查

Paget 病在 X 线检查时可表现为溶骨性改变、硬化性改变或者两者并存。在长骨或骨盆,特征性表现为骨膨胀,伴有骨小梁增粗、骨皮质增厚。X 线检查发现 Paget 病灶的敏感性不及骨扫描,但其特异性较骨扫描高,骨扫描发现的病变可能需要至少一处病变的 X 线检查确诊,但骨扫描在发现全身骨骼的病变方面有优势,从而更好地指导后续治疗,并且随着 SPECT/CT 融合显像的广泛应用,骨扫描的特异性也得到了很好的改善。

(二) CT 检查

比起 X 线检查,CT 检查能更好地显示 Paget 病的骨质破坏,但由于该病的特征较明显,一般情况下 X 线检查就能发现病变,因此对于无并发症的 Paget 病,CT 检查较 X 线检查提供的补充信息很少,只有当单独应用 X 线病变部位难以显示或显示不清时,CT 检查才能发挥其补充作用,如当病变累及脊柱、颅骨、面骨、中耳。但是当患者诉骨痛加剧或疾病特征改变时,则需要完善 CT 检查或 MR 检查以明确骨折或骨肉瘤的可能性。

(三) MR 检查

MR 检查通常用来显示骨皮质及脊髓内病变的累及范围,以及软组织受累程度。皮质增厚在 T_1 加权上呈条状显示,溶骨性病灶在 T_2 加权上显示为高信号,T_1 加权上则为低信号。MR 信号大多数来自骨髓,椎体仅构成小部分信号,而 Paget 病往往累及椎体和皮质,因此 MR 检查很难辨认椎体和皮质的特征性和轻微的改变。但是 CT 检查和 MR 检查在发现 Paget 病并发症(比如骨折、肿瘤)方面却有优势。虽然 MR 检查在 Paget 病诊断不是必需的,但是当有神经并发症比如脊髓受压、脊神经根或脑神经受压出现时则需要依靠其诊断。

八、典 型 病 例

患者女,23 岁,2 天前,患者晨起翻身时,右肩轻微受力即出现明显疼痛、活动受限,右侧肘腕关节及各指关节感觉活动无明显异常。辅助检查:X 线检查示右肱骨上段病变,骨髓炎? 右锁骨外 1/3 病理性骨折。诊断:畸形性骨炎。显像见图 5-5-3。

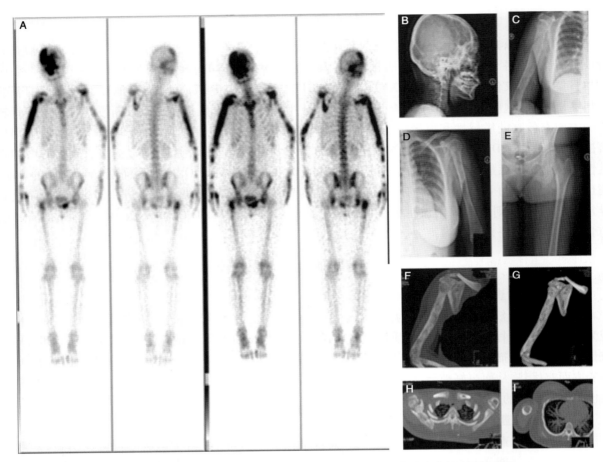

图 5-5-3 ⁹⁹ᵐTc-MDP 全身骨显像联合 X 线检查和 CT+三维重建诊断畸形性骨炎

A. ⁹⁹ᵐTc-MDP 全身骨显像图示：颅骨、右锁骨、双侧上肢骨、双肩胛骨及右股骨上段见异常显像剂浓聚。B～F. 颅骨、右肱骨及右髋关节 X 线检查示：右顶部、双侧肱骨、肩胛盂、右锁骨外侧段骨质改变，多发右锁骨病理性骨折。G～I. 右上臂(肱骨)CT+三维重建示：右侧肩胛骨、右肱骨、右侧锁骨远端骨皮质变薄，骨髓腔扩大，其内见斑片状磨玻璃样影及分隔影，右侧肩胛骨及肱骨干膨胀明显，右肩胛骨体部局部骨质不连续，病变累及肩胛盂。诊断为畸形性骨炎

第六节　肥大性骨关节病

一、概　　况

　　肥大性骨关节病(hypertrophic osteoarthropathy，HOA)是一种以四肢皮肤和骨膜组织异常增殖为特征的骨关节疾病，临床上主要表现为杵状指、管状骨骨膜骨赘形成及滑膜积液。其诊断标准包括杵状指及管状骨骨膜骨赘形成，滑膜积液不是诊断所必需的症状，杵状指一般肉眼较容易发现，而骨膜骨赘形成则往往需要结合影像学检查，其中 X 线检查和骨扫描均能显示骨膜骨赘形成，但骨扫描较 X 线检查发现 HOA 病灶的敏感性更高，能较早地发现 HOA。由于 HOA 无特异性实验室指标，因此影像学检查就显得尤为重要。HOA 分为两种类型，一种为原发型即厚皮性骨膜病，另一种为继发型，继发于骨外疾病。两种类型中继发型更常见，约占 95%～97%。两种类型病因各不相同，继发型 HOA 与肿瘤特别是小细胞肺癌、胸膜间皮瘤有较高的相关性，因此其被视为副肿瘤综合征的一种类型，HOA 最常继发于肺部疾病，此种情况被称为肥大性肺性骨关节病。HOA 也可继发于胸膜、纵隔、心血管疾病以及胸腔外疾病比如胃肠道肿瘤和感染、肝硬化、炎症性肠病等。原发型 HOA 是一种罕见的遗传性疾病，常在儿童时期或者青春期发病，男性患病率高于女性，对于原发型 HOA 家族的基因研究发现与前列腺素 E_2 降解有

关的 *HPGD*、*SLCO2A1* 基因的突变。两种类型也有不同的预后和治疗方式，原发型 HOA 通常为自限性疾病，不会影响患者寿命，发病后 30 年或 40 年其症状常保持稳定甚至可以自行缓解，但患者可以出现一些并发症，比如骨髓纤维化、贫血、压迫性神经病变等。治疗上原发型 HOA 常采用镇痛药、非甾体抗炎药缓解症状，厚皮性骨膜病患者则需要整容手术移除多余皮肤或者采用肉毒杆菌素 A 以达到美容效果。与原发型 HOA 相比，继发型 HOA 的预后和死亡率则取决于其原发疾病，因此其治疗主要针对原发病的手术治疗，包括肺肿瘤切除、肺移植、先天性心脏病的修补，经手术治疗后，HOA 的症状和影像学异常可能会消失。继发于静脉移植物感染的 HOA 则需手术移除感染的移植物并静脉应用抗生素，但其预后较差，总的生存率仅有 58%，治疗后出现并发症的概率为 57%。VEGF 阻滞剂、二膦酸盐、奥曲肽等药物也能有效缓解继发型 HOA 的骨痛，而迷走神经切除术在难治性病例中可起到一定的缓解疼痛的作用。

二、临床表现

HOA 最具特征性的临床表现为杵状指、管状骨骨膜骨赘形成及滑膜积液，但很少会有患者同时出现上述三种改变，大多数情况下仅会出现骨膜骨赘形成而无杵状指或者关节疼痛。在某些情况下，患者可能无症状而忽略了杵状指畸形，也有一些患者尤其是继发于肺肿瘤的患者可能会主诉指尖烧灼感，或者出现剧烈的骨痛，这种骨痛常具有以下特征：往往为深部痛，下肢更明显，并因行走而加剧。大关节的渗出性病变也可能出现于 HOA 患者，但既不是滑膜增生引起的，也不是炎性渗出，有些患者会出现双侧对称性的关节疼痛。原发型 HOA 患者除上述表现外还可出现广泛的皮肤增生，根据骨骼和皮肤受累程度不同分为三种亚型：皮肤和骨骼均有改变的完全型，仅有骨赘形成而无皮肤改变的不完全型，仅有皮肤肥厚而无骨骼受累的顿挫型。而继发型 HOA 的其他临床表现则能反映其原发疾病所在器官，如肺癌所致的 HOA 会有咳嗽、咯血、胸痛等表现，发绀则可能出现于先天性发绀型心脏病或者肺囊性纤维化等少见肺疾病。

三、影像的病理基础及分子机制

HOA 的发病机制主要是由于神经或体液因素促进血管生成和成纤维细胞的活动从而导致软组织和新骨形成。其病理改变主要为慢性增生性骨膜下骨炎改变，沿长骨骨干可有明显的新生骨沉着及皮质增厚。骨扫描是利用放射性核素标记的特定骨显像剂，经静脉注射后随血流到达全身骨骼，与骨的主要无机盐成分羟基磷灰石晶体发生离子交换、化学吸附以及与骨组织中的有机成分相结合而沉积于骨组织内。HOA 患者长骨骨膜成骨细胞活动增加所致骨膜增生，可较正常骨骼聚集更多的显像剂，在图像上呈现异常的显像剂浓聚区，而由血小板源性生长因子及血管内皮生长因子诱导的远端指（趾）增加的血管生成及软组织增生则导致远端指（趾）的显像剂摄取。^{18}F-NaF 与其他骨显像剂比较，其摄取多少同样取决于成骨细胞活动及局部血流量，也是通过与羟基磷灰石晶体交换而吸附于骨表面，但其有更高的摄取且更快地从血液中清除以及更好的靶/非靶值，因此其具有更高的敏感性。

四、骨扫描、SPECT/CT 影像表现

骨扫描较 X 线检查发现 HOA 病灶的敏感性更高，能较早地发现 HOA。HOA 典型的骨扫描表现为对称的沿着四肢长管状骨骨干和干骺端皮质边缘分布的线状骨膜显像剂摄取增高，又称为轨道征或双条征，显像剂摄取以肢体远端较近端更为显著，下肢较上肢显著，且显像剂摄取增高一般很少累及中轴骨，如椎骨、肋骨、骨盆等。部分病例也可表现为单侧肢体的显像剂摄取，这种情况可能继发于动脉移植物感染。杵状指在早期血流期则可能表现为指头显著的显像剂摄取。邻近关节出现滑膜炎时也可有关节周围的显像剂摄取。尽管一些研究者发现在 X 线检查中，疾病的病程与形成的骨膜骨赘的形态、程度呈相关性，但在骨扫描中却无类似的相关性，且显像剂摄取的类型、程度也与病因不相关。

虽然骨扫描在诊断 HOA 上有较高的敏感性，但其显像并不具有特异性，类似的结果可能出现于其他骨膜增生性疾病，因此 SPECT/CT 融合显像则显得尤为重要（图 5-6-1）。HOA 患者同机 CT 显示显像剂浓聚区位于骨膜，而无骨质破坏，从而鉴别肿瘤骨转移，而后再决定后续的治疗，若为骨转移则需进行治疗，若为 HOA 则只需对原发病进行治疗。

HOA 往往在已知肿瘤行骨显像搜寻是否有转移灶时发现，但也有一些肺癌患者 HOA 症状可早于

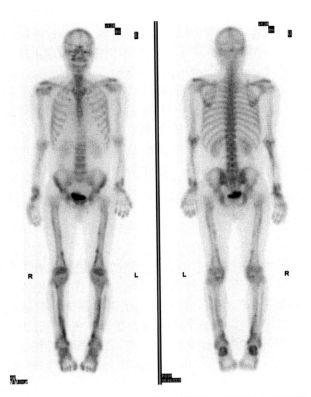

图 5-6-1 肥大性肺性骨关节病的^{99m}Tc-MDP 全身骨显像

患者男,55 岁,体检发现左肺占位 2 个月。行^{99m}Tc-MDP 全身骨显像,前位及后位图像示:四肢长骨显像剂呈对称性浓聚,双侧肘关节、膝关节及踝关节肥大,显像剂浓聚。诊断为肥大性肺性骨关节炎

呼吸道症状 3 个月至 3 年出现,此时可通过骨扫描早期发现亚临床肺癌患者。此外,骨扫描在 HOA 中的应用除了诊断还可用于评估治疗效果,因为当继发型 HOA 的原发疾病治疗后上述骨扫描改变可以缓解甚至消失。最典型的就是继发于肺肿瘤的 HOA,当原发肿瘤被控制后,骨扫描则会显示 HOA 显像剂摄取异常的部位摄取减低或者恢复正常,但如果治疗失败,则病灶部位的显像剂摄取反而会加剧。另外骨扫描上 HOA 消退或消失后再出现还可提示肺肿瘤复发可能。

五、PET/CT 影像表现

应用¹⁸F 标记的亲骨性显像剂行 PET 显像,其影像学改变也类似于骨扫描,也表现为对称性沿着长管状骨骨皮质分布的显像剂浓聚,特别是下肢骨。采用¹⁸F-NaF 和¹⁸F-FDG 行 PET/CT 显像时,显像剂浓聚的区域正是在对应 CT 扫描上骨膜增厚的区域。在某些情况下,¹⁸F 标记的亲骨性显像剂浓聚于肿瘤或者其他内脏器官,则可为继发型 HOA 的原发疾病提供信息。

六、鉴 别 诊 断

许多疾病均可出现类似于 HOA 多发骨膜反应的 X 线检查改变,此时需结合年龄、临床表现以及更重要的影像学特征包括骨膜反应的类型、解剖学分布、有无骨质破坏、有无软组织和骨髓异常等加以鉴别。这些需与 HOA 鉴别的疾病包括以下情况:

(一)骨转移

继发型 HOA 常继发于胸内的恶性肿瘤,因此需与恶性肿瘤的骨转移鉴别,且两者均可出现骨痛,此时则需要行骨显像以鉴别两者,恶性肿瘤常通过血行转移至红骨髓丰富的中轴骨,而 HOA 则常累及缺少红骨髓的骨骼,如四肢骨、长骨骨干等。另外骨转移瘤的骨显像常表现为局限性、不规则性、非对称性显像剂浓聚,而 HOA 则呈对称性的沿着四肢长管状骨骨干和干骺端皮质边缘分布的线状骨膜显像剂摄取增高。

(二)甲状腺杵状指

常继发于 Graves 病经清甲治疗或甲状腺切除术治疗后,患者可有杵状指、胫前黏液性水肿、眼球突出等表现,其骨膜反应的特征为花边状、蓬松、边缘锐利以及骨膜增厚,累及手或脚的短管状骨,主要包括第 1、2、5 节掌骨桡侧及近节、远节指骨。与 HOA 不同的是,甲状腺杵状指常不累及胫腓骨、尺桡骨。

(三)伏立康唑所致骨膜炎

该类患者常表现为难治性的关节疼痛,其所致的骨膜炎较 HOA 分布更分散和不对称,常累及锁骨、肋骨、肩胛骨、髋臼和手。其骨膜反应表现为局灶性的、结节状、不规则的,相较于 HOA 光滑的、线状的骨膜炎不同。骨扫描上显像剂摄取增加的区域与骨膜反应的区域一致,其表现可能类似于弥漫性骨转移。伏立康唑含较高的氟化物,因此骨骼的表现可能类似于氟中毒。停药后其症状和骨膜炎通常可缓解。

七、与其他检查方法比较

(一)X 线检查

与其他骨关节疾病类似,HOA 诊断最常用也是初诊患者首选的检查方法为四肢 X 线检查,既能检

测软组织异常也能发现骨的病变,甚至在无症状的患者 X 线检查也可发现异常。软组织的改变比如远端手指球状畸形、异常的指甲曲率、软组织肿胀等均可在 X 线检查时显示。骨膜骨赘形成是 HOA 的特征性影像改变,常沿着管状骨的骨干分布,但在早期一般不累及骨骺,原发性 HOA 可能更多累及骨骺。广泛的和对称的骨病变是原发型和大多数继发型 HOA 的特征。胫骨、腓骨、桡骨、尺骨是最常受累的骨,其次是手指。HOA 还可累及关节,在 X 线检查表现为滑膜积液。而骨扫描在发现骨膜病变方面较 X 线检查更为敏感,且 HOA 常为多处病变,一次全身骨显像能更全面地提供 HOA 全身显像剂分布状况。

（二）CT 检查

CT 检查在 HOA 患者中的应用主要是发现继发型 HOA 的原发胸腔内或腹部疾病,此外 CT 检查也有助于发现引起 HOA 的非肿瘤性疾病,比如血管移植物感染等。而 PET/CT 检查尤其是 FDG PET/CT 检查,既能显示疾病的解剖学异常,又能较早地发现代谢的异常,因此较普通 CT 检查能更敏感、更准确地发现继发型 HOA 的原发疾病,尤其是恶性肿瘤性疾病。

（三）MR 检查

MR 检查可以显示软组织改变和骨膜反应,骨膜反应在 T_1 加权上显示为低到中等信号,T_2 加权上显示为低信号。而骨旁软组织在 T_2 加权上表现为高信号,反映软组织的反应性改变,并与患者关节周围肿胀程度和部位呈相关性。MR 检查还能显示滑膜积液。目前 MR 检查在 HOA 中的应用较少,但 MR 检查较其他影像学检查能更好地显示软组织,在一些病例中较其他显像方法能更好地显示 HOA 中受累的软组织成分。

八、典　型　病　例

患者女,62 岁,因"左乳癌术后 1 年,反复咳嗽 4 个月"入院。胸部 CT 示:双肺多发转移瘤。^{99m}Tc-MDP 骨扫描平面显像和局部 SPECT/CT 融合显像见图 5-6-2。

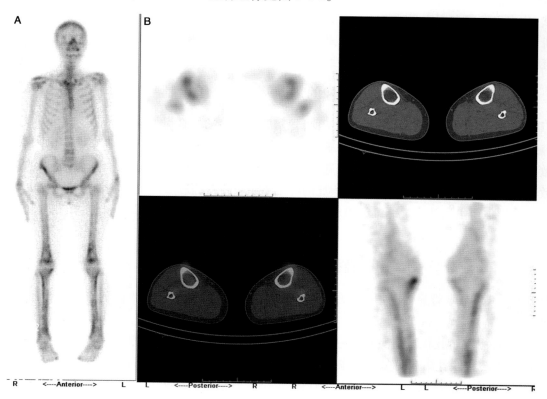

图 5-6-2　乳腺癌术后双肺多发转移患者 HOA 的 ^{99m}Tc-MDP 骨扫描平面显像和局部 SPECT/CT 融合显像

A. ^{99m}Tc-MDP 骨扫描平面显像示:双侧前臂骨、双侧股骨及胫腓骨显像剂不均匀浓聚;B. 局部 SPECT/CT 融合显像示:双侧胫骨上段皮质毛糙,并可见骨膜不均匀增厚。符合继发于肺部转移的 HOA 表现

第七节　骨纤维结构不良

一、概　　况

骨纤维结构不良(fibrous dysplasia of bone,FDB)是良性髓内骨纤维病变,又称骨纤维异常增生症。发病率约占良性骨肿瘤的 5%~7%,多发于青少年,无明显性别差异。FDB 发生在骨的形成和生长过程中,骨母细胞转化为成骨细胞过程受阻,使正常的骨和骨髓组织被纤维组织或不成熟编织骨所代替,可涉及单个或多个骨骼,可单发(单骨)或多发(多骨),其中以单发常见。骨纤维结构不良的好发部位为长骨、肋骨、颅面骨、骨盆等。手术清除病灶骨及应用二膦酸类药物是目前治疗 FDB 的主要手段。

影像学对 FDB 的诊断缺乏特异性,对于单发病灶,X 线检查一般能清晰显示病灶大体,适宜首选;CT 检查可清楚显示病变骨质改变的细节和病变范围,评估病灶中纤维成分和骨质成分的比例;MR 能清晰显示病灶内不同成分,同时由于敏感性高,对累及范围的术前评估较 X 线和 CT 检查更清晰明确,是确定病变形状、影响区域范围大小的敏感检查方法。^{99m}Tc-MDP 全身骨扫描对判断 FDB,尤其是多发性 FDB 病灶的位置及程度有一定价值。

二、临　床　表　现

临床表现主要有疼痛、畸形、应力性和病理性骨折。可单一或多个骨骼同时发病。大多数单骨病变无症状,病变晚期可有疼痛和跛行。多骨病变发病早、症状重,多伴有病理性骨折,并可合并其他疾病,如多骨型 FDB 可同时伴有皮肤色素沉着、性早熟、库欣综合征等内分泌紊乱表现,称为 McCune-Albright 综合征(MAS),但发病率较低,多见于女性。

三、影像的病理基础及分子机制

FDB 在病理上表现为骨膨胀,骨皮质变薄,骨髓腔被增生的纤维组织取代,呈灰白色或灰红色,质地较硬,触之砂砾感,可伴有出血或囊性变,囊液可呈黏液性、浆液性或血性。纤维组织较多的区域,纤维组织致密,呈编织状、漩涡状排列,其中可见少量的骨样组织和较多的未成熟骨小梁。成熟的病灶内有较多致密的胶原纤维,血管较少,而幼稚病灶的纤维组织较疏松,胶原纤维少,血管丰富。FDB 在影像学表现上的差异主要由病灶内的纤维组织成熟程度,即病灶内纤维组织、新生骨组织、骨硬化和钙化的比例所决定。

四、骨扫描、SPECT/CT 影像表现

FDB 在 ^{99m}Tc-MDP 骨显像上主要表现为病灶部位异常显像剂浓聚,虽然骨显像表现缺乏特异性,但仍呈现一定的特点。

1. FDB 常累及四肢和肋骨,下肢比上肢更为常见,累及四肢病灶以同侧为主。

2. 不同于转移性骨病变的多发、局限的特点,大部分 FDB 病灶显像剂浓聚范围较广,呈条状,累及整个骨骼;FDB 病灶的显像剂浓聚范围与病灶横径一致,骨骼形态一般不增大,这也是与转移性骨肿瘤鉴别的要点。

3. 骨三时显像　可表现为血流相、血池相病灶部位异常显像剂浓聚,而邻近软组织无明显异常;延迟相和全身骨显像病灶部位异常显像剂浓聚,浓聚影与骨横径一致。

五、鉴 别 诊 断

（一）原发性骨肿瘤

主要与单发型病变进行鉴别，MDP 摄取机制与病变血供状态、炎性反应、局部钙离子、pH 改变和胶原细胞摄取有关。骨三时相显像在原发骨肿瘤病变除表现为血流相、血池相和延迟相异常显像剂浓聚外，病变邻近软组织由于炎性反应和恶性病变侵犯，亦表现为显像剂分布异常增多，表现为肿瘤病灶 MDP 摄取向周围组织显像剂分布扩大的趋势。

（二）Paget 病

Paget 病在西方国家多见，我国发病率较低。该病多见于中老年男性，以骨盆、脊柱最多见，其次可见于颅骨、股骨、肩胛骨、胫骨和肱骨。全身骨显像的显著特点是受累骨骼变大、畸形，MDP 摄取明显增高，且显像剂分布较均匀，病变骨与正常骨边界清楚。椎体病变可见"小鼠面"征，表现为三角形排列的 3 个点状显像剂分布热区。而 FDB 骨显像异常显像剂浓聚影与受累骨横径一致，多数位于身体一侧骨，不超过身体的中线。

（三）转移性骨肿瘤

既往有恶性肿瘤病史，转移部位多无规律，全身诸骨均可转移。典型全身骨显像呈多发不规则显像剂分布"热区"，以中轴骨居多，常分布于脊柱、肋骨、骨盆。FDB 病变好发于肢体骨、肋骨、颅骨和髂骨等部位。根据病损骨不同，FDB 显像可呈干、条索或块状，临床结合病史或其他检查很容易把两者鉴别开来。

六、与其他检查方法比较

（一）X 线检查

以纤维成分为主者表现为囊状透光区，可有分隔；以砂砾样钙化为主者呈磨玻璃样改变；以新生骨增生、钙化较多者则呈高密度硬化型，表现为骨质增生，骨密度均匀变白；部分病灶边缘可有溶骨性改变，表现为虫蚀状破坏。FDB 大多数为多种改变共存。

（二）CT 检查

骨皮质变薄，骨干常呈膨胀性骨质改变，其余表现与 X 线检查表现类似。

（三）MR 检查

大多数 FDB 主要由纤维样组织和新生骨组成，因此，病灶多以实性成分为主，T_1WI 多为较均匀的等或稍低信号，T_2WI 大多为不均匀稍高信号，由于血供较丰富，增强扫描后多呈中-重度较均匀强化。当病灶内主要由纤维基质、完全成熟坚韧的纤维组织或较多钙化的骨组织构成时，T_2WI 可呈低信号，Gd-DTPA T_1WI 增强扫描可无强化。

七、典 型 病 例

病例一：患者女，15 岁，因左髋部疼痛 2 个月，加重 10 天入院。实验室检查无特殊。左侧股骨、左侧胫腓骨 DR 及骨盆+股骨全段+左髋关节（CT 平扫+三维重建）均提示左股骨、髂骨及左胫骨上段异常密度影，骨纤维异常增生症可能性大。骨盆+左大腿+左小腿（MR 平扫）：左侧髂骨及股骨、胫骨全段弥漫分布斑片状、结节状异常信号影，并左侧股骨颈及骨干增粗变形，考虑骨纤维异常增殖症可能性大。全身骨显像：左侧股骨、胫骨全段、左侧髂骨异常显像剂浓聚，左侧股骨干畸形弯曲，考虑骨纤维结构不良（图 5-7-1）。于入院后 1 周行左股骨病变取活检术，术后病理检查提示左股骨骨纤维结构不良，并于入院后 2 周行左股骨病变刮除植骨术。

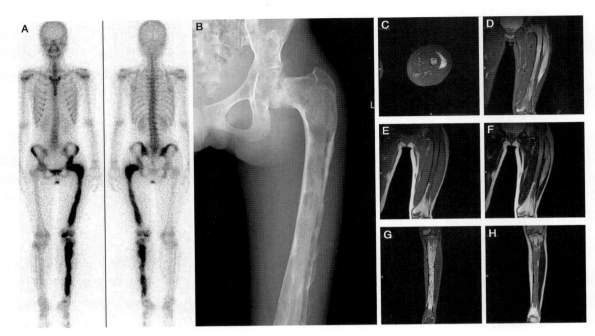

图 5-7-1　骨纤维结构不良患者^{99m}Tc-MDP 骨显像、DR 和 MR 影像表现

A.^{99m}Tc-MDP 全身骨显像(前位+后位)示:左股骨、胫骨全段异常显像剂浓聚,左股骨干畸形弯曲。B. 左股骨 DR 示:左侧股骨干轻度弯曲,骨质呈毛玻璃改变,骨干外侧不光滑,许多高密度影与骨干分离。C~H. 左大腿+左小腿 MR 检查(横断位、冠状位、矢状位)示:左侧股骨及胫骨全段增粗变形,轻度弯曲,弥漫分布长条状异常信号影,呈长 T_1 长 T_2 信号,抑脂序列呈高信号,边界清楚,骨髓腔显示不清。左侧大腿外侧缘皮下与肌肉之间长条等 T_1 长 T_2 信号影

　　病例二:患者女,27 岁,左肘关节疼痛 4 天。患者于 12 年前因左胫骨全段骨纤维结构不良行两次"胫骨病变刮除术+植入术",术后康复良好。4 天前因左肘疼痛,活动后加重,休息后缓解,患者于当地医院行左肘关节 X 线及 CT 检查,诊断为"左肱骨下端及桡骨中段病变病因待查:骨巨细胞瘤? 骨纤维异常增殖症?"。入院后实验室检查无特殊。行左肱骨、左尺桡骨 X 线及 CT 检查提示:左肱骨膨胀性改变,左肱骨全长及桡骨上段骨小梁结构稀疏、模糊呈磨玻璃改变,骨皮质变薄,考虑骨纤维结构不良,伴左肱骨下段病理性骨折。全身骨显像:左肱骨、桡骨、股骨及胫骨全段异常显像剂浓聚,显像剂分布不均匀,伴上述骨畸形弯曲,考虑骨纤维结构不良(图 5-7-2)。于入院后 5 天行左肱骨病变、同种异体骨植骨及内固定术,术后病检:左肱骨骨纤维结构不良。

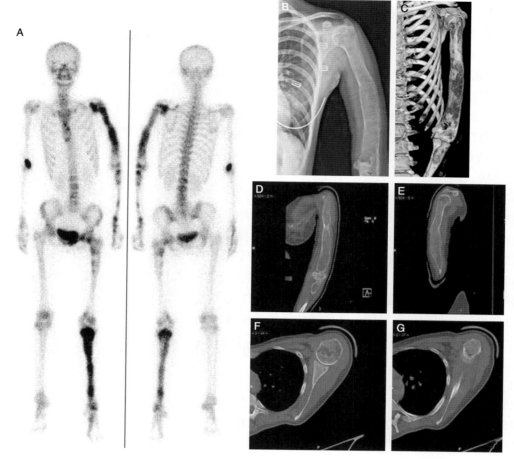

图 5-7-2　骨纤维结构不良患者^{99m}Tc-MDP 全身骨显像、X 线和 CT 检查影像表现

A.^{99m}Tc-MDP 全身骨显像图（前位+后位）示：左侧肱骨、尺桡骨、股骨及胫骨均可见异常显像剂浓聚；B.肱骨 X 线检查示：左肱骨干膨大，密度不均，骨皮质菲薄，向外侧弯，肱骨下段骨质不连续；C～G.左肱骨 CT（冠状位、矢状位、横断位）平扫+三维重建示：左肱骨膨胀性改变呈弧形偏曲，左肱骨全长及桡骨上段骨小梁结构稀疏、模糊呈磨玻璃改变，骨皮质变薄，左肱骨下段骨皮质断裂

第八节　其他代谢性及内分泌疾病

一、戈 谢 病

（一）概述

戈谢病（Gaucher disease）是一种常染色体隐性遗传的家族遗传性疾病，又称葡糖神经酰胺贮积病。本病的发病原因是由于葡糖脑苷脂酶基因突变导致机体葡糖脑苷脂酶活性缺乏，造成其底物葡糖脑苷脂在脾、肝、骨髓的网状内皮细胞内异常贮积所致的代谢性疾病。临床症状广泛，表现为不明原因的肝脾大、贫血、血小板减少、骨痛、神经系统病变等。骨髓穿刺活检或肝脏活检在镜下找到戈谢细胞，是诊断本病的"金标准"。

（二）临床表现

戈谢病常有多脏器受累的表现，但轻重程度差异很大。根据神经系统是否受累，将戈谢病主要分为非神经病变型（Ⅰ型）及神经病变型（Ⅱ型及Ⅲ型）。

Ⅰ型：非神经病变型，为最常见的类型，本型在欧美人群中常见，各年龄段均可发病。骨骼异常及肝、脾大是本型戈谢病的特点。其中骨骼病变轻重不一,受侵部位有腰椎、长骨干骺端、骨干,中后期累及骨骺和骨突。X线检查表现为股骨远端的烧瓶样畸形、骨质减少、骨质疏松,重者出现骨的局部溶解、骨梗死、病理性骨折、关节受损等。儿童患者可有生长发育迟缓。

Ⅱ型:急性神经病变型。Ⅱ型患者除有与Ⅰ型相似的肝脾大、贫血、血小板减少等表现外,主要为急性神经系统受累表现。常发病于新生儿期至婴儿期,进展较快,病死率高。有迅速进展的延髓麻痹、动眼障碍、癫痫发作、角弓反张及认知障碍等急性神经系统受损表现,精神运动发育落后,2～4岁前死亡。一些重度患者会出现关节挛缩。

Ⅲ型:亚急性非神经型。早期表现与Ⅰ型相似,逐渐出现神经系统受累表现,常发病于儿童期,病情进展缓慢,寿命可较长。患者常有动眼神经受侵、眼球运动障碍,并有共济失调、角弓反张、癫痫、肌阵挛,伴发育迟缓、智力落后。

（三）影像学表现

戈谢病可累及任何骨骼,影像学检查可发现戈谢病的某些特征性表现。骨骼X线检查可表现为髓腔扩大的弥漫性骨质疏松,进而长骨骨干出现"烧瓶"样畸形。髓腔内见虫蚀状骨质破坏区也是典型表现。溶骨性骨质破坏常局限在长骨骨干内。骨梗死伴钙盐沉积可导致骨骼畸形,也可发生骨质硬化,在平片上为骨质密度增高。MR检查表现为T_1WI上髓内呈不均匀低信号,内可见混杂点状或团状不均等或稍高信号,T_2WI显示异常信号的强度有所增加,往往呈短T_2改变。MR检查可较早发现骨髓的异常改变,是目前检测戈谢病骨骼早期改变的最佳影像学检查方法。

二、甲状腺功能减退症

（一）概述

甲状腺功能减退症(简称甲减)是由于胎儿期或儿童期因甲状腺激素、三碘甲状腺原氨酸缺乏引起。这些激素的缺乏可能是由于甲状腺疾病,也可能由于垂体分泌异常等甲状腺外原因所致。甲减可伴有某些骨骼表现,特别是儿童,主要累及生长板及骨骺,以手部和髋关节表现明显。不管是原发性还是继发性甲减,甲状腺激素治疗效果均较好。

（二）临床表现

本病主要表现为嗜睡、便秘、腹胀、皮肤干燥、黏液性水肿等。先天性甲状腺功能减退症患者的症状较后天获得性患者的症状严重得多。

（三）影像学表现

骨骼生长发育迟缓导致的侏儒症改变,是甲状腺功能减退症的放射学基础。手部平片表现为大型骨化中心发育明显延迟,骨骺骨化中心呈碎片样,呈密度异常。乳突气化不良也是本病的典型放射学表现之一。

三、家族性原发性高磷酸酶血症

（一）概述

家族原发性高磷酸酶血症是一种罕见的儿童染色体隐性遗传病,好发于出生后18个月以内婴儿。本病最常见的表现是骨骼畸形。

（二）临床表现

临床表现包括四肢骨痛、畸形、肌力下降、跛行、步态不稳、病理性骨折、脊柱畸形、视力及听力下降、血清碱性磷酸酶升高。

（三）影像学表现

家族原发性高磷酸酶血症的骨显像特征与Paget病十分相似,即表现为骨骼变大、畸形,^{99m}Tc-MDP摄取明显增高,且显像剂分布较均匀,病变骨与正常骨边界清楚。最常累及骨盆和颅骨。但与Paget病不同的是,本病通常不累及骨骺。X线或CT检查表现为骨干体积增大,骨皮质增厚,骨小梁增粗、紊乱。

四、氟 中 毒

（一）概述

氟中毒（fluorosis）是一种全身性慢性疾病，由于长期生活在高氟环境中而摄入含氟量高的水、食物和空气，导致人体内氟元素累积而引起氟斑牙、氟骨症等牙齿和骨骼病变的现象。氟中毒可分为地方性和职业性两种，前者由于饮水、谷物或菜中含氟过高引起，后者为矿区工人长期接触氟化物引起。

（二）临床表现

人体内长期摄入过量氟，使氟化物与钙结合形成不溶解的氟化钙，沉积于骨组织，导致骨组织增生、大量新骨形成、骨质硬化，而机体实际对钙的摄取相对不足，造成缺钙，而产生骨质疏松和骨质软化。体内钙失衡又可继发一系列并发症，如继发性甲状旁腺功能亢进。

临床症状较轻者可无症状，仅出现牙齿氟斑，疼痛是常见症状，多以腰背疼痛开始，逐渐累及四肢关节，劳累后加重，累及关节时关节活动受限、僵硬，症状较重者，脊柱骨质明显增生，造成脊髓损害。

（三）影像学表现

1. X线检查　①骨质硬化：是氟中毒的主要表现，骨硬化程度以躯干骨向四肢远端递减。早期改变为骨小梁交叉点处呈砂砾状密度增高，随后骨小梁增粗呈网状或融合成骨斑。骨化严重者可见骨皮质增厚、髓腔狭窄。②骨质疏松：骨质密度均匀减低，骨小梁变细、变少或紊乱、模糊；③骨质软化：全身骨骼密度减低，骨皮质变薄，骨小梁变细、变少、模糊。常与骨质疏松混合存在；④骨干、骨膜、肌腱、韧带附着处钙化或骨化；⑤关节退行性改变，见于晚期，主要累及大关节。

2. 骨显像表现　缺乏特异性，为弥漫性显像剂摄取增高，出现脊柱压缩性骨折则为局限性显像剂摄取增高。

五、维生素 A 过多症

（一）概述

维生素 A 是一类脂溶性维生素，作为一种机体必需的营养元素，参与体内多个组织器官的生长发育和修复，如皮肤、黏膜的修复，骨骼的生长发育等。维生素 A 摄取过多可引起维生素 A 过多症，会降低细胞膜和溶酶体膜的稳定性，导致细胞膜受损，组织酶释放，引起皮肤、骨骼、脑、肝等多种器官组织病变。对于骨骼的影响主要是引起骨质吸收、变形、骨膜下新骨形成。

（二）临床表现

维生素 A 过多症分为急性和慢性两种。急性者骨骼病变多不明显，主要是全身改变和神经系统症状，特别是颅内压增高，如恶心、呕吐、严重头痛、头昏、嗜睡，还可有皮肤脱屑等。慢性者，发病较常见，其轻重与维生素 A 摄入量有关，临床表现多样，但也有特异性的改变，特别是骨骼系统和上皮黏膜组织，骨骼系统表现为骨骼生长发育障碍，主要为四肢长骨，特别是小腿和前臂的长骨改变，如尺、桡骨或胫骨骨膜增厚、骨膜下有新生骨形成。

（三）影像学表现

X线检查表现为骨皮质明显增厚，多局限于长骨，骨骺和干骺端很少受累，局部骨膜下可见新生骨形成。

第六章　骨外伤

第一节　骨折概述

一、骨折的定义、损伤机制及分类

（一）定义

人类对于骨折的认识最早可以追溯到公元前 11 世纪，对于骨折的治疗也可以至少追溯到公元前 3 世纪。随着时代的进步与发展，人类对骨折的认识也在不断地加深，对于骨折的定义也就有了许多不同的表达。下面罗列部分常用、经典的骨折定义：

骨的完整性或连续性中断，称为骨折。

骨质连续性离断，称为骨折。

骨的完整性、连续性发生部分或完全断裂者，称为骨折。

骨与软骨由于外力的作用失去其完整性，称为骨折。

骨的完整性或连续性遭到破坏，称为骨折。

由于一定强度的外力作用，骨质的完整性部分或完全断裂称为骨折，常常伴有软组织损伤。

骨或骨小梁的完整性或连续性中断，称为骨折。

（二）损伤机制

1. 外力作用

（1）直接暴力：外来暴力直接作用的部位发生骨折，例如枪伤、轧伤、机器绞伤、打伤所引起的骨折。此类骨折多为横断骨折或粉碎骨折。

（2）间接暴力：暴力通过传导、杠杆或扭转作用，使远离暴力的部位发生骨折。此类骨折多为斜形骨折或螺旋形骨折。

（3）肌肉牵拉力：肌肉急剧而不协调的收缩可将肌肉附着处的骨质拉断，称为撕脱骨折。例如股四头肌猛烈收缩，可发生髌骨的横断骨折，腓骨短肌的猛烈收缩造成第五跖骨基底部骨折等。

（4）积累应力：长期反复的直接或间接轻微暴力集中作用于骨骼的某一点，可造成该处骨折，称为疲劳骨折。例如长途行军可造成第二跖骨颈或腓骨下端骨折。

2. 病理因素　因全身性或骨骼本身的病变，如骨质疏松症、甲状旁腺功能亢进、脆骨病、骨软化症、佝偻病、石骨症等，正常或生理性肌肉活动作用于矿物质减少或弹性抵抗力减弱的骨骼所致的骨折称为衰竭骨折。

骨肿瘤、骨结核、骨髓炎等，病变发展到一定程度，骨质遭到严重破坏时，轻微暴力即可造成骨折，称为病理性骨折。

（三）分类

骨折的分类方法众多，现将常用分类简单介绍如下。

1. 依据骨折是否和外界相通分类

（1）开放性骨折:骨折附近的皮肤和黏膜破裂,骨折处与外界相通。耻骨骨折引起的膀胱或尿道破裂,尾骨骨折引起的直肠破裂,均为开放性骨折。因与外界相通,此类骨折伤口及骨折断端受到污染。

（2）闭合性骨折:骨折处皮肤或黏膜完整,不与外界相通。此类骨折没有污染。

2. 依据骨折的程度分类

（1）完全性骨折:骨的完整性或连续性全部中断,管状骨骨折后形成远、近两个或两个以上的骨折段。横形骨折、斜形骨折、螺旋形骨折、粉碎性骨折、嵌插骨折、压缩性骨折、凹陷性骨折及骨骺分离均属完全性骨折。

（2）不完全性骨折:骨的完整性或连续性仅有部分中断,如颅骨、肩胛骨及长骨的裂缝骨折,儿童的青枝骨折等均属不完全性骨折。

3. 依据骨折的形态分类

（1）横形、斜形及螺旋形骨折:多发生在骨干部。

（2）粉碎性骨折:骨碎裂成两块以上,称粉碎性骨折。骨折线呈 T 形或 Y 形时,又称 T 形骨折或 Y 形骨折。

（3）压缩性骨折:松质骨因压缩而变形,如椎体和跟骨。

（4）星状骨折:多因暴力直接着力于骨面所致,如颅骨及髌骨可发生星状骨折。

（5）凹陷骨折:如颅骨因外力使之发生部分凹陷。

（6）嵌入骨折:发生在长管骨干骺端皮质骨和松质骨交界处。骨折后,皮质骨嵌插入松质骨内,可发生在股骨颈和肱骨外科颈等处。

（7）裂纹骨折:如长骨干或颅骨伤后可有骨折线,但未通过全部骨质。

（8）青枝骨折:多发生在小儿,骨质部分断裂,骨膜及部分骨质未断。

（9）骨骺分离:通过骨骺的骨折,骨骺的断面可带有数量不等的骨组织,是骨折的一种。

4. 依据解剖部位分类　如脊柱的椎体骨折,附件骨折,长骨的骨干骨折,骨骺分离,干骺端骨折,关节内骨折等。

5. 依据骨折前骨组织是否正常分类

（1）外伤性骨折:骨结构正常,因暴力引起的骨折,称之为外伤性骨折。

（2）病理性骨折:病理性骨折不同于一般的外伤性骨折,其特点是在发生骨折以前,骨本身即已存在着影响其结构坚固性的内在因素,这些内在因素使骨结构变得薄弱,在不足以引起正常骨骼发生骨折的轻微外力作用下即可造成骨折。

6. 依据骨折稳定程度分类

（1）稳定性骨折:骨折端不易移位或复位后经适当的外固定不易发生再移位者称稳定性骨折。如裂缝骨折、青枝骨折、嵌插骨折、长骨横形骨折、压缩性骨折、嵌插骨折等。

（2）不稳定性骨折:骨折端易移位或复位后易于发生再移位者称不稳定骨性骨折,如斜形骨折、螺旋骨折、粉碎性骨折。股骨干即使是横骨折,因受肌肉强大的牵拉力,不能保持良好对应,也属不稳定骨折。

7. 依据骨折后的时间分类

（1）新鲜骨折:新发生的骨折和尚未充分地纤维连接,还可能进行复位者,2~3 周以内的骨折。

（2）陈旧性骨折:伤后 3 周以上的骨折。3 周的时限并非恒定,例如儿童肘部骨折,超过 10 天就很难整复。

二、骨折的临床表现

（一）全身表现

1. **休克**　多见于多发骨折、骨盆骨折及脊柱骨折等,临床上早期可见患者烦躁、面色苍白、手足湿冷、脉搏细弱、血压下降,晚期患者可出现表情淡漠、反应迟钝,甚至出现神志不清或昏迷、口唇肢端发绀、四肢冰冷、脉搏扣不清及血压检测不到等。

2. 体温升高 多见于严重骨折合并大量内出血,血肿吸收可伴有体温升高。因瘀血吸收而致的发热一般不超过38℃,5~7天后体温可慢慢恢复正常。如果为开放性骨折,体温持续升高超过38℃,局部肿痛加重,可考虑为感染。

（二）局部表现

1. 一般表现

（1）疼痛和压痛：骨折后,常出现不同程度的疼痛、压痛和纵向叩击痛。肢体位置改变时骨折处疼痛加剧；骨折处的局限性压痛有助于判定骨折的部位及范围,尤其对于不完全性骨折和嵌入性骨折,局限性压痛更有诊断性意义；部位深在的骨折可有纵向叩击痛。

（2）局部肿胀和瘀斑：骨折后软组织肿胀严重者,可出现皮肤发亮,产生张力性水疱。部位表浅的血肿,48小时后由于血红蛋白的分解,可变为紫色、青色或黄色的皮下瘀斑。

（3）功能障碍：骨折后由于肢体内部支架断裂,失去杠杆及支架的作用,以及剧烈疼痛、软组织损伤、肌肉痉挛等原因,使肢体丧失部分或全部功能。一般来说,不完全骨折、嵌插骨折的功能障碍较轻,常保留部分活动功能。

2. 骨折的特有体征

（1）畸形：骨折移位后,受伤肢体产生形状的改变,常有短缩、成角、旋转等畸形。

（2）异常活动：在正常情况下无活动的肢体部位,由于骨折后产生假关节而出现不正常的活动。

（3）骨擦感或骨擦音：骨折后两骨折端之间相互摩擦时可产生骨擦感或闻及骨擦音。

三、骨折的诊断

（一）病史

病史的询问一般包括如下几点：①外力的性质（是否为高能或高速等外力所致）；②外力作用的部位和方向；③外力的方式（坠落、车撞、轧伤、跌伤、挤压、扭伤等）；④外力作用的时间；⑤功能障碍（运动、感觉、血运、大小便障碍等）；⑥就诊前的处理（搬运、固定、伤口处理、治疗等）。

（二）体征

体格检查时如发现有畸形、异常活动、骨擦感或骨擦音等骨折的特有体征之一,基本即可确诊。但未有上述三体征时亦不能完全排除骨折的可能,应常规进行X线检查,以免嵌插、裂纹等特有体征不明显骨折的漏诊。

（三）影像学检查

为确定诊断和进一步明确骨折的部位、类型及病理变化,X线检查是必不可少的步骤。X线检查能显示临床检查不能发现的损伤和骨折移位,如不完全骨折、体内深部骨折、脱位时伴有的小骨片撕脱或斜形骨折的骨折面反叠等。特殊部位应加拍特殊投照位置片,如髋关节应加拍髂骨斜位、闭孔斜位片以充分了解骨折情况,必要时可行CT检查；跟骨骨折应拍摄轴、侧位片；腕舟骨骨折则应拍摄腕正侧位和舟骨位片；肩部损伤可根据骨折的部位拍摄肩关节前后位、穿胸位、腋位、西点位及尖斜位等,以利于骨折的清晰显示；儿童骨骺损伤,有时不易确定损伤的存在,应做"加压试验",摄应力位片,或进行健侧X线检查加以对照。

骨折的诊断如能坚持病史、症状、体征及X线检查相结合,通常并不困难。但目前创伤常常为高能量损伤,病情严重、复杂,临床上延误诊断和漏诊并不少见,导致不必要的医疗纠纷,因此应注意以下几种情况：①骨折的漏诊多见于多发损伤,由于患者意识障碍,对受伤史了解不全面或合并危及生命的并发症,抢救时间长,而忽视骨折的诊断,尤其是深部骨折如髋臼、脊柱骨折等,常造成漏诊；另一种情况是多发骨折,由于骨折体征不明显或症状与体征的互相掩盖,诊断了一种骨折而忽略了其他骨折的存在,如股骨干骨折合并股骨颈骨折,经常造成股骨颈骨折的漏诊等。②合并软组织损伤的漏诊,大多由于经验不足或知识不全面,如肱骨骨折合并桡神经损伤,髋关节后脱位、髋臼骨折合并膝关节交叉韧带、坐骨神经损伤等。③诊断不明确,常发生于特殊部位的骨折,而未再进行特殊投照位的X线检查,如髋臼骨折,正侧位X线检查并不能反映骨折的全貌,为使髋臼骨折的诊断能够更为准确,应从三个角度进行X线检查并分析。

四、骨折的愈合与影响骨折愈合的因素

（一）骨折的愈合

骨折愈合的特点是新骨形成,在整个愈合过程中,可分为三个有一定重叠的时期:炎症期、修复期、塑形期。

1. 炎症期　在伤后即可发生,并持续1~3天,骨折后在局部产生血肿,受伤的组织和血小板释放血管活性介质、生长因子和细胞因子。这些物质在骨折处指引新血管形成和细胞分化,巨噬细胞和多形核细胞清除坏死组织。

2. 修复期　开始于损伤后2~3天,当坏死组织吸收后,成纤维细胞和软骨细胞开始出现在骨折断端的血肿中,产生骨痂的基质。这种骨痂形成软骨和编织骨,形成骨痂的数量与骨折的稳定性有关,骨折越稳定,形成的骨痂越少。

3. 塑形期　与修复期无明显界限,但过程较修复期要长,占骨折整个愈合周期的70%。在这个时期编织骨被板层骨取代、软骨骨化、髓腔重新形成。

上述这种愈合形式因在骨折端有中间骨痂形成和被骨继发性替代,因此称为二期愈合。其特点是:骨折局部的创伤反应和炎症期延长,骨折区早期有丰富的细胞浸润和活跃增殖、毛细血管生长旺盛;骨折端内、外骨痂跨过骨折线与对侧接连;骨折裂隙中形成丰富的软骨组织,再经骨化形成中间骨痂并与内、外骨痂融合,促进骨折连接。这种模式的骨折愈合,常发生在骨折固定不够坚固的力学环境,如夹板、石膏、外固定器和不坚固的内固定。

骨折在解剖复位及坚固固定的力学环境,如加压钢板或硬质钢板内固定后,骨折端先由破骨细胞使哈弗斯管腔扩大,管内新生血管生长,再围绕血管周围新骨形成,骨细胞呈同心圆排列形成一个新的骨单位,伸向骨折裂隙与对侧融合;皮质骨板层也同时发生接触性愈合,从而达到骨折的骨性愈合。其特点是:骨折早期炎症期及膜性骨痂生长受抑制,细胞浸润、增殖与分化、毛细血管生长均不活跃,骨折裂隙直接发生骨性愈合,一般骨折愈合时间延长。这种模式的骨折愈合,称骨折一期愈合。

（二）影响骨折愈合的因素

1. 患者本身因素

（1）年龄:儿童生长活跃,形成的骨痂极为丰富,骨折愈合快;而老年人随着年龄增长骨量丢失相对增多,骨折愈合相对较慢。

（2）健康状况:患有慢性消耗性疾病者,如营养不良症、糖尿病、恶性肿瘤以及钙磷代谢紊乱等,骨折愈合时间明显延长。

（3）骨折部位的血供:不同部位、不同类型的骨折对骨折端血运的影响不同,因而骨折愈合的快慢速度不同。

（4）软组织损伤程度:骨折周围软组织损伤较轻者,一般愈合较快。骨折伴有广泛软组织损伤者,愈合较慢甚至导致骨不愈合。

（5）骨折的类型和数量:骨折断面接触面积大者,由膜内化骨和软骨化骨产生的骨痂量丰富,断端稳定,愈合牢固。多发骨折或一骨多段骨折愈合较慢。

（6）软组织嵌入:若有软组织嵌入两骨折端之间,不仅影响骨折的复位,而且阻碍两骨折端的对合及接触,骨折难以愈合甚至不愈合。

（7）感染:炎性细胞的浸润、炎性肉芽组织的填充及炎性渗液的毒性作用,导致骨折断端广泛的骨坏死,从而干扰和阻断了骨折的愈合过程。

2. 医源性因素

（1）药物的影响:如吲哚美辛和水杨酸类药物,因抑制前列腺素的合成,影响骨折血肿的炎症期反应,可导致骨折延迟愈合或不愈合;长期服用皮质醇类药物可导致骨质疏松,对骨折修复的各个环节都有抑制作用,从而延缓骨折的愈合。

（2）反复多次或粗暴的手法复位:可使骨折周围肌肉、血管、筋膜及骨膜的损伤加重,从而影响骨

折端的血运,不利于骨折的愈合。

(3) 手术创伤:手术中对周围软组织的损伤及骨膜的剥离,可造成骨血运的破坏,对骨折的愈合不利。

(4) 牵引过度:由于长时间牵引导致肌肉松弛或牵引重量过大,可造成骨折断端分离,并可因血管痉挛而致骨折端血供减少,延缓了骨折的愈合,甚至导致骨不愈合。

(5) 骨折固定不牢固:骨折复位后,若固定不牢靠,骨折部仍有剪切力或旋转应力的存在,则可干扰骨痂的形成。

(6) 过早和不恰当的功能锻炼:过早和不恰当的功能锻炼可能妨碍骨折部位的固定,影响骨折愈合。

(7) 骨质缺损过多:开放性骨折清创时,如摘除过多的碎骨片造成骨质缺损,可影响骨折的愈合。

五、骨折延迟愈合与不愈合

(一) 骨折延迟愈合

骨折经治疗后,已经超过同类骨折正常愈合的最长期限,局部仍有肿胀、压痛、纵轴叩击痛、异常活动及功能障碍等,X 线检查显示骨痂生长缓慢而未连接,但骨折断端无硬化现象,骨髓腔仍通者,称为骨折延迟愈合。

骨折延迟愈合多由于过度牵引,粗暴或多次手法整复,复位不良,内、外固定不牢固,骨折端有软组织嵌入,骨折端血供不良,手术过度剥离损伤骨膜,周围软组织损伤严重或感染,营养不良,体质虚弱等原因造成。

(二) 骨折不愈合

骨折不愈合是指骨折愈合功能停止,骨折端已经形成假关节,X 线检查显示骨折端间隙增大,周围无骨痂,髓腔封闭,骨端硬化,断端吸收、萎缩疏松或肥大。

骨折不愈合的原因:①骨折本身条件差,如大块骨缺损、软组织严重剥离;②骨折断端间有不利于骨折愈合的应力干扰;③感染;④骨折断端间有软组织嵌入;⑤人为的干扰,如多次粗暴的手法整复,手术造成骨膜广泛剥离,接骨板与螺丝钉的反应,过度牵引,或伴有血管、神经损伤等。

六、骨折的并发症

(一) 早期并发症

1. 休克　骨折引发的休克除与创伤刺激有关外,主要为损伤引起出血、组织水肿等使有效循环血量锐减所致。早期表现为烦躁不安,心率加快,血压可保持正常,但脉压缩小。继而四肢湿冷,口干,尿少,脉搏细弱,血压下降,皮肤苍白或呈淤血斑纹等。

2. 脂肪栓塞　是骨折中常见而严重的并发症,常见于长管骨骨折数天后,患者突然出现进行性低氧血症、意识障碍、皮下出血及呼吸窘迫等症状。其发病机制可能与骨折后髓腔内脂肪进入血液循环或创伤应激反应导致的脂肪代谢紊乱有关。

3. 脏器损伤　肋骨骨折可能合并肺实质损伤、肋间血管的损伤及肝、脾破裂等;骨盆骨折尤其是耻骨与坐骨支同时断裂,容易造成尿道的损伤;骶骨、尾骨骨折可致直肠损伤。

4. 神经损伤　颈椎、胸椎或腰椎骨折脱位时可发生相应节段的脊髓损伤;上肢骨折可能引起桡神经、正中神经或尺神经损伤,腓骨小头或腓骨颈骨折可引起腓总神经损伤。

5. 重要的血管损伤　骨折的尖锐断端刺破动脉壁、错位的骨折端压迫或扭转动脉均可引起动脉损伤。如伸直型肱骨髁上骨折损伤肱动脉、股骨髁上骨折损伤腘动脉等。

6. 感染　开放性骨折可发生一般化脓性感染,也可发生气性坏疽及破伤风等特殊感染。

7. 筋膜间隔综合征　筋膜间隔综合征指由骨、骨间膜、肌间隔和深筋膜形成的骨筋膜间隔内的肌肉和神经因急性缺血而产生的一系列临床症状和体征。

（二）晚期并发症

1. 坠积性肺炎　骨折患者若长期卧床,可发生坠积性肺炎,严重者危及生命。

2. 尿路感染及结石　长期留置导尿管、排尿不畅等均可增加骨折患者尿路感染的机会。此外,骨折患者长期卧床,导致失用性骨质疏松,大量钙盐从肾脏排出,加之体位的改变、饮水减少等因素,易于形成尿路结石。

3. 感染　开放性骨折,特别是污染较重或伴有较严重的软组织损伤者,坏死组织残留或软组织覆盖不佳,可能发生感染,处理不当可导致化脓性骨髓炎。

4. 缺血性骨坏死　骨折发生后,骨折段的血液供应被切断而导致的骨坏死,称为缺血性坏死。发生骨坏死的常见部位有股骨颈骨折后股骨头坏死、腕舟骨骨折后腕舟骨坏死、距骨颈骨折后距骨坏死、月骨脱位后月骨坏死。

5. 创伤性关节炎　关节内骨折后关节软骨修复能力低下,尤其是如果骨折未能准确复位,关节面不平整,创伤性关节炎的发生几乎是不可避免的。

6. 骨化性肌炎　关节扭伤、脱位及关节附近的骨折,骨膜剥离后形成骨膜下血肿,血肿机化并在关节附近软组织内广泛骨化,严重影响关节的活动。

7. 急性骨萎缩　即损伤所致关节附近的痛性骨质疏松,亦称反射性交感神经性骨营养不良,好发于手、足骨折后。

8. 骨折畸形愈合　骨折的畸形愈合是指骨折断端在重叠、旋转、成角状态下连接而引起肢体功能障碍者。

第二节　骨显像在骨外伤中的应用概论

骨显像对骨外伤的诊断灵敏度高,对应力性骨折尤其有价值,可较 X 线检查早 2~3 周,它对移植骨愈合情况的判断亦有价值。

单纯性骨折于创伤后 24 小时内可显示出骨折部位有显像剂浓聚,3 天后更为明显。骨折后的连续更新、重建、修复过程使骨显像表现为骨折部位的"热区",影像有扩展和扭曲变形。多发性肋骨骨折呈串珠状排列。这些浓聚在骨折以后很快能够看到。修复过程骨摄取显像剂增加,骨重建时摄取显像剂又可以持续较长时间,肌肉和肌腱切除以后的损伤也可以出现相同的修复反应,所有上述因素都可以引起早期阶段放射性药物的浓聚。虽然 X 线检查仍然是许多骨外伤损害的首选检查方法,但骨显像的可靠性仍在增加。在某种意义上来说,骨显像所具备的优势与 X 线检查一样都有重要价值。

骨外伤后几小时内就会出现骨膜反应,但骨膜反应不能反映创伤的范围或大小。多年来一致认为,创伤发生后几天内,由于血管和成骨细胞变化所构成的愈合过程会出现 ^{99m}Tc 骨显像剂的明显浓聚。因此,骨折后出现上述显像剂浓聚的变化分成三个时期:

第一时期:发病早期的急性期,持续约为发病后的 2~4 周,其显像特征是在弥漫性示踪剂浓聚的区域能见到清楚的骨折线,尤其在延迟显像图上更清楚。

第二时期:亚急性期,其特征是在骨折部位见到一界限清楚的线形异常。此期骨折显示最清楚,约持续 8~12 周。

第三时期:愈合期,异常示踪剂浓聚逐渐减少,直到骨显像正常。骨显像完全正常的时间变化较大,有的会超过临床和 X 线检查的愈合期,甚至有人认为 3 年后方能恢复正常。

要达到最准确地早期识别骨折应考虑骨折发生的部位。通过骨显像征象并计算病变和正常部位的放射性比值,骨折患者的比值大于 1:1,比值尚有助于和有反应性充血的软组织炎症相区别。但是,骨折处示踪剂浓聚出现的时间以及浓聚的范围与强度则决定于发生骨折的部位。关节近侧端的骨折,骨折后立即显示显像剂浓聚,而中轴骨与长骨干有时在发病后 10~12 天才显示。这种显示时间的差异部分是由于骨大小不同形成骨痂大小不同,年龄似乎对显示时间上的差异并无影响。

一、创伤性骨折

许多部位的创伤一般 X 线检查就能显示骨折的存在,这种情况下骨显像的作用不大。但是,X 线检查更多是提供孤立性骨折的证据,而骨显像则能显示多发骨折的存在。X 线平片对一些部位骨折的早期显示并不是很可靠,因为出现 X 线检查能显示的变化较骨显像为晚,如股骨颈和舟骨的隐匿性骨折。髋部骨折的早期诊断无论从及时处理上或者从法律上均有重要意义,有报告认为骨显像在其早期诊断上既无假阳性也无假阴性,但必须指出事实并非如此。骨血流量随年龄增长而降低,尤其是髋部,故易出现假阴性。舟骨骨折的骨显像显示不同于髋部骨折,通常在创伤后 3 天内则能显示骨折的存在,因此,骨显像能在 X 线检查出现异常前就能发现异常。但是,舟骨近端缺血性坏死或假关节病易误诊为舟骨骨折,而骨显像完全能排除骨折的诊断。舟骨近端缺血性坏死不是示踪剂摄取增加,而显示为局限性摄取降低的区域。舟骨骨折的骨显像表现为局限性示踪剂明显增加,故和缺血性坏死的鉴别并不困难。

由于难于从学龄前儿童获得外伤史,也难于确切了解疼痛的性质及部位,故骨显像是对儿童步态蹒跚和下肢疼痛最简单和可靠的检查方法,骨显像可出现局限性异常征象,最常发生骨折的部位是股骨和跟骨,因此,骨显像的作用在于发现步态异常儿童的骨折和胫骨中份的螺旋性损害,以及发现婴儿的隐匿性骨折与骶部骨折等,但应与感染或血管阻塞性疾患相鉴别。

二、应力性骨折

应力性骨折的骨显像影像较创伤性骨折小,但放射性强度完全一致,故在评价应力性骨折时应注意其大小和部位。骨显像显示出异常征象的范围和患者的处理以及病变的分级有关。骨骼持续承受力过度导致的骨损伤贯穿整个应力性骨折发展过程,若未及时处理将会增加发生完全性骨折的危险性,其发展过程可分为四级。应力性骨折分级见表 6-2-1。应力性骨折分级示意图见图 6-2-1。

表 6-2-1 应力性骨折分级

分级	表 现
Ⅰ级	骨反应最初局限在骨皮质为一小的薄的、局限性的、轻度活跃的损害
Ⅱ级	局限损害扩大,沿骨皮质扩展
Ⅲ级	侵犯骨髓的损害变宽,融合并侵犯骨干的一半宽度,且显像剂分布明显增高
Ⅳ级	为最广泛的损害,侵犯整个骨干,表现为一融合的卵圆形的显像剂分布显著增高区

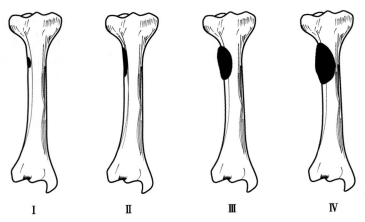

图 6-2-1 应力性骨折骨显像分级示意图

关于应力性骨折发展过程的分期有多种方法,但基本上大同小异,都强调对损害的分期应从多方位进行观察,例如在前位见到一完全横形异常征象,而侧位图像上则为比较窄的异常征象。另外骨化骨膜炎变化的最佳显示也是多方位显像比较理想,因为其显像征象是反映骨膜中断,表现为沿骨的表浅部位出现线性的、延伸的、较窄的示踪剂累积,只有多方位显像方能发生这种病变的存在。

应力性骨折在最初 2~4 周,X 射线血管造影和三时相的血池相显示出局限性的充血,但随着愈合的进行,首先是血管造影及其后的血池显像不再出现异常。在 3~6 个月延迟图像上显示摄取示踪剂减少。而 10 个月后,虽然损害的形态已从融合变为较窄的和很局限的病灶,但图像上仍能见到很少数的异常摄取。有人观察到在 3 个月内 36% 的 Ⅰ 级和 Ⅱ 级应力性骨折患者的骨显像基本正常,仅 12% 的患者无改变,而 Ⅲ 级和 Ⅳ 级的患者,有 31% 在 3 个月内不再显示有骨显像的异常。应力性骨折骨显像与 SPECT/CT 分级图见表 6-2-2、图 6-2-2。

表 6-2-2 应力性骨折骨显像与 SPECT/CT 分级

分级	骨显像表现
Ⅰ 级	皮质区小范围轻度显像剂摄取增高
Ⅱ 级	皮质区长条状中度显像剂摄取增高
Ⅲ 级	皮髓质区宽梭行高度显像剂摄取增高
Ⅳ 级	髓质区大片明显显像剂摄取增高

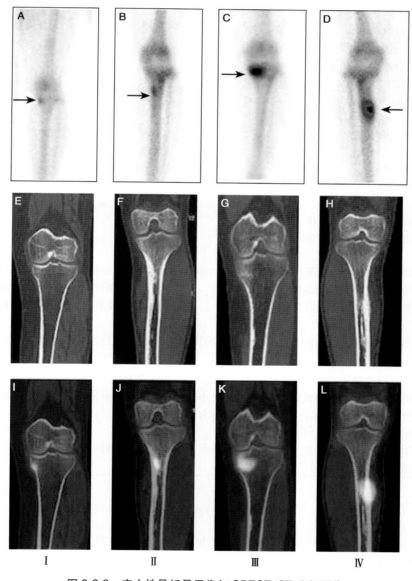

图 6-2-2 应力性骨折骨显像与 SPECT/CT 分级图像

A~D. ^{99m}Tc-MDP 骨显像示,Ⅰ~Ⅳ级应力性骨折发生部位不同范围和程度的显像剂摄取增高(箭头);E~L. SPECT/CT 断层融合显像显示,Ⅰ~Ⅳ级应力性骨折发生部位不同范围和程度的骨质密度增高及显像剂摄取增高

早期诊断股骨颈的应力性骨折,无论对骨质疏松的老人或者入伍的新兵都非常重要。因为步行通过股骨的作用力约为体重的 6 倍,而跑步其作用力为体重的 10~20 倍,因而发生骨折的可能性大并带来股骨颈错位的后果。股骨颈应力性骨折发生的部位在年老患者和年轻运动员有差异,前者多发生在股骨颈上份,而后者发生在下股骨颈,股骨干的应力性骨折主要发生在股骨上三分之一的内侧缘,其骨显像可以显示为在髂腰肌附着在小转子处有局限性示踪剂摄取增加伴骨膜反应,或者在大转子上侧面表现出特征性转子黏液囊炎的征象。

胫骨是应力性骨折最常发生的部位,几乎占所有应力性骨折的 50% 以上。但是胫骨不同部位上发生应力性骨折的概率有明显的不同,胫骨中三分之一很少发生应力性骨折,而胫骨上三分之一的后份是儿童和年老患者最常发生的部位。相反,马拉松运动员应力性骨折的常发部位在胫骨下三分之一,且腓骨也易发生应力性骨折。

跖骨也是应力性骨折的好发部位,第二和第三跖骨受损害约占跖骨应力性骨折的 90%。但是跖骨发生应力性骨折也可能会波及任一跗骨,骨显像也会出现异常的示踪剂浓聚。跳伞或长时间站立可伴发跟骨应力性骨折,骨显像显示跟骨体中心有垂直线条状显像剂分布增加区。长时间站立可发生籽骨炎,骨显像显示出非常清晰的小灶性显像剂分布增加,也可显示出籽骨应力性骨折且常伴有足的其他损伤。

中轴骨和上肢骨发生应力性骨折比较少见,但网球和高尔夫球运动员也可出现肋骨应力性骨折,而举重和标枪运动员则可能出现肱骨应力性骨折。

应力性骨折与衰竭性骨折有区别,见表 6-2-3。

表 6-2-3 应力性骨折与衰竭性骨折比较

类型	应力性骨折(stress fracture)	衰竭性骨折(insufficiency fracture)
病因	反复的机械应力或肌肉牵拉	骨矿含量减低及弹性抵抗力减弱
骨质	正常骨	异常骨
受力	异常应力	正常应力
发病率	5%~30%	2%~25%
好发人群	各年龄段	老年人,尤其是绝经期中老年妇女
好发部位	胫腓骨、股骨、第二跖骨、肋骨等	骶骨最常见
临床表现	损伤部位逐渐加重的疼痛,活动加剧	下背部疼痛,部分腹股沟区疼痛,或一侧髋关节的活动障碍
X 线检查表现	早期表现为骨皮质变薄、边缘不清(灰色皮质征)或骨皮质内条纹影(皮质隧道征)	多椎体病变见终板凹陷"鱼椎样"变形或单椎体楔形变伴椎体中心骨小梁嵌插的致密线
CT 检查表现	长骨见骨膜新生形成的"双皮质"征	骨皮质、骨小梁断裂以及椎前弥漫软组织肿胀,无骨破坏
MR 检查表现	早期见骨髓水肿,T_1WI 低信号,T_2WI、STIR 高信号	局限性或弥漫性骨髓水肿及软组织水肿,T_1WI 低信号,T_2WI、STIR 高信号
骨显像	长骨灶性浓聚,皮质区梭形或横带状高摄取区。骶骨 H 形或蝶形高摄取区。损伤后 6~72 小时出现异常摄取,敏感性接近 100%,是诊断应力性骨折的"金标准"	骶骨 H 形或蝶形的显像剂高摄取区,即 Honda 征。椎体呈局限性显像剂浓聚
治疗	限制活动或者休息。应力性骨折不处理可导致疼痛加重,最终转化为骨折	休息、药物治疗及手术治疗等

三、应力性损伤

不全性骨折和疲劳性骨折的骨显像变化基本类同。前者因常有代谢性损害摄取示踪剂减少,骨的显示不太明显。两者在最常受损部位上的差异是反映作用力的差异,承重在发生不全骨折上具有决定性作用,而疲劳骨折的骨损伤是过度肌肉作用力的结果。疲劳骨折是由多次重复活动引起的,而每次活动都使用某一特定的肌肉,因而在其相应部位出现应力性损害。

椎体的压缩性骨折是严重的骨质疏松的最常见结果:骨显像见椎体厚度下降,其外周呈放射性药物摄取增强的线性改变。骶骨不全性骨折表现为 H 型异常的特征性影像。

　　然而,在识别关节内骨折的困难比较大,由于在标准的后位投影时,椎体各部位有重叠。SPECT 断层不仅增加了对比度而且改善了定位能力,提供损害区范围和大小。SPECT 发现异常的病例中,X 射线检查常为正常。为什么骨显像有异常而 X 射线检查阴性?因为这些运动员下背疼痛大多是由多个小骨折引起椎骨脱离所致,这些小骨折太小,X 射线检查难以发现异常,但小骨折伴有成骨细胞活性增强,放射性药物的摄取增加,反映病理生理变化的骨显像出现阳性结果。因此,骨显像和 X 射线检查出现的差异对决定是否进行外科手术是有帮助的。另外,系列骨显像观察显像异常的消退有助于疗效的评价,骨显像的异常表明创伤后存在着骨的修复,但恢复到正常的修复过程一般至少需 6 个月。外科手术的创伤也可导致示踪剂高度浓聚,反映了对骨修复的成骨细胞反应,要达到愈合也是缓慢的消退过程,示踪剂浓聚明显降低需 1 年时间。椎体融合术后有疼痛的患者也有类似的变化,单独椎板切除术后有疼痛则可在小关节处见到局限性的示踪剂摄取增加。SPECT 显像对颈椎术后有症状的评价同样是有价值的。因此,骨显像,尤其是 SPECT 显像对应力性损伤的诊断,先于 X 射线检查,反映病理生理变化,有助于疗效评价,具有重要的临床价值。

四、撕　脱　伤

　　运动员训练过度会增加发生应力性损伤的危险性。骨突撕脱伤常见于青少年,特别好发于盆部和髋部的骨突。坐骨撕脱伤最常见,因其是腘绳肌作用的部位,早期诊断可以减低碎片的不断移位,骨显像的征象决定于碎片的移位和损伤后何时行显像检查,偶尔碎片可在其移动的部位清楚显示,但因愈合的进行,可显示局限性的示踪剂累积,类似一外生性骨疣。

　　急性肌肉强力收缩可能引起其附着骨的损伤,可能出现胫骨后份的撕脱或者纤维软骨与舟骨连接的断裂。这些变化会出现局限性的骨显像剂摄取增加,故骨显像在解释发生疼痛的原因上有重要的价值。另外,胫骨粗隆骨软骨病在胫骨粗隆显示明显的显像剂浓聚,从组织学的改变看,其和软骨与舟骨连接断裂是相同的。在髌腱附着处胫骨粗隆有示踪剂的浓聚也常见于运动员的膝部损伤。局限性示踪剂浓聚伴有临床症状则更有临床意义,局限性示踪剂浓聚出现在髌骨的尖部(髌腱的起始部位)对于诊断髌腱炎有价值。

五、膝　部　创　伤

　　急性和慢性创伤可引起各种不同的膝内和其周围损害,这些损害可出现骨显像的改变,但由于可能是多个损害和膝部解剖结构的重叠,给骨显像图识别带来困难。因为骨 SPECT 显像可以提供三维空间的资料,其能对膝内外的异常成骨细胞活性进行定位诊断,对显示膝部创伤具有重要的价值,慢性膝部疼痛的 SPECT 显像,其检测损害部位的敏感性可达 90%,SPECT 显像在检测急性膝部疼痛上也有重要价值,尤其是对于近期运动性创伤,SPECT 显像很容易地显示出不同损伤的部位和范围,而平面显像的效果较差。在肌肉和肌腱附着处的局限性示踪剂浓聚表明是对强力作用的反应,如股骨内踝的内侧韧带撕脱。无论是由于强力性二分髌骨,骨折或肌腱炎引起的髌骨疼痛常表现出有典型的骨显像变化,SPECT 显像能定位二分髌骨,而平面显像常能显示应力性骨折引起的明显示踪剂浓聚。采用平面显像来对软骨软化的示踪剂累积增加程度进行分级,其结果和关节内镜观察到的分级相吻合。SPECT 显像在确定髌骨损伤的部位和大小上特别有价值。SPECT 显像正常,则没有必要再行关节内镜检查,同时 SPECT 显像还能为膝部损伤手术后预后的走向进行判断。

六、肌肉与肌腱起止点的损伤

　　在和胫骨肌或比目鱼肌附着有关的胫骨后份最常见到"外胫炎"的细长而又较窄的示踪剂积聚征象,这种显像征象也见于"股夹"患者,"股夹"是内收肌附着点撕脱综合征的结果,主要发生在男性新兵,也见于芭蕾舞演员。这些改变和肌肉疲劳过度引起骨膜炎的显像征象相一致,并主要在内收肌沿股骨上中 1/3 附着处观察到,也可以在臀大肌和耻骨肌附着处观察到,另外,在近端肱骨内份胸大肌附着处也会出现上述类似的显像征象,多见于体操和举重运动员。

跖筋膜炎可出现局限性示踪剂摄取增加,主要出现在跟骨粗隆的跖面,偶尔也出现在筋膜进入趾骨近端的底部。耻骨炎也是容易见到的损害,这是由内收肌疲劳过度所引起,特别是长短内收肌和股薄肌的过度使用。耻骨炎的典型显像征象是耻骨联合处的两侧耻骨有显像剂分布明显增加,以及为数很少的缺光子区。一般应力性损伤,示踪剂摄取增加局限于肌肉附着处,若有应力性骨折则示踪剂摄取增加可出现在整个耻骨支。最常见的应力性损伤发生在肘部,上髁炎常出现在青年的棒球运动员,上髁炎的显像征象是在屈肌和旋前肌组的附着处有示踪剂累积增加,偶尔在桡骨茎突的异常示踪剂摄取将显示为肱桡肌附着处的损伤。

七、耻 骨 炎

这种过度疲劳性综合征是以耻骨疼痛为特征,常常好发于长跑运动员、橄榄球运动员、游泳运动员和足球运动员,被认为是作用于股薄肌的内收力,使下肢外旋和外展,牵引骨盆外展时引起耻骨联合的应力性损伤所致。例如踢球时,或长跑与其他队员拉开距离,突然增加运动量时均可发生耻骨联合损伤。骨显像有助于鉴别动力性耻骨关节病及外展肌和腹直肌附着韧带炎。骨显像的影像征象是双侧耻骨摄取增加,尤以耻骨支为主。X线检查征象包括耻骨联合变宽大且边缘形态不规则伴有耻骨局限性硬化。动力性耻骨关节病需要长期休息,而外展肌和腹直肌需要抗炎治疗及理疗。耻骨摄取增加早于X线检查的改变,恢复正常时,消散较X线检查征象早。关节炎产生的病变位于关节的表面,不易和应力性骨折或外胫炎混淆。运动员常见的关节炎部位是胫腓关节,近端及远端跖骨及腕关节,特别是舟状骨。

第三节 骨显像在骨外伤中的应用各论

一、骨折与脱位

患者有外伤史,并且有明显的局部肢体骨折征象时,通常会首选X线检查。在患者X线检查不能完全排除骨折时,骨显像辅助诊断骨折具有很高的价值,例如当局部骨出现异常显像剂浓聚时则可考虑诊断骨折。骨显像对于一些微小骨折、隐匿性骨折有很高的诊断价值,病理基础可能与骨折后的几个小时内因局部血流增多导致出现显像剂浓聚有关。急性骨折可分为完全性骨折和不完全性骨折。

(一) 骨折

骨折是指骨结构的连续性完全或部分断裂,可有以下主要体征:畸形,异常活动,骨摩擦音或摩擦感。分为以下类型:横形骨折、斜形骨折、螺旋性骨折、粉碎性骨折、嵌插骨折等。

1. 上肢长骨骨折 见图6-3-1、图6-3-2。

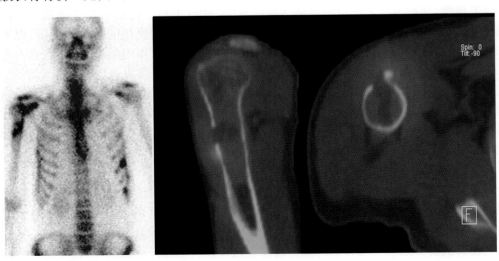

图 6-3-1 右侧肱骨骨折 ^{99m}Tc-MDP 骨显像
患者男,53岁,外伤后行骨显像及融合图像,右侧肱骨上段骨皮质不连续,骨折部位呈显像剂浓聚影

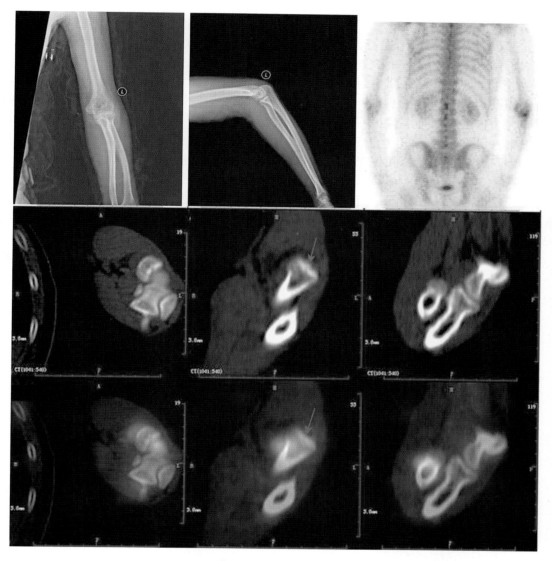

图 6-3-2　桡骨骨折的 X 线检查^{99m}Tc-MDP 全身骨显像及 SPECT/CT 断层融合图像
患者男,49 岁,摔伤后 15 小时,X 线片示未见确切异常,骨扫描示左肘关节显像剂浓聚,断层融合显像示左侧桡骨小头骨质欠连续伴显像剂浓聚

桡骨头骨折通常发生于摔倒或体育运动时致伤,手以伸展姿势撑地,前臂轻度屈曲、旋前,肘部过伸。

国际内固定研究学会(AO)一直致力于骨折治疗的基础与临床研究,形成了在骨折内固定治疗的基本理念和理论体系等方面的系统知识,其影响遍及全球。《骨折治疗的 AO 原则》(*AO Principles of Fracture Management*)一致被认为是骨折治疗的 AO 权威标准。

桡骨头骨折治疗方案:桡骨头骨折关节面压缩面积小于 30%,或者移位小于 2mm 的病例采用非手术治疗。

稳定性骨折包括骨折块移位或游离,合并肱骨小头、尺骨鹰嘴或冠状突骨折,肘关节脱位,韧带撕脱,以及下尺桡关节损伤。最佳治疗方法为手术重建桡骨头或桡骨头置换。

骨折治疗方案确定:需要了解关节面压缩面积、位移距离,才能判断是采取非手术治疗还是手术治疗,常规要行骨折部位 3D 重建。

全身骨显像能早期、全面诊断骨折,SPECT/CT 能够进行融合 3D 采集与重建,1 次骨显像能够获得临床需要的早期诊断影像和 SPECT/CT 融合 3D,可以提供骨折治疗方案所需影像。核医学骨显像应该以临床需求为导向,开展好常规平面骨显像、SPECT/CT 融合显像外,也应满足临床,开展 SPECT/CT 融合 3D。1 次核医学骨显像检查可以得到临床需要的多种影像信息,减少检查时间,为临床骨折治疗方案制订提供重要的影像资料,是应力性骨折、隐匿性骨折、衰竭性骨折等多种骨折治疗方案制订不可缺少的诊断方法。

因此应该以临床需求为工作目标,开展好平面骨显像、SPECT/CT 融合显像与 SPECT/CT 融合 3D,充分发挥核医学影像优势,更好地服务临床。

2. 下肢骨折 见图 6-3-3~图 6-3-7。

3. 脊柱压缩性骨折 脊柱压缩性骨折常发生于腰椎,多数比较稳定。例如老年人因骨质疏松,在受到很小的外力作用后,腰椎易发生不同程度的压缩性改变。对于轻微压缩改变,X 线检查不易发现,但行骨扫描时在压缩性改变部位会出现显像剂浓聚增高(图 6-3-8、图 6-3-9)。对脊柱压缩性骨折应当重视,早发现早治疗。通常会采用保守治疗,例如卧硬板床、受伤部位垫软垫等。

(二) 脱位

关节脱位是指构成关节的上下两个关节面失去了正常的位置,发生了错位。临床表现有以下三点:①疼痛;②关节处无法正常活动;③畸形。当关节因遭受外力出现脱位后,周围软组织也会有一定的损伤(图 6-3-10)。

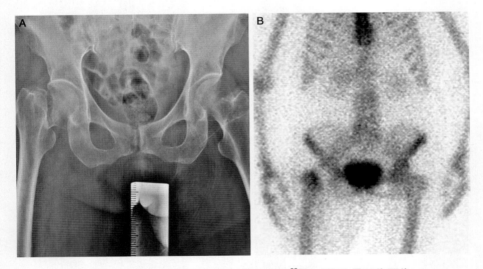

图 6-3-3 右侧股骨颈骨折的 X 线检查及^{99m}Tc-MDP 骨显像图像

患者女,71 岁,摔伤所致右侧髋部疼痛。A. X 线检查示右侧股骨颈骨折;B. ^{99m}Tc-MDP 骨显像示右侧股骨颈显像剂分布缺损,股骨粗隆显像剂分布增多,考虑右侧股骨颈骨折

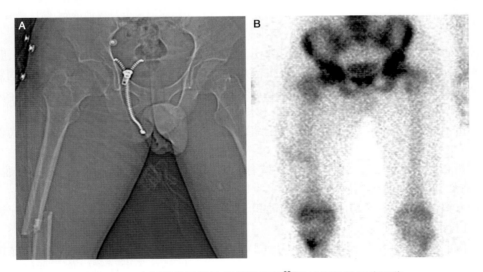

图 6-3-4 右侧股骨骨折的 X 线检查及^{99m}Tc-MDP 骨显像图像

患者女,55 岁,摔伤患者。A. X 线检查示右侧股骨骨折;B. ^{99m}Tc-MDP 骨显像示右侧股骨中段断端移位,有显像剂浓聚影

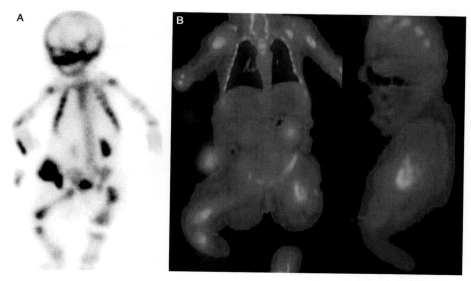

图 6-3-5　左侧股骨骨折的^{99m}Tc-MDP 骨显像及 SPECT/CT 断层融合图像

患儿女,出生后 33h,左侧股骨骨折。A、B.^{99m}Tc-MDP 骨显像及 SPECT/CT 断层融合图像均提示左侧股骨上段异常显像剂浓聚

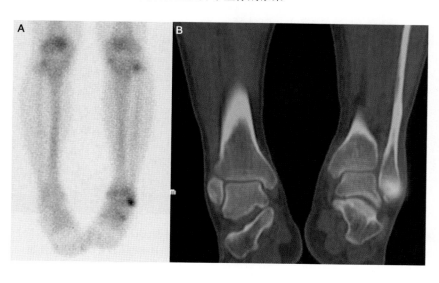

图 6-3-6　左侧踝关节扭伤的^{99m}Tc-MDP 骨显像及 SPECT/CT 断层融合图像

患者男,52 岁,左侧踝关节扭伤。A.^{99m}Tc-MDP 骨显像示左侧外踝关节局限性结节状显像剂浓聚影;B.SPECT/CT 断层融合显像示左侧外踝关节骨质不连续伴显像剂浓聚

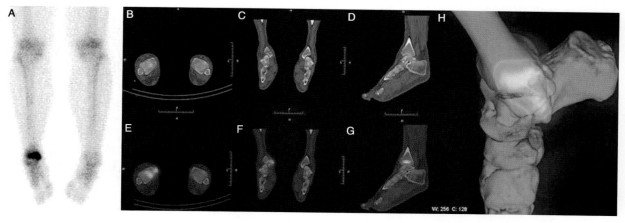

图 6-3-7　右侧踝关节扭伤的^{99m}Tc-MDP 骨显像及 SPECT/CT 断层融合、3D 图像

患者男,48 岁,右侧踝关节外伤骨折。A.^{99m}Tc-MDP 骨显像示右侧踝关节显像剂浓聚;B~G.SPECT/CT 断层融合显像示右侧胫骨远端骨质不连续伴显像剂浓聚;H.SPECT/CT 融合 3D 显像可更加直观地显示病灶

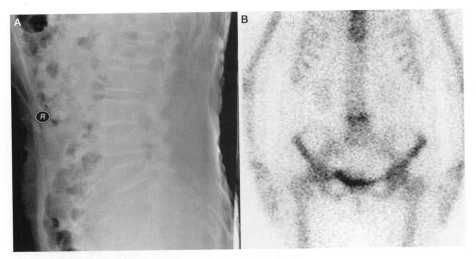

图 6-3-8 脊柱压缩性骨折的 X 线检查及^{99m}Tc-MDP 骨显像图像

患者女,59 岁,跌倒致腰背部疼痛。A. X 线检查示患者 L_4 椎体稍变扁;B. ^{99m}Tc-MDP 骨显像示患者 L_4 椎体显像剂浓聚,考虑脊柱压缩性骨折

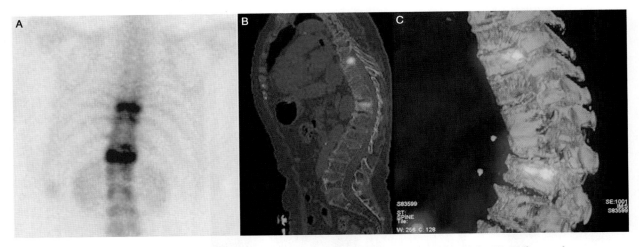

图 6-3-9 脊柱压缩性骨折的^{99m}Tc-MDP 骨显像及 SPECT/CT 断层融合、3D 图像

患者女,74 岁,腰背部疼痛数月。A. ^{99m}Tc-MDP 骨显像示 T_8、T_{11}、T_{12} 椎体显像剂浓聚;B. SPECT/CT 断层融合显像示 T_8、T_{11}、T_{12} 椎体压缩变扁伴显像剂浓聚;C. SPECT/CT 融合 3D 显像使病灶更加直观地显示

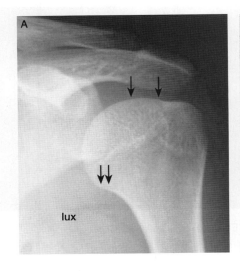

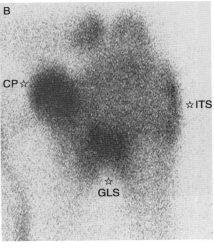

图 6-3-10 左侧肩关节脱位的 X 线检查和^{99m}Tc-MDP 骨显像图像

患者男,43 岁,左侧肩关节脱位。A. X 线检查示肱骨头向下移位(箭头);B. ^{99m}Tc-MDP 骨显像示喙突、关节窝滑膜、结节间沟显像剂浓聚区;lux:脱位;CP:喙突;GLS:关节窝滑膜;ITS:结节间沟

　　关节的脱位以及半脱位在放射学检查一般都能检查出来。在核医学检查中,放射性核素全身骨显像检查时,可因周围受伤软组织的摄取而出现显像剂浓聚影(图 6-3-10~图 6-3-12)。

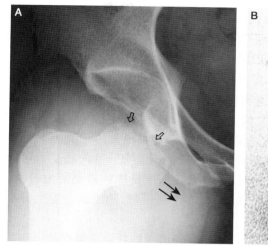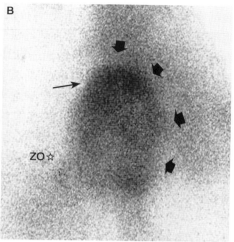

图 6-3-11　右侧髋关节脱位的 X 线检查和 99mTc-MDP 骨显像图像

患者男,61 岁,右侧髋关节脱位。A. X 线检查示股骨头骨折伴髋关节后内侧错位(空心箭头),关节周围软组织肿胀(实心箭头);B. 99mTc-MDP 骨显像示骨折断端显像剂浓聚(细箭头)及关节周围显像剂分布增多(粗箭头)

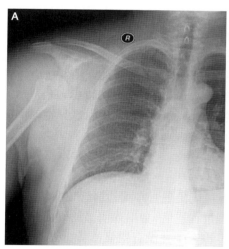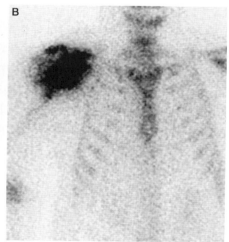

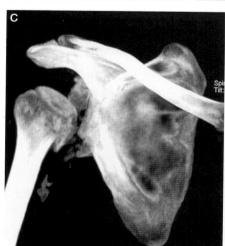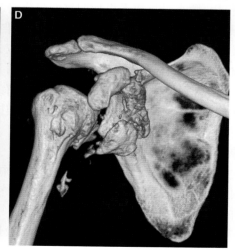

图 6-3-12　右侧肩关节骨折脱位的 X 线检查、CT 三维重建及 99mTc-MDP 骨显像图像

患者男,39 岁,右侧肩关节骨折脱位。A. X 线检查示右侧肩甲盂骨折,肱骨头内下脱位;B. 99mTc-MDP 骨显像示肩关节及肱骨上端异常显像剂浓聚;C、D. CT 三维重建图像可见右侧肩胛骨关节盂、喙突及肱骨头多发骨质不连续,关节半脱位

二、应力性骨折

骨组织是一个动态发展的组织,在其正常生长发育过程中需要压力的作用。压力的来源是支撑体重或是肌肉活动而作用于骨的力量或绝对负荷。这股力量可以是轴向的、弯曲的或扭转的,由此骨的形状发生的变化称为应变。沿骨凸面产生张力,沿骨凹面产生压力。根据 Wolff 定律,间歇作用于骨的压力有利于其结构重塑,适应新的力学环境。与日常活动相关的压力刺激导致骨的结构重塑的过程,在皮质骨发生在骨的基本结构单位-骨板水平。激活这个过程的确切机制尚不清楚,但是有证据表明,可能与微裂缝的产生有关。破骨细胞再吸收导致微小骨折区小范围的骨质吸收,这是对应力增加的初始反应,骨质流失的高峰发生在大约 3 周以后。这些骨质吸收形成的空腔随后充满了板层骨,但若骨质的形成缓慢,骨质吸收与形成之间不平衡,就会弱化骨的承受力。骨膜或骨内膜增生,或两者同时在受力区产生新的骨组织以加固薄弱的骨皮层的承受力。骨松质受力可能会导致部分或全部骨小梁微小骨折。虽然微损伤是一种生理现象,但当其超出身体的修复能力时就会导致病态。如果诱发微损伤的活动没有停止,修复机制不堪重负,微损伤不断累积,随后就会发生骨小梁或骨皮质的应力性骨折。

应力性骨折,又称疲劳性骨折,是应力长期反复作用于骨骼造成的骨骼发生细微损伤并逐渐积累而形成的自发性小的骨裂或骨折。应力性骨折发病基础是外力作用于肌肉,导致其反复收缩,在其附着骨骼上产生应力,在长期或者反复运动中,相应肌肉出现疲劳、损伤,使其产生不协调收缩,而且不能及时吸收反复碰撞所产生的震动,骨骼产生明显的应力,最终导致应力性骨折的发生。临床上多无明显外伤史,表现较隐匿,易被误诊为软组织损伤或者骨质增生等疾病引起的疼痛。常发生于胫腓骨、足部等骨,多见于士兵、运动员等。

影像诊断学对判定骨应力性损伤起到关键作用,单纯依靠临床评估并不可靠。有典型的影像学表现,容易诊断。但是影像学表现易发生变化,并与诱发活动的类型、所累及骨、检查时间等因素有关。

传统 X 线检查对发现可疑应力性骨折有重要的作用,是首选的影像学检查。因为发生在应力性骨折早期阶段的骨质重塑程度很轻,早期影像表现往往正常。病变早期 X 线检查的灵敏度可低至 15%,X 线随访检查仅能在 50% 病例中发现特征性表现。从临床上出现始发症状到影像学上发现异常时间间隔大概 1 周至几个月。终止运动有可能阻止影像学上异常表现的进展。

皮质骨早期变化包括骨皮质轻微边界不清,或内皮层轻度的透亮线,这有可能与骨质重塑过程早期骨破坏有关。随着损伤的加剧,可能会出现一条真正的骨折线。

骨松质应力性损伤非常难以觉察,周围骨小梁骨痂形成也有可能出现骨小梁边缘轻度模糊及硬化。但骨质密度改变达到 50% 时,X 线检查是能够发现的。随着病理过程进展,会出现明显的硬化带。

早期的应力性骨折表现较轻,为骨膜反应,X 线检查或者 CT 检查中并没有明显的骨折表现,中后期由于骨膜无法承受应力作用,微小骨折或者更加明显的骨折将会表现出来。

放射性核素骨扫描是诊断以及评价应力性骨折的"金标准"。主要是由于其能够在 X 线检查或者 CT 检查发现异常之前很早就能显示出骨代谢的微小变化。应力损伤核医学 ^{99m}Tc-MDP 骨显像,通过化学吸附结合于骨骼的无机成分中的羟基磷灰石结晶表面,在骨质修复区域被摄取。在早期因局部骨代谢异常,可行 ^{99m}Tc-MDP 全身骨显像检查,对于应力性骨折具有很高的灵敏度,阳性表现为骨折部位对显像剂摄取增加,呈现显像剂浓聚区。根据临床表现及骨扫描提出应力性损伤的分级,见表 6-2-1、表 6-2-2 和图 6-2-1、图 6-2-2。

(一) 股骨应力性骨折

股骨应力性骨折发生率最常见股骨颈。人们在运动过程中,股骨颈的负荷增加,同时臀中肌等附属肌肉会产生髋关节内侧扭力,股骨受到这种长期应力作用,最终导致骨折。若骨折部位发生在股骨颈外侧皮质,容易发生移位并导致股骨头缺血性坏死。

股骨干应力性骨折常见于长跑运动员,且部位多发生于股骨中下 1/3 段。图 6-3-13、图 6-3-14 为股骨应力性骨折骨显像图。

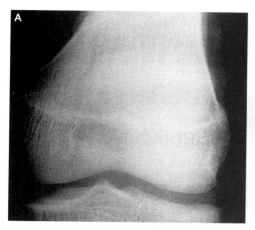
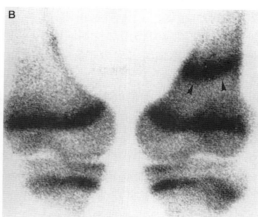

图 6-3-13 左侧股骨应力性骨折的 X 线检查及 ^{99m}Tc-MDP 骨显像图像

患者女，60 岁，左侧股骨应力性骨折。A. X 线检查示股骨远端不明显的横向骨密度改变；B. ^{99m}Tc-MDP 骨显像显示股骨应力性骨折后横向骨折线显像剂浓聚区域（箭头）

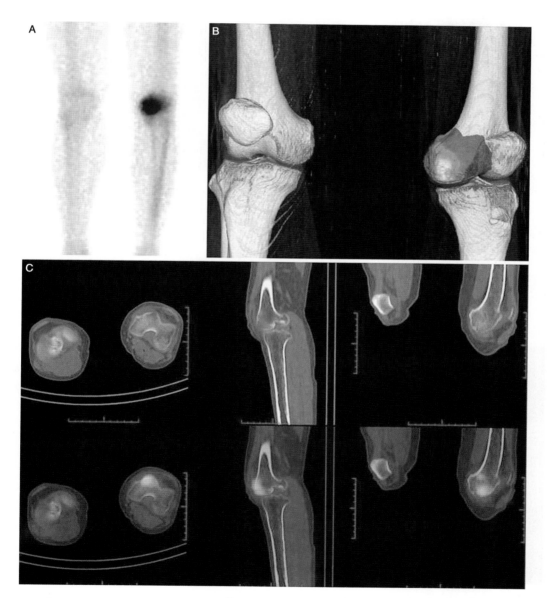

图 6-3-14　左侧股骨应力性骨折的 ^{99m}Tc-MDP 骨显像及 SPECT/CT 断层融合、3D 显像

患者女，38 岁，左侧膝关节进行性疼痛 3 年。A. ^{99m}Tc-MDP 骨显像示左侧膝关节显像剂浓聚；B. SPECT/CT 融合 3D 显像使病灶更加直观地显示；C. SPECT/CT 断层融合显像示左侧股骨内侧髁局部骨质密度稍增高伴显像剂浓聚，考虑应力性骨折

（二）胫腓骨应力性骨折

胫骨应力性骨折发生部位因应力作用部位不同而不同,例如篮球运动员多发生于胫骨中下段,长跑运动员多发生于胫骨中上段,行军训练多发生于胫骨近段后内侧。总的来说胫骨中段为好发部位,其次是上、下段。

腓骨应力性骨折相对胫骨来说发生的概率要小一些。常见部位在下段外侧、上段内侧。图6-3-15~图6-3-18和图6-3-20为胫骨应力性骨折骨显像图。图6-3-19为腓骨应力性骨折骨显像图。

（三）足部应力性骨折

足部应力性骨折常见于运动和军事训练,首次报道的足部应力性骨折是Breithaupt于1855年报道的士兵在长途行军后发生的骨折。跖骨是足部应力性骨折发生率最高的部位,多见于部队负重行军或者长跑训练引起,其中第二跖骨发生率最高,因第二跖骨在运动过程中承受最大弯曲应力和最大剪力。图6-3-21~图6-3-23为足部应力性骨折骨显像图。

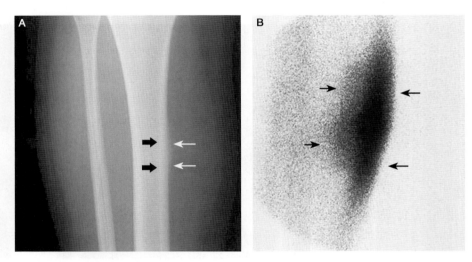

图6-3-15　胫骨应力性骨折的X线检查及^{99m}Tc-MDP骨显像图像

患者男,31岁,胫骨应力性骨折。A. X线检查示未见明显骨折线,但邻近骨膜有矿化反应(箭头);B. ^{99m}Tc-MDP骨显像示胫骨皮质显像剂浓聚区(箭头)

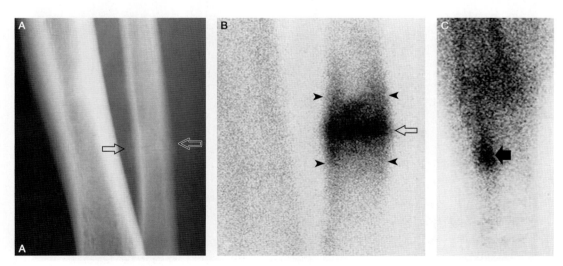

图6-3-16　腓骨应力性骨折的X线检查及^{99m}Tc-MDP骨显像、骨动态显像图像

患者女,45岁,长期慢跑者发生的应力性骨折。A. X线检查示轻微骨膜反应(空心箭头);B. ^{99m}Tc-MDP骨显像示横向裂缝(空心箭头)和骨膜反应(实心箭头);C.骨动态显像提示骨折部位血流增加(实心箭头)

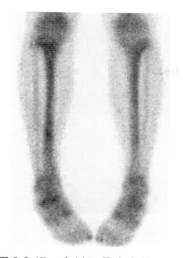

图 6-3-17　右侧胫骨应力性骨折的 99mTc-MDP 骨显像图像
患者女,23 岁,篮球运动员的应力性骨折。99mTc-MDP 骨显像示右侧胫骨中下段显像剂分布增多影

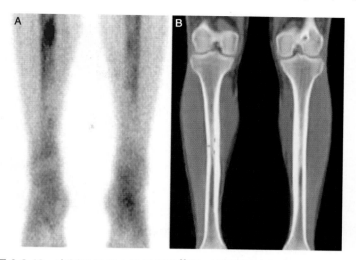

图 6-3-18　右侧胫骨应力性骨折的 99mTc-MDP 骨显像及 SPECT/CT 断层融合图像
患者女,42 岁,慢跑步患者右侧胫骨中段应力性骨折。99mTc-MDP 骨显像(A)及 SPECT/CT 断层融合图像(B)均表现为胫骨中段显像剂浓聚影

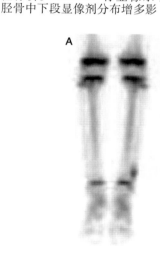

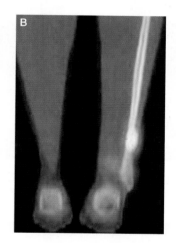

图 6-3-19　左侧腓骨应力性骨折的 99mTc-MDP 骨显像及 SPECT/CT 断层融合图像
患者男,13 岁。99mTc-MDP 骨显像(A)及 SPECT/CT 断层融合图像(B)均提示左侧腓骨下段显像剂浓聚,考虑应力性骨折

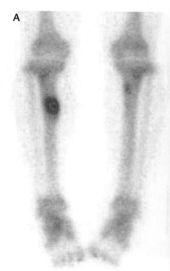

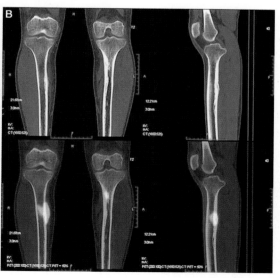

图 6-3-20　双侧胫骨应力性骨折的 99mTc-MDP 骨显像及 SPECT/CT 断层融合图像
患者男,22 岁,反复长途行军,双侧下肢疼痛。A. 99mTc-MDP 骨显像示双侧胫骨上段皮质区梭形显像剂浓聚;
B. SPECT/CT 断层融合显像示双侧胫骨上段局部骨皮质梭形增厚伴放射性梭形浓聚,双侧胫骨应力性骨折

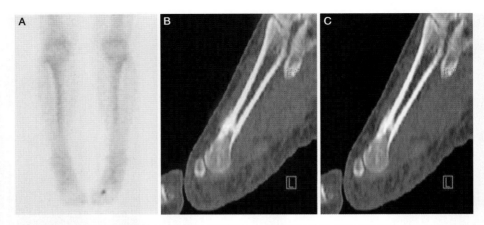

图 6-3-21　左侧第二跖骨应力性骨折的^{99m}Tc-MDP 骨显像及 SPECT/CT 断层融合图像
患者男,23 岁,远距离行走后的^{99m}Tc-MDP 骨显像(A)及 SPECT/CT 断层融合显像(B、C)提示左侧第二跖骨远端显像剂浓聚

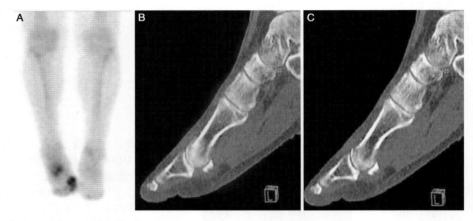

图 6-3-22　右侧跖骨应力性骨折的^{99m}Tc-MDP 骨显像及 SPECT/CT 断层融合图像
患者女,69 岁,徒步旅行后的^{99m}Tc-MDP 骨显像(A)及 SPECT/CT 断层融合显像(B、C)提示跖骨显像剂浓聚

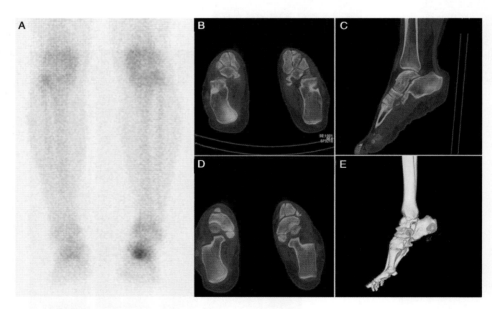

图 6-3-23　右侧跟骨应力性骨折的^{99m}Tc-MDP 骨显像及 SPECT/CT 断层融合、3D 图像
患者女,47 岁,右侧足后跟疼痛 3 个月。^{99m}Tc-MDP 骨显像(A)示右侧跟骨团片状显像剂浓聚;SPECT/CT 断层融合显像(B~D)及 SPECT/CT 融合 3D 显像(E)示右侧跟骨局部骨质密度不均匀稍增高伴显像剂浓聚,考虑跟骨应力性骨折

（四）脊柱应力性骨折

脊柱应力性骨折发生在胸、腰椎,患椎呈"楔形"或"鱼椎样"变,可单独或多个椎体同时受累,椎体压缩、终板变薄、凹陷甚至断裂,严重的"鱼椎样"变形椎间盘中心的高度常常大于椎体中心的高度,骨显像表现为患椎的显像剂浓聚呈"横条"状。脊柱应力性骨折发生在骶骨则表现为 H 形或蝶形的显像剂浓聚区(图 6-3-24),有学者也将其描述为 Honda 征。

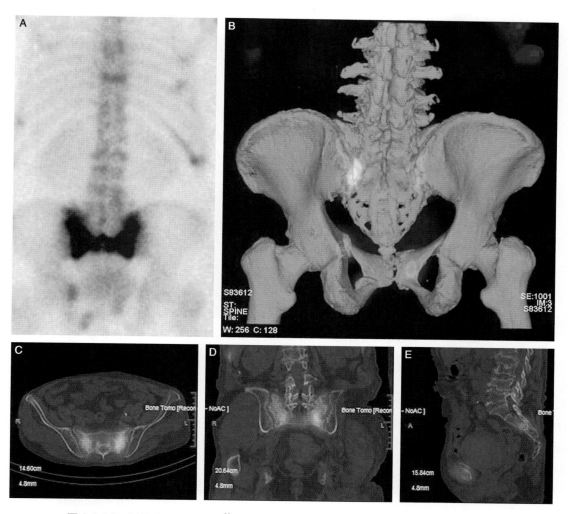

图 6-3-24 骶骨应力性骨折的^{99m}Tc-MDP 骨显像及 SPECT/CT 断层融合、3D 图像
患者女,80 岁,髋部疼痛。^{99m}Tc-MDP 骨显像(A)、SPECT/CT 断层融合(C~E)及 3D 图像(B)显示,胸椎应力性骨折表现为显像剂"横条"状浓聚,骶骨应力性骨折表现为 H 形或蝶形的显像剂浓聚区

三、典 型 病 例

病例一:患者女,63 岁,1 个月前感冒后打喷嚏致胸腰段、腰背部疼痛,呈持续性胀痛,翻身、起床困难,久站久坐后加重,平卧休息时减轻。诊断:骨质疏松性脊柱压缩性骨折并后凸畸形,骨质疏松症(图 6-3-25)。

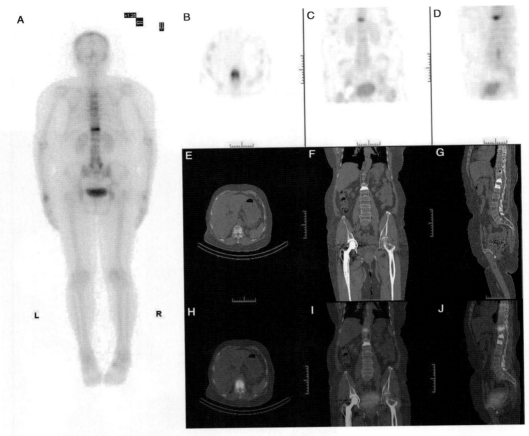

图 6-3-25 脊柱压缩骨折的⁹⁹ᵐTc-MDP 骨显像和 SPECT/CT 断层融合图像

⁹⁹ᵐTc-MDP 骨显像（A）及 SPECT/CT 断层融合图像（B~J）示，T_{11} 椎体塌陷，骨皮质不连续，显像剂摄取增高，椎体内见横条状骨密度增高影；余多个胸腰椎不同程度变扁，T_7、T_{12}、L_1 椎体内见高密度影，显像剂摄取未见增高；L_3~S_1 椎小关节面骨质增生、毛糙，显像剂摄取增高；右侧人工髋关节固定在位，相应部位显像剂分布缺损；左侧腕关节及右侧足局部显像剂摄取增高

病例二：患者女，45 岁，大量锻炼 3 个月后出现双侧膝关节疼痛，疼痛呈连续性，休息后无法完全缓解。诊断：双侧胫骨上段应力性骨折（图 6-3-26）。

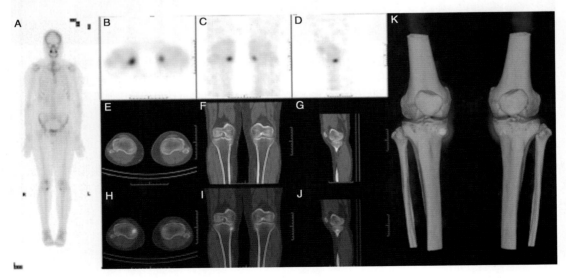

图 6-3-26 双侧胫骨应力性骨折的⁹⁹ᵐTc-MDP 骨显像和 SPECT/CT 断层融合、3D 图像

⁹⁹ᵐTc-MDP 骨显像图（A）及 SPECT/CT 断层融合图像（B~J）示，双侧膝关节诸骨骨密度稍减低、骨小梁稀疏，双侧胫骨上段内侧局部骨质密度不均匀增高，显像剂浓聚；SPECT/CT 融合 3D 显像（K）示，双侧胫骨上段内侧局灶显像剂浓聚

　　病例三:患者女,32 岁。双下肢疼痛 1 年。患者大量锻炼(快走 8~10km/d)5 个月,右侧膝关节疼痛,疼痛时间延长及疼痛范围扩大至双膝关节平面下,甚至影响睡眠。坐轮椅 6 个月。MR 未见异常。到国内多家医院就诊,未明确病因(图 6-3-27)。

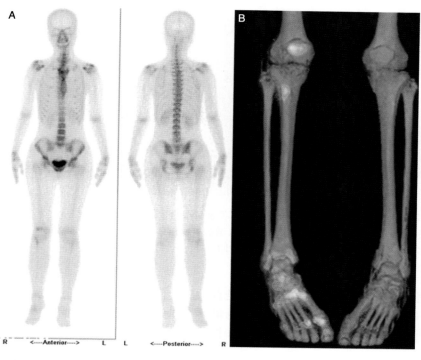

图 6-3-27　双侧膝关节疼痛的 ^{99m}Tc-MDP 全身骨显像和 SPECT/CT 融合 3D 显像
A. ^{99m}Tc-MDP 全身骨显像见右侧膝关节显像剂分布稍增高;B. SPECT/CT 融合 3D 显示右侧胫骨粗隆及右侧髌骨局部骨代谢稍增高,断层示相应部位骨质未见确切异常。右侧踝关节及右侧足诸骨多发骨代谢增高灶。右侧胫骨粗隆考虑为应力性骨折

　　病例四:患者女,53 岁,3 年前出现右下肢疼痛,翻身运动时大腿电击样疼痛,静息时不发作。1 个月前患者疼痛加重伴全身疼痛,主要以双侧大腿、胸背部疼痛明显,呈钝痛,无明确外伤史。查体:双侧大腿压痛不明显,T$_{1~11}$ 棘间隙压痛,肩胛区压痛,双侧浮肋压痛,T$_{1~6}$ 右侧锁骨中线至腋前线压痛。甲状腺功能、PTH、输血前检查、凝血、血常规未见异常。红细胞沉降率 28mm/h。尿 β$_2$-微球蛋白 224mg/L。诊断:隐匿性骨折(图 6-3-28)。

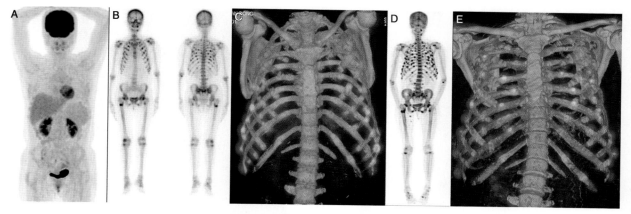

图 6-3-28　隐匿性骨折的各种影像学检查
^{18}F-FDG PET/CT 显像(A)示:双侧多支肋骨、双侧耻骨及双侧股骨上段多发骨皮质不连续,形态不规则,扭曲,显像剂摄取未见异常。^{99m}Tc-MDP 全身骨显像(B、C)、^{18}F-NaF PET/CT(D、E)及融合 3D 显像(C、E)示:双侧多支肋骨、双侧耻骨及双侧股骨上段多发骨皮质不连续,形态不规则,扭曲,显像剂摄取增高。^{18}F-NaF PET/CT 比 ^{99m}Tc-MDP 全身骨显像显示更多病灶,分辨率更高

　　病例五:患者女,56 岁,车祸伤致左侧胸部疼痛 4 天。本院 CT 示左侧第 2、3 前肋骨折。了解骨折情况,行骨显像,见图 6-3-29。

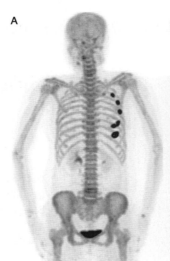
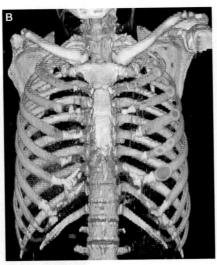

图 6-3-29　肋骨多发骨折的¹⁸F-NaF PET/CT 及其融合 3D 显像

A.¹⁸F-NaF PET/CT 显示左侧第 2～6 肋骨外侧显像剂摄取增高,呈线性排列,考虑骨折。发现隐匿性骨折部位多于 X 线和 CT 检查所见;B.¹⁸F-NaF PET/CT 融合 3D 肋骨重建图像,3D 功能解剖融合图像直观全面地显示左侧第 2～6 肋骨骨折

　　肋骨骨折是法医临床鉴定中的常见疑难问题,被鉴定人是否存在肋骨骨折,肋骨骨折数量,骨折带来的不良后果及新鲜性和陈旧性骨折的诊断,是对加害人进行量刑及对受害人进行伤残鉴定的重要依据。肋骨骨折的定性定量诊断是技术鉴定的关键。我国《人体损伤程度鉴定标准》中明确规定:肋骨骨折 6 处以上应鉴定为轻伤一级,2 处以上为轻伤二级,单纯性肋骨骨折或肋软骨骨折属轻微伤。SPECT/CT 在肋骨骨折数目诊断和新旧伤鉴别诊断中都具有一定优势,是一项极具价值的影像手段。

　　病例六:患者女,38 岁,左膝关节进行性疼痛 3 年。3 年前,患者挑约 50kg 重物后出现双小腿疼痛,未予重视,数天后左膝关节疼痛稍加重,随后疼痛进行性加重,行牵引、口服激素、"封闭针"等治疗,2 年前 X 线检查未见异常,MR 检查考虑"左膝关节内侧髁水肿",外院先后行"腔镜膝关节半月板修补术""内侧髁骨内减压"治疗。多次诊疗,病情逐渐加重,走路困难;诊断不清楚,治疗效果不佳。行骨显像,见图 6-3-30。

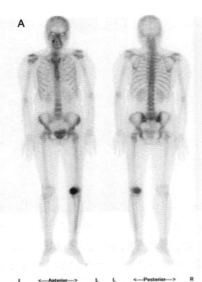
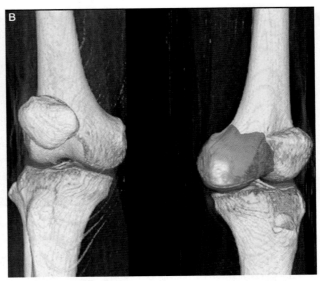

图 6-3-30　左侧股骨应力性骨折的^{99m}Tc-MDP 全身骨显像和 SPECT/CT 融合 3D 显像

A.^{99m}Tc-MDP 全身骨显像见左侧股骨下段内侧显像剂摄取增高;B. SPECT/CT 融合 3D 见左侧股骨下段内侧显像剂摄取增高,骨质未见明显异常。考虑骨折可能

第七章　儿童骨关节病与遗传骨骼疾病

第一节　儿童骨扫描操作规范

核医学骨显像是儿童骨骼疾病常用的诊断方法,临床应用广泛,骨显像的主要目的是早期发现和诊断骨骼系统病变,为临床制订最佳的治疗方案提供依据,评估病变程度和范围及观察病情变化,评价治疗疗效和预后。

一、临床适应证

1. 感染　急性骨髓炎的诊断和与蜂窝织炎的鉴别诊断;亚急性和慢性骨髓炎的诊断;化脓性关节炎合并骨髓炎的诊断;无菌性关节炎的诊断。

2. 骨肿瘤与肿瘤样病变　原发性骨肿瘤的诊断;良恶性肿瘤的鉴别诊断;判断肿瘤侵犯范围;有无远处转移;良性骨肿瘤如骨样骨瘤;肿瘤样病变如朗格汉斯组织细胞增生症;恶性肿瘤骨转移的诊断。

3. 创伤性骨病　创伤后诊断不明;应力性骨折;儿童受虐综合征;多发创伤;骨折术后修复和愈合的判断。

4. 代谢性骨病与内分泌疾病　进行性骨干发育不良,甲状旁腺功能亢进。

5. 骨缺血性坏死的诊断。

6. 不明原因发热、骨痛的诊断;监测骨病治疗疗效。

骨显像简便、安全、无创,无绝对禁忌证。

二、岗位要求

(一) 医师

具有执业资格证,能够在显像前询问病史,了解患儿病情及重点关注显像部位;指导技师采集关注部位,确定有无动态采集、延迟采集、介入干预、断层采集的需要,优化流程,急危重患者优先。判断图像质量是否达标,熟悉注射药物的性能、确定技师采集方案和参数,判断图像有无差错;能够熟练掌握骨显像的图像疾病分析,报告中能够分析影像表现,进一步指导临床。

(二) 技师

由于儿童身高和年龄组成的差别,同时考虑到不同的疾病过程,骨显像时会有不同的改变,不同的需求。专门的小儿核医学技师在执行儿童骨骼成像时,能够提供优化的流程与服务确保他们的合作。利用书籍、动画、音乐、视频等技巧解决患儿烦躁、不配合的难题。使用固定技术确保孩子将合作保持到检查结束。核医学技师应熟悉如何正确摆放患者体位,引导患者配合检查;熟悉操作仪器的性能并了解显像流程、参数设置,合理利用显像仪器做出合格图像;同时需要判读图像,了解需要增加的检查,与医师配合完成显像要求。注射显像剂后等待检查期间,应该鼓励患儿饮用足量的水,检查前排空膀胱,注意勿使尿液污染衣物、身体,因某些原因不能排空膀胱时,需放置导尿管以使盆腔结构清楚显影,检查后24 小时内要求患儿多饮水,勤排尿。

（三）护理人员

针对患儿预约，能够交代检查前、检查中、检查后的注意事项。有基本的临床急救技能，紧急情况下可进行急救处理。

三、操 作 规 范

（一）病史采集

报告医师需要了解病史，了解患者进行该项检查的目的、临床诊断，填写相关病史采集单，注明症状及查体意见；同时在病史采集单中注明重点关注部位，选择需要动态、断层、延迟采集等。同时注明可能影响到本次采集的因素，如造影剂使用、用药、手术部位、有无矫形器及内固定。

（二）放射性药物注射

1. ^{99m}Tc-MDP　^{99m}Tc-MDP 为 7.4MBq(0.2mCi)/kg；静态显像最小剂量 37MBq(1mCi)，三时相最小剂量 74MBq(2mCi)，最大剂量 740MBq(20mCi)。

2. ^{18}F-NaF　2.2MBq(0.06mCi)/kg，最小剂量 18.5MBq(0.5mCi)，最大剂量 148MBq(4mCi)。

（三）镇静剂的使用

通常不必应用镇静剂也能得到满意的图像，但对于不能或不愿配合检查的患儿，适量的镇静剂是必要的。如果使用镇静剂，需遵循国家规范、医院用药原则。国内应用最多的镇静剂为 10% 水合氯醛口服或灌肠，用量 0.5~1ml/kg 体重，最大剂量 10ml；其次是苯巴比妥肌注，用量 5~10mg/kg 体重，最大剂量 100mg。

对于因疼痛而不能平卧以及不能保持体位不动的患儿，则需要提前给予镇痛药物。应于显像剂注射前建立静脉通道，放置"三通管"，方便注射显像剂。

（四）图像采集

临床上最常使用配备低能高分辨准直器的单探头或双探头 γ 照相机。三时相骨显像包括血流相、血池相和延迟显像。血流相为注射显像剂后在感兴趣区采集的系列动态影像。血池相（或称软组织相）是在血流相完成后即刻或于显像剂注射后 10 分钟内完成采集，包括一帧或多帧感兴趣区或全身的平面影像。血流相及全身血池相影像适合用于可疑活动性炎症及感染的评估，且更推荐用于患有多发性关节炎的大龄儿童。延迟显像可采集平面或断层影像，延迟显像应包括全身骨骼，但对于部分不能配合检查的儿童，延迟显像可仅限于感兴趣区。延迟显像通常于注药后 2~5 小时采集。根据病情需要，必要时，可加采集注药后 24 小时延迟影像。

检查期间，患儿体位保持不动，父母配合对患儿顺利完成检查非常重要。对于新生儿或小龄患儿，可在患儿白天习惯的睡觉时间进行延迟显像。对于大龄患儿，检查期间令人愉悦的检查环境有利于检查顺利完成。扫描过程中可让患儿看电影、听故事、听音乐等，这些都是行之有效的办法（图 7-1-1）。患儿处于平躺时，颅骨的侧位影像应包括同侧手臂。当探头旋转到斜位时，可采集到平躺体位患儿的肋骨斜位影像。为充分显示双侧髋关节、膝关节及胫腓骨，需双足内旋、双趾相对。如不能将患儿放置于扫描野的中心位置时，应尽可能对称地摆放体位以利于采集到全身影像。不移动患儿而旋转探头局部成像可将同侧胫腓骨分开。如果病变部位平面影像显示不清或无法得到明确诊断而需要行 CT 来进一步明确病变性质及解剖结构，则可进行同机 SPECT/CT 断层融合显像（图 7-1-2）。若部分手术需要，必要时可进行 3D 融合显像，直观地显示病变累及范围，并指导手术（图 7-1-3）。

儿童常规显像条件基本与成人显像无异，扫描速度可用以下建议参数：4~8 岁每分钟采集 8cm，8~12 岁每分钟采集 10cm，12~16 岁每分钟采集 12cm，超过 16 岁每分钟采集 15cm，或者整个显像时间设置为 30 分钟。当需要获得特定区域的高分辨率图像时，针孔准直器可用于评估小器官的病变或解剖结构，如髋关节（如股骨头骨骺滑脱）、手、足结构。针孔准直器的分辨率与孔径（通常 2~5mm）呈反比。准直器离骨骼越近，其放大倍数越大。使用针孔准直器扫描诊断病变时，需采集 7.5 万~10 万计数。也可使用 Zoom 放大效果或汇聚孔准直器提高尤其是小骨骼的分辨率。

使用 SPECT/CT 采集融合影像时，需注意 CT 扫描带来的额外辐射剂量，CT 扫描范围应该严格限制在病变特定部位（即感兴趣区）。CT 扫描辐射负荷随患儿的年龄及扫描参数设置而变化。因此，CT 扫描参数应根据患儿的年龄及体质量指数进行个体化调整。如果 CT 扫描仅用于衰减校正,低于 80kVp、低于 10mAs 的参数设定值可用于儿童扫描,这些设置即可得到足够的衰减校正。必须明确采集融合影像时 CT 扫描的目的(衰减校正、解剖定位还是协助诊断)。

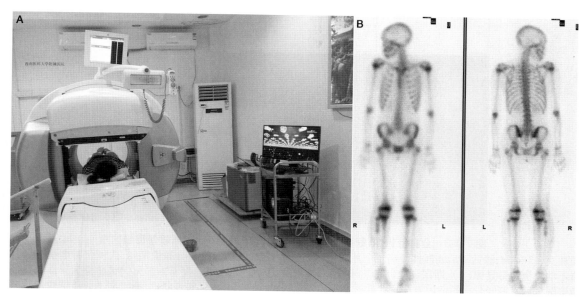

图 7-1-1　儿童进行核医学检查

检查期间头侧位看电视等视频,吸引其注意力,检查期间保持不动,顺利配合骨显像等检查。图 A 为检查体位,采集得到的全身骨显像(图 B)

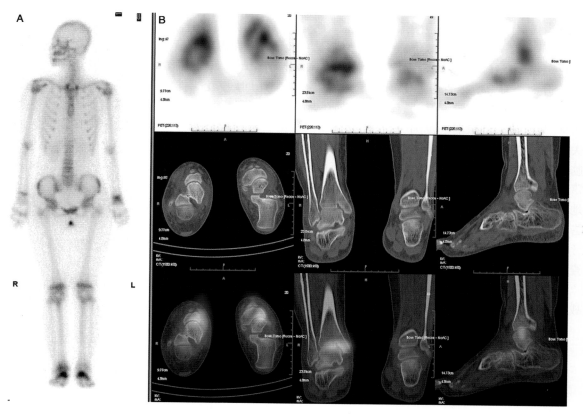

图 7-1-2　踝关节炎的 ^{99m}Tc-MDP 全身骨显像及 SPECT/CT 断层融合显像

患者女,13 岁,踝关节疼痛 ^{99m}Tc-MDP 全身骨显像(头侧位,A)与 SPECT/CT 断层融合显像(B):右踝关节区软组织充血,右踝关节及双足多个跗骨区骨质改变伴骨代谢增高,诊断为踝关节炎。双踝关节周围软组织稍肿胀,右侧跟距关节少许积气

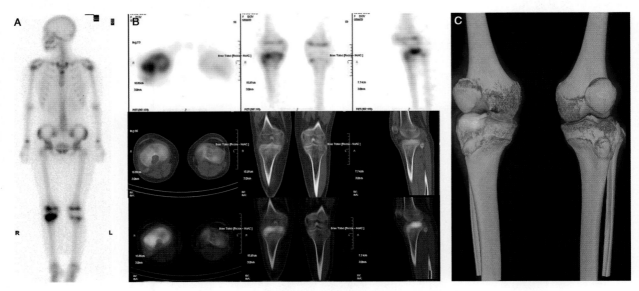

图 7-1-3　全身骨显像、断层显像与 SPECT/CT 融合 3D 诊断软骨母细胞瘤

患者女,13 岁,右膝活动后间断性疼痛 3 个月。MR 检查示右胫骨占位。全身骨显像期间,头侧位看电视,保持检查不动。全身骨显像(A)、断层显像(B)与 SPECT/CT 融合 3D(C)见右侧胫骨干骺端见团状显像剂异常浓聚区,断层融合示右侧胫骨干骺端后方斑片状低密度骨质破坏,边界清晰,其内见斑点状钙化灶,周围骨质结构紊乱,密度不均匀增高,显像剂摄取弥漫性增高。诊断:软骨母细胞瘤

（五）图像处理及报告

需在患儿离开核医学科室前进行图像处理。SPECT 图像后处理时先观察患儿有无运动,可使用滤过器适当提高图像对比度,但图像锐化不能太明显。具体后处理细节需结合所用的 γ 照相机及后处理软件进行。重建横断位、矢状位、冠状位影像,某些情况下(如观察下段脊柱),有必要根据器官轴进行图像再定位。需仔细检查融合影像是否存在 CT 部分与 SPECT 部分图像的融合不匹配。

一份合理的诊断报告应回答申请医师所关心的临床问题并说明检查适应证、必要性及诊断效能。检查发现应按照病变轻重或按照扫描部位描述。注意描述有意义的影像表现的部位和范围,包括骨骼的名称、异常显像剂摄取的范围(局限性或弥漫性),必要时还应指明骨骼受累的解剖细微结构。CT 上相关的表现也应该描述(如未见异常,硬化,溶骨的、成骨的或者混合性改变等)。如果病灶大小有重要的临床意义,则要描述此病灶 CT 相应层面的测量值。对于有意义病变的描述应该包括对其相应的 ^{99m}Tc-MDP 摄取水平。尿路及软组织中的摄取也应予以描述,有意义的非骨骼 CT 发现也应该尽量全面地描述。报告也应该指出局限性,必要时影响检查的灵敏度和特异性的因素也应该提及。如果可能,报告或结论中应该包括与既往检查的对比。

诊断意见应尽可能给出明确的诊断,在适当的情况下给出鉴别诊断。如果可能,建议患者行进一步检查或随访。

由于儿童年龄段构成不同,发育不同,其全身骨显像对于核医学医师、技术、护理人员都具有很大的挑战。因此需要根据不同的患儿、不同的疾病、不同的时期来采取可变性的措施进行合理化的检查。

第二节　儿童髋关节滑膜炎

一、概　　况

（一）发病情况

髋关节滑膜炎又叫髋关节一过性(暂时性)滑膜炎,是指髋关节非特异性炎症改变所引起的、短暂

的急性髋关节疼痛、肿胀和积液,是一种自限性疾病。3~10岁以下的儿童易患髋关节滑膜炎,其中以男性较常见,大多数患儿发病突然。发病高峰年龄为3~6岁,右侧多于左侧,双侧髋关节发病占5%。

（二）病因及发病机制

发病原因可能与病毒感染、创伤、细菌感染及变态反应(过敏反应)有关,约有一半患者有上呼吸道感染、痢疾或其他部位感染史,多为低毒感染。病因目前尚未十分明确。其发病关键在于关节囊内滑膜受到炎性刺激分泌过量滑液,引起肿胀。炎性介质刺激局部组织而引起疼痛。渗出越多,关节间隙增宽越明显,疼痛也就越重。渗出吸收所需时间越长,症状恢复越慢。有学者认为,当跳跃、滑倒、跳皮筋、打球等使下肢过度外展或内收时,由于股骨头与髋臼的间隙增宽,关节腔内的负压将关节滑膜或韧带嵌夹可导致髋关节滑膜炎,或由于外力伤及下肢的内收或外展肌群,肌肉痉挛产生关节位置不正。关节滑膜呈非特异性炎症病理改变。关节液增多、清亮,亦有混浊或呈血色者,培养无细菌生长。由于肌肉疼痛性痉挛,可把骨盆强制在健侧低或患侧低的倾斜位,导致双下肢不等。局部的挤压、牵拉亦可造成供血不全,久之则可产生股骨头缺血性坏死。

（三）诊断

1. 起病较急,好发于2~12岁儿童,可无明显全身症状。

2. 髋部或膝部疼痛,或表现为不愿行走,跛行。

3. 髋区肿胀、压痛,髋关节运动功能(屈曲、内收、旋转等)受限,4字试验阳性,患肢假性变长在2cm以内或骨盆倾斜。

4. X线检查显示骨盆轻度倾斜,髋关节囊肿胀,关节间隙增宽,无明显骨质破坏。B超显示患髋股骨颈颈前间隙(股骨颈骨膜表面至关节囊外缘即关节囊与髂腰肌的分界线之间的最大距离)较健侧明显增宽,双侧差值大于1mm。滑膜增厚,关节积液。

5. 白细胞总数及红细胞沉降率正常或稍增高。

6. 必要时行关节穿刺或关节镜检查。

二、临床表现

1. **发热**　急性滑膜炎属于关节的无菌性炎症,具有炎症的红、肿、热、痛等临床特征。检查者可见受累关节局部潮红,皮肤充血明显,边界不清,用手触及局部皮肤,可感觉到皮温明显升高。慢性滑膜炎一般无皮肤发热现象。

2. **肿胀**　关节肿胀是滑膜炎最常见的体征,原因是关节受到机械性损伤后,关节滑膜立即出现水肿、渗出和积液等病理反应。当滑膜渗出的速度大于吸收速度时,所渗出的液体就会淤积于关节腔内,使关节出现明显的肿胀。

3. **疼痛**　①机械性损伤所致,如软组织损伤、局部皮肤擦伤或挫伤、侧副韧带及交叉韧带损伤或断裂、骨折等;②滑膜撕裂;③出血等引起的关节内张力升高。

4. **功能障碍**　主要表现为关节屈伸功能障碍。患者因疼痛、肿胀等原因不能完全屈曲或伸直关节。

5. **肌肉萎缩**　常见于慢性滑膜炎患者。由于关节存在疼痛、肿胀、活动受限等表现,使患者在站立、行走时倾向使用健侧下肢而减少患侧下肢的受力。随着时间延长,患侧下肢的肌肉(主要是大腿的股四头肌)会出现萎缩,与健侧下肢比较,可见下肢变细,肌肉力量下降。

三、骨显像

滑膜炎时前位针孔骨扫描在股骨头软骨下区可见微弱而清晰的示踪剂摄取。三时相骨显像对于早期诊断髋关节一过性滑膜炎有一定价值,据研究,早期血流相可见股骨头血流下降,血流下降量与炎症持续时间相同,虽然早期炎症较轻,仍可观察血流量下降;炎症消退后恢复正常。

四、PET/CT

^{18}F-NaF PET/CT 在横断位、冠状位和矢状位上,髋关节(股骨头)软骨下骨周围偶可见轻度、中度显

像剂摄取增高影,显像剂分布往往较低,若炎症反应较重时,可能会由于炎症反应充血血流量增大而出现显像剂摄取的增高。若患侧出现关节囊积液时,则可能出现显像剂分布稀疏的表现。显像剂摄取程度与关节积液程度相关,关节积液越多时显像剂分布越稀疏。

^{18}F-FDG PET/CT 在炎症反应时可出现显像剂摄取的增加,显像剂的摄取程度与一过性滑膜炎炎症反应的活动程度相关,炎症反应越重时显像剂摄取越高。可通过 SUV_{max} 的半定量分析进行炎症活动情况的评估,也可对整个病程进行动态评估,对患者的病情进行动态随访,对不同治疗方案进行疗效评估等。

五、鉴 别 诊 断

本病应与下列疾病鉴别:

1. 髋关节滑膜结核　髋关节滑膜结核时,托马斯征阳性,红细胞沉降率增加,并有结核病午后发热、消瘦等症状。X 线检查可见关节囊肿胀,关节间隙稍宽或窄,晚期可发展为骨关节结核,可见骨质破坏 X 线征,甚至可形成死骨及窦道。MR 检查上髋关节滑膜结核除了发现滑膜增厚及髋关节积液外,可见股骨头软骨及松质骨信号改变。

2. 股骨头骨软骨炎(儿童股骨头缺血性坏死,Perthes 病)　核素扫描检查及骨内压测定,有助于本病与 Perthes 病的鉴别诊断。后者可见髋关节旋转及外展活动明显受限,4 字征阳性,而托马斯征常为阴性,少部分患儿自述有疼痛症状及检查发现有髋关节的压痛,而一过性滑膜炎自觉疼痛及压痛比较明显,关节活动较少受到明显限制。

3. 急性化脓性髋关节炎　起病急且伴有体温升高及白细胞增多,有核左移。关节局部的红、肿、热、痛等炎症现象更加明显,关节液内可培养出病原菌。

4. 风湿热性及类风湿性髋关节炎　病程顽固,多个关节受累是这两个关节炎的特点。

六、与其他检查方法比较

儿童髋关节一过性滑膜炎的影像检查主要有普通 X 线、CT、MR 及超声检查。CT 检查少用,超声检查具有方便、准确、可重复性强等优点,表现为髋关节颈前间隙增宽,关节腔内积液及关节囊肿胀,伴有或不伴有滑膜增厚,是临床上首选的检查方法。

X 线检查显示髋关节囊软组织阴影增厚并呈弧形。此种现象以关节囊上方及外下方较为明显。此外,尚可见到关节间隙增宽。股骨头或可见有轻度向外移位,但无骨质破坏改变。

B 超检查:髋关节暂时性滑膜炎声像图显示髋关节积液,表现为髋关节前隐窝增宽,内为液性暗区。无关节周围软组织肿胀及股骨头、颈骨质破坏。经休息或患肢皮肤牵引等治疗,随访观察,髋关节积液在 2~4 周内逐渐吸收,临床症状随之消失。当积液逐渐消退,前隐窝内液性暗区逐渐缩小,而滑膜区水肿、增厚,不能在短期内恢复正常,当积液完全吸收后,前隐窝前后径仍较正常宽,声像图表现为低回声区。

MR 可任意方向成像,对软组织的分辨率高,并有 T_1WI、T_2WI 及 PWI 等多序列、多参数成像,可以准确地分辨出骨、软骨、肌肉、关节囊、关节内脂肪和关节液等关节的各种解剖结构,是其他任何一项检查手段所不能比拟的。同时,MR 也有不足之处,如对钙化病灶显示不敏感,可能受到 MR 伪影、运动伪影等的干扰,而且费用相对昂贵,成像速度慢,耗时长,幼儿不配合、检查前要服用镇静剂,因此,在临床应用中受到一定的限制,一般不作为首选的检查方法。只有病变迁延不愈,或需要与其他病变鉴别,如与滑膜结核、化脓性关节炎、早期股骨头缺血性坏死等进行鉴别时,才会选择进行 MR 检查。儿童髋关节一过性滑膜炎 MR 表现无特异性,主要表现为关节积液、滑膜增厚。关节积液表现为关节腔内片状、带状长 T_1 长 T_2 信号,STIR 序列上呈高信号;增强后滑膜出现明显线样强化。股骨头骨骺、干骺端及髋臼骨质信号正常。髋关节滑膜炎患儿周围软组织呈不规则斑片状高信号。

第三节　小儿成骨不全

一、概　　述

成骨不全又称脆骨症和骨膜发育不全,是一种全身结缔组织病,累及骨骼、内耳、皮肤、韧带、肌腱及筋膜,是常染色体显性或隐性遗传。其主要特点是易骨折、蓝色巩膜和听力障碍。

二、临 床 表 现

本病以骨骼发育不良、骨质疏松、脆性增加及畸形、蓝色巩膜及听力丧失为特征,但临床差异很大,重者出现胎儿宫内多发骨折及死亡,轻者至学龄期才有症状,并可存活至高龄。广泛采用的临床分类方法是 Sillence 的四型分类法。Sillence 等(1979)从遗传发生学角度将成骨不全分为四型:Ⅰ型为常染色体显性遗传,蓝巩膜,只表现轻度骨畸形;Ⅱ型相当于过去的先天型;Ⅲ型为严重型,很多病例呈现宫内发育延迟,出生后即有骨折,临床上出现严重的骨关节畸形,婴儿期表现蓝巩膜、儿童期以后则不显著,这一类型患者一般可以存活到成年;Ⅳ型为常染色体显性遗传,无蓝巩膜,中度骨关节畸形,虽无宫内发育延迟,一般发育速度慢,身材矮小。反复骨折是成骨不全的特征,以横断骨折、螺旋形骨折最常见,约15%的骨折发生在干骺端。骨折后可以有大量骨痂增生,多数可以愈合,但往往残留畸形。文献中有因4根长骨骨折后大量骨痂增生,导致高排出性心力衰竭及大量骨痂增生引起间隔综合征的报道。骨折不愈合易发生于进行性畸形加重反复骨折的部位,Ⅲ型多于Ⅳ型。局部可呈现萎缩或增殖改变。

三、病　　理

广泛的间充质缺损,使胶原纤维成熟受抑制。在软骨化骨过程中,骨骺软骨及软骨钙化区均正常,但在干骺端成骨细胞及骨样组织稀少,形成的骨小梁纤细稀疏,呈纵向排列,无交叉的骨小梁可见。膜内骨化过程亦受影响,骨膜增厚但骨皮质菲薄,且缺管板层状结构,哈弗斯管腔扩大,骨髓腔内有许多脂肪及纤维组织,骨较正常短,周径变细,两端膨大呈杵状。颅骨甚薄,可见有分散的不规则的钙化灶,严重者像一个膜袋,囟门延迟闭合。皮肤及巩膜等亦有病变。

四、骨 扫 描

SPECT/CT 可观察长管骨畸形和成骨不全骨折的改变。

五、其他影像诊断

X 线检查表现为骨折,骨皮质菲薄和骨密度减低。骨折大多是多发的,不对称,愈合迅速,伴正常骨痂或过量骨痂形成。病情较重者特点是长管骨短粗,伴多发骨折和弯曲畸形。粗短骨内骨皮质菲薄,骨密度降低,骨小梁难以显示。病情较轻者,长管骨弯曲,变细,长度改变不明显,也可出现多发骨折,骨畸形不明显。

六、典 型 病 例

患儿男,11岁,反复摔伤导致双下肢骨折10年,摔伤导致右髋部疼痛伴活动受限13天。家族中奶奶、父亲有类似疾病。查体:右下肢外旋畸形。X线检查示双股骨干弯曲畸形,右股骨上段骨折,骨质密度广泛性减低。全身骨显像及断层融合图像见图7-3-1。

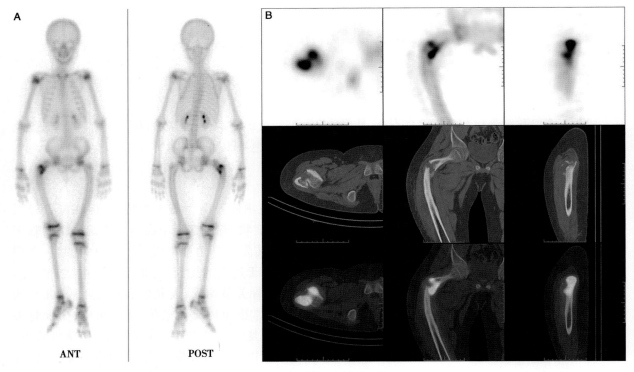

图 7-3-1　小儿成骨不全的全身骨显像及 SPECT/CT 断层融合显像

^{99m}Tc-MDP 全身骨显像（A）及 SPECT/CT（SPECT、CT、SPECT/CT 融合显像）（B）可见双侧股骨弯曲畸形，右股骨骨折伴代谢增高，骨质疏松

第四节　下颌偏颌畸形

一、概　述

偏颌畸形是指上下颌侧方关系不调，牙中线不一致，颏部偏斜为主要临床特征的一类复杂畸形，是颌骨畸形中极为常见的一类。它常造成患者双侧颜面不对称及颌关系紊乱，严重影响患者容貌、咀嚼、发音功能，给患者生理及心理造成巨大的压力。很多疾病都可引起该类畸形的发生，其表现多样。分类较为复杂，每一种类型又有不同的继发性改变，根据病因及病理，栗田兴将其大致分为三种：发育过度、发育不足、外伤或肿瘤切除所致的偏颌畸形。在儿童及青少年中有部分是由于单侧髁状突良性肥大而引起的下颌偏斜。

二、临床表现

单侧髁状突良性肥大，表现为面部不对称，患侧扁平、健侧丰满，患侧下颌角低于健侧，牙中线及颏部向健侧偏移，可伴有轻度的下颌前突，咬合关系紊乱，临床检查可在耳前区扪及增大的髁状突。

三、影像的病理基础与诊断

SPECT 放射性核素显像评价髁突骨代谢活跃度具有重要意义，对鉴别持续骨生长的单侧髁突增生的患者是一种精确手段。有报道提示双侧髁突代谢活性差异在 55% 以上即表示有髁突增生趋势。骨显像在诊断骨关节病变上具有很高的灵敏性，可反映局部骨关节的代谢和血供情况，指出病变部位，早期发现骨关节疾病，SPECT 可辅助鉴别髁突增生是处于活动期或已进入静止期，从而为选择合适的手术治疗时机及确定手术范围提供依据。

四、骨　显　像

注射骨显像剂后 3~4 小时行局部显像并进行 SPECT/CT 融合显像,分别在双侧髁突勾画感兴趣区,比较放射性计数。SPECT 能定量地评估髁突骨代谢水平,反映骨组织的代谢动态及局部血流变化。当髁突局部血流量增加,成骨细胞活跃,新骨形成时,可较正常骨组织聚集较多的显影剂,图像上呈浓聚区;当髁突血供减少或其他原因导致破骨活动增加时,产生溶骨,局部显影剂减少,图像呈稀疏区。

有研究表明下颌偏斜患者两侧髁突放射性计数不对称,对侧的核素摄取明显大于偏斜侧;相对于正常人,下颌偏斜患者对侧髁突放射性计数大于正常人,而偏斜侧较正常人小;提示对侧髁突局部微循环血流量的增加及代谢活性增强。

五、其他影像学检查

(一) X 线检查

关节薛氏位和髁状突经咽侧位 X 线检查可发现有关节间隙改变和骨质改变,对比开口和闭口两个不同状态时髁状突的位置,可以了解关节的运动状态。

(二) CT 检查

CT 检查的分辨率很高,可以发现关节硬组织的细微结构变化,对关节病的诊断很有意义。

(三) MR 检查

通过高分辨率 MR 检查可以判断关节盘和肌肉等软组织的情况,为诊断颞下颌关节紊乱病提供重要的信息。

六、典　型　病　例

病例一:患儿男,12 岁,面部不对称。诊断:右侧偏颌畸形。显像见图 7-4-1。

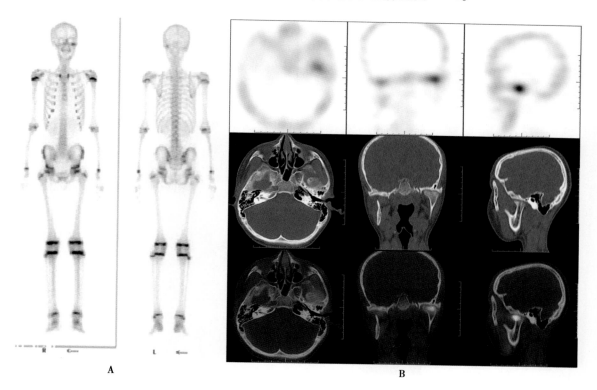

A　　　　　　　　　　　　　　　　　　　　B

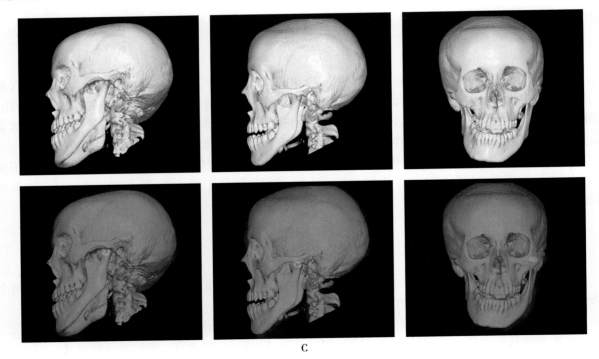

图 7-4-1　下颌偏颌畸形患儿骨显像和 SPECT/CT 及 3D 融合显像

^{99m}Tc-MDP 全身骨显像（A）和 SPECT/CT（SPECT、CT、SPECT/CT）（B）、3D 融合图像（C）可见左侧下颌髁突体积增大，显像剂摄取增高

病例二：患儿男，12 岁，自出生以来，面部不对称，左侧较右侧长，牙齿对合关系紊乱，诉右侧咀嚼时疼痛，休息后可缓解。诊断：偏颌畸形。显像见图 7-4-2。

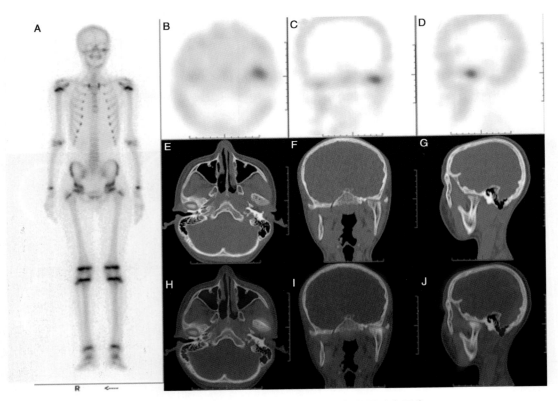

图 7-4-2　偏颌畸形患儿骨显像和局部断层融合显像

A. ^{99m}Tc-MDP 全身骨显像示：左侧下颌关节显像剂不均匀浓聚；B~J. 局部断层融合示：左侧下颌髁突体积较对侧明显增大，边缘可见骨质增生、变尖，其内可见多发囊状低密度影

第五节 石 骨 症

一、概 述

石骨症(osteopetrosis)又称大理石骨、原发性脆性骨硬化、硬化性增生性骨病和粉笔样骨,是一种少见的骨发育障碍性疾病。最早由 Albers-Schonberg(1904)发现,因此又叫 Albers-schonberg 病。本病特征为钙化的软骨持久存在,引起广泛的骨质硬化。本病常为家族性,绝大多数病例为隐性遗传。

二、病 理

石骨症病因不明,可能与遗传因素有关。常认为是由于正常的破骨细胞明显缺乏或功能缺陷,主要变化为骨样组织过度钙化而缺少真正的骨化,使钙化的软骨基质及原始的骨小梁重吸收变慢,以致骨中缺少骨板层及成骨细胞,失去弹性,骨小梁结构不良,使骨质脆而易断。由于大量钙化的软骨基质的存在,骨髓腔明显缩小,甚至闭塞,骨皮质和松质硬化,两者之间不能分辨。

三、临 床 表 现

(一) 轻型

又称良性型,多见于青少年及成年人,预后较好。患者早期可有不同程度的贫血和脑神经受压症状或无明显症状,到成年后常因 X 线检查才被发现。可有血酸性磷酸酶升高。

(二) 重型

又称恶性型,常见于婴幼儿。患者发病早,进展快,且神经系统与血液系统常受累。表现为贫血、出血、肝脾增大,这是因为全身性骨髓腔缩小或闭塞引起造血障碍所致。神经系统表现为脑水肿、视力下降或失明、眼球震颤、巨头症、斜视、面神经麻痹、耳聋、脑积水、颅内出血、精神迟钝、癫痫、三叉神经受损及视神经萎缩等。视力障碍及视神经萎缩,常因视神经管狭窄导致视神经受压引起。也有人认为是继发于视网膜静脉受压发生视盘水肿及视神经萎缩或原发性颅内压增高与脑积水等原因。此外,骨质结构的异常易导致病理性骨折及感染的发生,故骨髓炎也是本病的常见并发症。

四、骨 扫 描

^{99m}Tc-MDP 骨显像骨骼闪烁扫描有助于骨石症的诊断,能一次性显示全身骨骼。石骨症可能出现超级骨显像(superscan)。这种"超级骨显像"可能由于异常增厚的骨皮质强烈且快速的摄取显像剂,肾脏放射性核素排泄减少,故与软组织对比明显增强有关,这是代谢性骨疾病或广泛的转移性骨受累的特征。但石骨症又不同于其他骨代谢性疾病的表现,如长骨干骺端、脊柱摄取增高,肱骨近端及股骨远端干骺端,胫骨近端及远端干骺端可见强烈摄取。石骨症骨显像的特征性影像表现为:长骨弥漫性摄取放射性骨显像剂,以及多处长骨干骺端和相邻骨关节骨骼摄取呈对称局灶性摄取增高。

五、PET/CT

PET/CT 显像中的 CT 不仅显示了石骨症患者骨骼结构的改变,同时还提供了因造血功能障碍所致髓外造血引发的肝、脾及淋巴结肿大等形态学信息改变,包括病变累及部位(颅骨及四肢长骨近关节处)及骨髓扩张部位(四肢长骨中段骨髓存在区域)。此外要注意骨显像和 PET/CT 的区别,并发骨髓炎处的^{99m}Tc-MDP 表现为稀疏缺损区,而^{18}F-FDG 葡萄糖代谢呈明显增高状态。以上结果提示,^{18}F-FDG PET/CT 显像不仅可全面观察石骨症所引发的骨骼及组织器官变化状况,为疾病的诊断、病变累及范围及预后判断提供依据,同时还可用于骨髓炎的鉴别诊断。

六、X线检查表现

1. 广泛均匀,骨密度增高硬化　骨小梁变粗、模糊,皮质增厚,髓腔狭窄,甚至消失。
2. 骨中骨　主要见于掌指、跖趾关节及肋骨等,骨中骨表现为边界比较明显的致密骨岛。
3. 夹心椎　又名夹心蛋糕征,表现为脊柱椎体上下缘增厚致密,中间夹以正常的松质骨;其形成是由于椎体上下软骨板富含血管,在钙吸收不足的情况,该部类骨质沉积过多。类骨质对破骨细胞具有明显的抑制作用,而椎体中部缺乏这种类骨质,故而被破骨细胞侵蚀,形成椎体上下高密度而中间低密度,形如三明治样。
4. 髂骨翼年轮样改变　髂骨致密带与髂骨嵴平行,呈同心弧状排列,似年轮。
5. 颅骨穹窿及颅底均增厚硬化　以颅底骨质增生最明显。

七、典型病例

　　患者男,18 岁,进行性贫血,脾大,发育迟缓,身材矮小 9 年,体格检查示重度贫血貌,面色苍黄,发育明显滞后,营养差,体形消瘦,脾脏显著增大、压痛。辅助检查:血常规示白细胞计数 $2.2×10^9/L$,红细胞计数 $1.23×10^{12}/L$,血红蛋白 38g/L,血小板计数 $60×10^9/L$,骨髓穿刺进针阻力极大,多次干抽,病理显示未见骨髓组织。行 X 线检查、^{99m}Tc-MDP 全身骨显像检查(图 7-5-1)。临床诊断为石骨症,给予防治感染、输血等对症支持治疗后病情缓解。

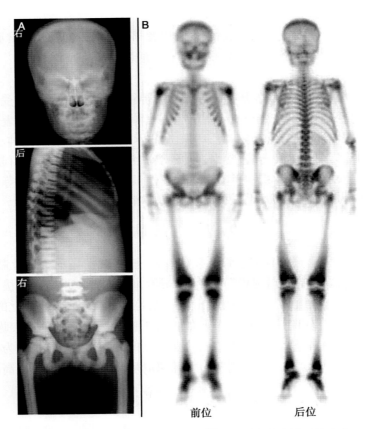

前位　　　后位

图 7-5-1　石骨症患者 X 线检查和^{99m}Tc-MDP 全身骨显像表现

A. 头部、胸部、骨盆 X 线检查,骨骼骨密度呈对称弥漫性异常增高,头颅内板增厚,椎体呈"夹心饼干"样改变。B. ^{99m}Tc-MDP 全身骨显像示全身骨骼弥漫性放射性摄取增加,全身软组织、双肾影及膀胱影极淡,呈现"超级骨显像",伴颅顶骨、面颅骨、长骨两端显像剂摄取增强(以下肢骨骨骺端明显),双股骨下端及胫骨两端干骺端增宽呈杵状

第六节 骨样骨瘤

一、概 述

骨样骨瘤(osteoid osteoma)是一种来源于成骨细胞及产生骨样组织为主要成分的良性成骨性肿瘤。1935 年 Jaffe 首先使用骨样骨瘤来命名这种肿瘤。骨样骨瘤可发生于任何年龄,但多发于 4~25 岁之间。男性发病多于女性,比例为 3:1。

二、临床表现

好发于长管状骨,股骨和胫骨占全部病例 50%~75%,病变多发生于干骺端皮质。手足骨可以发病,距骨多见;发生于脊柱者多见于棘突及椎弓。骨样骨瘤最显著的临床特点是疼痛,常为局部持续性的钝痛,夜间明显,经休息不缓解,疼痛程度多为中度,少数疼痛剧烈。骨样骨瘤引起的疼痛可服用阿司匹林或非甾体消炎镇痛药物而很快缓解。病变部位可有软组织肿胀和压痛。在骨骼未发育成熟时,可出现肌肉萎缩、骨骼畸形。脊柱的骨样骨瘤可导致斜颈和脊柱侧弯。

三、影像病理

肿瘤由瘤巢和周围硬化的骨质两部分组成。瘤巢位于病灶中心,一般较小,直径不超过 2cm,呈圆形或卵圆形,境界清楚。肉眼下瘤巢多呈深红色,血管丰富和骨样组织多而编织骨少;若编织骨增多而血管相对减少则呈黄白色。镜下,瘤巢由新生骨样组织和血管丰富的结缔组织构成。骨样组织纤细,放射状排列,并有不同程度的钙化或骨化。瘤巢中心部分以编织骨为主,外周为血管丰富的纤维基质,血管内含有无髓神经纤维,瘤巢周围则由增生致密的成熟骨质包绕。

四、骨显像

骨扫描诊断骨样骨瘤非常敏感,尤其是对脊柱上的病灶。三时相骨显像表现为局部血流灌注增高,血池相和延迟相局部显像剂分布增高。典型骨静态显像病变部位表现为显像剂异常浓聚,而且可以有"双密度"或"太阳征"表现,为边界清晰的显像剂浓聚区,周边出现弥漫性显像剂浓聚区。在术前注射 ^{99m}Tc-MDP 和在术中用移动的伽马相机探测病灶,能够保证手术对病灶的完全切除。骨显像属于功能影像,当病变存在代谢异常时即可显示,敏感性较高,有助于症状不典型和早期 X 线检查表现正常者的诊断,尤其是发病率低的隐匿性部位的病变的诊断。目前,手术切除是治疗骨样骨瘤的主要方法,手术的关键是彻底切除瘤巢,这对缓解症状及防止复发至关重要。所以,采用 SPECT/CT 图像融合可明确瘤巢及周围硬化骨质的范围,为手术切除的范围提供参考依据。

五、其他影像学

(一) X 线检查

典型的 X 线检查表现为病变中央有一直径小于 1cm 的圆形或椭圆形透光区,称为瘤巢,其内可有钙化斑点,周围为硬化的反应骨。由于发病部位不同,骨样骨瘤的 X 线检查表现不尽相同。发生于长管骨的骨样骨瘤常位于骨干,在增厚的骨皮质内有一小的透光区,内可有不同程度的钙化,周围硬化骨的厚度与发病部位及病程长短有关,部分肿瘤瘤巢很小,X 线检查显示不是很清楚。发生于股骨颈的骨样骨瘤常位于股骨颈的内侧面,瘤巢位于骨膜下或骨皮质内。发生于腕骨、足跗骨的骨样骨瘤,常发生于松质骨,X 线检查表现为部分或完全钙化的圆形病灶,周围缺少反应性硬化骨,这与发生于骨干上的表现完全不同,诊断上较为困难。发生于脊柱者,X线检查诊断非常困难,大多数患者因为疼痛常引起脊柱侧弯,病灶常位于脊柱侧弯凹侧面的顶点,可在椎弓根、椎板、关节突部位见到硬化骨。

(二)CT检查

大多数骨样骨瘤凭借典型的临床表现和典型的X线检查可以做出明确的诊断。少数骨样骨瘤,X线检查表现不典型,有时瘤巢很小,X线检查显示不清,特别是在脊柱、骨盆、股骨颈等部位,需要进行CT检查,明确诊断。CT检查可显示病变的部位、瘤巢的大小,这对于医师确定手术部位有重要作用。

六、典 型 病 例

病例一:患者男,13岁,左侧大腿处疼痛不适,间断钝痛,夜间和冬季为甚,口服止痛药可缓解。^{99m}Tc-MDP全身骨显像可见左侧股骨转子处显像剂摄取增高,术后病理结果为骨样骨瘤。显像见图7-6-1。

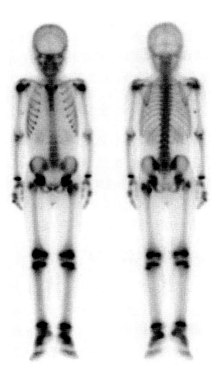

图7-6-1 骨样骨瘤的^{99m}Tc-MDP全身骨显像
左侧股骨转子处显像剂摄取增高,诊断为骨样骨瘤

病例二:患者男,11岁,背部疼痛。^{99m}Tc-MDP全身骨显像检查,见T_{12}椎体左后份(约椎板与椎弓根交界处)局灶性显像剂高摄取。术前2小时注射^{99m}Tc-MDP,术中移动伽马相机观察病变是否完全切除,手术结束后移动扫描机针孔骨显像显示局灶显像剂浓聚灶已经完全切除(图7-6-2)。该病变仅存在于术后标本(术后病变组织的显像图)。患者术后症状缓解。

术前注射骨显像剂,术中移动伽马显像可以灵敏探测病灶,精准定位病灶位置,指导手术治疗,减少术中探查范围;监测病灶是否完全切除,避免病灶残留,减少因为没有完全切除的第二次手术,改善预后。

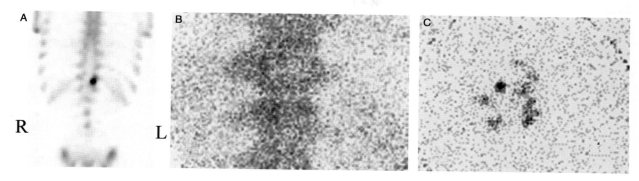

图 7-6-2　骨样骨瘤患者术前、术中及术后骨显像

A. ^{99m}Tc-MDP 全身骨显像与 SPECT 检查,见 T$_{12}$ 椎体左后份约椎板与椎弓根交界处局灶性显像剂高摄取;B. 术中移动扫描机针孔骨显像显示局灶显像剂浓聚灶已经手术切除,椎体部位未见异常显像剂升高,即椎体显像剂高摄取灶已经被切除;C. 手术切除椎体病灶进行显像,见切除病灶显像剂分布影像

第七节　儿童特殊类型骨梗死

一、镰状细胞贫血

（一）概述

镰状细胞贫血是一种常染色体显性遗传血红蛋白（Hb）病。因 β-肽链第 6 位氨基酸谷氨酸被缬氨酸所代替,构成镰状血红蛋白（HbS）,取代了正常 Hb（HbA）。

（二）临床表现

最常见症状为发热、面色苍白、手足肿胀等,和小管状骨的梗死有关,最常发生于 6 个月到 2 岁的患儿。四肢末端骨及关节疼痛通常在 2~3 岁开始,伴有发热、黄疸、恶心、呕吐、腹痛。骨和关节疼痛经常和骨髓梗死相关。严重感染时可出现贫血危象,表现为急性溶血和脾脏急剧增大,可于短期内死亡。偶见再生障碍性贫血危象。长期患病者肝、脾、肾、骨关节、皮肤等出现慢性器官损害。患者瘦弱、易疲劳,易感染各种疾病,伴营养不良。

（三）影像及病理基础

长管状骨的骨干梗死:常累及长管状骨骨干及骨骺。肱骨近端、股骨远端、胫骨近端为常见部位。骨干的大范围梗死表现为斑片状透亮区和骨质硬化区。大块的骨皮质梗死伴有骨膜下骨质增生、骨膜水肿、渗出。X 线检查表现:早期为线性骨膜反应,中晚期骨膜新生骨及骨皮质融合使得皮质变厚。也可出现骨膜新生骨与原骨皮质分离的"骨中骨"现象。

其他部位骨梗死与成骨转移或 Paget 病相似。表现为骨密度增加和骨小梁增粗紊乱。

在较大的儿童,股骨头的骨骺梗死可类似于 Legg-Calve-Perthes 表现,但发病年龄较大。常受累部位为股骨头骨骺和肱骨近端骨骺。

（四）骨显像

骨显像在早期还未出现脂肪液化及皂化时,骨无血供,为显像剂缺损区;当新生肉芽组织深入梗死区和新骨形成时,梗死区表现为浓聚。核素骨显像对于骨病理改变较为灵敏,可较 MR 提前 2~3 周发现变化,但特异性较差。

（五）其他影像表现

MR 是诊断早期骨梗死的敏感方法,骨梗死的不同时期其影像学表现也多种多样。杜玉清等将骨梗死分为急性期、亚急性期和慢性期,其 MR 表现分别为:①急性期,病变中心 T$_1$WI 呈与正常骨髓等或略高信号,T$_2$WI 呈高信号,边缘呈长 T$_1$、长 T$_2$ 信号;②亚急性期,病变中心 T$_1$WI 呈与正常骨髓相似或略低信号,T_2WI 呈与正常骨髓相似或略高信号,边缘呈长 T_1、长 T_2 信号;③慢性期,T_1WI 和 T_2WI 均呈低信号。以上分期和骨显像的早、中、晚期相对应。

骨梗死早期 CT 扫描难以显示。中晚期细胞坏死与修复反应并存,肉芽组织吸收骨梗死区的骨小梁,并在外侧成骨,CT 表现为松质骨内出现匍行的、周边为带状硬化缘的骨质吸收区,也可为松质骨内呈地图状分布的高密度圈状或斑片影。

二、地中海贫血骨梗死

（一）概述

珠蛋白生成障碍性贫血,原名地中海贫血又称海洋性贫血,是一组遗传性溶血性贫血疾病。由于遗传的基因缺陷致使血红蛋白中一种或一种以上珠蛋白链合成缺如或不足所导致的贫血或病理状态。基因缺陷的复杂性与多样性,使缺乏的珠蛋白链类型、数量及临床症状变异性较大。根据所缺乏的珠蛋白链种类及缺乏程度予以命名和分类。

本病广泛分布于世界许多地区,东南亚为高发区之一。我国广东、广西、四川多见,长江以南各省区有散发病例,北方则少见。

（二）临床特点

根据病情轻重的不同,分为以下三型。

1. **重型** 出生数日即出现贫血、肝脾大进行性加重,黄疸,并有发育不良,其特殊表现有头大、眼距增宽、马鞍鼻、前额突出、两颊突出,其典型的表现是臀状头,长骨可骨折。骨骼改变是由于骨髓造血功能亢进、骨髓腔变宽、皮质变薄所致。少数患者在肋骨及脊椎之间发生胸腔肿块,亦可见胆石症、下肢溃疡。

2. **中间型** 轻度至中度贫血,患者大多可存活至成年。

3. **轻型** 轻度贫血或无症状,一般在调查家族史时发现。

骨骼改变:地中海贫血骨骼改变多在 1 岁以后出现。多累及全身骨骼系统,尤其富含红骨髓的骨骼,如颅骨、脊柱、肋骨、长管状骨等。表现为广泛骨质疏松,骨小梁纤细、消失,骨小梁间隙增大,髓腔内继发性纤维组织增生、硬化,髓腔体积扩大、增宽,骨皮质变薄。额骨的异常改变常最早出现且明显,可见骨质疏松,骨吸收,颅骨膨胀、变形,板障增宽,外板变薄,垂直于内板呈竖发状或放射状排列的骨增生。另可有鼻窦、乳突气房气化不良的表现。肋骨(尤其是中段和前段)增宽,肋间隙变窄。椎体可发生病理性骨折。

（三）骨显像

骨扫描诊断地中海贫血骨骼改变非常敏感,骨显像可以发现病变部位骨骼显像剂异常浓聚。

（四）X 线检查表现

X 线检查表现为骨密度减低,骨小梁纤细、消失,小梁间网格间隙增宽,骨皮质变薄和髓腔体积增大。但由于各部骨骼中的血流瘀滞、小血管闭塞程度等方面上不尽相同,故可出现骨骼各部骨髓过度增生的程度及形态不同,从而造成骨髓各部的骨质改变程度的不同。在颅骨上可相应地表现为头颅外形呈方形或分叶状改变,板障结构增宽,内外板变薄,板障结构呈颗粒状、分层状或板障间有大量竖发状骨刺形成。在肋骨上则可相应地表现为肋骨骨质普遍疏松,骨小梁粗糙,网格孔增宽,呈颗粒状、小囊状、虫蚀状的透亮区,出现皮质下透亮线,肋骨增宽,甚至出现杵状肋。

第八章 骨软骨病和相关疾病

　　骨软骨病(osteochondroses)包括病因和临床表现相似,但病理组织学不同的两组骨骼疾病。第一组骨软骨病以外伤或物理损伤造成的缺血性骨坏死为基本特征,包括儿童特发性股骨头坏死、锁骨内侧端缺血性坏死、跖骨头骨软骨病、月骨缺血性坏死、第一跖骨籽骨骨软骨病;第二组骨软骨病主要与婴儿期发育中的骨突或青春期继发骨化中心骨折有关,包括胫骨结节骨软骨病、舒尔曼病、跟骨骨骺骨软骨病、股骨头骨骺滑脱、剥脱性骨软骨炎、先天性髋脱位。骨软骨病是目前公认的病理表现多样的一类疾病,主要临床表现为局部疼痛、压痛和畸形,并有运动史,反复发生的小创伤。大多数骨软骨病会影响骨骼生长,主要发生在男性发育的前20年。锁骨内侧端缺血性坏死、跖骨头骨软骨病更常见于年轻女性。骨软骨病会因疏于治疗或者持续的创伤导致病程迁延,直至成年甚至中年。影像学表现为骨裂隙、碎裂、稀疏、塌陷、扁平,骨轮廓和骨软骨的不规则性结节。一般来说,骨软骨病的基本影像学特征随着疾病的愈合,受累骨骼会恢复原有的解剖结构(继发性退行性骨关节病或畸形除外)。平行准直器骨闪烁显像能灵敏地检测缺血和创伤相关的骨软骨病,但不能区分缺血和创伤相关的骨软骨病。然而,针孔扫描在诊断伴有显像剂分布缺损的骨坏死和伴有骨软骨病的显像剂摄取增加方面具有优势。此外,针孔扫描能够放大解剖学信息,包括骨软骨区和邻近反应性骨的轮廓、大小、形状和质地,有助于鉴别不同类型的骨软骨病。

第一节　股骨头骨骺骨软骨病

一、概　　况

（一）发病情况

　　股骨头骨骺骨软骨病(Legg-Calve&1&-Perthes disease,LCPD)又称为无菌性股骨头骨骺坏死症或骨软骨炎、Leeg-Perthes病、儿童特发性股骨头坏死、扁平髋等。股骨头骨骺的骨化中心在1岁以后出现,18~19岁骨化融合。在此年龄阶段中均有可能发病。由于各种原因所致的成人股骨头缺血性坏死不包括在本病范畴。

　　此病多见于4~8岁儿童,发病率约5.5/10万,男女之比3:1~5:1。大约90%的病例是单侧的,其余是双侧,双侧先后发病者往往病情较轻。LCPD是一种自愈自限性疾病,但病因不清,后遗的股骨头畸形可导致髋关节负重和活动功能的障碍,甚至致残致畸。少数病例成年后发生严重骨关节炎而被迫接受全关节置换,临床效果堪忧。

（二）病因

　　LCPD属于缺血性骨坏死的一种。骨组织局部缺血性改变,使骨组织失去血液供应或其血液循环发生障碍导致骨骼系统的细胞死亡和骨组织结构的破坏,故又称无菌性骨坏死或无血管性骨坏死,实际上是由于骨缺血造成的骨梗死。

股骨头坏死的病因较多,总体上分为两大类。

1. 局部因素

(1) 创伤:本病的发病原因尚不清楚,多数学者认为慢性损伤是重要因素。外伤使骨骺血管闭塞,从而继发缺血性坏死。股骨头骨骺的血供从新生儿到 12 岁有明显变化。LCPD 好发年龄为 4~7 岁儿童,此期由于骺板屏障及股骨头圆韧带动脉不开放,股骨头骨骺仅由外骺动脉供血,处于相对贫血期,此时血供最差,即使是较轻外伤也可导致血供障碍。具有多动症的患儿更易发生。9 岁以后圆韧带血管参与股骨头骨骺的血供,故发病率开始下降。当骺板骨化融合后,干骺端血管进入股骨头内,即不再发生此病。

(2) 发育异常:LCPD 患儿股骨骨骺软骨增厚和骺板结构紊乱。此种异常可能为先天性、暂时性骺软骨和骺板发育异常。可导致穿越其中的血管反复受阻,造成骨化中心的多次缺血性坏死。LCPD 可能是全身性发育异常在局部的集中表现。但尚无法确认骺软骨及骺板异常和骨骺缺血性坏死之间的因果关系。

(3) 血管因素

1) 动脉缺血:在关节内注射液体提高关节内压从而阻断动脉血液或直接阻断股骨头血液供应导致骨头坏死的动物模型上,发现由于关节内压升高,阻碍股骨头血液供应从而导致 LCPD 发生。但此种股骨头坏死为单纯去血管股骨头坏死,一般 3 个月内很快修复。而 LCPD 病程 1~2 年,且儿童期外骺动脉为股骨头骨骺血液供应唯一来源,血液供应受阻将使整个股骨头骨骺坏死。实际上 LCPD 为部分股骨头骨骺坏死,有一个以上坏死灶。

2) 静脉回流受阻和骨内高压:LCPD 患儿动脉血供无明显影响,静脉回流不畅,股骨颈内压显著性增高。

(4) 一过性滑膜炎:儿童发生一过性髋关节滑膜炎时,关节内液体增多,关节内压升高,升高的关节内压可阻断股骨头动脉或静脉血液供应引起股骨头坏死。

2. 全身因素

(1) 内分泌:LCPD 患儿存在骨骼发育延迟,肢体发育不成比例的情况,人们开始研究内分泌方面的变化。近来人们较多研究促生长因子或胰岛素样生长因子和 LCPD 的关系。

(2) 凝血异常:静脉回流受阻与骨内高压学说已得到较广泛接受,什么原因引起静脉回流受阻不清楚。近年来,在这方面的研究取得了一定进展。人类血液中存在 3 种天然抗凝血物质:蛋白 C、蛋白 S 和抗血栓因子Ⅲ。在此方面的遗传性异常,即蛋白 C 缺乏、蛋白 S 缺乏和激活的蛋白 C 拮抗可引起血栓化倾向,导致静脉栓塞,髓内高压,缺血性骨坏死。

(3) 遗传因素:目前多数学者认为 LCPD 没有明确的遗传类型。

(4) 环境:Davies 等调查了 217 例 LCPD 患儿及其家族成员,发现患儿通常来自城市低收入家庭,身材矮小,多为臀位产,父母年龄大。从而推论患儿在孕期及生后数年内处于社会和家庭中的不利地位,易受到家庭成员的不正确对待并出现营养不良而导致 LCPD。Kealey 等研究了 313 例 LCPD 患儿,其发现和 Davie 等的有相似之处;但 Kealey 等的研究结果表明,LCPD 患儿并不一定集中于城市低收入家庭,城镇及农村低收入家庭亦可多发。既往研究表明,长期吸烟是成人发生骨坏死的危险因素,它可降低纤溶能力并促进血栓形成。

(5) 其他:①胎次,3~6 胎的孩子发病率高;②营养,在发达国家城市发病率较农村高;③心理,有报告显示患儿中 33% 合并多动症、低体重儿或发育迟缓,骨龄较实际年龄小;④地区和人种:日本、中欧发病率高,黑种人少。

(三) 分型

1. Catterall 分型 Catterall 于 1971 年根据病理改变结合 X 线检查上股骨头骺受累范围的不同将 LCPD 划分为四型:Ⅰ型,仅股骨头骺前方受累;Ⅱ型,头骺中央受累,同时前部受累范围增大,出现死骨和塌陷;Ⅲ型:头骺大部受累,包括外侧柱,股骨头进一步变扁,干骺端变化广泛;Ⅳ型:全骺受累,头塌陷出现畸形。其中Ⅰ型、Ⅱ型预后较好,不需特殊处理;Ⅲ型、Ⅳ型预后较差,应给予包容治疗。Catterall 分型从此被广泛采纳,常用来作为以后提出的分型的比较标准,也常借以决定治疗的方式。

2. Salter-Thompson 分型　Salter 于 1984 年建议以股骨头外侧软骨下骨折的范围进行分型。软骨下骨折影又称新月征,是发生在 Perthes 病早期的暂时现象,持续 2~9 个月。如果骨折范围小于股骨头上穹顶的 50%,定为 A 型,相当于 Catterall Ⅰ 型和Ⅱ型,预后好。如果大于 50%,则定为 B 型,相当于 Catterall Ⅲ型和Ⅳ型,预后差,应手术治疗。在 X 线检查上 A 型和 B 型的区别在于股骨头骺外侧部分是否完好。

3. 外侧柱分型　Herring 等依据 X 线检查上股骨头骺外侧部分的变化于 1992 年提出外侧柱分型。此部位比整个头骺受累的百分比更具有预测价值。在正位片上,根据碎裂期头骺中央死骨和内外侧正常区的分界线(透光线),股骨头可划分为 3 个部分:外侧柱(占股骨头外侧 15%~30%)、内侧柱(占股骨头内侧 20%~30%)和中央柱(中间部分)。最好从碎裂早期的多张 X 线平片中选出外侧柱受累范围最大的来分型。其中,A 组为外侧柱未受累;B 组为外侧柱受累,但以健侧为对照,高度仍维持在 50% 以上;C 组为外侧柱塌陷超过原始高度的 50%。分型时需与正常侧股骨头骺高度作对照,所以只适用于单侧病例。

(四) 病理

股骨头骨骺发生缺血后,可有以下 4 个病理发展过程:

1. 缺血期　此期软骨下骨细胞由于缺血而坏死,骨化中心停止生长,但骺软骨仍可通过滑液吸收营养而继续发育,因受刺激反可较正常软骨增厚。这一过程可延续数月到 1 年以上,因临床症状不明显而多被忽视。

2. 血供重建期　新生血管从周围组织长入坏死骨骺,逐渐形成新骨。如外力损伤持续存在,新生骨又将被吸收,被纤维肉芽组织所替代,因而股骨头易受压变形。此期可持续 1~4 年,是治疗的关键。如处理恰当,能避免发生髋关节的畸形。

3. 愈合期　本病到一定时间后骨吸收可自行停止,继之不断骨化,直到纤维肉芽组织全部为新骨所代替。这一过程中畸形仍可加重,且髋臼关节面软骨也可受到损害。

4. 畸形残存期　此期病变静止,畸形固定,随年龄增大最终将发展为髋关节的骨关节炎而出现相应的症状。

(五) 预后

本病常需随访观察 10 年以上才能明确是否并发骨关节炎。因此,在疾病早期或在治疗过程中评估预后十分必要。

Catteral 分析了 46 例经过治疗与 51 例未经治疗的患者整个病程的 X 线检查资料并随访 4~18 年(平均 10 年半)发现,有些患者的病变发展与是否给予治疗并无明显关系,而主要与骨骺受累程度有关,骨骺受累范围越广,预后越差。该文作者根据骨骺受累程度及其不同的演变过程将此病分为四型(具体见前述“Catterall 分型”)。对于Ⅰ、Ⅱ、Ⅲ型 4 岁以下的患儿,是否给予治疗都不能改变病变的自然结果;但对Ⅱ、Ⅲ型 4 岁以上的患儿,积极治疗可以取得较好疗效;对Ⅳ型病例,治疗所起作用有限,且当 X 线检查提示股骨头处于危象时(head at risk),即使Ⅰ、Ⅱ型病例,预后亦不佳。

二、临 床 表 现

1. 本病起病隐匿,比较缓慢,可能已存在很长时间,患儿无症状诉说,全身健康情况良好。

2. 男孩较女孩多,3:1~5:1。多为单髋受累,15% 发生在双髋,可能有家族史遗传倾向,约 30% 患儿的直系家属有此病。多发生于 3~12 岁的儿童,6~8 岁发生率高。

3. 患儿身高较正常同龄儿童矮小。本病多见于左侧,双侧病变约为 10%。

4. 临床表现为髋关节疼痛,多数放射到腹股沟区大腿内侧,仅有少数沿大腿前内侧向膝关节内侧(股神经支配区)或臀部(坐骨神经支配区)放射。走路过久或跑跳时疼痛加重,休息后减轻。有时咳嗽或喷嚏时疼痛加重,这可能与腹压突然压迫引起髋关节滑液压力增加,骨内压增高有关,晚期夜间痛,跛行多早期出现。

5. 内收肌痉挛可在发病初期出现,臀部和股部肌肉轻度萎缩。晚期由于扁平、增大的股骨头与髋臼相碰撞,产生"嵌顿性"外展。

6. 髋关节活动限制,外展、内旋时受限更为明显。

7. 髋外展肌功能紊乱(Trendelenburg 征阳性),出现明显的跛行,偏臀步态(行走时,健侧骨盆上下起伏,躯干来回摆动)。双侧患者行走似鸭步(骨盆两侧交替起落,同时躯干左右摆动)。

8. 防痛步态,特点是患肢触地相明显缩短,跨步相正常,双足触地相延长,即患肢一着地便立即抬起来。

LCPD 患儿一旦出现临床症状,即使其影像学分型呈轻度应给予积极治疗。

三、诊断与鉴别诊断

根据临床表现与 X 线检查表现可以确诊此病,但早期诊断较为困难。可采用放射性核素扫描及 γ 闪烁照相。放射性核素扫描及 γ 闪烁照相对于股骨头缺血性坏死的早期诊断具有很大的价值,特别是当 X 线检查尚无异常发现,而临床高度怀疑有骨坏死时。放射性核素扫描及 γ 闪烁照相与 X 线平片检查相比,常可提前 12~24 周诊断股骨头缺血性坏死,其准确率可达 91%~95%。

典型的 MDP 骨显像在股骨头中有冷区可确诊。针孔准直器观看最为理想的,而 SPECT 经常没有看到缺损。遗憾的是,由于骨扫描常在患者诊断几个月后进行,这个时候 X 线检查已经可以看到股骨的病理改变,失去了骨显像早期诊断价值。

骨显像可以早期用于股骨头血运重建和预后分析。如股骨头部无放射性核素浓集,^{99m}Tc 的吸收能力差,表明该区缺乏血液供应。如在放射性核素缺损区周围有一条放射性核素浓集带,表明失去血运的股骨头周边已有血管长入及组织修复现象,上述情况见于股骨头缺血性坏死早期。如股骨头部出现显像剂浓聚,表明该区 ^{99m}Tc 吸收能力强,提示该区存在着血管再生及组织修复过程,见于股骨头缺血性坏死的后期。

用 ^{99m}Tc-硫胶体进行骨髓成像也被用于评估股骨头和颈的血管供应。一般而言,放射性胶体摄取缺失提示股骨颈血管损伤,而其摄取存在表明血液供应完好。

股骨头缺血性坏死需要同下面疾病进行鉴别诊断。

1. 化脓性髋关节炎 发病急,临床症状重,股骨头的关节面和关节软骨首先发生改变,骨质破坏迅速,骨增生明显,关节间隙早期增宽,继而变窄消失,晚期常有关节骨性强直;股骨头(骨骺)缺血性坏死则发病缓慢,症状轻,股骨头主要表现为软骨下骨质坏死囊变,压缩性骨折,骨增生轻,骨密度增高,关节间隙正常或略宽,不发生关节骨性强直。

2. 髋关节结核 股骨头骨骺局限性骨质破坏,进行性加重,甚至骨骺完全消失,干骺线模糊、股骨颈外形无明显变化,骨质疏松广泛,可见明显的死骨形成,髋臼受累破坏,关节间隙早期即有变窄,晚期可见纤维性强直。

3. 退行性骨关节病 多数为老年人,骨增生及关节面囊变显著,关节间隙变窄,股骨头骨骺变形轻,一般不出现股骨颈粗短及髋内翻;股骨头骨骺缺血性坏死在晚期可出现退行性骨关节病。

4. 先天性髋脱臼 病史明确,脱位明显,髋外翻,髋臼小,股骨颈部增粗,数年后可发生缺血性坏死;股骨头骨骺缺血性坏死则症状轻,股骨头骨骺病变明显,股骨颈粗短,髋内翻,髋臼宽浅。

四、影像的病理基础及分子机制

发病初期,股骨头因血供障碍发生变性、关节周围充血水肿,骨干端骨质疏松,可持续数周到半年,之后坏死骨逐渐吸收、新骨形成,可持续 1~3 年,在此阶段治疗可完全恢复。起初病变过于微小以至于常常被忽略,通常要经过骨显像回顾性分析后方可诊断。随着疾病的进展,出现裂纹、碎裂、折断、压扁、压缩。关节间隙为了容纳肥大的软骨和缩短但宽度增加的股骨颈而扩大。在 6 个月内骨骺也受累。当患处具有良好的血运重建并且萎陷并不严重时可以自然恢复。但是,在严重的情况下,扁平髋、过早退行性关节炎和游离体可能接踵而至。

骨显像对此病诊断的灵敏度和特异性可达 98% 和 95%。骨显像的特征性表现为股骨头骨骺部位显像剂摄取减低,髋臼部位由于伴随滑膜炎而呈现显像剂摄取增高。骨显像可早于 X 线检查数月发现异常改变,且骨显像对于预测股骨头存活情况、分期等亦有重要意义。

五、骨扫描影像表现

骨显像典型表现为冷区,伴或不伴周边显像剂摄取增高,对股骨头坏死的诊断是特异性的。

骨显像用于股骨头缺血性坏死的预测检查,比 X 线检查能提前 2~5 个月得出诊断。目前常用的示踪剂为 ^{99m}Tc-MDP 静脉注射。^{99m}Tc-MDP 进入血管后,聚集在矿化的骨组织内,在股骨头图像上显示为闪烁点,闪烁点的浓度与活骨组织的量呈正比,活骨组织量减少,闪烁点亦少,完全无血液循环的股骨头吸收核素较正常少,闪烁点消失,称为冷区稀疏,见于早期病变。在修复过程中,由于血管再生骨内血液供应增加大量新生骨的堆积,活骨组织超过正常,表现为闪烁点浓聚。双侧股骨头的闪烁摄影图对比,闪烁点的稀疏和浓聚清晰可辨,对股骨头缺血性坏死的早期诊断,准确率可达 95%。

股骨头缺血性坏死放射性核素显像特点:

Ⅰ型:显像剂摄取正常。

Ⅱ型:显像剂摄取减少或完全(早期)缺如。

Ⅲ型:显像剂摄取量增加或减少、混合存在(修复期)。

Ⅳ型:显像剂摄取量增加(晚期),股骨头周围新生血管和肉芽组织产生,死骨吸收移除。

SPECT 属于一种非特异性的检查,只能发现病变的存在而不能告知病变的性质。如髋关节的骨性关节炎、结核、感染等,SPECT 均显示异常,由于早期骨坏死不可能有"冷区"出现,因此无法与上述各病鉴别。

三时相骨显像中血流相见患侧血供低于健侧;血池相见患侧斜率增高,提示静脉回流障碍;静态相见显像剂浓聚,典型者早期见股骨头外上方有显像剂分布稀疏区,中期见坏死部位的显像剂分布稀疏区周围有显像剂浓聚。

核素骨显像既能测定骨组织的供血情况,又可反映骨细胞的代谢状态。对早期诊断,早期确定股骨头坏死范围以及鉴别诊断均具有重要意义。早期表现为患侧股骨头显像剂部分或全部缺损,晚期表现为患侧股骨头骨骺部位显像剂分布减低,髋臼部位因出现滑膜炎而摄取增高。与 X 线检查比较,核素检查可以提前 6~9 个月确定坏死范围,提早 3~6 个月显示坏死区的血管再生。用针孔准直器和 SPECT/CT 融合可更好地显示股骨头及骨骺血供及显像剂摄取情况。

六、与其他检查方法比较

X 线检查是临床诊断股骨头缺血性坏死的主要手段和依据。

1. 滑膜炎期 X 线检查主要表现为关节周围软组织肿胀,同时股骨头向外侧轻度移位,但一般不超过 2~3mm。这些非特征性改变可持续数周。

2. 股骨头骨骺受累早期 即坏死前期的 X 线征象,主要是骺核比正常者小,连续观察 6 个月不见增长,说明软骨内化骨暂时性停止。关节间隙增宽,股骨颈上缘呈圆形凸起(Gage 征)。正位 X 线检查显示股骨头向外侧移位 2~5mm。随后出现部分骨骺或整个骨骺密度增加。其原因:①与骨骺相邻的股骨颈失用性骨质疏松脱钙,导致股骨头骨骺密度增高;②坏死的骨小梁被压缩;③早期坏死骨骺的再血管化,在坏死的骨小梁表面有新骨形成,产生真正的密度增加。有作者指出"新月征"(crescent sign)可能是骨坏死首先出现的 X 线征象,在蛙位片上,可见股骨头的前外侧软骨下出现一个界限清楚的条形密度减低区。Salter 认为"新月征"系关节软骨下骨折,具有重要的临床意义,它不仅是确定诊断的主要依据,而且有助于推测股骨头的坏死范围,判断病变的严重程度和估计预后。

3. 坏死期 X 线检查特点是股骨头前外侧坏死,在正位 X 线检查上观察出现不均匀的密度增高影像。

4. 碎裂期 X 线检查显示出硬化区和稀疏区相间分布。硬化区是坏死骨小梁被压缩和新骨形成的结果。而稀疏区则是尚未骨化的富有血管的成骨组织的影像。股骨颈变短并增宽,坏死股骨头相对应的干骺端出现病变,轻者表现为骨质疏松,重者出现囊性改变。可能是由于再生骨骺板软骨细胞和血管组织侵入所致。

5. 愈合期或后遗症期　此期病变已稳定,骨质疏松区由正常的骨小梁填充,因此骨化的密度趋向均匀一致。但股骨头骨骺明显增大和变形。X线片上可见股骨头呈卵圆形、扁平状或蘑菇形,并向外侧移位或半脱位。髋臼也出现代偿性扩大,内侧关节间隙增宽。

研究证实骨扫描可以比X线检查提前3个月判断预后,从而早期选择治疗方案。但它难以获得清晰的股骨头骺形态和头臼关系,诊治中还需结合X线检查。另一方面,骨扫描能够早期获得股骨头骺缺血程度的精确信息,预测坏死的严重程度。

针孔扫描可以检测疾病早期阶段时的显像剂缺损。通常,在X线检查变化不存在或可疑时,骨显像可见明显的显像剂分布缺损。针孔扫描广泛应用于愈合期对血管再形成的半定量评估。早期修复表现为股骨头骨骺外侧缘的特征吸收,即"骨刺"征。股骨颈扩大和缩短是重要的后遗症。示踪剂集中积累在这些变化和塌陷的骨化中心上形成一块保留的表面软骨。

近年来随着MR成像技术的应用,MR检查对诊断骨缺血性改变有重要价值,可以早期做出诊断。缺血区表现为低信号区,并能清楚显示股骨头髋臼缘的软骨区域及其厚度。MR成像的髋关节如同关节造影所见,可以明确显示股骨头的形态是否正常。MR成像对判定缺血性病变先于X线检查,且无放射性损伤。MR早期检查可发现软骨下微骨折或者早期骨化核的缺血表现。T_1WI骨化核呈局灶或弥漫的低信号,T_2WI或者STIR序列呈高信号,代表骨髓水肿;矢状面上显示股骨头前上部的软骨下微骨折较为清楚,表现为弧形线样长T_1、长T_2信号,此期X线检查表现可正常。

第二节　锁骨内侧端缺血性坏死

一、概　　况

(一) 发病情况

锁骨内侧端缺血性坏死(Friedrich病)较少见。它主要影响成年女性,而较少影响男性。表现为局部肿胀和压痛,通常影响单侧。病程可持续数周至几年。但儿童及青少年持续时间较短,与外伤关系密切。

(二) 病因

病因已归为创伤或骨的营养动脉栓塞引起锁骨内侧端的血管受损。根据研究,Friedrich病和锁骨骨质增生性骨炎相关,但是骨质增生性骨炎没有骨坏死的表现,只有骨小梁的数量和厚度的改变。

(三) 诊断

对Friedrich病患者进行针孔扫描,在锁骨内侧端缺血性坏死的部分可以发现不规则的显像剂分布缺损。Friedrich病和LCPD在核素显像下极为相近。在锁骨内侧端与相邻胸锁关节明显扩大的患处,影像学显示出不规则的囊性缺损,该缺损呈扇形,侧缘硬化。受影响的锁骨端部生长受阻,形成局部的矮树丛样。在这种情况下,针孔显像能辅助诊断Friedrich病和锁骨骨质增生性骨炎,后者常表现为局部的显像剂浓聚。

(四) 治疗

对症治疗,尚无特殊治疗手段。

(五) 预后

亟需早期诊断和有效诊断,以改善预后。

二、临床表现

胸锁关节的肿胀,关节运动受限,自发性疼痛、压痛,无发热。

三、影像的病理基础及分子机制

由于多种原因所致锁骨及其邻近关节面血液供应缺失,造成成骨细胞和骨髓造血细胞的缺血性坏死。Friedrich 病骨硬化涉及锁骨的整个内侧缘,常合并软骨下不规则透亮区及关节面切迹样缺损,骨坏死是 Friedrich 病的标志,伴有髓腔和哈弗斯系统纤维化和空腔。

四、骨扫描影像表现

临床疑为锁骨缺血性坏死的患者常进行 X 线检查,但此期一般在临床上很难检出微小病变。随着病程的进展,因锁骨和其相邻的关节出现损伤、骨膜炎症反应、血管再生与修复等因素,在锁骨稀疏缺损区该缺陷呈扇形,侧缘硬化。受影响的锁骨端部生长受阻,形成局部的矮树丛样。利用针孔显像更容易显示此征象。相对于 X 线检查而言,骨显像应用于本病的诊断具有极强的优势,且微量的放射性核素检查不会给患者带来有害影响。将 SPECT/CT 用于诊断具有特异性好、对微小病变敏感性高等优点,且创伤小或者可以说是无创,并可减轻在疾病诊断中给患者带来的不适,提高诊断准确性。

五、与其他检查方法比较

先进的影像学手段可以发现早期的病变,对于明确骨的血运状态有其重要的意义。诊断性关节镜的运用可以直接观察到骨的软骨面变化情况,对疾病的诊断更准确,同时行适当的治疗可能会出现更好的疗效。骨显像检查相比于传统的 X 线平片,阳性率高,尤其是 X 线平片提示阴性时,骨显像有独特的发现,意义重大。同样相比于关节镜的使用,骨显像检查具有对微小病变灵敏度高、特异性好和无创伤或创伤小的优点。

第三节　跖骨头无菌性坏死

一、概　　况

(一) 发病情况

本病由 Freiberg 在 1914 年首次报道,故又称 Freiberg 病,迄今命名仍沿用跖骨头骨软骨病、跖骨头缺血性坏死、Freiberg 不全骨折等,主要表现为足趾疼痛。本病好发于 10~20 岁青少年女性,多见于需久站工作的护士、酒店员工、纺织工人等,常侵犯第二跖骨头远端,偶有第三、四跖骨头受侵犯,第一跖骨头一般不受累,多单侧发病,约 10% 发生于双侧。

(二) 病因

1. 急性损伤和慢性劳损　进入跖骨头的血管方向垂直,无侧支循环,各种急性创伤或慢性劳损等因素导致骺板损伤,发生栓塞,血供不足,致跖骨头坏死。在解剖上第二跖骨最长,跖趾关节较相邻关节明显突出,受到外伤机会较多;且第二跖骨处于人体负重的长轴上,跖骨头的远侧骨骺在 1~5 岁时出现,发育期跖骨头骨骺经久受压,而使骨骺周围的韧带及软骨发生炎性水肿,引起局部的血管供血不足或栓塞,尤其是平跖足。另外,由于女性足部肌肉力量较弱,足弓较低,特别是横弓稍低且较为松弛,又喜欢穿高跟鞋,使第二跖骨过多负重,故本病女性发病率较高。

2. 踇趾外翻　也是引发跖骨头缺血性坏死的重要原因之一。其机制在于正常前足负重要在第一跖骨头,其下两个籽骨起缓冲应力和保护跖骨头的作用。踇趾外翻时横弓塌陷,负重由第一跖骨头移向邻近跖骨头,且第二、三跖骨头下无籽骨使其应力负荷过大,发生软骨下不全骨折,引起跖骨头缺血性坏死。

3. 糖皮质激素的作用　长期或大剂量使用糖皮质激素是否会导致本病尚有争议,但长期使用糖皮质激素可以引起动脉炎,可能使跖骨头血液循环受阻导致缺血性坏死。

4. 遗传因素　Blitz 于 2005 年报道了一例同卵双胞胎同时患本病,这表明先天遗传因素可能参与本病的发生。

（三）分期

跖骨头坏死的病变主要包括缺血、坏死、关节面骨折、吸收和重塑等一系列过程。Smillie 将此病理过程与 Freiberg 病的浓聚特点相结合,提出了对治疗指导和判断预后相关的 Smillie 分期。Smillie 分期共有 5 期:Ⅰ期的主要特点为干骺端的血供已遭到破坏,干骺端出现裂缝骨折,周围的松质骨开始硬化,但没有明显的外在表现;Ⅱ期主要表现为跖骨中心硬化的松质骨被吸收,导致背侧软骨开始向跖侧塌陷,跖趾关节的轮廓发生改变;Ⅲ期随着骨质的进一步吸收,软骨继续向跖侧塌陷,但跖侧的软骨仍然相对完整;Ⅳ期为整个跖骨头全部塌陷,部分关节软骨开始脱落,形成游离体,此外,关节面的解剖结构已无法重建;Ⅴ期的主要表现是跖趾关节出现明显的骨关节病,此时跖骨头已变扁平,仅跖骨侧的关节软骨可能仍部分保留原始的外形轮廓,多数游离体变小甚至消失,而长期异常的表面应力可使跖骨干的骨小梁结构发生重排,在应力高的地方聚集,因而跖骨干可表现为增粗、变密。

（四）诊断

根据临床表现与 X 线平片表现可以确诊此病,但早期诊断较为困难。对单一或对称性跖趾关节疼痛患者,尤其有以下情况者及时行相关检查:①跗趾外翻畸形;②创伤;③长期大剂量使用糖皮质激素者应高度警惕,即便 X 线平片阴性,亦应考虑进一步行核素扫描、骨内压测定,必要时做 MR 检查。

二、临床表现

受累的跖趾关节肿胀、疼痛,行走或跑步受限,尤以走高低不平路面为重,下楼梯疼痛明显,休息减轻。跖趾关节背侧可触及粗大、高低不平的跖骨头,有压痛,跖侧压痛尤为突出,纵向按压或叩击相应的跖端跖趾关节疼痛,跖趾关节活动度受限,尤其是背伸受限,被动活动时偶尔可闻及响声;晚期可有受累关节僵直体征。

三、影像的病理基础及分子机制

跖骨头坏死的病变主要包括缺血、坏死、关节面骨折、吸收和重塑等一系列过程。这一系列的病理生理改变均可导致骨骼局部血流、代谢和成骨过程的变化,于相应部位呈现出影像的异常变化,从而对骨骼疾患提供定位、定量及定性的诊断依据。利用骨骼组织通过离子交换和化学吸附两种方式完成磷酸盐及其他元素代谢更新的原理,将放射性核素标记的特定骨显像剂(如 ^{99m}Tc 标记的膦酸盐),经静脉注射后,随血流到达全身骨骼,与骨的主要无机盐成分羟基磷灰石晶体发生离子交换、化学吸附以及与骨组织中的有机成分相结合而沉积于骨组织内,利用放射性核素显像仪(γ 相机、SPECT 等)探测放射性核素显像剂在骨骼内的分布情况而形成全身骨骼的影像。

四、骨扫描影像表现

由于多种原因所致跖骨头及其邻近关节面血液供应缺失,造成成骨细胞和骨髓造血细胞的缺血性坏死。临床疑为跖骨头缺血性坏死的患者常进行三相时骨显像,其影像学表现与病程有关。疾病早期(无症状期或者发病 1 个月左右),因局部血供减少或者完全中断,三相时骨显像的血流、血池及延迟相均表现为局部显像剂分布减低,周围无浓聚反应,但此期改变一般在临床上很难检出。随着病程的进展,因跖骨头和其相邻的关节出现损伤、骨膜炎症反应、血管再生与修复等因素,在跖骨头显像剂分布稀疏缺损区的周边可出现显像剂浓聚区,形成一个环形征的改变,利用断层更容易显示此征象。到疾病发展的后期,跖骨头周围的成骨反应更加活跃,平面显像显示整个跖骨头乃至邻近关节部位呈异常显像剂浓聚,但此时行断层显像仍可能显示为圆环形征,大多数患者常合并跗趾外翻畸形。相对于 X 线检查而言,骨显像应用于本病的诊断具有极强的优势,特别是三相时骨显像结合 SPECT 骨断层显像、SPECT/CT 融合显像及半定量分析技术等的综合应用,对该病的诊断、疗效评估及预后的判断等均有重要价值。

五、鉴别诊断

鉴别诊断不能仅凭 X 线检查表现鉴别,需结合临床症状、体征及其他实验室、影像学检查结果综合分析方能明确诊断。

1. 痛风性关节炎　男性多见,以第一跖趾关节为典型发病部位,症状间歇性发作,受累关节非对称性肿胀,有时伴痛风结节,无明显骨质疏松,骨端部呈边界锐利的穿凿状骨破坏,颇具特征。

2. 牛皮癣性关节炎　好发于手足的远侧指(趾)间关节,受累关节间隙不规则变窄,指(趾)骨基底部骨质增生,呈喇叭口状。

3. 类风湿关节炎　多发生于中年妇女,以小关节病变为主,尤易见于指间、掌指及腕关节,关节软组织肿胀,关节面小囊状骨质缺损,关节间隙狭窄和关节畸形。

4. 其他　Freiberg 病与关节脓肿、跖骨痛、应力性骨折、足部肿瘤等疾病都具有相似的临床表现,需加以鉴别,防止误诊,延误病情。

六、与其他检查方法相比

通过 X 线检查即能做出准确诊断的 Freiberg 病,无需骨显像。但 X 线检查的敏感性较低,在 Freiberg 病的长期、慢性、进行性进展早期,X 线检查阳性率较低,在患者出现症状的前 6 周多为阴性。骨显像对于该病的诊断明显优于 X 线检查,在症状出现早期甚至症状出现之前即可发现一些特征性的异常改变,可以显示早期病变部分有异常显像剂浓聚,从而有助于早期进行治疗从而避免远期并发症。在 X 线检查上表现出坏死征象时,核素的异常浓聚程度明显增加。

多层螺旋 CT、CT 三维重建可从多角度全面评估骨骼的损伤情况,有助于发现 X 线检查上无法发现的轻微损伤,明确软骨塌陷程度,辨认关节腔内游离体的来源,但 CT 检查只能针对现有的损伤诊断疾病。核医学显像可以在疾病的早期或者疾病期从分子代谢的角度来发现病灶,有助于早期进行治疗而避免疾病进一步发展恶化,同时骨显像对于跖骨的存活情况、分期亦有重要意义。

MR 检查可在病变的早期显示出缺血所致的斑片状水肿,通常发生于跖骨头的背面。骨坏死区为多条不规则条带状、裂隙样低信号病灶,边缘有时可见少许高信号。此外 MR 检查也能清晰显示跖趾关节的关节囊和关节韧带结构,反映跖趾关节的稳定性。然而 MR 检查诊断 Freiberg 病仍有局限性,因为跖骨头较小,其坏死的表现容易被髓腔水肿及关节肿胀的表现掩盖。在 MR 检查上,外伤及炎症也可出现髓腔水肿及关节肿胀的表现,当出现这些表现时,医师要从包括病史、体格检查等多方面入手,排除外伤及炎症可能。

在临床诊疗中,骨显像与 X 线、CT、MR 检查及正电子显像等各种影像学技术具有互补性。

第四节　月骨缺血性坏死

一、概　　况

(一) 发病情况

月骨缺血性坏死又称 Kienböck 病。于 1910 年,Robert Kienböck 对于月骨坏死病做出了经典的描述。好发于 20~40 岁中青年人,此时骨骺已闭合,故不属于骨骺的慢性损伤,而是骨的一种进行性、破坏性的病理损伤。Kienböck 病在儿童中罕见,但仍有极少数报道。

虽然对此病的认识已经超过了百年,但它的病因仍然不甚明确,综合了多种可能的病因,如机械损伤、血管因素、创伤、药物等。月骨位于近排腕骨中心,活动度大,稳定性较差。其血供主要依靠桡腕关节囊表面的小血管和腕骨间韧带内的小血管。对腕部活动频繁者,尤其是某些手工业工人,风镐、振荡器操作者,长期对月骨产生振荡、撞击,使关节囊、韧带小血管损伤、闭塞,导致月骨缺血。而缺血的月骨骨髓内压力又增高,进一步使循环受阻,产生缺血性坏死。

（二）临床分期

月骨无菌性坏死的临床分期是以 X 线检查为基础的,其对于该病的诊断、评估和处理起着决定性的作用,它直接决定了治疗方式的选择。最常见且对临床指导意义最大的是 Lichtman 分期法,具有很好的可靠性和可重复性。Ⅰ期:X 线检查显示正常的月骨形状和密度,但 MR 检查和骨扫描可显示月骨的弥漫性低信号的核浓聚,表明月骨已出现缺血性改变。Ⅱ期:X 线检查可见月骨弥漫性的骨硬化,密度增高,可有骨折线,但骨的形状和关节面完整。Ⅲ期在Ⅱ期基础上可见月骨塌陷,这期又可被分为两个亚型:ⅢA 期中月骨与周围腕骨的对应关系正常;ⅢB 期则可见月骨塌陷、舟骨旋转、头状骨近端移位和腕骨高度改变,代表性 X 线检查表现为舟骨环形征的出现。Goldfard 等提出桡舟骨角大于 60° 被定义为ⅢB 期。Ⅳ期:在Ⅲ期基础上可在桡腕关节出现腕关节骨性关节炎的表现,如关节间隙变窄、关节面的硬化等。

除 Lichtman 分期外,Bain 等在关节镜下根据坏死月骨关节面累及的部分将月骨坏死分为 4 期。Ⅰ期:坏死月骨关节面单纯累及桡骨关节面;Ⅱ期:坏死月骨关节面单纯发生于头状骨关节面;Ⅲ期:坏死月骨关节面同时累及桡骨关节面和头状骨关节面;Ⅳ期:所有月骨关节面均被累及。

（三）诊断与鉴别诊断

患者通常表现为腕关节疼痛及活动受限,缺乏明显外伤史。疼痛多为钝痛,偶有加重或缓解。常见发病于 20~40 岁的中青年男性,儿童患者少见。双侧发病罕见。

查体:在腕背可见局部肿胀隆起,有压痛,须与腱鞘囊肿相鉴别。腕关节的屈伸和背伸活动均受限,在活动的屈伸极限时可出现疼痛症状,尤其在极限背伸时。前臂旋转功能不受影响。患侧握力小于双侧。

X 线检查对 Kienböck 病有诊断意义。X 线检查可以对月骨弥漫性硬化、囊性变、碎裂、关节塌陷以及月骨周围骨关节情况做出评价。X 线检查对于了解腕关节的解剖及机械力学情况如尺骨负变异、桡骨倾斜、腕高比、桡舟骨和月骨形态等也起着重要作用。

MR 成像检查对 Kienböck 病有重要的辅助诊断价值。尤其有助于对该病的早期诊断,特别是在 X 线检查没有改变的时候。在 T_1WI 上,脂肪的减少引起低信号,而在 T_2WI 上,为低信号或高信号改变。要诊断 Kienböck 病,必须有整个月骨的低信号改变,如果只有局部的低信号改变,则要鉴别是否有其他疾病。例如改变集中于月骨近尺侧关节面,则需要重点考虑尺腕骨桥接综合征。

二、临床表现

缓慢起病,腕关节疼痛、乏力,活动时加重,休息后缓解。随疼痛加重,腕部渐肿胀、活动受限而无法坚持原工作。

三、影像的病理基础及分子机制

类似于跖骨头骨软骨病病理基础和分子机制,本病也是由于多种原因所致月骨及其邻近关节面血液供应缺失,造成成骨细胞和骨髓造血细胞的缺血性坏死。在疾病早期表现为局部显像剂分布减低,周围无浓聚反应;在病程中期,在月骨显像剂分布稀疏缺损区的周边可出现显像剂浓聚区,形成一个环形征的改变;在病程后期,整个月骨乃至邻近关节部位呈异常显像剂浓聚,但此时行断层显像仍可能显示为圆环形征(图 8-4-1)。骨显像特别是三时相骨显像结合 SPECT 骨断层显像、SPECT/CT 融合显像及半定量分析技术等的综合应用,对该病的诊断、疗效评估及预后的判断等均有重要价值。

四、骨扫描影像表现

骨扫描可以早期发现缺血性坏死病灶。病变区域可见显像剂浓聚增高,坏死中心显像剂摄取减少,周围成骨反应活跃,显像剂摄取增高。SPECT/CT 可以将解剖和功能结合,提高诊断阳性率(图 8-4-1)。

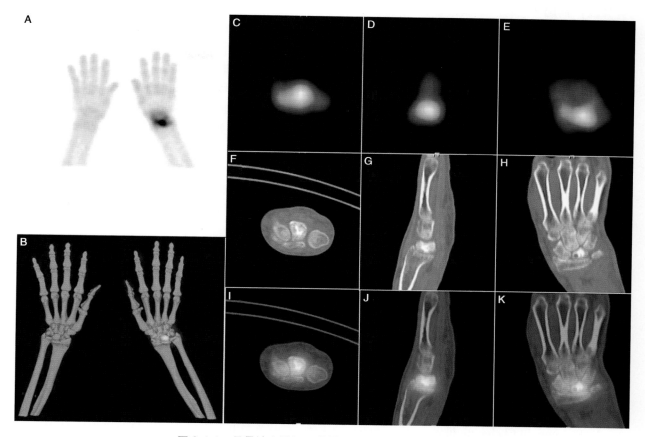

图 8-4-1　月骨缺血性坏死的骨显像和 SPECT/CT 显像

患者男,44 岁,左腕部疼痛 3 个月。查体:左手掌背稍肿胀,左手手指活动轻微受限,感觉及血供可。^{99m}Tc-MDP 骨显像(A)及局部 3D 融合图像(B):左腕部见结节状显像剂异常浓聚影。SPECT 图(C~E):左侧月骨见结节状显像剂异常浓聚影。同机 CT 图(F~H)及局部断层融合图(I~K):左腕月骨形态不规则,密度增高,伴显像剂异常浓聚。最终诊断:左侧月骨缺血性坏死

五、与其他检查方法相比

同样,诊断性关节镜的运用可以直接观察到月骨的软骨面变化情况,对疾病的诊断更准确。核素显像同样具有独特优势。

第五节　第一跖骨籽骨骨坏死

一、概　　况

(一) 发病情况

籽骨出现的年龄约为 10~11 岁。几乎所有人第一跖趾关节面全有籽骨,大多数为两个。第一跖趾关节籽骨对𧿹趾功能起重要作用,其位于𧿹短屈肌腱中。有以下功能:缓解第一跖列的大部分承重,保护𧿹长屈肌腱不会显露于第一跖骨头跖侧表面,优化第一跖列固有肌的力学特性。尽管籽骨功能异常并不常见,但可出现在关节炎、创伤、感染、骨坏死和籽骨炎。第一跖趾关节的籽骨异常并不常见,但退行性改变或损伤也可导致疼痛和明显的功能障碍。籽骨骨坏死很少见,报道中常见于 25 岁左右的女性,但也可发生于 13~80 岁的男性和女性。

（二）病因

Ilfeld 和 Rosen 描述了籽骨骨坏死，并指出其很少见。尽管其病因不明，但 Helal 和 Brodsky 指出籽骨骨坏死可能发生于挤压伤或创伤后，Kliman 等报道籽骨疲劳性骨折的发生及其骨折后的修复过程可能导致籽骨骨坏死。尽管创伤很常见，但是 Jahss 指出籽骨骨坏死与血管减少有关。在骨坏死的过程中血供扮演着重要的作用。Rat 等以及其他学者描述了籽骨的动脉循环，独特的血供模式可使籽骨在受伤后发生坏死。骨组织局部缺血性改变使骨组织失去血液供应或其血液供应发生障碍导致骨系统的细胞死亡和骨组织结构的破坏，也称无菌性骨坏死或无血管性骨坏死，如外伤、饮酒、激素药、运动损伤等导致的骨坏死。

（三）诊断

为了正确认识籽骨骨坏死，仔细查体、详细的病史与详尽的辅助检查成为必需。骨扫描显像剂分布增加为籽骨骨坏死的临床诊断提供强烈提示，而 MR 可以清晰显示籽骨与周围结构异常，有时也可应用 CT 三维重建。

（四）治疗

病变首选保守治疗，包括穿低跟鞋；减轻籽骨区域的负重和疼痛部位的封闭。保守无效时选择手术治疗。

1. 保守治疗包括减轻籽骨承重负荷　在第一跖骨籽骨周围放置跖骨垫、定制的鞋垫或者尽量减少行走可减少籽骨压力以缓解症状。尽管 Fleischli 和 Cheleuitte 建议矫形鞋垫可以作为一种治疗方式，但是没有有关这种疗效的任何证据。事实上，很难保证足趾在支具中保持不动。非甾体抗炎药可缓解症状。

2. 保守治疗可以缓解症状，但籽骨的塌陷或者破碎通常需要切除。除非有绝对的手术指征，尽量避免同时切除两个籽骨。

3. Fleischli 和 Cheleuitte 推荐应用一种硅胶植入物，不少学者也有类似建议。目前没有这种实验产品的长期报道，不鼓励使用。

4. 针对于骨坏死的关节内注射类固醇激素没有禁忌，但是长期疗效不佳，同样不鼓励使用。虽然激素的使用可以暂时缓解肿胀、疼痛和增加活动幅度，但最终有可能导致籽骨的退行性改变。

（五）预后

第一跖骨籽骨切除术效果较好。纱布和胶带加压包扎切口，每周更换一次。术后 3 周内需穿特殊的鞋行走，直到软组织开始愈合。之后可以适当活动。胼胝极少复发，主要并发症是踇长屈肌腱分离，但可以予以完全修复。由于牵拉或损伤了足底内侧趾神经小的感觉支引起感觉的减退和术后踇趾内侧的神经瘤，然而这些很罕见。

二、临 床 表 现

临床表现无特异性，多数患者无临床症状。

1. 症状　①跖骨籽骨骨坏死早期症状较少甚至无表现，疼痛常常是最常见的早期症状，通常是慢性隐痛，但疼痛症状并非长期持续，经休息或减少活动后，症状往往减轻或自行消失。特征是深部不适，位置不确定，疼痛可以位于坏死骨的周围，也可以向远处放射。隐匿起病的患者疼痛最初较轻，有明确病史的患者如外伤，疼痛会快速发展为剧痛。疼痛可发生于 X 线检查阳性发现之前或以后，疼痛反复发作，特别是减轻不明显后提示病情加重，可能与骨内压增高、组织缺血或微骨折有关。②最终关节面塌陷，致使疼痛进一步加剧。③其他症状还有活动受限、关节肿胀、交锁、弹响等非特异性表现，随骨坏死的程度而出现，还可引起反应性滑膜炎。骨坏死一旦发生，如果未经治疗，至少有 80% 的患者将遵循"坏死-塌陷-骨性关节炎"的发展规律，在伴随关节疼痛的同时，逐渐导致关节活动及行走功能部分或完全丧失，可见危害十分严重。

2. 体征　骨坏死的体征多是非特异性的，但是根据坏死的部位不同，可以有不同的专有体征为诊断提供线索。①大部分骨坏死在早期没有任何体征，只有患部的酸胀不适，随着病情的发展，可出现关节周围的压痛和叩击痛;②关节畸形:关节畸形主要由于局部的解剖结构破坏,以及继发的炎性反应所致;③被动活动受限:骨坏死的早期关节功能活动可以正常,以后逐渐出现被动活动受限,表现为某一方向活动障碍。

三、影像的病理基础及分子机制

在籽骨骨坏死早期很难通过 X 线检查发现。在这段时间内,坏死的籽骨会出现溶解和再吸收。籽骨出现斑点影、破碎、变平和变长。在坏死骨小梁上方新骨形成及其下方硬化骨的形成,同时伴有再血管化以及坏死节段周围的骨吸收。坏死组织与肉芽组织之间的修复界面在磁共振上呈现"双线征",在 T_2 像上呈现低密度信号圈,内层呈现高信号区。这一征象是股骨头缺血性坏死的典型表现,在足踝部却没有那么多见。缺血性坏死的早期诊断比较困难。

骨扫描对早期骨坏死的诊断主要依靠成骨细胞的活力及血流的增加,在早期骨坏死中,^{99m}Tc 标记的二膦酸盐化合物的吸收与上述两个生理学改变有关,骨扫描对早期骨坏死的诊断较 X 线检查敏感,特别是当 X 线检查尚无异常所见时。在骨坏死早期,主要表现是显像剂浓聚,其机制为坏死骨周围成骨细胞的活力增加。在坏死病灶的中央,显像剂浓聚降低,甚至无显像剂浓聚,代表在骨坏死中央,细胞的代谢功能降低。在骨坏死后期,坏死病灶中央出现显像剂浓聚,表明该区 ^{99m}Tc 吸收能力强,提示该区存在组织修复过程。骨扫描对骨坏死的诊断敏感性高,但特异性差,骨扫描的缺点主要包括低分辨率、与骨折及一过性骨质疏松鉴别困难。骨扫描对骨坏死诊断的特异性差,但对早期的骨坏死诊断发现率高于传统的 MR 检查。

四、骨扫描影像表现

骨扫描是早期诊断跖骨籽骨骨坏死的重要手段,高分辨率的骨扫描可以填补 X 线检查对于第一跖骨籽骨骨坏死诊断的不足。目前应用于骨骼系统的核素扫描有两大类。一类是普通的核素扫描即 γ 照像。扫描后得出的图像是一张核素在骨内总的分布图像。另一类发射体层仪(emission computed tomography,ECT),是放射性核素在体内立体分布图像的显影技术,可利用计算机重建为三维图像,由横切面、冠状面、矢状面或任何角度的剖面进行摄影重建。ECT 又分为两种,即 SPECT 和 PET。SPECT 实际上是一个可旋转的照相机,已普遍应用于临床。目前常用的示踪剂为 ^{99m}Tc-MDP 或 ^{99m}Tc-PYP,当示踪剂进入人体后 60%~70% 被骨内的羟基磷灰石晶体的表面吸附。骨内血液供应增加时代谢活性增强则局部摄取放射量增多,表现为显像剂浓聚,称为"热区"。局部缺血则摄取量减少,称为"冷区"。运用骨扫描可发现籽骨吸收增加,第一跖趾关节变化不大。

ECT 的诊断价值:通过临床研究发现,跖骨籽骨坏死的早期诊断以 SPECT 最高为 85%,MR 为 80%,骨内压测量为 77%,常规骨扫描只为 68.4%,并且跖骨籽骨骨坏死的早期诊断 MR 和 SPECT 对照检查,诊断的符合率可达 99%,但 SPECT 检查更为便宜,因此不失为早期诊断跖骨籽骨骨坏死的经济而有效的办法。

五、鉴　别　诊　断

患者常主诉在步态周期中出现不适或疼痛,临床表现包括跖趾关节活动受限、触诊时疼痛、第一跖趾关节活动时疼痛、第一跖趾关节肿胀或跖屈时力量减弱。根据病史、临床表现和辅助检查等,应注意与跖骨滑囊炎、足底神经压迫、第一跖骨籽骨关节退行性关节炎、籽骨感染、籽骨炎等相鉴别。

六、与其他检查方法比较

1. X 线检查　传统的 X 线检查在骨坏死的应用较为广泛。X 线检查能较好地显示病灶,但不能发现早期的病灶,只有在中晚期出现新月征、死骨和活骨之间出现硬化带时方能显示。目前主要采用 MR、选择性的血管造影及骨扫描等检查技术评估早期的骨坏死及对侧是否受累。

2. CT　应用较少,可以显示骨坏死的细节,骨坏死早期,死骨与活骨无明显界限,CT 表现为阴性。

中晚期 CT 可表现为死骨残缺、裂解、骨关节塌陷变性。

3. MR　MR 对于早期诊断累及籽骨的急性水肿有帮助,晚期骨碎片出现时也有帮助。

第六节　胫骨粗隆骨软骨病

一、概　况

（一）发病情况

胫骨粗隆骨软骨病（Osgood-Schlatter disease，OSD）是 1903 年由 Osgood 和 Schlatter 分别同期报告,由于股四头肌的长期、反复、猛烈的收缩暴力,通过髌骨和髌韧带集中于胫骨结节骨骺,使其发生慢性损伤,以致骨骺缺血性坏死而引起的临床症状,又称胫骨结节骨骺炎或胫骨粗隆骨软骨病、胫骨结节骨软骨炎等。这是一种少见的疾患,患儿的胫骨结节变大伴疼痛。OSD 是爱好运动的青少年膝关节疼痛的常见原因之一。国外文献报道男性患者好发于 12～15 岁,女性患者好发于 8～12 岁,男性患者平均发病年龄较晚于女性患者,一侧发病者多见,双侧发病的约占 30%。国内文献报道也可发生于成年人。

（二）病因

1. 胫骨结节骨骺是胫骨上端骨骺向前下方延伸的舌形突起。此骨骺为一牵伸骨骺,有髌韧带止于其上,使它承受经常的牵伸张力。胫骨结节骨骺约在 11 岁时出现胫骨骨突骨化中心,约 16 岁时,结节的骨化中心与胫骨上端骨骺的骨化中心融合。18 岁时,胫骨结节与胫骨上端融合。在 18 岁以前,该结节与主骨之间有一层增殖的软骨联系。在软骨下方,新骨比较薄弱。股四头肌是人体最强大的肌肉,但它的附着点-胫骨结节甚小。在该点上经常受到较强烈的张力。这样导致:①胫骨结节撕脱性骨折;②股四头肌腱炎,常伴有新生骨形成。强有力的股四头肌收缩可致 OSD。

2. 膝关节的解剖变异　也可能是 OSD 的发病危险因素之一。

（三）诊断

根据好发年龄、强力运动史,膝前部疼痛为主要症状,休息后减轻,运动后或压迫局部疼痛加剧,有时可有跛行、局部隆起、坚硬、压痛,抗阻力伸膝时疼痛明显加重,即可诊断,X 线检查亦有助于诊断,骨扫描显像显示患侧胫骨结节有热区域。

1. 多发生于青少年,常为单侧,亦可双侧。

2. 发病缓慢,患肢胫骨结节处肿大、疼痛及压痛。

3. X 线检查可显示胫骨结节有舌状骨骺,不规则,常有隆起破碎,骨质密度不匀,软组织肿胀。

（四）治疗

OSD 不治可自愈,骨骺骨化后,症状自消,但时间较长。对症治疗,常能奏效。治疗无效或明显畸形者,可行手术治疗,疗效良好。

1. 保守治疗　OSD 可自愈,大部分 OSD 患者仅需保守治疗或不需治疗。对早期疼痛较轻者,只需停止剧烈运动,症状即可缓解或消失。配合局部热敷、理疗有助于血运状况的改善,以减轻肿胀、疼痛。对疼痛剧烈者,可局部注射醋酸曲安奈德,在肿胀的髌腱或骨骺周围软组织中行局部封闭（普鲁卡因+泼尼松龙）,也能起到很好的减轻疼痛、缩短病程的作用,但也有人反对,因它可致周围软组织萎缩,甚至髌腱自发性断裂。也可用石膏托或石膏管型固定制动 3～6 周,允许下肢负重,但对疼痛剧烈者应卧床休息或拄拐以减轻对结节部的应力,石膏固定或限制膝关节屈曲时间不能少于 5 周,4 个月内避免剧烈运动,症状通常可以消失。

2. 手术治疗　当保守治疗无效,且症状持续,有明显畸形者,造成功能障碍时,可考虑手术治疗。对于这些患者,待骨成熟后,可考虑根据患者的症状、生活质量选择手术治疗方式。手术治疗方式包括胫骨结节钻孔术、胫骨结节骨钉插入术（Boswonth 手术）、髌骨纵行切开术、胫骨结节部分切除术等,或联合应用上述手术。手术切除胫骨结节可获得良好效果,恢复较快,且危险很小。胫骨结节钻孔能改善局部血运,但病变愈合后,结节部的隆起仍存在,影响外观。

（五）预后

目前大部分 OSD 患者的临床症状在 2 年内可以减轻或消退,预后较好。但是结构或功能可能不能完全恢复,尽管经过治疗,一些功能的不足或者失能仍可以持续至青少年晚期直至成年;少部分患者在慢性期可合并部分并发症如假关节形成、膝反屈、高位髌骨、小骨片断裂或移位等。

二、临 床 表 现

（一）症状

1. 疼痛　Osgood-Schlatter 病患者最初主诉行走较长时间后或活动锻炼后,膝前方髌韧带附着处疼痛,休息后缓解。以后疼痛逐渐加重,只要能引起股四头肌收缩或牵拉四头肌的动作均引起疼痛,比如上、下楼梯,跑、跳,被动充分屈膝或主动伸膝、跪地活动压迫骨骺时,都增加了髌腱对胫骨结节的牵拉力,使疼痛加重。

2. 跛行　疼痛明显时可导致跛行,疼痛可持续数月或数年。骨骺完全骨化后,疼痛可消失。膝关节活动范围正常,步态正常,反射正常。

（二）体征

检查可发现髌腱肥厚,在髌韧带附着处有增厚和肿胀,胫骨结节增大、隆起、坚硬,压痛明显,膝关节无肿胀或积液,浮髌征阴性,无压痛,无滑膜增厚。成年后,遗留 1 个无症状的隆凸,偶尔在髌韧带处有 1 个疼痛的小骨片,或形成高位髌骨。外伤史常不明显,局部疼痛及胫骨结节部肿大、压痛。

三、影像的病理基础及分子机制

OSD 发生于骨骺未闭合前的青年生长期,该处的血液循环来自髌韧带,而股四头肌发育较快,肌肉收缩使髌韧带的胫骨结节附着处张力增高并肿胀,引起胫骨结节骨软骨炎。剧烈运动或外伤可导致胫骨结节积累性劳损甚至发生撕脱骨折,从而影响血液循环,造成骨骺的缺血性坏死。由于成纤维细胞的分化和成骨细胞的活跃增生,髌韧带及其附近的软组织可出现骨化,并有新生小骨出现,位于胫骨结节的前上方。这些新生小骨的组织学表现与骨化性肌炎的骨化组织完全相同。由于髌韧带的牵拉,胫骨结节处的成骨细胞活动,促进骨质增生,使胫骨结节增大,明显向前突出。胫骨近端骨骺可早期融合,以致在骨骼成熟后引起高位髌骨和膝反屈等并发症。

1. 局部软组织肿胀为重要的基本征象,尤以髌韧带的增大或增厚为著,以后肌腱可发生继发性钙化或骨化。

2. 胫骨结节骨骺不规则增大,密度不匀,有节裂或边缘光滑的游离骨块。结合临床,本病诊断不难,但常需与健侧对照观察。

四、骨扫描影像表现

基本上,传统的放射学对于解剖学诊断是充分的,而骨扫描是评估病变结节骨代谢的理想检查。由于 OSD 可发生撕脱骨折,影响血液循环,细胞活跃增生,并有新生小骨出现,因此显像剂异常浓集是 OSD 骨显像中最常见的异常影像,表现为病灶部分显像剂浓聚明显高于正常骨骼,呈显像剂分布"热区",提示局部骨质代谢旺盛(图 8-6-1)。

五、鉴 别 诊 断

1. OSD 需要与胫骨结节解剖变异、胫骨结节急性撕脱性骨折、外伤或退变所致胫骨结节骨质水肿、胫骨结节感染及风湿、痛风等病变相鉴别。

（1）胫骨结节的发育变异:可多种多样,可根据 MR 检查时髌韧带和周围软组织无水肿及渗出、无疼痛等与 OSD 鉴别。

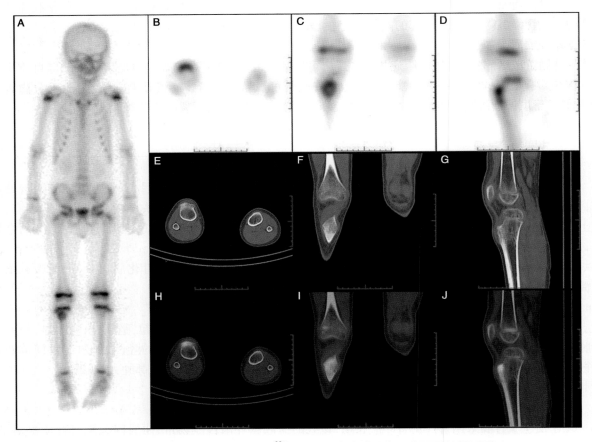

图 8-6-1　胫骨结节骨软骨炎患儿 ^{99m}Tc-MDP 全身骨显像和 SPECT/CT 显像

患儿男,9 岁,摔伤致右膝关节前下方包块 9 个月。查体:步入病房,右下肢无肿胀,右膝关节前下方,有一约 4cm×3cm 包块,质硬,表面光滑,不可推动,无压痛,右下肢远端各关节活动正常,感觉及血循未见异常。^{99m}Tc-MDP 全身骨显像(A):右侧胫骨上段见团片状显像剂异常浓聚区;SPECT 图(B~D):右侧胫骨结节见团片状显像剂异常浓聚区;同机 CT 图(E~G)及局部断层融合图(H~J):右侧胫骨结节增大、不规则,骨质密度不均匀,骨显像剂摄取增高,胫骨结节前软组织增厚。诊断:右侧胫骨结节骨软骨炎

(2)胫骨结节急性撕脱性骨折:有明显的外伤史,可有髌韧带的水肿,但是胫骨结节处可见骨块缺失,可通过临床病史、X 线及 CT 等检查帮助鉴别。

(3)退变所致胫骨结节骨质水肿:常常发生于中老年人,胫骨结节可见增生,但不见髌韧带内的骨化结节。

(4)胫骨结节的感染及风湿:有一定的全身临床症状或局部的红肿热痛等体征,可以通过临床实验室检查来鉴别。

(5)胫骨结节的痛风:很罕见,可见胫骨结节的骨质破坏,局部碎骨块形成,髌韧带肿胀等,从影像学表现与 OSD 病鉴别有一定困难,但查血尿酸增高可有助于鉴别。

2. OSD 还需与髌骨软化、膝关节积液相鉴别。

六、与其他检查方法比较

1. X 线检查　膝关节侧位片尤其略带内旋位者,对诊断最有帮助。因胫骨结节位于胫骨中部略偏外侧。在发病初期,可见局部软组织肿胀,髌腱增厚以及髌下脂肪垫下角消失。早期可见骨突从胫骨结节分离,形态不规则。以后在胫骨结节前方可见一个或数个游离的新生小骨片。在后期,新生骨片显像更明显,邻近的胫骨结节有骨增生现象。

2. CT　髌韧带下部不均匀增厚,可见骨化结节。

3. MR 胫骨结节处骨质水肿,髌韧带下部增宽欠光整,内可见斑片状长 T_1 长 T_2 水肿信号,少数周围可见渗出性改变。分为五期:正常、早期、进展期、终末期、愈合期。①正常:尽管患者已有症状,但是MR 显示正常;②早期:无炎症表现,无二次骨化中心撕脱;③进展期:二次骨化中心部分软骨撕脱;④终末期:可见游离骨片;⑤愈合期:胫骨结节骨性愈合,无游离骨片。

MR 对非典型的 OSD 的诊断有帮助,随着研究的深入,其对疾病的分期和预后的判断将会越来越重要。但是目前,其在协助诊断、指导治疗、决断预后方面的作用均有限。

第七节 舒尔曼病

一、概 况

舒尔曼病(Scheuermann disease)又称休门病、休门后凸畸形(Scheuermann kyphosis)、幼年性脊柱后凸(juvenile kyphosis)、青年性驼背、脊柱软骨病,1920 年由丹麦的 Scheuermann 首次报道。休门病是一种病因不清、多个椎体楔形变致胸椎后凸畸形的疾病,截瘫少见。多行保守治疗。目前广泛采用 Sorensen 于 1964 年提出的诊断标准:影像学至少 3 个或 3 个以上相邻椎体前窄后宽楔形改变约 5° 或 5° 以上,终板不规则,椎间隙狭窄,并伴有施莫尔(Schmorl)结节。

1. 发病情况 本病有家族性发病倾向,其遗传方式尚不明确,可能为常染色体显性遗传,是青少年脊柱后凸畸形最常见的原因。发生率为总人口的 4% ~ 8%,发病年龄为 10 ~ 12 岁,进展缓慢,男性多于女性。通常老师或家长多忽视或认为是姿势不良而延误治疗。

2. 病因 本病病因不明,传统观点认为可能是椎体软骨板缺血性坏死影响椎体生长。近期报道该病与反复创伤、基因异常、骨质疏松、维生素 A 缺乏、终板胶原纤维不足、胸骨发育异常等有关。研究发现休门病与腰椎间盘突出症有相关性,尤其是非典型休门病对腰椎间盘突出症的患者有着高度预测价值。

3. 分型 该病分为典型和非典型,分类取决于病变部位和自然史。典型休门病较非典型休门病常见,非典型休门病一般发生于胸腰段或腰椎,其特点是终板改变、椎间隙变窄和 Schmorl 结节,其临床表现和影像学表现较典型休门病有较大的差异,患者通常有下腰痛,但无临床上的脊柱畸形。腰椎休门病又称为 II 型休门病,该种类型通常发生于运动量大的男性青少年或经常搬运重物的人。近年来有作者把 Schmorl 结节、椎间隙狭窄、终板不规则、椎体楔形变、椎体边缘软骨结节、椎体前后径延长等定义为休门样改变。

4. 诊断 脊柱 MR 为诊断和鉴别诊断该病的首选方法。

二、临床表现

1. 后凸畸形和疼痛 呈匀称的圆背畸形。由于本病在青少年期开始,当出现胸或胸腰段后凸时,患者可出现明显的胸背部疼痛,可因站立及激烈的体力活动而加重。生长停止后本病亦停止发展,疼痛大多会自动消失,但当畸形严重时,患者亦可同时出现下腰部疼痛。畸形是休门病的最常见主诉,并且是年轻患者就诊的最常见原因。休门病后凸畸形虽然存在功能影响,但通常不影响患者的生存质量和职业生涯。

2. 腰椎前凸 除胸段后凸畸形外,患者还有不同程度的(代偿性)腰椎前凸,对胸段而言,头颈亦相对向前突出。腰椎过度前凸实际上是患者对胸椎严重后凸弯曲代偿之故。

3. 其他症状

(1) 神经症状:严重后凸畸形可引起脊髓受压,严重者甚至可有下肢轻瘫。

(2) 腰痛:当病变波及腰椎时,患者常有下腰痛,常见于男性运动员和山区人群,表明本病的发展与恶化是反复创伤和激烈运动的结果。腰椎休门病主要临床表现为局部腰背痛和胸腰段的椎体改变,不存在明显的后凸畸形,易误诊为感染、肿瘤等。有研究发现,患休门病的患儿身高和体重大于同年龄段、同性别儿童。

4. 并发症　严重的后凸畸形可致心肺功能障碍。

三、影像的病理基础及分子机制

本病病变发生在椎体的第 2 骨化中心,即椎体上、下面的骺板。由于各种原因骺板血液供应减少,软骨板变薄,抗压能力降低,在过多的负荷下出现碎裂髓核在破裂处突入椎体内,形成所谓的 Schmorl 结节。椎体 Schmorl 结节有三种组织类型:一是髓核物,二是多血管结缔组织,三是软骨组织。椎体上或下面显示一小圆形凹陷区,其边缘有硬化线,可对称见于相邻两个椎体的上下面,并累及几个椎体。脊柱胸段向后弯曲,使椎体前方承受的压力大于后方,前方骨骺的坏死影响了前半椎体高度的发育。随着年龄的增加和机体的生长,后半椎体的高度越来越大于前半椎体的高度,椎体楔形变,数个楔形的椎体使胸椎的后凸加大形成驼背。

四、骨扫描影像表现

X 线检查显示终板扇形或楔形变,针孔扫描显示受累终板显像剂摄取增加,可能是由于先天性椎体脆弱导致椎体终板骨代谢异常增加,从而表现为显像剂摄取的浓聚。这其中可能有胶原蛋白和基质的生物合成受阻有关。

五、鉴 别 诊 断

1. 椎体软骨终板骨软骨炎　简称椎体终板炎,是一种发生于软骨的无菌性炎症,与外伤、营养等多种因素有关。临床表现为病变部位的明显疼痛,疼痛可自行缓解或消失,MR 有助于此病的诊断。MR 表现为软骨终板模糊、变薄、信号异常,同时可进一步累及软骨下骨髓质,形成横行带状、小片絮状或弧形斑片状异常信号影,可据此与休门病鉴别。

2. 强直性脊柱炎　此病有家族聚集倾向,发病年龄多在 20~30 岁,男性多见,首发症状常为下腰背痛伴晨僵,也可表现为单侧、双侧或交替性臀部、腹股沟向下肢放射的酸痛。最典型和常见的表现为炎性腰背痛,部分患者首发症状可以是下肢大关节如髋、膝或踝关节痛,常为非对称性、反复发作与缓解,较少伴发骨关节破坏。神经系统症状少见。根据病史、临床表现及常规 X 线、CT 和 MR 等检查可做出诊断。

六、与其他检查方法比较

1. X 线检查　对于腰椎休门病患者,X 线检查表现为病变腰椎椎体上下终板不规则,椎间隙狭窄,有或没有 Schmorl 结节形成。

2. CT 检查　CT 检查可显示终板下骨质密度不均匀,Schmorl 结节形成区软骨终板下有一类圆形、多囊状骨质密度不规则区,四周形成硬化带。

3. MR 检查　磁共振对诊断腰椎休门病有重要作用。MR 检查显示多椎体相邻终板不规则,Schmorl 结节形成,部分椎体轻度楔形改变,因此 MR 检查能全面准确地提供腰椎休门病的早期表现,为临床及早发现与治疗提供有效的诊疗依据,是诊断及鉴别诊断的首选方法。MR 检查可清晰显示结节,对结节的检出率要远高于 X 线检查及 CT 检查。

4. B 超检查　B 超检查一般不常规用于休门病的检查。

第八节　Sever 病

一、概　　况

1. 发病情况　本病好发于爱好运动的 8~14 岁少年,女多于男,大多为单侧,也可为双侧。超重儿童更容易得 Sever 病。

2. 病因　Sever 病是骨软骨炎中的一种,又称跟骨骨骺骨软骨病或 Haglund 病,是由于负重时跟腱急性或慢性牵拉跟骨骨突所致。1912 年,Sever 联系儿童常见的跟骨疼痛与 X 线检查显示的跟骨骨突密度增高(硬化)、形状不规则等改变,认为是不完善的血液循环导致骨组织的部分坏死,称为 Sever 病。1948 年,Hughes 完全推翻了 Sever 病的 X 线检查诊断依据,认为跟骨骨突硬化,以及形状不规则骨片形成,都属正常,是跟骨正常负重的结果。

3. 诊断　目前世界各国仍继续沿用 Hughes 的理论,认为跟骨骨突密度增高,是跟骨正常负重的结果。并且骨突的裂纹和形状不规则,是由于骨突骨化的不同形式造成。因此目前此病的成因及诊断均存在争议。影像学表现为骨骺板增宽、硬化和不规则。X 线检查可见跟骨跟腱附着处软组织肿胀,跟骨体与骨突之间间隙增宽,跟骨骨突形状不整齐,舟骨旁可见额外骨化中心。根据临床表现及 X 线检查可大致做出诊断。

4. 治疗　Sever 病病变轻时可让患儿少走路,少站立,避免剧烈运动。为了减轻并放松跟腱的张力和压力以及跟骨的拉力,抬高鞋跟 1~2cm 或更换松软的皮鞋,症状可自行消失。如果局部肿痛较重,并伴有滑囊炎,可局部注射醋酸曲安奈德以缓解症状。对少数患者可用石膏固定足于下垂位 4~6 周,拆除石膏后可配合理疗和热敷。

5. 预后　本病暂无有效预防措施,注意生活细节,早发现、早诊断是本病防治的关键。此病具有自愈性,预后良好。

二、临 床 表 现

主要表现为足跟后部疼痛、肿胀和压痛,患儿用足尖行走或呈轻度跛行。奔跑、跳跃、行走过久或牵拉跟腱附着处过久可使疼痛加剧,患儿因此不能参加体育活动。患者足跟局部检查不红略肿,皮色正常,多于足跟跖面内侧及中间有明显的压痛及叩击痛。患者全身症状表现良好,少数患者有低热,临床症状的轻重取决于患部所受压力的影响,与早期骨关节结核相似。少年性跟骨骨骺骨软骨病常发病于青少年快速生长期,绝大多数患者就诊的主要原因是跟骨的畸形。其中部分患者可能会合并关节疼痛,50% 的患者主诉疼痛主要位于畸形部,活动后加重。通常随生长结束而减轻,接近成熟期后只有 25% 的患者有较典型症状。

三、影像的病理基础及分子机制

跟骨由两个骨化中心形成。主要的骨化中心形成跟骨体;跟骨骨突是跟骨的第二骨化中心,属牵拉骨骺,有强有力的跟腱附着,在 7~10 岁时出现,为一个或几个骨化中心,以后形成一个半月骨化中心,在 15~18 岁时与跟骨融合,形成跟骨后部末端。直接发病原因是在负重时,跟腱急性或慢性牵拉跟骨骨突,或较硬的皮鞋后帮过度摩擦足跟。跟骨结节可有很多解剖变异,正常密度就可大于跟骨本身。

四、骨扫描影像表现

核素血管造影显像和针孔显像能对此病提供很多有用的信息比如血流和代谢状况,有利于此疾病的诊断。核素血管造影显示硬化的跟骨血流和血池相均摄取增高。与对侧正常跟骨无凸起部位显像剂正常分布相比,平衡期显示突起部位的显著浓聚。

五、鉴 别 诊 断

1. 骨关节结核　由结核分枝杆菌侵入骨或关节而引起的一种继发性感染性疾病,以脊柱结核最多见。患者常有自身肺结核病史或家庭结核病史,起病缓慢,症状隐匿,以单发性多见,少数为多发性,可形成结核性脓肿,称为"冷脓肿"或"寒性脓肿",寒性脓肿破溃可产生混合性感染,晚期病变静止后可有各种后遗症。根据实验室及影像学检查可确诊。

2. 跟骨感染　可做实验室检查如血常规及红细胞沉降率等进行鉴别。

六、与其他检查方法比较

1. X线检查　X线检查可见跟腱附着处有软组织肿胀,跟骨体与骨突之间的间隙增宽。骨突形状不整齐,变扁或碎裂,较健侧小,密度较高,有时呈分节状或斑点状致密影。与骨骺相对应的跟骨部分变得粗糙不平。骨突常为 2~3 个骨化中心,彼此不融合。正常跟骨骨突可有几个骨化中心,且形态可各异,密度较高,边缘也可不整齐,与本病表现近似,故诊断应密切结合临床。

2. 其他　CT、MR 及 B 超等检查不作为常规检查。

第九节　股骨头骨骺滑脱

一、概　　况

股骨头骨骺滑脱(slipped capital femoral epiphysis,SCFE)是青少年最常见的髋部疾病之一,发病率介于 2/10 万~4/10 万,男女发病之比为 2:1。最常见于青春期儿童,男性 13~16 岁,女性 11~14 岁,即骨骺生长发育的最快阶段。20%~40% 双侧发病,但同时滑脱较少见,双髋发病之间隔通常为 6~18 个月。股骨头骨骺滑脱的位置,是在干骺端和干骺软骨接连处。

（一）病因

病因学研究提示,多种因素相互作用引起 SCFE,其中机械应力、重复创伤、解剖因素、内分泌及免疫异常等通常为重要的发病因素。SCFE 发生于肥厚的软骨区,第一阶段为预脱阶段,滑膜水肿和充血使得骨骺板增宽;第二阶段滑脱逐步进展。突如其来的剪切力可能会引起慢性 SCFE 急性发作,但主要的股骨头骨骺仍在髋臼内,受到韧带、关节唇和表面张力的制约。

而特发性股骨头骨骺滑脱的病因,有很多种说法,生化和生物力学因素的共同作用可引起此病的发生。与此病相关的物理因素是肥胖,股骨后倾以及骨骺的倾斜。绝大部分患有股骨头骨骺滑脱的患者都有肥胖,肥胖能增加骨骺表面的剪切力,肥胖也能导致股骨后倾。生物因素也参与此病的发生,股骨头骨骺滑脱是发生于青少年时期的疾病,此时期有很多激素发生改变。

（二）临床分型

临床分型多依据患者病史长短、滑脱程度及负重后行走能力等。Loder 等提出 SCFE 分型:

（1）急性 SCFE:约占全部患者的 20%,其中并发股骨头坏死者约占 50%,发病时间少于 2~3 周,症状通常明显。

（2）慢性 SCFE:约占 30%,症状出现超过 3 周,没有明确的外伤或突发疼痛,跛行可能无痛且未被察觉,影像学检查可见一侧或两侧股骨头骨骺后倾及骨骺端重塑。

（3）慢性 SCFE 急性发作:约占 50%,症状出现超过 3 周,疼痛及跛行突然加重。提示骨骺快速再移位,大多见于经治疗患者。

目前根据骨骺稳定性,提出了两种更具有临床实用性的新的分类:若患者能独立行走,不需要扶拐,则滑脱的股骨头骨骺是稳定的,反之则不稳定。

二、诊　　断

目前 SCFE 漏诊仍是目前临床需要关注的问题。作为青少年跛行病因之一,SCFE 较为罕见,只占髋部疾病的 0.5%,加之一些患者起病隐匿,临床症状常表现为患侧膝关节疼痛,因此诊断十分困难。一旦发现儿童及青少年出现下肢异常缩短或有复杂药物服用史,且处于后期阶段,必须考虑 SCFE 的可能性。

三、临床表现

SCFE 早期症状往往不明显,常表现为髋部、大腿内侧和/或膝关节疼痛,伴有跛行以及髋关节活动受限,无明显特异性,膝关节疼痛可能是 SCFE 唯一的临床症状。慢性滑脱起病隐匿,因此早期诊断较困难,容易与其他常见疾病相混淆,如髋关节暂时性滑膜炎、Perthes 病等。急性 SCFE 患者髋关节活动更受限制,可能是关节积血或积液引起明显肌肉痉挛的缘故。不稳定性 SCFE 患者主动直腿抬高试验呈阳性;轻度 SCFE 患者髋关节内旋和内收受限,4 字征常阳性。SCFE 患者患肢缩短很少>2cm。

由于 SCFE 早期症状往往不明显,且无明显特异性,因此,对儿童或青春期患者跛行和膝关节疼痛,尤其是经膝关节检查为正常者,髋部查体及影像学检查十分必要。

四、骨扫描影像表现

Rhoad 等将 ^{99m}Tc 骨扫描应用于 SCFE 治疗前评估,结果 10 例不稳定性 SCFE 中有 6 例确诊为股骨头缺血性坏死。但对稳定性 SCFE,该预测方法并非有效。骨扫描能早期诊断缺血性坏死和软骨溶解,此外还较常用于评估 SCFE 术后,尤其是重度滑脱或股骨颈截骨矫形术后股骨头缺血性坏死或软骨溶解。^{99m}Tc-MDP 或者 ^{99m}Tc-HDP 针孔骨扫描常常应用于术后,因为它能理想地对解剖结构、血管化程度、代谢情况以及并发症进行完整的评估。通过骨扫描,既能评价解剖层面,又能评价骨骺和骺板复位的代谢表达。少数患者会遗留出现近端股骨干骺端的前突屈曲。针孔骨扫描也适用于对长期未经治疗的股骨头和髋关节的骨关节进行代谢评估。

SPECT/CT 比平面显像提供了更多的解剖学信息。SPECT/CT 综合了骨代谢和解剖学的异常,更加能够对病灶进行正确的定性。

五、鉴　别　诊　断

结合临床信息、实验室检查和相关的其他影像学检查对明确诊断是非常有帮助的。

六、与其他检查方法比较

1. X 线检查　SCFE 患者影像学改变在正位 X 线片上很明显。Southwick 早年为纠正股骨近端截骨术,提出了经典的横向投影方法,即在患肢疼痛和痉挛允许情况下,为呈现最佳滑脱位移,让患者屈髋 20°～30°,屈膝至 90°,大腿外旋 30°摄蛙位 X 线片。

SCFE 在 X 线片上有诸多典型表现:①Klein 线与骨骺外侧段相交,但在患侧交点减少或消失,即 Trethowan 征;②Shenton 弓逐渐改变;③Scham 征,即正常股骨近端干骺端与髋臼壁(耻骨部分)之间的正常重叠影消失;④Steel 干骺端发白征,即股骨头骨骺向后滑脱后与股骨颈近端的重叠影;⑤骨骺高度因倾斜而降低;⑥负重减少后,相对骨质疏松可发生于患侧股骨及半侧骨盆上。观察以上细微变化对于 SCFE 诊断十分重要,蛙位 X 线片显示更为清楚。

2. CT 及 MR 检查　MR 检查可用于急诊情况下,能早期诊断缺血性坏死和软骨溶解以显示异常的解剖结构及可能的预滑脱情况,其临床价值是否优于 X 线片检查,一直存有争议。

CT 扫描能提供病变的三维影像,明确股骨颈向前移位而骨骺仍位于髋臼内。术后 CT 扫描的临床价值首先在于评估螺钉位置及是否穿透关节,其次旨在观察矫形术后改善情况;轴向 CT 扫描可测量股骨颈轴线和整个骨骺基底部切线之间的偏角;三维 CT 扫描可用于衡量骨量和股骨尺寸。

3. 超声检查　髋部影像学检查经超声增强,可显示关节积液及干骺端的变化。

第十节　剥脱性骨软骨炎

一、概　　况

剥脱性骨软骨炎(osteochondritis dissecans,OCD)是指由各种原因导致的局部关节软骨及软骨下骨与周围健康骨分离的一类关节疾病,好发年龄为 10～50 岁,根据骨骼成熟度分为青少年型(juvenile osteochondritis dissecans，JOCD）和成人型（adult osteochondritis dissecans，AOCD）。剥脱性骨软骨炎在临床上也分为原发性与继发性。

（一）发病情况

OCD 发病率为 0.01%～0.06%，10～40 岁青壮年多见，男女发病比为 5:3，全身任何关节均可发病，膝关节病变约占 75%。膝关节发病常见部位是股骨内侧髁后部外侧面，外侧髁发病相对少见，其次为股骨头、髌骨、肱骨小头、桡骨小头、距骨滑车等处。男性多于女性，OCD 可发生于全身各关节，以膝关节最常见，亦可见于肘、踝关节，但后者十分少见。

（二）病因

本病的起因至今尚不清楚，目前有如下两种学说：

1. 创伤学说　创伤包括急性创伤和反复的轻微创伤，而后者被认为是造成 OCD 的首要原因。长期反复的撞击等刺激引起频发的、连续不断的创伤，可以造成骨及软骨无法修复的损害，以致引起骨软骨变性、剥脱或游离。这种认识可以解释为什么本病好发于运动员或活动量大的人群，然而创伤作为病因仍缺少有力证据，因为创伤不能很好地解释非主要负重关节的 OCD 病变。

2. 缺血学说　缺血被认为是引起软骨下骨分离的潜在病因。淤血、脂肪栓、结核性栓子等导致部分终末动脉吻合支闭塞，软骨下骨某一区域血供中断，引起区域性软骨下骨缺血性坏死，并最终与周围健康骨质分离。

3. 内分泌及遗传因素学说　在运动量不大且无经常遭受外伤影响的人群中亦可发生本病，显然创伤学说难以解释此组病例，因此有的学者提出，本病可能与内分泌或遗传因素有关。Bernstein 于 1925 年首次描述了来自同一家族的 3 例膝关节 OCD，推断 OCD 存在家族遗传倾向，此后出现大量关于家族性 OCD 的文献报道。

总之，本病的病因尚不明了，可能是多因素共同作用的结果，目前仍在探索中。

（三）临床表现

OCD 早期多无明显症状，仅有少数患者在运动中或运动后出现疼痛，局部皮温升高或轻微的跛行等。随着病情的发展，多数患者主诉关节疼痛，只有少数患者有关节积液。当关节内出现游离体时，可有关节内异物感、僵硬、关节交锁等机械症状。如此反复刺激，也造成关节肿胀及滑膜肥厚。

查体时由于患处疼痛，儿童、青少年及不稳定型 OCD 患者可表现为轻微的防痛步态，膝关节捻发音。膝关节屈曲时可触及股骨髁的局限性触痛。约 16% 的患者在屈膝 90°，胫骨外旋，逐渐伸直至大约 30° 时会出现疼痛（Wilson 征阳性），从解剖学上，这个动作会引起胫骨髁间隆起内侧与股骨内侧髁外侧面的撞击。部分患者可直接触到关节内游离体和缺损。

二、诊　　断

通过关节镜对关节软骨的直接观察，可明确病变部位、疾病诊断和分期，评估病变稳定性，同时直接对病变部位进行必要的手术处理，被认为是诊断 OCD 的"金标准"。但以关节镜下肉眼观察和手探查无法发现大体形态正常的早期病变，而 MR 可发现内部的异常信号，并观察软骨表面轮廓及厚度。MR 成像技术的不断发展，对关节镜诊断本病的"金标准"地位提出了挑战。关节镜是诊断 OCD 的"金标准"，但是 MR 仍是临床最常用的检查手段。对于早期关节面尚完整的病变，其临床意义大于关节镜。

骨扫描对病变的稳定型具有更敏感的表现，同时还能识别异常骨化，核医学 ^{99m}Tc-MDP 骨扫描用来发现潜在 OCD 病变而应用于临床。

三、核医学显像

在骨扫描显像上 OCD 病变表现为放射浓聚。对于保守治疗的患者，如果骨扫描发现病变部位代谢增强则需要考虑手术介入。

Cahill 等根据病变部位的代谢情况将 OCD 分为 5 期：Ⅰ 期，X 线检查和骨扫描显像均正常；Ⅱ 期，X 线检查显示损伤，骨扫描显示损伤；Ⅲ 期，损伤区显像剂摄取增加；Ⅳ 期，损伤区显像剂摄取增加，伴整个股骨髁显像剂摄取增加；V期，IV期征象，出现与损伤相对的胫骨平台显像剂摄取增加。

　　二维骨扫描敏感性高，但是特异性低。针孔显像能特征性地显示关节骨软骨下区域出现的多斑点热区，例如在距骨的轮状软骨表面或股骨髁的下表面。该项技术可检出在病灶处示踪剂摄取远远高于实际骨碎片所显示出的，推测可能是活动性骨修复或反转现象导致的。SPECT/CT 能提高诊断的敏感性（图 8-10-1）。

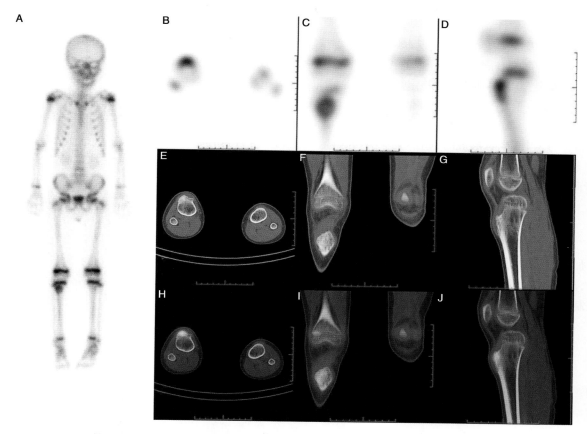

图 8-10-1　剥脱性骨软骨炎患者 ^{99m}Tc-MDP 全身骨显像和 SPECT/CT 显像

患者男，9岁，反复右侧膝关节疼痛3个月，加重7天。患儿家属表示，患儿喜爱踢足球，并且踢球过程中曾出现过右膝跪地的情况。^{99m}Tc-MDP 全身骨显像（A）示，右侧胫骨结节区见显像剂异常浓聚区；SPETCT 图（B~D）、同机 CT 图（E~G）及局部断层融合图（H~J）示，右侧胫骨结节增大、不规则，骨质密度不均匀，骨显像剂摄取增高，右侧胫骨结节前软组织增厚。诊断：右侧胫骨结节剥脱性骨软骨炎可能

四、鉴　别　诊　断

本病需与下面的疾病进行鉴别：

1. 自发性骨坏死　发生于股骨下端，MR 表现为坏死区 T_1WI 呈低信号，T_2WI 呈高信号，软骨下骨板一般无中断，增强后坏死区可呈均匀一致的强化，亦可外周呈条带样强化，强化区的病理基础是肉芽组织。

2. 骨关节炎　最初先出现关节软骨的损伤，以后关节软骨边缘处形成新生骨赘，软骨下骨髓内骨质增生和骨内囊肿形成，可出现滑膜增生肥厚、软骨下骨的硬化，在 T_1WI、T_2WI 均可见软骨下骨髓内呈低信号的条状硬化带，无剥脱骨片形成。

　　临床上还需与类风湿关节炎、滑膜骨软骨瘤病、色素沉着绒毛结节性滑膜炎所形成的骨侵蚀相鉴别，但后者主要以膝关节软组织及滑膜改变为主要表现。

五、与其他检查方法比较

1. X 线检查　X 线检查可用来评估骨骼成熟度,显示病变特征与部位,判断病变进展,排除其他骨骼病变等。对于 OCD 疑似患者首先推荐 X 线检查,包括前后位、侧位、髌骨轴位。X 线检查特征性表现为软骨下骨与周围骨质之间有一边界清楚的新月形线状影。X 线检查对于 OCD 的诊断价值有限,X 线检查结果与手术相关性可能不大,而且 X 线检查无法判断软骨是否缺损,部分隐匿病灶不能被发现和确诊,也不能评估病变稳定性。

2. CT 及 MR 检查　对发现本病早期改变有帮助,尤其是病理改变尚处于软骨层时。CT 或 MR 检查可显示软骨面及其周围组织受损的程度,以及受累的部位及范围等。但是传统 CT 无法使软骨和其他非钙化组织成像,也无法判断病变稳定性,因此,临床采用 CT 造影进行软骨成像,来观察病变区域关节软骨的状态。MR 更重要的用途在于评估病变的稳定性,是决定能否采取非手术治疗的最重要指标之一。

3. 超声　Takahara 等通过超声成像发现早期 OCD 病变部位软骨增厚,软骨下骨被压扁,关节表面完整,但是当新生骨形成时,超声无法将 OCD 与其他无移位骨折相鉴别,因此很少应用于临床。

4. 关节镜检查　对有关节交锁而难以确诊的患者,可以选择关节镜检查,以求判定有无游离体及关节病变的性质与特点,必要时亦可取材行组织学检查。

六、典型病例

患者女,51 岁,反复多关节肿痛 2 年,加重 10 天。患者 2 年前无明显诱因出现双膝关节肿痛,活动后加重,逐渐出现双手近端掌指关节、双侧腕关节肿痛,轻微关节活动受限,伴晨僵,每天持续大于 1 小时,皮温不高,无光过敏、口腔溃疡、蝶形红斑、脱发等,于当地医院诊断为"类风湿关节炎",其间用药物控制(具体不详)。入院 10 天前关节疼痛加重,行走困难,行全身骨显像见图 8-10-2。

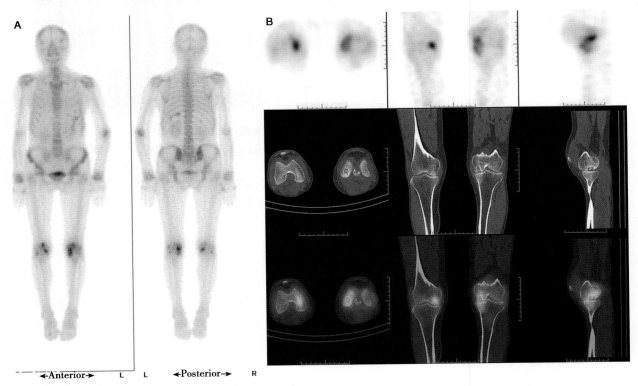

图 8-10-2　左股骨内侧髁剥脱性骨软骨炎患者 ^{99m}Tc-MDP 全身骨显像和融合图像表现

^{99m}Tc-MDP 全身骨显像(A)示:双膝关节见显像剂不均匀增高。融合图像(B)示:双膝关节诸骨骨密度减低、骨小梁稀疏,双膝关节面骨质增生、硬化,局部关节面下可见小囊状低密度影,显像剂摄取不对称增高,双膝关节软组织肿胀,双膝关节腔及髌上囊积液;左股骨内侧髁局部关节面及周围骨质见囊状骨质缺损,边缘硬化,缺损区可见小骨块影,相应区域显像剂异常浓聚。诊断为:左股骨内侧髁剥脱性骨软骨炎;双膝关节骨质疏松、退变

第十一节　先天性髋脱位

一、概　　况

（一）发病情况

从严格的意义上说，先天性髋关节脱位（congenital dislocation of the hip，CDH）不是先天的，它和胚胎畸形或胚胎发育无关，而是由于胎儿在宫内生长变形。CDH 的发病率尚无确切统计数据，世界许多医疗中心进行了广泛的调查，发现不同的种族、地区差别很大。国外报道发病率为 5%～28%，国内报道平均为 0.91%。根据北京、上海等地六个城市的调查结果，我国 CDH 平均发病率为 3.9%。华涛等对洛阳地区 250 例 CDH 资料进行分析，其发病率为 1.7%～14.3%，平均为 6.25%。女、男发病率之比为 9∶1；一般认为左侧发病率较低，但华涛等资料结果表明发病率左侧高于右侧，双侧发病者占 13%。

（二）病因

近年来大多数学者认为病因并不是单一的，许多因素参加才会引起此症的产生。种族、遗传、韧带松弛因素及生活习惯所致的体位与机械因素都会引起髋关节脱位进而导致发育不良。由于上述这些原因导致了髋关节的发育不良，继而造成了股骨头、关节囊的发育不良，并最终导致了髋关节的脱位。

超声可以通过 α 和 β 角提供可测量的信息定量诊断婴儿和新生儿髋关节脱位（Graf，1984）。在成人患者中，常规 X 线检查可用于定量。如果不及时治疗，脱位会持续终生，产生奇怪的畸形和各种并发症。骨扫描是一种有用的解剖学和代谢评估方法，用于分辨假髋关节，它可能成为骨折和关节炎等各种疾病的诊断基础。

（三）分型

根据股骨头与髋臼的关系可分为三类：①先天性髋臼发育不良；②先天性髋关节半脱位；③先天性髋关节全脱位。根据病因可分为两类：①畸胎型；②真性型。根据 Growe 分级标准可分为三期：Ⅰ 期脱位 50% 以下；Ⅱ 期脱位 50%～70%；Ⅲ 期脱位 75%～99%。根据 Zionts 分级标准，可分为四度：Ⅰ 度为股骨头骺核位于两侧 Y 形软骨顶点的连线（即 Y 线）以下而在髋臼外上缘之外；Ⅱ 度为股骨头骺核位于 Y 线的臼上缘平行线之间；Ⅲ 度为股骨头骺核位于臼上缘平行线高度；Ⅳ 度为股骨头骺核位于臼上缘平行线以上，并有假臼形成。

（四）诊断

CT 对本病进行诊断更具优势，可对先天性髋关节进行多方位（轴位、冠状位、矢状位）、任意角度的观察，清晰地显示出股骨头颈部发育、畸形髋臼的改变。此外，通过 CT 诊断还可把股骨颈前倾角（FNA）、髋臼前倾角（AA）精确地测量出来，为临床治疗方案的制订提供指导依据。骨显像可提供解剖和代谢方面的信息，可对引起髋关节摄取增高的各种原因如骨折和关节炎进行鉴别。

（五）预后

在 3 岁以内治疗者，有很高治愈率，随着年龄的增长，股骨头和髋臼的骨性成分增加，可塑性减少，病理变化加重，虽经正确治疗，但功能难于达到正常。因此对 CDH 的治疗应强调早期诊断，婴儿期的治疗效果最佳，年龄越大效果越差。因此应强调对新生儿进行普查，以便早期诊断，及时得到有效的治疗。

二、临 床 表 现

①新生儿期 CDH 的临床表现：臀部、大腿内侧或腘窝的皮肤皱褶不对称，患侧皱褶加深，大阴唇不对称，会阴部加宽，患肢呈屈曲状，活动较健侧差，被动牵拉可伸直，松手后又呈屈曲状；Ortotani 和 Barlows 试验阳性；套叠试验和髋膝屈试验可为阳性；在两侧股骨头腹股沟中点触摸股动脉时，可感到患侧轻而弱；患肢屈曲旋转可在腹股沟或臀部触到股骨头。②婴幼儿期 CDH 的临床表现：患肢有短缩畸形内收肌痉挛而呈内收畸形，外展受限，行走晚，呈跛行，若双侧脱位则呈鸭步，单腿站立试验呈阳性。

三、鉴 别 诊 断

主要与先天性髋内翻进行鉴别。先天性髋内翻与先天性髋脱位的共同症状与体征有两侧肢体不对称，臀部增宽，腹股沟皱纹不对称，患侧短或消失，臀纹也不对称，患侧升高或多一条，整个下肢缩短，Allis 征阳性。两者的不同在于婴儿型髋内翻一般检查有肢体短缩，大转子向外突出，髋关节外展、内旋明显受限，是区别于先天性髋关节脱位的重要临床特征。髋关节脱位的关节活动各方向均不受限制，常因患儿肢体活动不正常而就诊，患儿肢体呈屈曲状，不敢伸直，活动较健侧差，牵拉时可以伸直，松手后又呈屈曲状。有些患儿下肢呈外旋、外展位，或两下肢呈交叉位，更甚者髋关节完全呈僵硬状态。最常见患肢缩短伴臀部、大腿内侧或大腿根部皮肤皱褶多加深或不对称，会阴部加宽，牵动患肢有弹性感等，Barlow 试验、Orrolani 征、Allis 征阳性。

四、核医学显像

先天性髋关节脱位 ^{99m}Tc-MDP 骨显像可见病变髋关节的显像剂摄取增加，髋关节变形异常，左右不对称，见图 8-11-1。

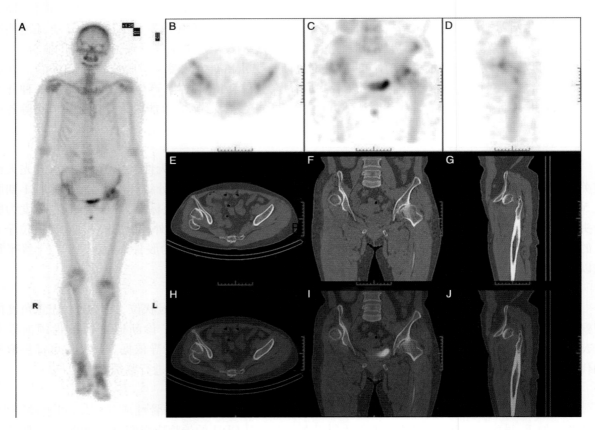

图 8-11-1　先天性髋关节半脱位患者的 ^{99m}Tc-MDP 全身骨显像和 SPECT/CT 显像

患者女，54 岁，以"先天性右下肢跛行"入院。查体：右下肢跛行，右下肢较左下肢缩短，轻度外旋。^{99m}Tc-MDP 全身骨显像（A）：双侧髋关节见局限性骨显像剂异常浓聚影。SPECT 图（B~D）：双侧髋关节见局限性骨显像剂异常浓聚影。同机 CT 图（E~G）及局部断层融合图（H~J）：骨盆形态不规则，右下肢缩短，双侧髋臼浅平，以右髋为甚，右股骨向前上移位，左股骨头向外上移位，双侧髋关节面骨质增生、硬化，显像剂摄取增高。诊断为双侧先天性髋关节发育不良伴双髋关节半脱位（经编者团队查阅病例及文献资料，未检索到满足质量要求的儿童先天性髋关节半脱位图片，故此处引用成人病例予以说明）

五、与其他检查方法比较

1. X 线及 CT 检查　仅以 X 线检查及普通 CT 作为术前影像诊断的依据，得到的信息仅能显示较大的缺损及头臼包容情况,前倾角的测量也十分有限,难以评估各个部位的畸形程度。螺旋 CT 及三维图像重组技术在先天性髋关节脱位手术治疗中明显优于 X 线和常规 CT 检查。

多层螺旋 CT 三维图像重组技术在儿童先天性髋关节脱位中,由于其数据采集速度快,避免了儿童不合作造成的层面遗漏及伪影。采集的数据可回顾性重建,并可任意选择病变中心成像,从而获得高质量图像的多平面重建和三维图像重组影像,可以迅速、准确地显示病变髋关节的形态学改变程度,准确地测量前倾角、髋臼指数,为临床提供了三维 CT 信息。

2. 超声　高频超声 Graf 法髋关节检测通过高频超声穿透软骨性的髋关节组织,依据回声强弱,评估髋关节形态与位置是否正常,通过测定 α 角及 β 角评估髋关节有无异常。大量实验结果显示,高频超声 Graf 法是检查髋关节有无异常的临床检测技术,具有操作简单、固定评估标准的特点,可作为较大范围婴幼儿髋关节发育不良筛查首选检测技术,同时能减少对婴幼儿接触射线诱导畸变及肿瘤的机会。

第九章 骨血管性疾病

第一节 股骨头缺血性坏死与骨梗死

一、成人原发性股骨头坏死

(一) 概况

骨血管性相关性疾病包括股骨头缺血性坏死、骨梗死、减压性骨坏死、骨血管相关性骨质疏松、血管功能不全性骨膜炎、Bürger 疾病性骨膜炎。^{99m}Tc-MDP 全身骨显像是动态深化研究这些血管相关性骨骼疾病的首选方法,因为它不仅敏感、直观具体而且具有无创性、整体性的优点,必要时可重复。例如,针孔骨扫描能在血管造影前检测出乏血供及评估随后的血管重建过程而具有很高的临床应用价值。放射性核素血管造影术能诊断 Bürger 疾病性高灌注、低氧性及慢性静脉充血相关性局部和全身性骨质疏松。

骨血管性疾病常合并其他类型的骨疾病,因此其分类很难统一。当骨坏死发生于成长的骨骼中时,这组疾病称为骨软骨病。该病常累及骨骺或生长骨的骨突部位,某些病例的发病过程源于骨坏死,而另一些病例则起因于应激状态或创伤。

无血管性骨坏死(avascular osteonecrosis)又称为缺血性骨坏死(ischemic osteonecrosis)。骨显像对于该症的诊断优于 X 线平片检查,在症状早期甚至在出现症状之前骨显像即可发现一些特征性的异常改变,从而有助于早期进行治疗而避免远期并发症的发生,而 X 线平片检查在早期并不敏感。

缺血性骨坏死在骨显像上的表现与病程有关。疾病早期(无症状或 1 个月左右),股骨头部位因血供中断而在骨三时相显像的血流、血池、延迟相上均表现为低显像剂摄取,周围无浓聚反应,但此改变一般在临床上较少检出。随着病程进展,因股骨头与髋臼表面的损伤、骨膜炎症、血管再生与修复的因素,股骨头显像剂分布缺损区周边出现显像剂浓聚影,形成所谓的"炸面圈"征象,此征为本病的特征性表现,用断层显像更易显示此征象。到中后期,股骨头周围的成骨反应更为活跃,股骨头和髋臼部位均呈显像剂浓聚影,但此时做断层显像仍可见"炸面圈"征。

病理上,骨坏死可以定义为成骨细胞及骨髓成分细胞的失活。导致骨坏死的一个决定性因素为乏血供造成的缺血。原因各不相同,但可以分为明确的和可能的潜在的关联。明确的病因包括创伤、骨折、辐射、镰状细胞病、电损伤、冻伤和沉箱病。虽然有争议,但许多看起来无关的危险因素,如轻微的创伤、酗酒、化疗药物、糖皮质激素、痛风、类风湿关节炎和结缔组织病也被认为是可能的原因。在诸多原因中,股骨颈骨折、类固醇诱导的骨坏死和与肾移植相关的骨坏死可能是最常见的原因。酒精中毒导致的骨坏死,继而影响股骨头也是常见的。

解剖学和影像学研究都表明,缺血性骨坏死和骨梗死大多发生在成人长骨的脂肪骨髓中。股骨头缺血坏死常伴有急性期疼痛,而骨梗死主要影响长骨骨干和干骺端,易于无痛地转化为慢性。股骨头是缺血性骨性坏死最常见的部位,其次为股骨远端和肱骨头,腕舟骨、足舟骨和距骨的骨坏死也并不罕见。骨梗死通常是多灶性的,包括身体两侧的许多长骨,很少转化为肉瘤,患病率低于 1%。

在缺血性骨坏死和梗死的早期或临床前期,影像学成像并不常用。然而,在已确诊的病例中,X 线检查起着决定性的作用,通常不需要进一步的诊断检查。股骨头缺血性坏死平片上特征性表现为软骨下新月形透明影,不规则透明和硬化的混合影,骨性扁平化或塌陷。除非有继发性或既往的骨关节炎,否则相邻的关节通常不会一起发生缺血性坏死。相比之下,骨梗死,最常见的是在长骨的干骺端出现异常的坏死,表现为不规则的斑点、卷曲或烟雾状的钙化。特发性梗死主要表现在长骨间质中相同的影像学变化。当骨梗死转化为肉瘤时,就会发生骨溶解和骨皮质破坏。股骨头缺血性坏死可表现为病灶的稀疏缺损。如上所述,骨显像在诊断缺血性坏死方面不仅具有特异性,而且具有高度敏感性。事实上,在没有射线变化的情况下,显示出明显可见光子缺陷并不罕见。通常情况下,这样的显像剂分布缺损一直延伸到股骨颈,成骨修复过程活跃而导致周边摄取显像剂增加。不同于股骨头的显像剂分布缺损,股骨颈的显像剂异常浓聚,因此可以明显区别于股骨头内伴随的缺血性坏死。慢性缺血性股骨头坏死,针孔闪烁骨显像图像上可表现出 4 种不同的征象:①坍塌股骨头顶部的显像剂分布"冷区";②顶部"冷区"边界周围的显像剂浓聚;③股骨头其余部位的斑驳状摄取;④颈部的花边状摄取,即"松绳"征(sagging ropesign)。这 4 个显像征象分别与股骨头缺血性坏死、骨皮质修复、血供、下垂的股骨前外侧边缘的骨质增生或轻微骨梗死有关。

成人原发性股骨头缺血性坏死(avascular necrosis of femoral head in adult)的发病率呈逐年升高,已远远超过儿童股骨头骨骺缺血性坏死,当然,与检出手段明显提高有关,CT、MR 及 PET 的应用,尤其是 MR 及 PET 能早期发现病变,提高诊断率。除部分发生在外伤后被诊断出外,多数患者有长期或大量应用类固醇激素病史。患者发病年龄 18~84 岁,高峰年龄 30~60 岁,单侧多见,但大约 60% 的患者最终累及双侧股骨头。

(二) 临床表现

本病的临床表现以疼痛为主,多为首发症状,程度不一,多表现为关节深部和腹股沟区疼痛,约半数伴有膝周放射痛。早期仅有髋关节压痛,4 字征及托马斯征阳性;晚期活动受限,臀部及下肢肌肉萎缩、屈曲内收畸形,肢体短缩。

(三) 影像的病理基础及分子机制

在一些病例中,骨坏死的根本原因并不明确,这种情况我们称之为原发性、特发性或自发性骨坏死。这种情况常发生于股骨头、股骨远端、胫骨平台和腕骨。随着血供中断,骨髓造血细胞、间质细胞以及原始成骨细胞首先受累,在血流中断 6~12 小时后死亡。骨细胞和成骨细胞 12~48 小时后死亡,脂肪细胞耐受缺血能力最强,在血流中断 2~5 天后死亡。缺血并不直接影响软骨,关节软骨的营养大多直接从关节液中获取。但是,关节软骨抵抗持续升高的关节囊内压不能超过 5 天,5 天之后关节软骨即发生变性。骨坏死的修复过程是通过坏死区周围新生血管形成侧支循坏或者通过闭塞血管再通而建立的。新形成的肉芽组织为骨基质形成和幼稚成骨细胞的新骨聚集提供了必要条件。然而骨修复过程可能被改变,由于骨结构薄弱和外界压力可能发生骨皮质塌陷。骨皮质塌陷和软骨损伤可以导致严重畸形。

(四) 核医学影像学表现

正常股骨头的核素显像图像:正常股骨头核素显像图像是左右对称的,由于正常成人股骨头有大量脂肪,动脉血管细小,放射性摄取浓度相对较弱,但分布均匀,股骨头颈部的放射性浓度反比本底略高,图像清楚。儿童股骨头骺及大转子骨骺血液供应丰富,放射性浓度较强。股骨头缺血性坏死的核素显像图像如下:

(1) 以往对股骨头缺血性坏死放射性核素显像表现意见不一,大致有三种。

1) Gregg PJ、Walder DN 认为坏死区呈显像剂浓聚表现。

2) Calver R、Venugpal V 等认为坏死区表现为显像剂分布缺损。

3) Danogelisj A 等认为坏死早期为缺损,晚期为浓聚,即认为上述两种说法并不矛盾,只是他们各自观察了股骨头缺血性坏死的不同阶段。

(2) Miki 根据非创伤性因素所致的股骨头缺血性坏死核素显像,将股骨头缺血性坏死分为四型。Ⅰ型:显像剂摄取正常;Ⅱ型:显像剂摄取量减少或完全缺如;Ⅲ型:为混合型,即摄取量增加和减少混合存在;Ⅳ型:为摄取量增加。

显像剂摄取增加是股骨头死骨周围有大量新生血管和肉芽组织将死骨吸收、移除的结果。Ⅱ型为早期,Ⅲ型为修复期,Ⅳ型为晚期。所谓晚期即大部分死骨与坏死的骨髓被吸收移除,并有新骨形成。这种分型反映了股骨头坏死的不同类型,又表明了骨坏死不同的发展阶段。

(3) 有的作者将患侧股骨头摄取显像剂的强度与健侧对比进行分级:患侧股骨头的显像剂分布低于健侧为"0"级,相等者为"1"级,高于健侧者为"2"级。

(4) 多数学者根据目测及定量比值结果将核素髋关节显像分为五期:

0期:股骨头和股骨干显像剂分布正常,头/干比值为 2.49±0.70。

Ⅰ期:股骨头可见局限性显像剂分布减低区,头/干比值低于正常。

Ⅱ期:股骨头可见局限性显像剂摄取减低区,周边有环形或新月形显像剂浓聚带,头/干比值减低区接近或低于正常,浓聚带高于正常。

Ⅲ期:整个股骨头显像剂摄取呈球形或类球形明显浓聚,头/干比值明显增高。

Ⅳ期:股骨头、颈呈显像剂摄取不规则浓聚,有时内侧不对称,头/干比值也明显增高。

(5) 还有作者认为核素骨显像分为三期,即早、中、晚期更为确切,但无论何种分期与 X 线检查等分期不完全符合。

1) 早期:坏死股骨头表现为显像剂分布缺损而无周围浓聚反应,头/干比值低于正常。

2) 中期:坏死股骨头表现为显像剂分布缺损区周围有浓聚反应,形成所谓的"炸面圈"征。头/干比值减低区接近或低于正常,浓聚带高于正常。

3) 晚期:整个股骨头呈球形或类球形明显浓聚,有时可为不规则浓聚,头/干比值明显增高。

（五）诊断及鉴别诊断

1. 化脓性骨髓炎　临床症状明显,关节周围软组织水肿广泛,除股骨头外易累及股骨颈和骨干大部分,且骨质破坏明显。

2. 类风湿髋关节炎　类风湿因子阳性。X 线检查的最早改变为关节间隙狭窄,而后侵及骨性关节面。髋臼可变形成蘑菇状,但无死骨。

3. 髋关节结核　多继发于身体其他部位结核病灶,分单纯滑膜结核、骨结核和全髋结核,3 种类型发展到晚期则称为全关节结核,而无法分型。患者有明显结核中毒症状,病程长,症状轻微,托马斯征及 4 字征阳性。滑膜型表现为关节囊增厚、关节腔内积液及周围软组织肿胀,增强扫描关节囊明显强化,骨质疏松明显。单纯骨结核多在骨骺或干骺端结核的基础上出现关节周围软组织肿胀及关节骨质破坏,关节间隙变窄出现晚且不对称。

4. 退行性骨关节病　多见于老年人,关节间隙狭窄(以外上侧明显),关节软骨变薄及骨质增生,以髋臼及股骨头明显,T_1WI 及 T_2WI 可见关节软骨局部变薄及表面不整,无"双线征"和股骨头变形。退行性髋关节炎可出现局限于承重部位骨性关节面下的滑液囊肿,形态规整,无股骨头塌陷。

5. 骨纤维异常增殖症　好发年龄 5~15 岁,症状轻。病变广泛,无条带状低密度区和线样征。病变骨有一定的膨胀性,骨质变薄但完整,髓腔内纤维组织增生,并夹杂着软骨和新生骨。

（六）与其他检查方法比较

放射学表现:国际骨循环研究会(ARCO)骨坏死分期标准如下:

0期:病理检查阳性,其他检查阴性。

Ⅰ期:骨显像和/或 MR 检查阳性,其他阴性。

Ⅰ-A:MR 检查病变范围小于股骨头 15%。

Ⅰ-B:MR 检查病变范围占股骨头 15%~30%。

Ⅰ-C:MR 检查病变范围大于股骨头 30%。

Ⅱ期:X 线检查阳性,无股骨头塌陷。

Ⅱ-A:MR 检查病变范围小于股骨头 15%。

Ⅱ-B:MR 检查病变范围占股骨头 15%~30%。

Ⅱ-C:MR 检查病变范围大于股骨头 30%。

Ⅲ期:半月征和/或股骨头塌陷,未涉及髋臼。

Ⅲ-A:正侧位 X 线检查半月征小于股骨头 15%,或塌陷小于 2mm。

Ⅲ-B:正侧位 X 线检查半月征占股骨头 15%~30%,或塌陷 2~4mm。

Ⅲ-C:正侧位 X 线检查半月征大于股骨头 30%,塌陷 4mm 以上。

Ⅳ期:股骨头扁平或塌陷,关节间隙变窄,骨性关节炎改变。

Ⅴ期:合并退行性骨关节病及关节间隙变窄。

（七）典型病例

患者男,55 岁,左髋关节疼痛并跛行 2 个月。X 线检查显示:左股骨头颈部斑片状低密度影,建议进一步检查。骨三时相及骨显像示：左髋关节异常显像剂浓聚，血流、血池及骨比值增加。结合图像融合考虑股骨头缺血性坏死。MR 示：左侧股骨头缺血性坏死，股骨头轻度塌陷变扁（Ficat Ⅱ期），左髋关节滑膜炎。显像见图 9-1-1。

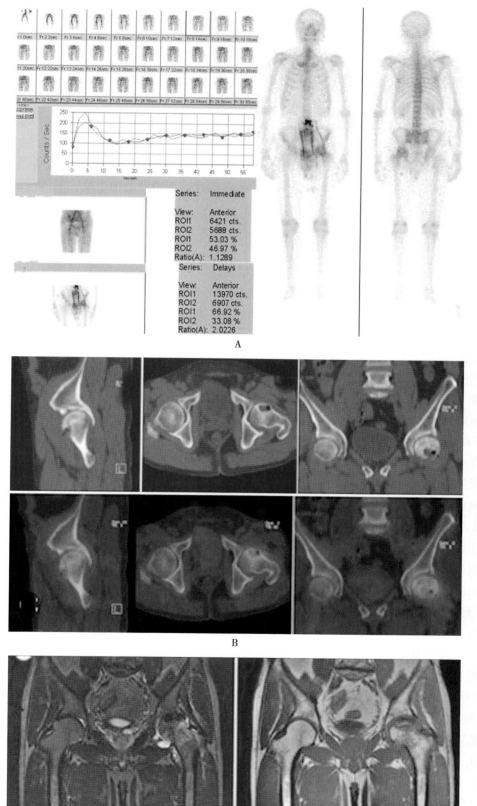

图 9-1-1 左侧股骨头缺血性坏死患者各种影像学检查表现

A. ⁹⁹ᵐTc-MDP 骨三时相及全身骨显像：（患侧/健侧）血池比及骨比值增加，左侧髋关节异常显像剂浓聚。B. SPECT/CT 局部断层融合显像：左侧髋关节稍狭窄，左侧股骨头变扁，其内可见多个小片状低密度影，骨皮质欠连续，在 SPECT 上呈异常放射性浓聚区。C. MR 检查：左侧股骨头稍塌陷，股骨头稍变薄，可见地图样线样低信号影，周围骨髓斑片状长 T₂ 信号水肿影，左髋关节较多积液，滑膜增生。诊断为左股骨头缺血性坏死

二、成人继发性股骨头坏死

（一）概况

该病常继发于创伤、肾移植、系统性红斑狼疮等。大约 30% 系统性红斑狼疮患者或镰状细胞贫血患者会发展成为股骨头坏死。这实际上是一种常见病，美国每年有大约 20 000 例新增病例。另外，在美国 500 000 例接受全髋关节置换术的患者中，多达 10% 的患者的基础诊断为股骨头坏死。

近年来国内外学者对股骨头缺血性坏死进行了大量研究，但到目前为止，除了创伤性的股骨头缺血性坏死病因及发病机制比较清楚外，其余的非创伤性股骨头缺血性坏死的发病机制仍不清楚，并在诊断和治疗方法的选择及评价上产生了较大的争议。非创伤性股骨头缺血性坏死原因十分复杂，相关因素有：①酒精；②激素治疗后；③结缔组织疾病；④脂肪代谢紊乱；⑤髋关节发育不良；⑥轻微损伤；⑦铁中毒；⑧痛风和高尿酸症；⑨静脉源性疾病；⑩骨质疏松；⑪糖尿病；⑫黏多糖代谢病；⑬支气管哮喘；⑭着色性绒毛结节性骨膜炎等。据日本大规模统计调查显示皮质激素治疗后和酒精是两个最主要的危险因素。当然，这些原因的共同特点是均损害了股骨头的血运。

（二）临床表现

1. 症状

（1）疼痛：股骨头缺血性坏死早期可以没有临床症状，而是在进行 X 线检查时发现，最常见的早期症状是髋关节或膝关节疼痛，疼痛可为间歇性或持续性，休息时亦有疼痛，活动时加剧。疼痛可为髋部刺痛、钝痛或酸胀不适等，向腹股沟区或臀后侧或外侧或膝部放射，该区可有麻木感。疼痛在早期多不严重，但逐渐加重，也可受到外伤后突然加重，经保守治疗后可暂时缓解，但经过一段时间后会再度发作。原发疾病距离疼痛出现的时间差别很大，例如：减压病常在异常减压后几分钟至几小时出现关节疼痛，但 X 线检查表现可出现于数月乃至数年之后。酒精中毒的时间很难确定，一般有数年或数十年饮酒史。长期服用激素常于服药后 3~18 个月之间发病。股骨颈骨折并脱位，疼痛发生的时间一般为伤后 15 个月以上，其中 80%~90% 患者在伤后 3 年内发病。

（2）活动受限：早期患者髋关节活动正常或轻微丧失，表现为某一方向活动障碍，特别是内旋，这是一个重要体征。应在平卧位伸髋及屈膝屈髋 90°位进行屈、伸、内收、外展及内旋检查，双侧对比，才能发现。随着病情的发展患肢活动范围逐渐缩小，晚期由于关节囊肥厚挛缩，髋关节各方向活动严重受限，出现纤维强直，类风湿合并的股骨头缺血性坏死患者晚期可有髋关节骨性融合。

（3）跛行：早期患者可有股骨头内压增高、髋关节内压增高和缺血而产生疼痛，出现间歇性跛行，休息后好转。以后由于股骨头软骨面破裂，骨内压可因此减低，疼痛随之缓解，晚期由于股骨头塌陷，骨性关节炎及髋关节半脱位可有持续性跛行。股骨头塌陷者，因患肢短缩而跛行。骨性关节炎患者由于疼痛及晨僵，常有跛行，晚期由于屈曲、外旋、内收畸形，跛行加重。

2. 体征　髋关节无明显肿胀、畸形，亦无红、热。可有股四头肌及臀大肌萎缩，出现间歇性跛行，股骨头塌陷严重者可伴有患肢短缩。患者常有大转子叩痛，局部深压痛，内收肌止点压痛，部分患者患肢轴向叩痛阳性。早期可有髋关节疼痛、Thomas 征、4 字试验阳性。晚期可有股骨头塌陷，髋关节半脱位，Allis 征及单腿独立试验（trendelenburg）征可呈阳性。伴阔筋膜肌或髂胫束挛缩者 Ober 征可阳性。其他体征还可表现为外展、外旋受限或内旋活动受限，患肢可有缩短，肌肉萎缩，甚至有半脱位体征。伴有髋关节脱位者还可有 Nelaton 线上移，Bryant 三角底边小于 5cm，沈通线不连续。

（三）影像的病理基础及分子机制

国外学者对股骨头血液循环进行了研究，发现股骨头在解剖上的独特构造导致其相对于其他骨更易发生骨缺血性坏死。

1. 特殊结构（形态学）　股骨头表面覆盖球形关节面，表面积约占 2/3，仅以股骨颈这一狭窄通道与股骨干相连，头颈内为疏松的松质骨及造血组织，三面包裹着致密的皮质骨，关节软骨腔内任一组织成分的增加,均会占据有效的髓腔空间,导致髓腔压力升高,而穿越骨皮质提供减压功能的血管出口少,这就造成股骨头内髓腔压力易升高,也就是非创伤性缺血性坏死的基础因素。

2. 血液供应　股骨头、颈的血液循环主要来自旋股内外侧动脉和闭孔动脉,它们向股骨头供应血液的主要分支是股骨头凹韧带动脉、前支持带动脉、后支持带动脉、后上支持带动脉和后下支持带动脉等五组血管丛,另外,骨股滋养动脉,从股骨干中部进入亦为头颈部提供部分血供,这些血管为头颈部供血比例差异较大,其中70%为支持带动脉供应,而支持带动脉位于骨外段行程较长,穿行于髂腰肌、耻骨肌、长收肌且部分终末支位于闭孔外肌腱与关节囊之间,绕经股骨颈,故头颈部的外伤及髋关节周围软组织挛缩均易导致支持带血管破坏,影响头部血供,造成股骨头坏死。

3. 股骨头的负重区　股骨头的上外(前)侧为主要的负重区,而此处正是缺血性坏死的高发区,此部位在负重过程中骨小梁可出现不同程度的变形或损伤,由于受损骨小梁的增厚,骨痂瘢痕形成以及相应的局部组织学反应,引起骨腔内容物增加,导致髓腔内压升高,血运障碍,进而导致功能性缺氧区乃至骨坏死形成。

（四）核医学影像学表现

骨显像对于原发性或继发性股骨头坏死的早期诊断、随诊以及预后判断都很有价值。对于肾移植患者股骨头坏死的检测,骨断层显像(SPECT)较 MR 更敏感。笔者在 24 例肾移植术后患者早期股骨头坏死与 32 例确诊为继发性骨坏死的病例研究中,对两者的诊断灵敏度进行了比较。患者出现髋部疼痛,X 线检查为阴性,在 1 个月内接受骨显像和 MR 检查。SPECT 出现股骨头冷区视为骨坏死阳性,并且进一步根据冷区周围显像剂分布增高进行分型:I 型,冷区周围无显像剂分布增高;II 型,冷区周围伴显像剂分布增高。MR T_1 加权像股骨头局部低信号视为阳性。SPECT 发现了所有 32 例股骨头骨坏死,灵敏度为 100%。而 MR 诊断出 21 例有股骨头坏死,灵敏度为 66%。SPECT 显示 13 例为 I 型,19 例为 II 型。在 I 型的 13 个股骨头中只有 1 个 MR 表现为正常。有 3 例患者(6 个股骨头)MR 表现正常,但 SPECT 表现异常(I 型),在随访中 3 例患者髋部疼痛缓解,X 线检查阴性。骨 SPECT 随访发现 4 个股骨头冷区缩小。对于髋部疼痛但 X 线检查正常的患者行 SPECT 检查是非常有必要的。

血池相或早期多时相骨显像对评价股骨头坏死患者早期血流灌注的变化非常有意义。在 Kubota 等的研究中,对 19 例接受同种异体肾移植的患者进行了三时相骨显像(术后 3~9 周),将双侧股骨头、股骨干和软组织设定为感兴趣区,计算各个时相股骨头和股骨干的放射性计数比值(头/干计数比)。4 例患者 8 个股骨头坏死,骨显像均为阳性,其中 3 个股骨头 MR 检查没有异常发现。在血池相和延迟相,头/干计数比明显低于无股骨头坏死的患者。

（五）诊断及鉴别诊断

1. 诊断　股骨头缺血性坏死的诊断主要通过三个步骤进行。

（1）怀疑阶段:患者有患髋疼痛及髋关节活动受限,X 线检查可以正常或接近正常。

（2）可能阶段:根据血流动力学或放射性核素、CT、MR、DSA 检查进一步明确股骨头缺血性坏死的可能。MR 检查在临床上较为常用,无损伤而且准确率很高,准确率几乎达到 100%。

（3）确诊阶段:主要根据病变经组织学活检证明是股骨头缺血性坏死。

2. 鉴别诊断

（1）类风湿关节炎:类风湿关节炎在髋关节起病少见,出现髋关节炎时,患者上下肢其他关节常已有明显的类风湿病变。一般累及双侧髋关节,患者多为 15 岁以上的男性青年。患者可有食欲减退、体重减轻、低热、关节疼痛等前驱症状,常伴有晨僵,随后关节肿胀逐渐明显,疼痛亦趋于严重,关节局部积液、皮温升高,活动时关节疼痛加重。休息一段时间后疼痛及活动障碍明显好转。关节疼痛与气候、气压、气温变化有关,局部有明显的压痛和肌肉痉挛,逐渐发生肌肉萎缩和肌力减弱,常有自发性缓解和恶性趋势相交替的病变过程。类风湿关节炎是全身性疾病,除关节有病理改变外,逐步涉及心、肺、脾及血管、淋巴、浆膜等脏器或组织。患者可有类风湿皮下结节,常见于尺骨鹰嘴处及手指伸侧,在身体受伤部位也可能见到。X线检查表现可有关节间隙狭窄和消失、髋臼突出、股骨头骨质疏松、萎缩、闭孔缩小、关节强直,除髋关节外四肢对称性的小关节僵硬、疼痛、肿胀和活动受限。化验检查可有轻度贫血,白细胞增高,红细胞沉降率加快,类风湿因子阳性,部分患者抗链球菌溶血素O升高,α_1球蛋白在类风湿慢性期明显增高。α_2球蛋白在类风湿早期即升高,病情缓解后即下降,β球蛋白升高时表明类风湿病情严重。γ球蛋白升高则反映临床症状的发展,类风湿患者血清免疫球蛋白(Ig)升高率为50%~60%,多为IgG和IgM升高,滑液凝块试验见凝块点状或雪花状,关节渗液的纤维蛋白凝固力差,滑膜和关节组织活检呈典型的类风湿病变。类风湿髋关节炎常合并股骨头缺血性坏死,其原因:①可能为风湿本身造成关节软骨面破坏,滑膜炎症,影响股骨头血运,造成股骨头缺血性坏死;②为治疗类风湿而大量应用激素所造成。

（2）髋关节结核:患者多为儿童和青壮年,髋关节结核中,单纯滑膜结核和单纯骨结核都较少,患者就诊时大部分表现为全关节结核。发病部位以髋臼最好发,股骨颈次之,股骨头最少。患者有消瘦、低热、盗汗、红细胞沉降率加快等表现。起病缓慢,最初症状是髋部疼痛,休息时可减轻。由于膝关节由闭孔神经后支支配,儿童神经系统发育不成熟,由闭孔神经前支支配的髋部疼痛时,患儿常诉说膝部疼痛。成年时发病的髋关节结核,髋关节疼痛十分剧烈,夜不能卧,一直保持坐位,随之出现跛行。患侧髋关节有时可见轻度隆起,局部有压痛,除股三角外,大转子、大腿根部、腿外上方和膝关节均应检查是否有肿胀,晚期患者可有髋关节处窦道形成。早期髋关节伸直、内旋受限,并有髋畸形,Thomas征及4字试验阳性。足跟叩击试验阳性。合并病理性脱位者大转子升高,患肢缩短,且呈屈曲、内收位。X线检查对本病的早期诊断很重要,应拍骨盆正位片,仔细对比两侧髋关节。单纯滑膜结核的病变有:①患侧髋臼与股骨头骨质疏松,骨小梁变细,骨皮质变薄;②由于骨盆前倾,患侧闭孔变小;③患侧的滑膜与关节囊肿胀;④患侧髋关节间隙稍宽或稍窄,晚期全关节结核关节软骨面破坏,软骨下骨板完全模糊。结核菌素试验适用于4岁以下的儿童,髋关节穿刺液做涂片检查和化脓菌及结核菌素培养,对本病诊断有一定的价值,但髋关节位置深,有时穿刺不一定成功,手术探查取组织活检,是最准确的诊治方法。

（3）化脓性关节炎:一般多发于婴幼儿和少年儿童,感染途径多数为血源性播散,少数为感染直接蔓延,起病急,全身不适、疲倦、食欲减退、寒战、高热、髋关节剧痛,活动时加剧,患肢常处于屈曲、外展、外旋的被动体位。由于闭孔神经后支分布于膝关节处,亦可有膝关节疼痛,髋关节肿胀,触之饱满并有明显压痛,髋关节屈曲,内外旋、内收,外展均受限,足跟叩击试验阳性。Thomas征阳性。白细胞及中性粒细胞计数增高,红细胞沉降率加快,血培养可有致病菌生长,髋关节穿刺发现髋关节液呈血性浆液性或脓性浑浊性,检查可发现大量白细胞、脓细胞,细菌培养可发现致病菌。X线检查表现早期可见髋关节肿胀积液,关节间隙增宽。感染数天后脓肿可穿破关节囊向软组织蔓延,X线检查可见关节组织肿胀,主要表现为闭孔外肌及闭孔内肌征。关节软骨破坏后,关节间隙变窄,软骨下骨质疏松破坏,晚期化脓性病变从关节囊、韧带附着处侵入,形成骨内脓肿,很快出现骨质破坏,关节塌陷,关节间隙消失,最后发生骨性融合。

（4）髋关节骨关节病:亦有称之为肥大性关节炎、增生性关节炎、老年性关节炎、退行性关节炎、骨关节病等,分原发性和继发性。原发性多见于50岁以上肥胖者,常为多关节受损,发病缓慢。早期症状轻,多在活动时发生疼痛,休息后好转,严重时休息时亦疼痛,与骨内压增高有关。髋部疼痛因受寒冷、潮湿影响而加重,常伴有跛行,疼痛部位可在髋关节的前面或侧方,或大腿内侧,亦可向身体其他部位放射,如坐骨神经走行部位或膝关节附近,常伴有晨僵,严重者可有髋关节屈曲、外旋和内收畸形,髋关节前方及内收肌处有压痛,Thomas征阳性。除全身性原发性骨关节炎及附加创伤性滑膜炎以外,红细胞沉降率在大多数病例中正常。关节液分析:白细胞计数常在$1\times10^9/L$以下。X线检查表现为关节间隙狭窄,股骨头变扁、肥大,股骨颈变粗变短,头颈交界处有骨赘形成,而使股骨头呈蕈状。髋臼顶部可见骨密度增高,外上缘亦有骨赘形成。股骨头及髋臼可见大小不等的囊性变,囊性变周围有骨质硬化现象,严重者可有股骨头外上方脱位,有时可发现关节内游离体,但组织病理学显示股骨头并无缺血,无广泛的骨髓坏死。显微镜下可见血流瘀滞、髓内纤维化、骨小梁增厚现象,这与血液循坏异常有关。这是与股骨头缺血性坏死的重要区别点。继发性髋关节骨性关节炎常继发于髋部骨折、脱位、髋臼先天性发育不良、扁平髋、股骨头滑移、Legg-Calve-Perthes病、髋关节感染、股骨头缺血性坏死、类风湿关节炎等，常局限于单个关节，病变进展较快，发病年龄较轻。

（5）强直性脊椎炎：常见于男性，20~40岁多见。最多见于骶髂关节和腰椎，其次为髋、膝、胸椎、颈椎。髋关节受累者大都伴有骶髂关节、腰椎的病变。本病起病缓慢，多表现为不明原因的腰椎及腰部僵硬感，晨起重，活动后减轻，由于骶髂关节炎部分患者出现坐骨神经痛症状，以后腰腿痛逐渐向上发展，胸椎及胸肋关节出现僵硬，出现呼吸不畅，颈椎活动受累时，头部活动受限，整个脊柱严重僵硬。由于椎旁肌痉挛，患者站立或卧位时，为了减轻疼痛，脊柱渐呈屈曲位，患者表现为驼背畸形。早期骶髂关节可有局部压痛，骨盆分离试验、挤压试验阳性，一般于起病后3~6个月才出现X线检查表现。骶髂关节最早出现改变，显示髂骨软骨下有磨砂样增生带。病变进一步向上蔓延，侵犯整个关节，关节边缘呈锯齿样，软骨下硬化带增宽，骨线模糊，关节间隙消失，骨性强直。脊椎的改变发生在骶髂关节病变之后，髋关节受累常为双侧，早期可见骨质疏松，关节囊膨隆和闭孔缩小。中期关节间隙狭窄，关节边缘囊性改变或髋臼外缘和股骨头边缘骨质增生。晚期可见髋臼内陷或关节呈骨性强直。化验检查可有轻度贫血，红细胞沉降率加快，血清碱性磷酸酶增高，最近研究表明，90%以上的患者组织相容抗原HLA-B27为阳性。

（6）反射性交感神经营养不良综合征（reflex symthetic dystrophy syndrome，RSDS）：RSDS是一种肢体损伤后，以血管神经功能紊乱起源的疼痛综合征，过去用过很多名称，如肢体创伤后骨质疏松、急性骨萎缩、Sudeck骨萎缩、灼性神经痛、反射性神经血管营养不良等。交感神经营养不良的表现范围可能很大，常有一些致病因素，包括轻微的损伤，或者是神经性或心肺疾病，常常突然发生或突然加重，受累关节可水肿。总的说来临床特征是伤肢剧烈的灼样痛，皮肤光亮、萎缩、易脱皮、皮肤苍白、发绀、水肿或感觉过敏，皮温升高或降低。患肢关节活动受限，掌腱膜肥厚并可屈曲挛缩。另外有脱发、指甲变脆。X线检查表现为骨质疏松，甚至出现进行性骨质减少，于近关节处更明显。这种骨质疏松很像Ⅱ期的股骨头缺血性坏死，而后者的骨质疏松更为广泛，且有小囊变。当X线检查未出现征象前，毛细血管增生水肿，滑膜下纤维化。骨内血管壁增厚，骨小梁非常薄，骨髓呈局灶性破坏，骨内静脉造影也常表现为骨干反流，骨内静脉瘀滞。总之，RSDS是一种与骨坏死不同的疾病，虽然两者引起血管变化的因素和细胞发生病理变化不同，但两者在组织学上所造成的后果，却有些相似。有人认为，RSDS十分严重，且持续时间很长，是由于静脉瘀滞而造成骨和骨髓组织的坏死。

（7）髋关节色素沉着绒毛结节性滑膜炎：多见于青壮年，男女患病率无明显差别，患髋关节肿胀，逐渐加重，发病开始仅感局部不适，无髋关节疼痛，之后可有轻微疼痛，并出现关节活动受限。症状加重与缓解可交替出现，但总的趋势是疼痛逐渐加重。由于髋关节位置深，周围软组织肥厚，难以触摸到关节内的包块。但体格检查可发现患髋关节较对侧饱满。关节活动明显受限，可出现股四头肌的失用性萎缩，关节穿刺液可抽出血性或咖啡色液体，病理检查可见绒毛结节。术中切开关节囊，可见滑膜棕色或有棕黄绒毛和结节生长，伴有水肿、肥厚充血。

X线检查基本特征是早期骨侵犯，可见髋臼、股骨头、颈呈多囊性改变，可分为三种类型：

1）大而多发囊肿型：颈部出现较大椭圆形囊肿，有硬化边，股骨头及髋臼可见多数小囊肿。

2）骨关节炎型：关节间隙早期消失。股骨头与髋臼有弥漫性多发小囊肿。

3）骨关节病型：关节间隙狭窄，可有骨赘形成及软骨下骨硬化。

（8）髋关节良性骨肿瘤：良性肿瘤生长于股骨头部很少，由于股骨头颈的截面小，相对所承受的应力和张力较大，骨质密度大，不利于良性骨肿瘤的生长（图9-1-2）。

（9）髋关节恶性骨肿瘤：侵袭力强的骨肿瘤可以侵蚀股骨头颈部，由于骨小梁的代偿性变化可出现类似良性病变的表现，股骨头颈血供差，肿瘤组织易发生坏死、液化，表现为囊性变，以软骨母细胞瘤最易侵犯股骨头部。本病常见于10~20岁的青少年，男性多，以疼痛为主要症状，活动疼痛加剧。髋部病变位于股骨头骨骺中，可引起髋关节功能障碍。本病进展缓慢，可多年无明显进展，疼痛轻微，X线检查可见股骨头骨骺部或近骨骺端有一圆形或椭圆形的透亮区，为中心或偏心性生长，边缘清晰，可有硬化壁，很少有骨膜反应。肿瘤内可有斑点状或斑片状钙化影（图9-1-3）。

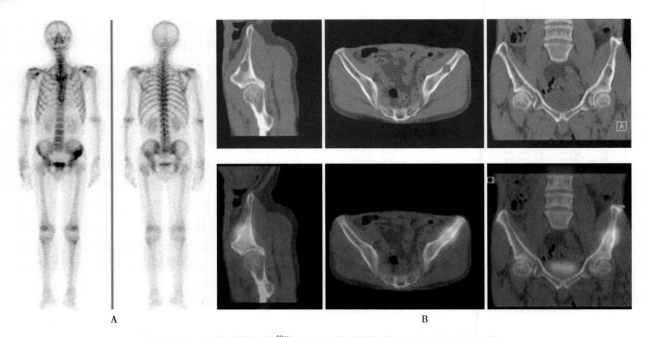

图 9-1-2　良性骨肿瘤的^{99m}Tc-MDP 全身骨显像和 SPECT/CT 显像

患者男,63 岁,反复咳嗽、咳痰 10 年,干咳半月。A.^{99m}Tc-MDP 全身骨显像,左髋臼骨异常放射性浓聚;B.SPECT/CT 见左髋臼骨呈显像剂浓聚,结合图像融合,诊断考虑骨囊肿可能

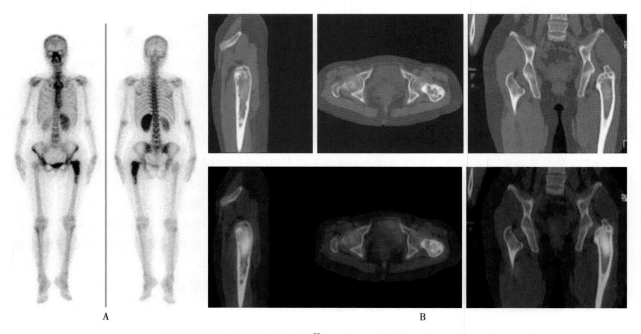

图 9-1-3　宫颈癌股骨颈及股骨头转移的^{99m}Tc-MDP 全身骨显像和 SPECT/CT 显像

患者女,53 岁,确诊宫颈鳞状细胞癌 1 个月,末次化疗后 1 个月。A.^{99m}Tc-MDP 全身骨显像见左股骨颈及股骨头明显显像剂浓聚;B.SPECT/CT 显像示骨质破坏。诊断考虑为宫颈癌股骨颈及股骨头转移

(10) 恶性肿瘤骨转移:肿瘤病史明确,骨显像仅见髋关节的转移病灶(图 9-1-4)。

（六）与其他检查方法比较

1. X 线平片　是诊断骨坏死最基本的检查方法,在不同的部位(如长骨的骨端、干骺端、骨干,扁平骨和不规则骨)有其相对特征性改变,常常依据平片即可做出诊断。骨坏死的典型 X 线平片表现:在长骨的骨端表现为关节软骨下的弧形低密度影,斑片状低密度区和硬化区,伴或不伴有关节面塌陷,关节间隙未见变窄;在长骨骨干(也称骨梗死)表现为骨髓腔内地图样低密度区,周围可见硬化,有时可见骨

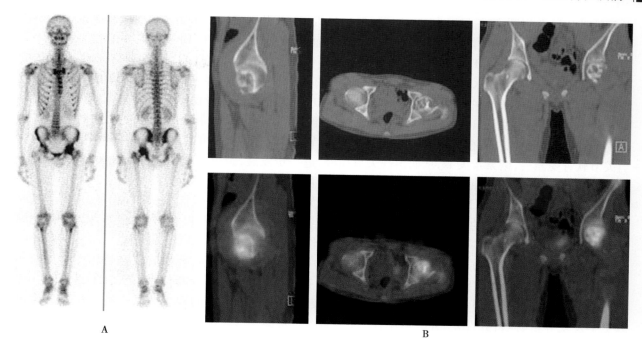

图 9-1-4　骨肉瘤的 ^{99m}Tc-MDP 全身骨显像和 SPECT/CT 显像

患者男,20 岁,左侧大腿上段疼痛 3 个月余。A. ^{99m}Tc-MDP 全身骨显像见左股骨头呈显像剂浓聚;B. SPECT/CT 显像可见骨质破坏,结合图像融合,诊断考虑骨肿瘤性病变可能,病理检查示骨肉瘤

膜增生;在扁平骨和不规则骨表现为斑片状低密度区和硬化区,伴或不伴有骨性塌陷。但是在骨坏死的早期,X 线平片并不能显示异常改变,或改变非常轻微,敏感度很低,明显低于 CT、MR 检查和核素显像。骨坏死的早期征象,表现为坏死区轻微的虫噬样低密度改变,边界不清,这种表现与恶性肿瘤和骨髓炎的骨破坏相似,容易混淆,尤其在长骨骨干,此征象对诊断的特异性低。甚至在骨坏死的修复和愈合期,也可与骨肉瘤相似。骨坏死髓腔内硬化边不连续时,易与内生软骨瘤混淆。

2. CT　在骨坏死诊断和指导治疗中的作用主要是尽可能发现早期病变和对骨性关节面是否塌陷做出评价,以及显示坏死区的骨质结构,为临床选择合理的治疗方法以及预后判断提供依据。由于 CT 是断层图像,避免了组织重叠,因此能比 X 线平片更早地发现骨坏死,可显示早期 X 线平片不能显示的反应性硬化边和坏死区的骨质情况,以及轻微的关节面塌陷。此外,还可以通过测量 CT 值判断低密度区是液性成分还是肉芽组织或纤维组织。骨坏死的典型 CT 表现:在长骨骨端表现为线状高密度影,多与骨小梁交叉走行,到达骨性关节面,坏死区表现为与正常骨结构区相似、高密度无骨纹理区或囊变硬化混合区,伴或不伴关节面塌陷,多无关节间隙变窄;在长骨骨干,表现为骨髓腔内地图样不规则线状高密度影,其内坏死区结构表现为与正常骨小梁区结构相似,或密度稍增高的无骨纹理区,坏死区为脂肪组织,部分病例可见骨膜增生,发生恶性变者可见软组织肿块形成和大的骨破坏区;在扁平骨和不规则骨表现为有线状高密度影环绕的囊变和硬化区,伴或不伴有骨性塌陷。但是 CT 的敏感性仍远远低于 MR 和核素显像,在骨组织坏死的早期阶段,坏死周边未出现硬化边之前或坏死区骨质未见明显改变之前,CT 也表现为正常。

3. MR　很多研究认为 MR 是诊断骨坏死最准确的影像学检查方法,特别是在骨坏死早期阶段,当只有骨髓改变时,常规 MR 诊断骨坏死的准确率达 90% 以上,特异性为 100%。但是在骨坏死的极早期,即 ARCO 分期为 0 期,MR 无异常改变,只有组织活检可发现细胞组织坏死,这种骨坏死只有在血供突然中断的情况下才出现,如动物实验或股骨颈骨折等,而在有骨坏死的高危因素(如使用激素、酗酒、减压病等)引起的全身性骨坏死中很难遇到。当骨坏死周边出现新生带和反应性硬化时,在 MR 上即可出现异常改变。新生带和反应性硬化在 T_1WI 上表现为线状低信号影,在 T_2WI 上呈双线征,即内侧为线状高信号,代表新生肉芽组织,外侧为线状低信号,代表坏死区周围的新生骨。偶尔出现三条高低信号并行的带状异常信号,高信号居中,两边伴行低信号带,称之为三线征。坏死区则由于组织成分的不同而表现各异,可以为脂肪信号(高 T_1 中等 T_2 信号)、血液信号(高 T_1 高 T_2 信号)、液体信号(低 T_1 高 T_2 信号)、纤维硬化信号(低 T_1 低 T_2 信号),也可为上述各种成分的混杂信号。当发生骨坏死时,髓腔内的压力增高,可出现髓腔内水肿改变,表现为弥散性低 T_1 高 T_2 信号,边界不清。骨髓水肿既可出现在骨坏死区的周围,也可出现在无明确骨坏死征象的病例中。有学者认为骨髓水肿可以是骨坏死的一种早期征象,随诊观察中发现出现骨坏死;但骨髓水肿在随诊过程中,也有水肿消失自愈的病例,称为一过性骨髓水肿。当骨坏死发生在关节端时,MR 还能对关节软骨进行评价,可准确显示关节软骨有无断裂;当关节软骨受累后,则累及关节,从而出现关节积液,进一步发展,则可出现继发性骨性关节炎,变性为骨性关节面塌陷,关节间隙变窄,关节面下假囊肿,骨赘形成等。

除上述骨坏死的典型 MR 表现外,还有一些不常见的表现。如斑片状低 T_1 高 T_2 信号,多见于髓腔内较小的病灶,主要是小的骨坏死灶被肉芽组织所代替;斑片状低 T_1 低 T_2 信号,主要与坏死纤维化硬化有关;局限性低 T_1 高 T_2 信号,即囊肿信号,此为囊性骨坏死或坏死液化所致,较少见。

4. 各种影像学检查方法的选择　掌握了各种检查方法的优缺点后,我们就应在骨坏死的诊断和治疗中选择合理的检查方法。X 线平片主要用于筛查病变,对早期的诊断作用不大;CT 对诊断骨坏死的敏感性和特异性比平片高,但是不如 MR;MR 是早期发现骨坏死的理想方法。虽然核素显像可以更早发现异常,但特异性差,并有假阳性,对早期诊断帮助不大。因此,当患者有患处疼痛,临床检查考虑骨坏死可能时,应先拍 X 线平片,如果平片明确诊断骨坏死,则可根据临床需要决定是否做 CT 扫描,以了解坏死区结构和骨性关节面是否塌陷,无需做 MR 检查。如果 X 线平片是阴性,而患者有骨坏死的高危因素(如外伤、酗酒、使用激素等)时,则应进行 MR 检查以确定有无骨坏死,因为 MR 的敏感性和特异性较高,MR 诊断为骨坏死者则应进行相应的临床治疗;如果 MR 为阴性,则进一步行 ECT 检查,因为在骨坏死最早期 MR 的敏感性不如 ECT,ECT 检查阳性则行临床骨坏死的治疗,并定期进行 MR 的随诊,ECT 阴性,则对该患者进行随诊。如果 X 线平片检查阴性,而患者无骨坏死的高危因素时,应进一步行 ECT 检查,当 ECT 为阳性时,则行 MR 检查,MR 检查阳性则行骨坏死的临床治疗,MR 阴性则对该患者进行随诊;当 ECT 检查为阴性时,则对该患者进行随诊。

另外在掌握各种影像学检查方法对诊断骨坏死的特点后,在骨坏死的随诊过程中也应采取合适的检查方法,如果首次检查各种方法均为阴性,以后的随诊应采用平片和 MR 检查,这是因为 MR 对诊断早期骨坏死有较高的敏感性和特异性;如果首次检查确定有骨坏死,则以后的随诊应以 X 线平片和 CT 为主,而无需再做 MR,因为 CT 扫描能清楚观察骨坏死的演变过程,有无囊变、骨增生、骨吸收等,尤其是有无关节面的塌陷,这些对临床决定如何治疗非常重要。总之,要掌握各种影像学检查方法在骨坏死诊断中的作用,采取最合理的诊断和随诊检查方法。骨坏死影像学检查方法见流程图 9-1-5。

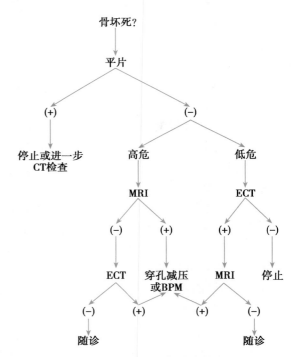

图 9-1-5　骨坏死影像学检查方法的选择流程图

（七）典型病例

病例一:患者男,64 岁,右髋关节置换术后右髋部疼痛 1 年半。既往史:1 年半前于当地医院行"右股骨头坏死全髋关节置换术"。X 线平片示右侧髋关节置换术后。骨三时相示右髋臼显像剂分布略增多,血供略增加,结合图像融合,考虑右髋关节置换术后改变,需结合临床(图 9-1-6)。

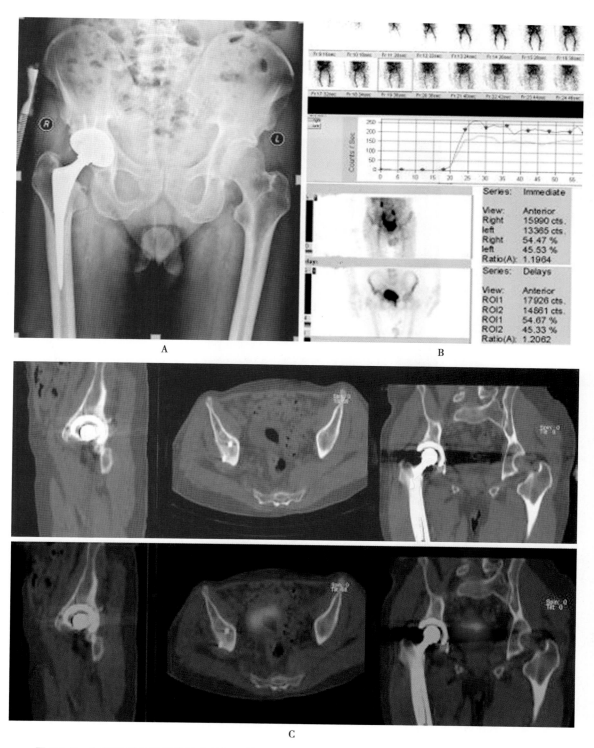

图 9-1-6　右侧股骨头继发性缺血性坏死的髋关节 X 线平片、三时相骨显像和 SPECT/CT 显像表现
A. X 线平片示:右侧髋关节置换术后,右侧人工关节在位,未见松动、脱落,右侧股骨上段骨质未见异常;B. 骨三时相;C.SPECT/CT 局部断层显像,在 SPECT 上为右髋臼显像剂分布略增多。诊断为右股骨头继发性缺血性坏死

病例二:患者男,25岁,双侧髋部疼痛5个月,双侧髋关节活动受限3个月。^{99m}Tc-MDP全身骨显像和局部断层融合图及三时相骨扫描见图9-1-7。诊断:双侧股骨头无菌性坏死。

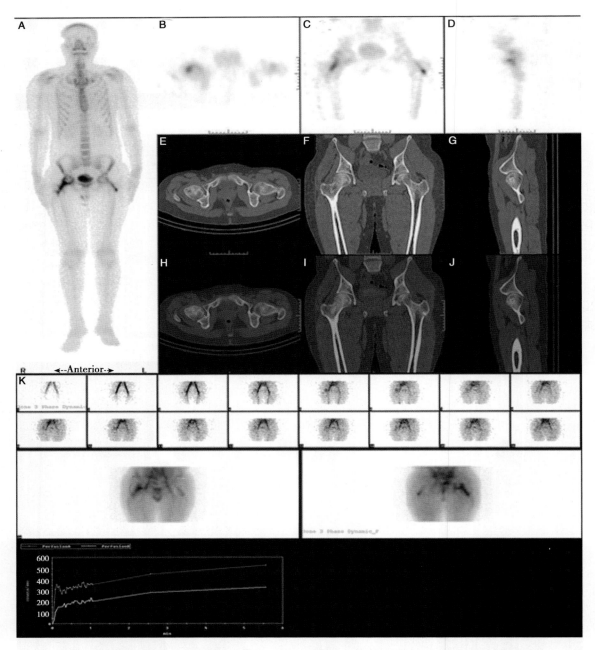

图9-1-7　双侧股骨头无菌性坏死的^{99m}Tc-MDP全身骨显像和局部断层融合图及骨三时相表现

A.^{99m}Tc-MDP全身骨显像示:双侧股骨头颈及大转子区显像剂浓聚增高。B~J.局部断层融合图示:双侧股骨头颈及大转子内可见低密度针道影,右侧股骨头形态失常,右侧股骨头内可见高密度植骨影,相应部位显像剂浓聚,右侧股骨头内侧面骨皮质不连续,见条状骨碎片;左侧股骨头内见斑片状稍低密度影;右侧髋关节腔内积液。K.“弹丸”式注射显像剂后行三时相骨扫描,血池相见双侧髋部见局灶血容量增强影,病灶显像剂摄取增高,以右侧为著

三、骨 梗 死

(一) 概况

骨梗死(bone infarction)是指发生于骨干和干骺端的骨细胞及骨髓细胞因缺血引起的骨组织坏死,

最常见于潜水作业人员,故以往称之为潜水减压病,但除潜水减压致本病以外,还有许多其他因素亦可导致骨梗死,统称为非潜水性骨梗死。其中较常见的因素是大量应用激素和免疫抑制剂,此外酗酒、外伤、胰腺炎、脂肪代谢紊乱和接触一些特殊化学物质(如溴)等亦可导致骨梗死。好发于股骨下段、胫骨上段。常双侧发病,但以一侧较重而另一侧相对较轻。

（二）临床表现

主要临床表现为患部疼痛,当病变累及关节时可有关节活动障碍。本病在临床上主要见于应用激素、长期酗酒者,偶尔也可发生在无任何诱因的患者,任何年龄均可发病,以 20~60 岁多见,平均发病年龄在 40 岁左右,男女发病率无明显差别。病程几天到几年不等。

（三）影像的病理基础及分子机制

四肢长管状骨的骨髓腔内的营养血管细小,分支稀少,同时骨皮质坚硬,血管栓塞和血管外受压均缺乏缓冲余地,容易导致局部骨髓组织血供障碍,骨髓内的造血细胞和骨细胞因缺血而坏死。骨髓腔内的脂肪细胞耐受缺血的能力较骨细胞强,发生坏死相对较晚,且坏死后需较长时间才能崩解,并发生胶样化和液化。梗死边缘的正常骨组织生成血管和肉芽组织迂曲包绕梗死区,并逐渐纤维化。胶样物质钙化并进一步骨化形成新生骨组织。梗死区逐渐被纤维组织、胶样物质和新生骨组织充填,死骨逐渐吸收,局部被瘢痕组织代替。偶尔骨梗死可能恶变为成骨肉瘤、纤维肉瘤和恶性纤维组织细胞瘤。

（四）核医学影像学表现

在梗死早期,矿化程度相对较低时,骨梗死也会有较强的示踪剂摄取。在梗死早期因成骨细胞活跃而出现显像剂浓聚,而钙化的、陈旧性梗死则很少或没有示踪剂摄取。在骨梗死破坏或侵袭性骨皮质上出现气泡膨胀性放射缺损或示踪剂不规则形摄取,表明发生了肉瘤样变化。

（五）诊断及鉴别诊断

1. 诊断　本病的诊断需结合病史和临床资料,多数患者有使用激素或免疫抑制剂,以及外伤的病史,但也可发生在无任何病史的患者,称为特发性骨梗死。早期 X 线平片、CT 检查无明显异常改变,而MR 检查是诊断早期病变的最佳方法。晚期病变诊断比较容易,影像上表现为坏死囊变、纤维肉芽组织增生和骨化硬化同时存在,形成不规则的“地图板块”状结构。

2. 鉴别诊断

（1）骨感染:急性骨髓炎结合病史、实验室检查和影像学的典型表现如骨质破坏、反应性骨质增生、死骨、脓肿及组织水肿等不难与骨坏死鉴别。但是骨感染本身即可引起骨坏死,并且有时骨坏死区内或其邻近区域亦可激发感染,此两者需要进行鉴别。

鉴别诊断要点为骨梗死激发感染者多有引起骨坏死的诱发原因,如系统性红斑狼疮、镰状红细胞贫血及激素治疗病史等,并且有股骨头、股骨干、胫骨干及膝关节等部位多发骨坏死或骨梗死;在影像学上,骨梗死发生在髓腔内,骨皮质常常不受累及,软组织多无异常改变,一般无骨膜反应;而骨干感染多以干骺端多见,可见不同程度的骨质破坏和反应性硬化,坏死区内可见条片状死骨,皮质、髓质均受累及,骨膜反应明显,多为层状,软组织层次不清,脓肿形成,有时可见窦道和瘘管形成。

（2）骨肿瘤:较易与骨梗死相混淆的骨肿瘤主要包括发生在骨干的内生软骨瘤、软骨肉瘤、恶性纤维组织细胞瘤、不典型骨肉瘤等。

骨干的内生软骨瘤较少见,多为单侧发病,在 X 线平片上表现为髓腔内地图样骨质破坏,呈分叶状改变,边缘清晰或模糊,周边无硬化边,其内可见点状或环状软骨钙化;内生软骨瘤有较特异的 MR 表现,由于肿瘤含有透明软骨成分,故在 T_1WI 像上呈等信号,在 T_2WI 上呈高信号,肿瘤内的斑点状钙化在任何序列上均表现为斑点状低信号。而骨梗死双侧多发病灶,在 X 线平片和 CT 上表现为髓腔内的高密度影,其内坏死区结构模糊,密度可稍增高;在 MR 上表现为地图样改变,在坏死区与存活区之间可见线样 T_1WI 低信号或在 T_2WI 上呈双线征,坏死区内信号与周围正常骨髓信号相同,而内生软骨瘤内部则无骨髓信号,这是两者的主要鉴别点。

恶性纤维组织细胞瘤和骨肉瘤均为恶性肿瘤,两者好发于股骨远端和胫骨近端的干骺端,表现为干骺端的溶骨性骨质破坏,边界不清,多无硬化边,破坏区多侵犯骨皮质,肿块突破骨皮质向周围延伸,多可见不连续的骨膜反应。根据典型表现与骨梗死不难鉴别。但是在影像学表现不典型的恶性纤维组织细胞瘤和骨肉瘤病例,尤其是髓内的肿瘤未突破骨皮质时,应注意与骨梗死相鉴别。

（六）与其他检查方法比较

1. **X线平片表现** 早期X线平片上无明显异常,难以发现本病的早期变化,有时可见片状低密度影,边界模糊不清,反映骨组织的早期缺血性坏死;当病变区钙化或骨化较明显时,X线平片上表现为病变局部的骨密度增高或骨质硬化。

2. **CT检查表现** CT的密度分辨率较X线高,反映骨质密度改变较X线敏感。早期虽有坏死骨发生,但CT检查上可无异常表现;此后骨质疏松逐渐明显,CT检查时在骨髓腔内见片状异常低密度,边界模糊不清,死骨密度逐渐增高;晚期病变骨质内出现坏死囊变,硬化和骨质稀疏共存,表现为多个圆形或椭圆形低密度影,边缘可见斑点状、条状或环形异常高密度,CT值可达1 000Hu,边界清楚,中央呈软组织样等密度。

3. **MR检查表现** MR检查是诊断骨梗死早期改变最理想的检查方法,尤其是T_2WI脂肪抑制(FS)序列能反映骨髓腔内的早期水肿和坏死。早期病变呈斑点状或斑片状的T_1WI略低信号,T_2WI上呈等或略高信号,加FS则显示病变更加清楚,后期随着纤维肉芽组织形成和边缘的钙化、骨化,在病灶的边缘出现迂曲花边状异常信号带,T_1WI呈低信号,T_2WI上显示分层状结构,内层为增生的纤维肉芽组织,呈高信号,外层为钙化和骨化组织呈低信号。有时病变可多发,病灶有融合趋势,形成不规则形,呈典型"地图板块"样结构。部分病例病变可发生在关节面下,造成关节面下骨质破坏,其影像学表现与发生在骨干上的病变表现相同,可与骨干病变相延续或呈"小岛状",并有关节积液。

（七）典型病例

病例一:患者男,60岁,20天前无明显诱因感左膝疼痛难忍,不能用力,自主活动及行动受限。既往史:糖尿病10年,高脂血症8年,双侧颈动脉斑块形成。诊断:左侧胫骨平台外侧骨梗死(图9-1-8)。

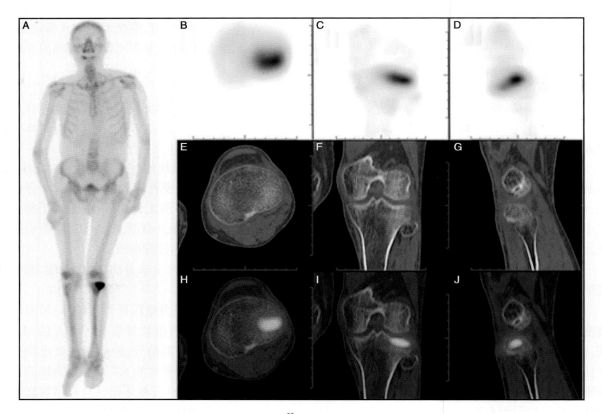

图 9-1-8 左侧胫骨平台外侧骨梗死的^{99m}Tc-MDP全身骨显像和局部断层融合显像
A. ^{99m}Tc-MDP全身骨显像示:右侧第8肋背段及左侧胫骨近端见显像剂异常浓聚;B~J.局部断层融合图示:左侧胫骨近端外侧见片状密度不均匀增高影,显像剂异常浓聚

病例二:患者女,40岁,因右膝关节疼痛4年,加重3个月就诊。4年前,患者无明显诱因出现右侧大腿疼痛,呈胀痛感并放射至背部,休息时不明显,行走及爬楼梯后加重,伴右腿及双上肢乏力感,不伴关节肿胀、畸形,无发热、畏寒,患者未予以重视。3年前,患者因上述症状就诊于神经内科,诊断"多发性肌炎",予以调节免疫等治疗后好转出院。后长期行口服泼尼松及环磷酰胺冲击治疗。3个月前,患者右腿疼痛加重,入院治疗后行^{99m}Tc-MDP全身骨显像,见图9-1-9。

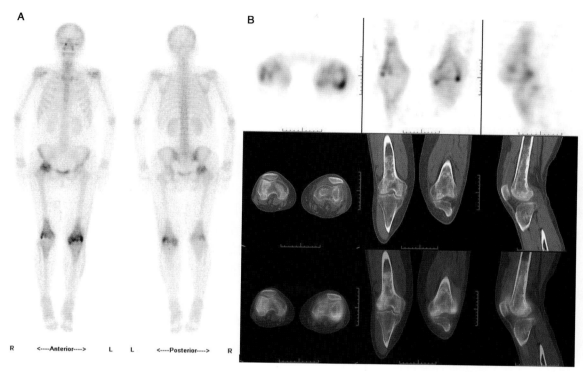

图 9-1-9　骨梗死患者^{99m}Tc-MDP 全身骨显像和 SPECT/CT 显像

A.^{99m}Tc-MDP 全身骨显像示:右侧髋关节、双侧股骨下段及胫骨上段见结节状、片状显像剂浓聚;B. SPECT/CT(SPECT、CT、SPECT/CT)示:双侧股骨下段及胫骨上段松质骨骨质结构紊乱,可见大片"地图样"骨密度不均匀区,边缘轻度硬化,显像剂摄取不均匀增高。诊断为右股骨头缺血性坏死伴双侧股骨下段及胫骨上段骨梗死

第二节　慢性酒精中毒性缺血性坏死

一、概　　况

早期就发现酒精中毒与缺血性骨坏死之间存在着密切因果关系,最常见的部位是股骨头。Jones 认为酒精引起的脂肪肝是持续或间歇性脂肪栓塞的主要来源,从而造成缺血性坏死,在他所研究的 30 例慢性酒精中毒性患者的股骨头或肱骨头中,影像学可检测到骨坏死,19 例患者经组织病理学确诊,机制可能是反复的脂肪栓塞形成的动脉闭塞所造成的。

二、临 床 表 现

酒精中毒引起的股骨头坏死的临床表现与病因、病史、局部或全部骨坏死密切相关。可因骨坏死的时间与修复阶段而有不同,骨坏死早期和中期,虽然 X 线检查已有明确的骨坏死征象,但只要股骨头尚未塌陷,可以无症状或症状较轻。晚期,当股骨头发生软骨下壳状骨折或股骨头变扁时,可发生髋关节疼痛或阵发性疼痛,或当晚期股骨头塌陷,变形增大时可产生严重的疼痛和活动障碍,持续性跛行,此外可出现半脱位或全脱位。

过量饮酒或职业因素所致的酒精中毒还可累及除股骨头以外的其他许多系统、多器官病变,产生相应的症状、体征。这种损害又可分为急性中毒、亚急性中毒和慢性中毒,而中毒的轻重程度与接触毒物的量、时间、程度有剂量反应关系。

三、影像的病理基础及分子机制

酒精性骨坏死发生机制目前不十分清楚,考虑有以下几种:

1. 脂肪栓塞学说　因为脂肪肝是酒精中毒的常见并发症。

2. 酒精的代谢产物在血内增多,聚积于股骨头微循环内,引起细胞毒性作用及微循环障碍。

3. 酒精中毒后,血中游离脂肪酸(FFA)及前列腺素均升高,这两种物质可引起局部血管炎,当发生于股骨头内时引起血管壁通透性改变,血栓形成,导致骨缺血性坏死。

4. 长期饮酒会产生一种类似夏科关节病的作用,使正常的保护疼痛反应减弱,当有骨质疏松时,则造成负重关节的塌陷坏死。

酒精性骨坏死可能是上述几种机制综合作用的结果。

另外,使用激素同时大量饮酒是引起骨坏死的合并因素。Gold 认为酒精中毒时,血中游离脂肪酸升高,前列腺素亦升高,易发生局部血管炎而缺血。也有人认为,酒精中毒可消耗过多的烟酰胺腺嘌呤二核苷酸(NAD)使脂肪酸氧化障碍,三酰甘油积累,易引起脂肪肝或高脂血症,使发生骨坏死的机会增加,而且双侧坏死率比较高,其原因可能与酒精和激素引起的全身性脂肪代谢紊乱有关。

酒精中毒导致股骨头缺血性坏死是各种机制综合作用的结果,长期过量摄入酒精可导致人体各系统、多器官的一系列病理变化,其中也可导致股骨头的一系列病理学改变加之应力作用,最终导致股骨头缺血性坏死。但仍有许多问题尚不清楚,有待进一步研究。

四、核医学影像学表现

核素 ^{99m}Tc-MDP SPECT/CT 骨显像结果表现为不规则的显像剂摄取浓聚或缺损、骨和邻近关节的畸形。酒精性股骨头缺血性坏死早期股骨头摄取核素减少,在 SPECT 上表现为显像剂摄取稀疏或缺损;随着病情的发展,坏死区开始出现修复反应,股骨头摄取核素逐渐增多(图 9-2-1)。

五、诊断及鉴别诊断

(一) 诊断

结合患者的症状、体征及 X 线、CT 或 MR 检查表现均可获得明确诊断。但本类型的股骨头缺血性坏死的诊断依据中,以病因中有长期摄入酒精史更有诊断意义,也可以此依据与其他类型的股骨头坏死相鉴别。

(二) 鉴别诊断

1. 单纯的骨髓水肿　单纯的骨髓水肿无特异性,这种改变亦见于一过性骨质疏松。X 线检查呈局限性骨质吸收或疏松,MR 检查呈骨髓水肿信号表现。单纯性骨髓水肿和早期的骨骺坏死髓内水肿的范围和形状相似,但在随诊过程中,骨髓水肿可自行消失,而不出现股骨头塌陷等改变。

2. 骨髓炎　急性骨髓炎 MR 检查主要表现为骨髓腔局限性长 T_1 长 T_2 信号灶,骨皮质很少受累,周围软组织肿胀明显。静脉注射造影剂后,急性骨髓炎可见较厚的不规则周边强化,中央区域无强化;骨坏死或骨梗死则表现为细线状的边缘强化或一长段星芒状的中央松质骨强化。慢性骨髓炎可出现窦道、瘘管、死骨和包壳形成,这些征象在骨坏死中均不会出现。

3. 治疗及预后

(1) 早期:休息、停止负重、中药活血化瘀能改善血液循环。

(2) 中期:髓腔减压法,降低股骨头髓内压力,改善骨髓水肿,但不能改变病变的发展轨迹。介入溶栓治疗可改善病变股骨头血供,使局部骨质修复,改善病情,延缓病变发展。带血管游离腓骨植入,目前已取得了一定的临床疗效。

(3) 晚期:人工股骨头或全髋置换术。

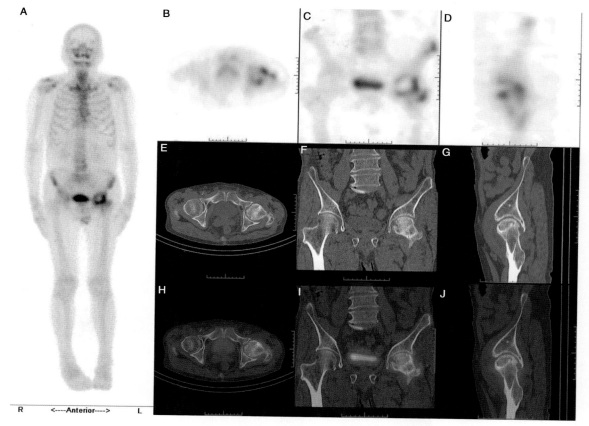

图 9-2-1　慢性酒精中毒性缺血性坏死 ^{99m}Tc-MDP 全身骨显像和 SPECT/CT 显像

患者男,64 岁,长期大量饮酒史,左髋疼痛 8 个月。A. ^{99m}Tc-MDP 全身骨显像见左侧髋关节显像剂摄取呈"炸面圈"样改变;B~J. SPECT/CT 见左侧股骨头变形,边缘不规则,其内多发不规则高密度伴囊变,显像剂摄取呈环形增高。诊断为左侧股骨头慢性酒精中毒性缺血性坏死

六、与其他检查方法比较

（一）X 线检查表现

与其他原因引起的股骨头坏死一样,依据其病情发展程度可出现骨骺疏松新月征、囊性变、局部塌陷、全股骨头变形、脱位等征象,特异性较差。

（二）CT 检查表现

早期可无明显的异常表现,也可出现股骨头"星形"变形、斑片状硬化伴骨质疏松。中期"星征"消失,股骨头坏死主要表现为骨质硬化及囊变,"新月征"阳性,骨质轻度碎裂,关节面轻度塌陷。晚期表现为股骨头变形,骨质碎裂,关节面塌陷。

（三）MR 检查表现

早期出现线条形、点片形或新月形的低信号灶,多位于股骨头边缘,为硬化反应边缘低信号,可形成明显对比。有时能看到"双线征"。在 T_1、T_2 加权像上病灶呈低信号。关节腔内有少许积液,股骨头外形正常,关节间隙无改变。

中期病变在 T_1 加权像见股骨头上部软骨或软骨下方呈局限性环形、圆形或斑块形低信号,周围有环状低信号带环绕,T_2 加权像呈局限性高信号,环形低信号带宽度变窄,而且可见股骨头轻度变扁、塌陷,有较多的关节腔积液。

晚期病变区明显扩大,有的发展到股骨颈或大、小粗隆的骨组织区,在 T_1 和 T_2 加权像上均呈片状边缘不规则、信号不均匀或均匀的低信号改变。除股骨头变扁、塌陷、关节间隙变窄及关节腔内积液外,

还能见到骨折现象。

七、典 型 病 例

患者男,47 岁,双侧髋部疼痛 1 年,行走时加重,休息时缓解,伴双下肢轻度麻木,未予重视;后症状持续性加重,双侧髋部疼痛伴跛行,左侧为甚。个人史:饮酒 30 余年,约 500g/d。诊断:双侧股骨头酒精中毒性缺血性坏死(图 9-2-2)。

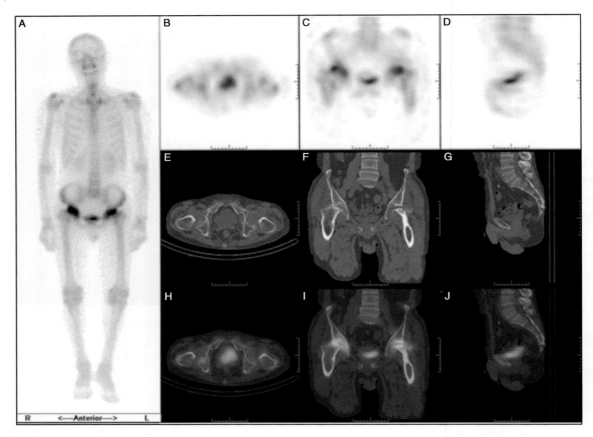

图 9-2-2 双侧股骨头酒精中毒性缺血性坏死的^{99m}Tc-MDP 全身骨显像和局部断层融合显像
A. ^{99m}Tc-MDP 全身骨显像示:双侧股骨头及髋臼显像剂浓聚;B～J. 局部断层融合图示:双侧股骨头塌陷,股骨头及髋臼多发低密度囊状骨质破坏区,骨皮质欠连续,周边骨质密度不均匀增高,双侧髋关节间隙变窄,周围软组织稍肿胀,相应区域显像剂浓聚

第三节　骨血管相关性骨质疏松症

一、短暂性骨质疏松

(一)概况

血管相关性骨质疏松包括失用性骨质疏松、反射性交感神经营养不良(RSD)、短暂性疼痛性富血供骨质疏松、非特异性骨髓水肿。骨质疏松和骨质疏松症是由于孔隙率增加而导致骨量减少。前者强调孔隙度,后者为骨量的减少。血管相关性骨质疏松的发生除了失用、充血、阻塞和 RSD 相关理论外,病理生理学和诱发因素尚未完全阐明。

因髋关节短暂性骨质疏松和区域性游走性骨质疏松症病灶部位的不同及后者疾病的游走性特性,将两者作为单独的疾病来处理。然而,总的来说,这种疾病的临床、影像学和核医学的表现,在很大程度上是相似的,因此,常将两者放在一起讨论鉴别。

（二）临床表现

骨质疏松分布可表现为全身性、局部性或区域性,临床表现为急性、亚急性或慢性。RSD 和暂时性区域骨质疏松患者可有疼痛、压痛和软组织肿胀等临床症状。失用性骨质疏松,除非合并有骨坏死,一般无症状。

临床上,这两种疾病都发展迅速,没有明确的诱发因素,如外伤或者失用,表现为骨关节周围骨质疏松伴疼痛,呈自限性,一般 1 个月到 1 年内自行消退。髋关节短暂性骨质疏松症通常是单侧性的,好发于中青年,无性别差异,发病突然或渐进,疼痛在负重时加重。相反,区域性游走性骨质疏松常发生于膝关节、踝关节、脚和肱骨,疼痛骨呈游走性,也可表现为多骨同时受累,好发于中年男性。

（三）影像的病理基础及分子机制

从发病机制和影像学诊断描述来看,骨质疏松症多由血供问题、代谢或内分泌紊乱造成。

（四）核医学影像学表现

短暂性区域性骨质疏松骨显像表现为明显示踪剂摄取,而 RSD 或失用性骨质疏松患者则为轻到中度摄取。一般来说,这需要与绝经后、衰老和代谢性骨质疏松所引起的全身性低显像剂摄取相鉴别。短暂性区域性骨质疏松症和 RSD 在核素血管造影术检查中表现为富血供灌注,从而有别于失用性骨质疏松症。值得注意的是在针孔骨显像图像上不同表现形式可在一定程度上鉴别不同的骨质疏松症类型,例如,短暂性区域性骨质疏松症表现为片状、均匀性摄取,RSD 为带状、斑点状摄取,失用性骨质疏松症为斑点状及粗颗粒状摄取和弥漫性均匀性髋关节局部骨质疏松症。

针孔骨显像检查可通过观察显像剂的摄取,常用来评估区域性骨质疏松症的存在和程度,表现为均匀性浓聚,一般常见于肱骨近端、股骨近端或远端,以及近端胫骨或远端胫骨。如股骨颈上的影像学上不明确的骨质疏松病灶,也可通过针孔显像检测到。

（五）诊断与鉴别诊断

骨质疏松可根据病史、临床表现（骨痛、骨折等）,实验室检查（如血钙、尿钙增高、血清碱性磷酸酶增高、血清睾酮水平低下等）,X 线检查和骨密度等确诊。

骨质疏松高危人群有:发生过骨折的人;女性大于 65 岁、男性大于 70 岁;嗜烟酗酒的人;过度节食减肥的人;不常晒太阳的人;饮食偏高蛋白的人;长期卧床或运动很少者;长期服用类固醇、抗痉挛药、抗凝血剂、利尿剂、胃药、止痛药的人;患有影响骨代谢的疾病;性激素低下者;具有骨折家族遗传史的人。

1. 诊断　世界卫生组织（WHO）建议根据骨密度（BMD）或骨矿含量（BMC）值对骨质疏松症进行分级诊断:正常:BMD 或 BMC 在正常成人骨密度平均值的 1 个标准差（SD）之内;骨质减少:为 BMD 或 BMC 较正常成人骨密度平均值减低 1~2.5 个标准差;骨质疏松症:为 BMD 或 BMC 较正常成人骨密度平均值减低 2.5 个标准差以上;严重骨质疏松症:为 BMD 或 BMC 较正常成人骨密度平均值减低 2.5 个标准差以上并伴有 1 个或 1 个以上的脆性骨折。该诊断标准中 BMD 或 BMC 可在中轴骨或外周骨骼测定。

2. 鉴别诊断

（1）骨软化症:临床上常有胃肠吸收不良、脂肪痢、胃大部分切除病史或肾病病史。早期骨骼 X 线检查常不易和骨质疏松症区别。但如出现假骨折线（Looser 带）或骨骼变形,则多属骨软化症。生化改变较骨质疏松明显。

1）肾性骨病:多见于肾小管病变,如同时有肾小球病变时,血磷可正常或偏高。由于血钙过低、血磷过高,患者均有继发性甲状旁腺功能亢进症。

2）维生素 D 缺乏所致骨软化症:常有血钙、血磷低下,血碱性磷酸酶增高,尿钙、磷减少。

（2）遗传性成骨不全症:可能由于成骨细胞产生的骨基质较少,结果状如骨质疏松。血及尿中钙、磷及碱性磷酸酶均正常,患者常伴有其他先天性缺陷,如耳聋等。

（3）骨髓瘤:典型患者的骨骼 X 线检查表现常有边缘清晰的脱钙,须和骨质疏松区别。患者碱性磷酸酶均正常,血钙、血磷变化不定,但常有血浆球蛋白（免疫球蛋白 M）增高及尿中出现本-周蛋白。

（4）转移癌性骨病变:临床上有原发性癌症表现,血及尿钙常增高,伴尿路结石。X 线检查所见骨质有侵袭。

（六）与其他检查方法比较

X 平片是影像学评估骨质疏松的主要手段。然而,因为缺乏足够的灵敏度,已逐步被可定量测量脊柱和股骨颈骨密度的骨密度仪所取代。事实上,只有在 30%～50% 的骨钙流失后,X 平片才能识别出变化。骨质疏松症的一般影像学特征包括:透亮度增加,缺乏或者没有骨小梁结构,薄、扇形、模糊或管道样骨皮质影。局部疼痛性骨质疏松症由于缺乏或明显缺乏骨小梁结构而表现为斑片状透亮影。另一方面,失用性骨质疏松症或 RSD 的特点是区域性受累,表现为斑点、斑片状透亮影。RSD 通常发生在腕关节骨和跗骨。在严重的 RSD 病例中,除了在所有的腕关节骨表现为严重的骨质疏松外,在桡骨远端和尺骨末端可有带状透亮影出现。

髋关节短暂性骨质疏松症在影像学上表现为股骨头进行性骨质疏松,呈弥漫性或带状,软骨下骨板不受累,而非稀疏变薄,一般不累及邻近关节。区域性游走性骨质疏松症的影像学特征与髋关节短暂性骨质疏松症的影像学特征基本相同,典型表现为带状骨质稀疏,MR 检查可发现有水肿伴空洞形成。这一发现表明,骨髓水肿与短暂性或游走性骨质疏松症之间存在某种因果关系。

二、短暂性骨质疏松伴骨髓水肿

（一）概况

短暂性骨质疏松伴骨髓水肿被认为是一种与骨质疏松症有关的综合征。从病因上看,骨髓水肿与临床有关症状相关,如骨质疏松症、RSD、Legg-Calvé-Perthes 病（儿童股骨头坏死、幼年变形性骨软骨炎）,其他可能原因包括软组织挫伤、感染和原发或转移性肿瘤。

（二）临床表现

临床症状在几个月内缓慢消退,没有复发。例如在一个病例中,右侧股骨头的异常显像剂浓聚在 8 个月后恢复到接近正常。骨髓水肿可能是一个偶然的过程,但不能排除它与区域性骨质疏松症的关系。从本质上来说,水肿是骨髓组织对各种身体压力或损伤的非特异性反应,与过度灌注导致的细胞外水分增加有关。

（三）核医学影像学表现

研究表明,针孔骨显像对短暂性骨质疏松伴骨髓水肿是一种很有价值的临床辅助检查手段,不仅可以显示影像学上不易于发现的病灶,还可以显示极其细微的变化。这一疾病的骨显像有两种表现:中心高摄取浓聚和周围及本底的低摄取稀疏。

（四）诊断与鉴别诊断

临床上无特征性的临床表现,诊断及鉴别诊断尚需除外其他类型的骨质疏松。

（五）与其他检查方法比较

Wilson 等报道了 10 例髋关节或膝关节疼痛病例,这些患者的病变部位在影像学上表现为正常或稍低密度影,骨显像显示显像剂摄取增加,MR T_1 图像上显示为低信号,而 T_2 加权成像上表现为高信号,说明骨髓充血水肿。

第四节　其他骨血管相关性疾病

一、复杂性区域疼痛综合征 I 型

（一）概况

新的分类系统使用复杂性区域疼痛综合征（complex regional pain syndrome, CRPS）这一名词来取代"反射性交感神经营养不良"和"灼痛"这两个疼痛术语。国际疼痛研究协会（IASP）将其进一步分类为复杂性区域疼痛综合征 I 型和 II 型（CRPS I 和 II）。CRPS I［以前称为反射性交感神经营养不良（reflex sympathetic dystrophy, RSD）］是指在始发的伤害事件后发生的疼痛综合征,不伴有明确的神经损伤,其症状部位并不局限于某一外周神经分布的区域,疼痛的程度超过了伤害事件的范围。在病程中伴有明显的水肿、皮肤血运改变、疼痛或痛觉过敏区域的汗腺分泌异常活跃,通常在受累四肢末端或邻近部位。

（二）临床表现

临床表现随个体和发病不同阶段而异。多见患肢水肿,少汗或多汗,红斑,青紫,皮肤萎缩。皮肤划痕症阳性,即用大头针的钝头划皮肤,15～30秒出现红线而健侧阴性。女性发病率较男性高,下肢较上肢多见。临床病程由3个时期构成:急性期、营养不良期和萎缩期。第一期的特点是疼痛、僵硬、压痛和受累关节肿胀。第二期,仍然有皮下组织和肌肉的疼痛、压痛和消瘦,也可见筋膜增厚、皮温降低、皮肤苍白。第三期可持续数月或转为慢性,此期的特点是肌肉和皮下组织显著萎缩,皮肤亦会出现萎缩,表现为光亮平滑。上肢关节最易受累,以腕关节最常见,其次为手、肩和肘。

（三）影像的病理基础及分子机制

CRPS I 的病理生理学变化很难理解,有关综合征的研究导致了对病因学和病理生理学理论的困惑与矛盾,可以认为创伤后的交感神经系统和神经感受系统存在失衡。正常情况下,传入神经 C 和 A-delta 纤维将皮肤神经感受器的信息传入脊髓后角神经元,再从这里经交感神经直接传输至高级中枢神经系统。这些交感神经纤维控制着末梢动脉和毛细血管的状态。假设微小的创伤或神经损伤造成痛觉交感神经支配部位的改变或失衡,可造成血管舒缩调节的紊乱、疼痛和营养不良,即可出现相应的症状。因此也提示伴发的周围水肿可能是由于交感神经对淋巴系统的刺激增加所致。

CRPS I 存在滑膜组织病理学改变。最常见的是滑膜细胞增生、滑膜下纤维化及动脉增生。血管舒缩调节紊乱造成的血管扩张具有显著的特征性,同时可造成滑膜和骨组织血流增加。^{99m}Tc-MDP 血池显像可以显示血管的改变,表现为关节周围的显像剂分布增加。细胞增生是滑膜反应的结果,最终导致继发性纤维化。尽管缺乏炎症细胞浸润,但最近一项研究发现 CRPS I 的单侧肢体水肿、微血管通透性以及骨代谢增加与蛋白质浓度和血细胞计数的变化相平行。这说明,即使患者没有明显的炎症表现,也存在亚急性炎症。邻近的骨骼经历了局部转化增加和一定程度的骨吸收。这既可以解释 CRPS I 在平片和骨显像上的典型改变,又可以解释滑膜水平的变化。

（四）核医学影像学表现

骨显像的类型和结果有赖于疾病时间、受评估患病人群的年龄、受累部位、好发损伤以及不同骨显像图像所采用的判读标准。在第一期或急性期（20周）,三时相骨显像均表现为显像剂摄取增高,受累手、足弥漫性充血,典型表现为受累区域（或整个肢体）关节周围显像剂摄取增高。这种表现可以用于诊断 CPRS I,并且可以鉴别非活动性萎缩。20～60周后,即营养不良期,骨显像血流相和血池相表现正常,而延迟相表现为关节周围显像剂摄取增高。60周后（萎缩期）,血流相和血池相表现为显像剂摄取减低,延迟相显像剂分布正常。灌注和摄取减低是儿童 CPRS I 的最常见表现,而此类现象极少见于成人。

多时相骨显像对发现早期 CPRS I 具有很高的敏感性。其敏感度在73%～96%之间,特异性在86%～100%之间。对于此病来说,多时相骨显像是一个敏感的诊断方法,具有很高的阴性预测值,可极好地除外 CPRS I（表9-4-1）。

表9-4-1　CRPS I 骨扫描表现

表现类型	血流相	血池相	延迟相
典型表现	增高	增高	增高
非典型表现 （儿童和青少年 CRPS I 患者）	减低	减低	增高
瘫痪或制动	减低	减低	增高
亚急性	正常	正常	增高
CRPS I 晚期	正常、减低	正常、减低	表现多样
肢体持续疼痛	减低	减低	减低

CPRS I 的骨显像评估与其临床病程紧密相关并且用于明确疾病的分期,此方法对治疗计划的制订非常重要。骨三时相显像通过动态血流相、血池相和延迟显像的显像剂分布评价血管充血程度,对疾病分期提供了准确而有用的信息。MR 和骨显像均可显示骨水肿,其阳性征象持续大约 6 个月,此后自行消退。

当采用多时相骨显像时,可以发现它有助于预测治疗反应。首次骨显像,对治疗反应很好或中等的受累部位的平均摄取率明显高于治疗效果差的患者。这表明,多时相骨显像可以评价 CPRS I 治疗的预后,显影剂摄取越高,预后越好。在治疗后的最终骨显像中,治疗效果好、中、差的平均显像剂摄取率无明显差异。

（五）诊断与鉴别诊断

虽然 CPRS I 的诊断依靠临床评估,但多时相骨显像在疾病的诊断评估、疾病分期、预测治疗反应、随访以及在确定疾病预后方面具有辅助性作用。当疾病处于临床活跃期时,MR 也是一种有效的检查方法,它可以显示骨和软组织水肿。在某些患者的随访过程中,MR 可以发现骨水肿位置的变化。

CPRS I 并不罕见,是一种免疫风湿性疾病,具有重要的临床价值和学术意义。受累通常是区域性或弥漫性的,但在极少数情况下可表现为小病灶和节段性。这些情况可见于 Sudeck 萎缩、创伤后骨质疏松症和血管痉挛,反射神经血管营养不良和肩手综合征。常见症状包括疼痛、肿胀、僵硬、压痛、血运和感觉障碍、感觉过敏、行动不便和皮肤萎缩,以及其他皮肤的改变,如多毛征和多汗征。尽管 Lorente 提出的内部池理论得到广泛的支持,但其发病机制尚未得到阐明。内部池理论假设由外周损伤引起的疼痛冲动通过传入神经通路到达脊髓,在那里产生一系列反射,然后,反射通过相互连接神经元池传播,刺激外侧和前束,进而刺激外周神经的传出通路,最终导致 CPRS I 神经血管和骨膜的改变。皮质骨和骨膜交界处的交感神经血管活性肠肽的识别为这一理论提供了生物化学基础。在 CPRS I 中,从这种交感神经纤维中释放的血管活性肠肽已被证明会引起高钙血症和骨重吸收。最近的针孔 SPECT 研究显示 CPRS I 的点状吸收局限于跗骨的外围。影像学表现在骨与骨膜连接处可出现斑片状骨质侵蚀。

CPRS I 的诊断主要依赖于临床症状和影像学及核素显像检查。影像学检查表现为融合的斑片状骨质疏松、骨膜下骨吸收和腕骨皮质的侵蚀破坏。在桡骨远端及尺骨末端可见带状空洞,当然在腕关节受累时,在掌骨根部也可见此征象。CPRS I 中骨质疏松可能是弥漫性的或外周局灶性的。核血管造影术对 CPRS I 的研究很有帮助,并显示出高灌注。平面针孔显像显示,当腕关节受累时,典型特征性表现为腕骨周边、尺桡骨远端及跖骨根部出现斑片状及带状浓聚。当踝关节受累时,跗骨内也可能发生类似的示踪剂摄取。

一般要鉴别骨损伤和神经疾病。

（六）典型病例

患者女,60 岁,右足扭伤后反复疼痛 1 年,加重伴皮温升高 1 个月。患者 1 年前右足扭伤后肿胀、疼痛,于当地医院治疗（具体不详）后,肿痛较前稍好转,其间疼痛反复发作,为阵发性刺痛,不伴皮温升高、间歇性跛行等不适,患者未予以重视。1 个月前,患者右足部疼痛加重,为烧灼样疼痛,伴皮温升高、肤色发红,伴明显活动受限,遂行骨扫描检查（图 9-4-1）。

二、暂时性不活跃的骨髓示踪剂摄取

（一）概况

在工作中,偶尔会遇到与一些临床疾病并不相关的位于膝关节、踝关节和腕关节周围骨的异常放射示踪剂摄取,然而这些异常显像剂摄取并没有影像学上的改变。尽管这些无痛但异常显像剂摄取的性质和含义尚不清楚,但可能与其本身内在的血供改变或者未被注意、微小创伤的集中反应有关。

（二）临床表现

无特征性临床症状一般是与疾病无相关性的临床表现,呈短暂性,持续一天,几周或几个月。

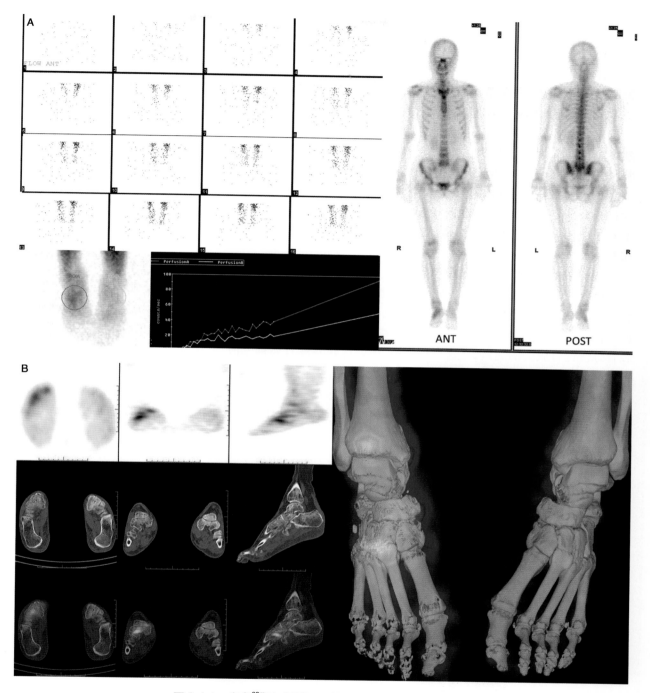

图 9-4-1 患者^{99m}Tc-MDP 三时相骨显像和融合显像表现

A.^{99m}Tc-MDP 三时相骨显像,血流相及血池相(左):右踝关节及右足区局部血流灌注及血容量较对侧相应部位明显增高;延迟相(右):右踝关节及右足部局部显像剂浓聚。B.融合图像(左)及 3D 融合图像(右):右胫腓骨远端及右足诸跗骨骨质结构紊乱,骨质密度不均减低伴显像剂轻度浓聚。诊断为复杂性区域疼痛综合征 I 型

（三）核医学影像学表现

全身骨显像表现为全身各大关节处,如膝关节、踝关节和腕关节周围骨的异常放射示踪剂摄取,然而这些异常显像剂摄取并没有影像学上的改变。

（四）诊断与鉴别诊断

无特异性临床症状及体征。

三、血管功能不全性骨膜炎

（一）概况

骨膜炎是一种多发性骨科疾病，其发病部位主要在膝关节，是骨膜受到刺激产生炎症，造成分泌液失调形成积液的一种关节病变。膝关节是全身关节中骨膜最多的关节，故骨膜炎以膝关节为多见。

（二）临床表现

1. 局部症状 骨膜炎发生部位局部疼痛、局部充血水肿、活动障碍。血源性骨髓炎早期有局部剧烈疼痛和跳痛，肌肉有保护性痉挛，肢体活动受限。患部肿胀及压痛明显，如病灶接近关节，则关节亦可肿胀，但压痛不显著。当脓肿穿破骨质、骨膜至皮下时，即有波动，穿破皮肤后，形成窦道，经久不愈。

2. 全身症状 非感染性骨膜炎全身症状轻微。只有在急性血源性骨髓炎时，全身症状严重。前驱症状有全身倦怠，继以全身酸痛，食欲缺乏，畏寒，严重者可有寒战，多有弛张性高热，达 39～41℃，烦躁不安，脉搏快弱，甚至有谵妄、昏迷等败血症表现，亦可出现脑膜刺激症状。此类患者往往有贫血、脱水和酸中毒。

（三）影像的病理基础及分子机制

血管功能不全性骨膜炎、下肢骨膜骨增生与慢性供血不足有关是众所周知的，从病理生理上讲，这种现象的发病机制为静脉阻塞或动脉供血不足引起的缺氧所致。有些专家学者认为是并发营养性皮肤溃疡性感染引起的，但这并不足以完全支撑这一观点学说。笔者查阅到一个长期患有 Bürger 病的双侧胫骨弥漫性骨膜炎的病例，在这一病例中，患者皮肤并没有病理学改变，说明这种骨膜炎未必是皮肤损害引起的，更有可能是与动脉闭塞引起的缺氧有关。

（四）核医学影像学表现

全身骨显像显示双侧胫腓骨呈对称性弥漫性高摄取，针孔骨显像定位显示增厚的骨膜、骨内膜也摄取放射性示踪剂，说明侵犯了骨髓腔。

（五）诊断与鉴别诊断

骨膜炎症状主要是关节肿胀，其次是疼痛、功能障碍、肌萎缩，所以如果发现有类似的情况应及时就诊，排除其他因素的可能，明确诊断，避免延误病情。

（六）与其他检查方法比较

影像学上，以胫骨和腓骨轴上的骨膜新生骨为特征性表现。骨膜骨化可能表现为层状、花边状或者波浪状，并最终融合在底层的皮质层，这样的影像学表现并不同于继发性肥大性骨关节病。

第十章 放射性核素治疗

放射性核素治疗（radionuclide therapy）简称核素治疗,主要指利用放射性药物对疾病进行靶向性内照射治疗,也包括利用一些密封型放射源对病变进行治疗性和预防性近距离放射。放射性核素治疗的原理是利用载体或介入技术使放射性核素高度浓聚在病变组织或细胞中,放射性核素衰变发出的射线粒子在生物组织中运动,伴随着发生能量传递与电离,直接使核酸、蛋白质等生物大分子的分子结构及功能改变,从而发挥治疗作用。放射性核素治疗是核医学的主要内容之一。经过60多年的研究与临床实验,核素治疗的应用领域不断扩大,核素治疗方法不断丰富和完善,现已成为临床主要的治疗手段之一。放射性核素治疗的理论与实践是多个学科交叉融合的,任何一个单一学科都无法完全涵盖,所以这些学科的任何新进展,都将推动核医学的发展。

第一节 转移性骨肿瘤放射性核素治疗

一、概 述

近年来,恶性肿瘤的发病率逐年上升。各种恶性肿瘤晚期都有可能发生转移,骨骼是除肝脏和肺以外最好发转移的部位,尤其以前列腺癌、乳腺癌和肺癌的骨转移多见,发生率可达80%左右,70%以上的骨转移患者有骨疼痛,严重影响患者的生活质量和预后。这些患者的治疗目的主要是减轻和控制骨痛、提高生活质量、延长生存期。目前骨转移瘤的常用治疗方法有药物止痛治疗、外科手术、外放射治疗、激素治疗、化学药物治疗、放射性核素内照射治疗等。其中放射性核素内照射治疗显示出治疗骨转移瘤的强大优势,能明显缓解疼痛,总有效率大于80%,成为近年来发展较快的一种新方法,越来越广泛地应用于临床。

二、临床表现

疼痛是大多数骨转移瘤最常见的症状(约占67%),通常呈持续性或者隐匿性,夜间常可加重。当转移瘤侵犯骨皮质并侵袭软组织时则会出现软组织肿胀,骨骼遭受严重的骨皮质破坏时则会出现病理性骨折,骨转移瘤侵犯脊柱时常为多发病灶,除了原发灶相关症状外还可出现腰痛、椎体压缩性骨折、脊柱不稳定、脊柱畸形甚至脊髓或神经根受压的症状等。老年患者出现无法解释的肌肉骨骼疼痛或者既往及近期诊断为原发肿瘤患者出现病理性骨折时应高度怀疑骨转移瘤的可能。某些骨转移瘤可能会出现副肿瘤综合征,表现为感觉神经病变、内分泌疾病等,高凝状态可能会导致深静脉血栓和肺栓塞。高钙血症是骨转移瘤患者中最常见的代谢异常,常与乳腺癌、肺癌和肾癌、骨髓瘤和淋巴瘤有关,低钙血症和肿瘤性骨软化症则很少发生。

三、诊 断

（一）实验室检查

实验室检查在临床上常作为病情进展情况、治疗效果和预后判定的指标。

1. 常规检查　出现血红蛋白降低、血红细胞计数减少、血白细胞计数增高、红细胞沉降率增快、血浆蛋白下降、A/G 比值倒置等表现,还应进行碱性磷酸酶(ALP)、酸性磷酸酶(ACP)、乳酸脱氢酶(LDH)、血钙、血磷等项目检查。尿儿茶酚胺增高。

2. 骨髓检查　骨转移时骨髓涂片可找到肿瘤细胞。

3. 病理检查　疑为骨转移灶时应进行活体组织检查,目的是明确诊断,选择治疗方法。

4. 肿瘤标记物检测　在骨转移瘤中,肿瘤标记物检测、肿瘤放射免疫显像和利用聚合酶链反应(PCR),对于诊断原发癌及肿瘤的微转移有帮助。

（二）影像学检查

1. ^{99m}Tc-MDP 骨扫描　该检查为首选的筛查骨转移瘤检查,具有很高的灵敏度,可发现早期的转移瘤。

2. X 线检查　转移性骨肿瘤的 X 线检查表现分为溶骨性、成骨性和混合性三种,骨骼破坏性改变多局限在骨骼内,边缘不清,有时与原发性骨肿瘤不易鉴别。

3. CT 检查　可判断肿瘤的原发灶并准确定位,对于肿瘤的性质应结合临床来判断。

4. MR 检查　对确定肿瘤骨内浸润程度、骨外软组织的受侵范围、与周围邻近组织的解剖关系的判断优于 CT 检查。

5. PET 检查　对骨转移瘤早期诊断、疗效检测、预后评价有明显优势。

四、常用的放射性核素及核素治疗原理

（一）原理

治疗恶性肿瘤骨转移病灶的放射性药物都具有很好的趋骨性,骨肿瘤病灶部位由于骨组织的破坏,骨组织代谢、成骨修复非常活跃而浓聚大量的放射性药物。当静脉注射亲骨性放射性药物后,可以高度地浓聚在骨肿瘤(包括原发灶与转移灶)部位。利用放射性药物发射的 β 射线对病变组织的集中照射,产生辐射生物效应而达到止痛和抑制肿瘤生长的目的。目前尚未研究清楚其治疗机制,但学界普遍认为与以下因素有关:①辐射生物效应的作用使瘤体缩小,减轻了受累骨膜和骨髓腔的压力;②辐射生物效应干扰了神经末梢去极化的过程,影响了疼痛信号的传导;③辐射生物效应抑制了缓激肽和前列腺素等疼痛介质的产生。

（二）适应证和禁忌证

1. 适应证

（1）经临床确诊的骨转移肿瘤骨显像显示病灶浓聚放射性显像剂。

（2）转移性骨肿瘤伴骨痛者。

（3）原发性骨肿瘤未能手术切除或术后残留病灶或伴骨内多发转移者。

（4）白细胞 ≥3.5×10^9/L,血小板 ≥80×10^9/L。

2. 禁忌证

（1）骨显像显示病灶无显像剂浓聚或呈放射性"冷区"的溶骨性病变。

（2）严重的骨髓功能障碍。

（3）严重的肝、肾功能损害。

（4）近期进行过细胞毒素药物治疗者。

（5）妊娠和哺乳者。

对如下情况的患者要慎用放射性核素治疗:即将出现病理性骨折者;即将出现脊髓压迫或截瘫者;多次化疗和/或放疗的患者;较晚期的预期生存不足 2 个月者。

（三）疗效的评价标准和随访观察指标

1. 疼痛反应的评价标准

Ⅰ级:所有部位骨痛完全消失。

Ⅱ级:有 25% 以上部位的骨痛消失;或者骨痛明显减轻,必要时服用少量的止痛剂。

Ⅲ级:骨痛减轻不明显,或无任何改善及加重。

2. 疗效评价标准

Ⅰ级(显效):X线或骨显像检查证实所有部位的转移灶出现钙化或消失。

Ⅱ级(有效):X线检查证实转移灶的体积减小或其钙化>50%,或者骨显像显示转移灶数目减少50%以上。

Ⅲ级(好转):X线检查证实转移灶的体积减小或其钙化>25%,或者骨显像显示转移灶数目减少>25%。

Ⅳ级(无效):X线检查证实转移灶体积或其钙化小于原来的25%,或无变化,或者骨显像显示转移灶数目减少小于原来的25%或者无变化。

3. 随访观察 观察和记录食欲、睡眠和生活质量的变化,观察和记录骨痛消失、骨痛开始缓解、缓解持续和复发的时间,要和治疗前临床分级情况进行比较。血常规检查:治疗后常规定期检查外周血,尤其注意1~2个月内的动态观察。相关生化检查:治疗后1个月内检查一次,随访变化情况。定期进行骨显像和X线检查,可考虑每3个月一次。

4. 重复治疗 重复治疗的指征:骨痛减轻但未完全消失;首次治疗骨痛缓解后又复发;首次治疗骨痛缓解,重复治疗以进一步控制或消除病灶;首次治疗效果明显,但未达到红骨髓最大吸收剂量;虽达到红骨髓最大吸收剂量,随访中血常规指标变化不明显(白细胞>$3.0×10^9$/L,血小板>$80×10^9$/L),仍有骨痛者。对于第一次放射性核素治疗有效的患者,如有需要可考虑再次给予治疗,但首先需要检测患者血液学情况。其次与上次治疗间隔时间应大于3个月。多次重复治疗可以达到提高疗效和消除骨转移灶的目的,但随着治疗次数的增加,血象抑制的概率和严重程度也随之增加。

5. 给药方法 治疗转移性骨肿瘤的几种放射性药品均采用静脉注射给药,注射前必须对药品及剂量核对清楚。同时还需详细记录患者的体重、给药量和药品的批号及给药后有无反应或不适等。

(四) ^{153}Sm-EDTMP(乙二胺四甲膦酸)治疗转移性骨肿瘤

1. 治疗剂量 目前常用的确定给药剂量方法有3种。①按照体重计算给药剂量:是目前最常用的方法,按22.2~37.0MBq(0.6~1.0mCi)/kg体重给药;②固定计量法:每次给予剂量1 110~2 220MBq(30~60mCi);③按红骨髓吸收剂量计算给药剂量:一般红骨髓吸收剂量控制在200cGy以内来计算患者注射^{153}Sm-EDTMP的总量。可按如下公式计算:

$$A_{01}(MBq) = \frac{DRM(mGy)×W(kg)}{82.5×Bu}$$ (式10-1-1)

式中,A_{01}为注射时^{153}Sm-EDTMP的活性,D_{RM}为红骨髓吸收剂量,W(kg)为体重,Bu(bone uptake)为骨吸收率,可从尿排率算出,即Bu=1-尿排率。在确定治疗剂量时,还要根据患者的具体病情进行剂量的调整。

2. 临床疗效 国内对^{153}Sm-EDTMP治疗骨转移瘤已有较深、较广的研究。邓侯富等报道用^{153}Sm-EDTMP治疗300例骨转移瘤止痛有效率达90%,疼痛缓解出现的时间为(7.9±6.8)天,疼痛缓解维持时间2~26周;同时观察到这300例患者中,有29例病灶完全消失,51例转移灶数量减少或病灶缩小。唐谨等报道6例患者全身104个转移灶治疗追踪随访的结果,104个转移灶中有45个转移灶消失,59个缩小变淡。国外报道骨转移消失的患者占10%~20%。另一报道骨痛完全缓解率为43.9%,骨痛部分缓解率为48.8%,无效率为7.3%。

3. 治疗剂量 ^{153}Sm-EDTMP作为恶性肿瘤骨转移的核素内放射治疗药物,在发射β射线的同时还发射能量为103keV的γ射线,可用于骨显像。陈钰等报道与^{99m}Tc-MDP骨显像比较,^{153}Sm-EDTMP骨显像效果优于^{99m}Tc-MDP骨显像,提示在能够使用^{153}Sm-EDTMP作为骨显像剂时完全可代替^{99m}Tc-MDP进行骨显像。^{153}Sm-EDTMP骨显像对比度更好,图像质量更佳,且显示病灶范围更明确。注射^{153}Sm-EDTMP后8小时以上显像则可避免膀胱放射性干扰,在盆腔具有局部优势。并且可用于计算^{153}Sm-EDTMP骨摄取率进而计算剂量,做到个体化用药。同时还可观察^{153}Sm-EDTMP的分布,对预测疗效有一定价值。治疗剂量^{153}Sm-EDTMP 骨显像在注射后 6~24 小时内显像均可获得良好图像,可供选择的显像时间长,有利于显像时间的安排。可减少显像剂消耗,降低 SPECT 骨显像运行成本,减轻患者经济负担,让部分经济困难患者也能连续观察并及时调整治疗方案。

4. 毒副作用 ^{153}Sm-EDTMP 注射后个别患者可出现恶心、呕吐、蛋白尿或血尿、皮疹、发热、寒战等,一般较轻微,可及时对症处理。治疗后少数患者出现闪烁现象,即出现短暂的疼痛加重,持续约 2~4 天,通常预示有好的疗效。部分患者可能出现白细胞、血小板计数一过性下降,经对症处理后恢复,极少数患者出现不可逆骨髓抑制。

（五）^{89}SrCl$_2$ 治疗转移性骨肿瘤

1. 治疗剂量 一般认为^{89}Sr 的治疗剂量以 1.48~2.22MBq/kg（40~60μCi/kg）体重为宜,成人通常每次 3~5mCi（111~185MBq）,148MBq（4mCi）是最常用的剂量,过大的剂量并不明显提高疗效,反而加重经济负担和毒副作用。

2. 临床疗效 国外多篇文章报道了用^{89}Sr 治疗的 1 097 例骨转移瘤,^{89}Sr 的用量为 37.0~399.6MBq,其中前列腺癌和乳腺癌的疗效最好,有效率分别为 80% 和 89%;疼痛缓解维持时间 3~12 个月（平均 6 个月）,止痛药用量减少 25% 以上,行为评分（karnofsky）改善 20% 以上;疼痛轻度改善者占 40.7%,明显改善者占 47.5%（其中 10% 患者疼痛消失）,7.6% 无效。首次治疗有效者重复治疗疼痛缓解的时间或疼痛消失的时间有逐渐延长的趋势。

3. 毒副作用 ^{89}Sr 作为纯 β 射线核素,不含 γ 射线,患者接受治疗时全身辐射影响很少,未见有恶心、呕吐、腹泻、蛋白尿、血尿、皮肤红斑或皮疹、脱发、发热、寒战和过敏等早期反应的报道。有 5%~10% 的患者在注射^{89}Sr 后出现闪烁现象,一般发生在注射后 5~10 天,持续约 2~4 天,是疗效好的现象。注射^{89}Sr 后可有轻度的一过性骨髓抑制反应,约 20%~30% 的患者在注射后 4 周左右出现白细胞、血小板轻度减少,一般 8~12 周内即恢复到治疗前水平。

4. 与^{153}Sm-EDTMP 疗效比较 ^{153}Sm-EDTMP 和^{89}SrCl$_2$ 是目前临床运用最多的骨转移瘤放射性治疗药物。周润锁等报道,^{89}SrCl$_2$ 起效时间大多在 5~15 天,晚于^{153}Sm-EDTMP（3~10 天）,但^{89}SrCl$_2$ 疗效维持时间（10~24 周）明显长于^{153}Sm-EDTMP（3~8 周）,这一点与^{89}Sr 半衰期长（50.6 天）、^{153}Sm 半衰期短（40.6 小时）有关。^{89}Sr 是纯 β 射线体,其能量为 1.46KeV,静注后很快从血液中消失,而聚集在成骨细胞组织中,在骨转移灶的聚集量是正常骨的 2~25 倍,注射后 90 天在骨转移灶内的滞留量仍可达 20%~88%,因而持久维持药效,加之^{89}SrCl$_2$ 一旦掺入骨转移灶,与正常骨中的^{89}Sr 一样不再代谢更新,至少滞留在骨转移灶内 90 天以上,^{89}Sr 射线（3mm 射程）4π 方向辐射作用在此内进行,能有效杀死周围的肿瘤细胞,使部分患者骨转移灶缩小或消失,以缓解病情,延长患者的生命。^{89}SrCl$_2$ 治疗病灶改善率为 55.6%,而^{153}Sm-EDTMP 仅为 26.3%,故^{89}Sr 治疗可获得比其他核素治疗更好的疗效。两种核素治疗后均出现了反跳痛（闪烁现象）,发生率为 20% 左右,一般无需特殊处理,通常严密观察 2~7 天会自行消失。两组部分病例都出现了白细胞降低现象,^{153}Sm 组常在治疗 2 周后出现,^{89}Sr 组在治疗后 4 周出现,均为可逆性,经升白细胞药物等对症处理,全部可以恢复到治疗前水平。由于^{89}Sr 半衰期长,疗效久,出现白细胞降低晚,故两次治疗间隔必须大于 3 个月,而^{153}Sm-EDTMP 间隔多为 1 个月,两种核素治疗不良反应都比较轻微,故应用安全可靠。综上所述,^{89}SrCl$_2$ 半衰期长,疗效持久,可减少到医院的次数;^{89}Sr 系纯 β 射线发射体,辐射剂量小,对周围人员不会造成影响,便于在家庭和病房治疗;^{153}Sm 为 γ 和 β 射线体,在治疗同时可进行骨显像,便于进行疗效监测,价格便宜,但对于周围人群有一定辐射影响,需采取相应防护措施。所以对于经济条件可以而又不便反复到医院治疗的患者可首选^{89}SrCl$_2$ 治疗,再次治疗间隔须大于 3 个月。对于经济条件有限,病情重的患者宜选用^{153}Sm-EDTMP 治疗,若重复治疗间隔须大于 1 个月。

（六）^{186}Re-HEDP（羟基亚已基二膦酸）治疗转移性骨肿瘤

1. 治疗剂量 ^{188}Re-HEDP 治疗剂量为 14.8~22.4MBq/kg 体重,一次性静脉注射给药。依据病情、转移灶多少、治疗后的疗效给予 1~5 次治疗。

2. 临床疗效　国外有文献报道 Maxon 等用^{186}Re-HEDP 对 20 例前列腺癌骨转移骨痛患者平均注射 33mCi 进行治疗,总有效率为 80%,其中 5 例(25%)疼痛完全消失,11 例(55%)疼痛明显减轻。Schoen-neich 等对 44 例前列腺癌骨转移的患者用^{186}Re-HEDP 治疗总有效率为 60%,疼痛缓解平均持续 5 周。而 Palmedo 对 22 例前列腺癌患者用^{188}Re-HEDP 治疗总有效率为 64%,疼痛缓解平均持续 7.5 周,且治疗有效率与放射性剂量有关。李思进等近年来用^{188}Re-HEDP 对 61 例患者进行了治疗,结果 49 例(80%)有效,其中 22 例(36%)完全缓解,27 例(44%)明显减轻,12 例(20%)无效。

3. 毒副作用　10%~20% 的患者出现包括低热、恶心、呕吐、多汗、膝关节痛等副作用,上述症状多于 1~3 天内消退。血液毒性:血小板计数和白细胞降低多出现在患者注射 3~4 周后,8 周内皆恢复正常。

(七)　^{99}Tc-MDP 治疗转移性骨肿瘤

锝(^{99}Tc)经氯化亚锡还原后,与亚甲基二膦酸形成络合物^{99}Tc-MDP,是我国自 20 世纪 60 年代起至今研发的两个国产核素药物之一(其他核素药物均为进口或仿制药物)。

1. 治疗剂量　目前有 3 种方法。①单独^{99}Tc-MDP 治疗:静脉滴注^{99}Tc-MDP 200mg(溶于 0.9% 生理盐水 250ml),1 天 1 次,连续用 5 天,以后每周 1 次,连用 5 周为一疗程。半年后可行第二疗程。静脉滴注 5 天后可口服^{99}Tc-MDP 胶囊 200mg,饭后服用,3 次/d,共 10 天。因口服^{99}Tc-MDP 后吸收较少,还可带来胃肠道不良反应,现很少应用。②^{99}Tc-MDP 联合^{153}Sm-EDTMP 治疗:^{153}Sm-EDTMP 用药剂量按每公斤体重 18.5MBq 计算,用药 3~7 天后再行^{99}Tc-MDP 治疗,^{99}Tc-MDP 使用的方法同单独^{99}Tc-MDP 治疗。③^{99}Tc-MDP 联合^{89}Sr 治疗:^{89}Sr 用药剂量按每公斤体重 1.48~2.22MBq 计算,用药 3~7 天后再行^{99}Tc-MDP 治疗,^{99}Tc-MDP 使用方法同单独^{99}Tc-MDP 治疗。

2. 临床疗效　相关研究显示 38 例受访者中 1 周疼痛完全缓解(CR)者 3 例,2 周 CR 者 14 例,4 周 CR 者 17 例,4~8 周 CR 者 18 例,且呈持续 CR 状态;1 周时轻微缓解(MR)16 例,其中 6 例在 3 周转变为 CR,5 例在 2 周转变成 PR,另 3 例持续 MR 至 8 周;1 周时部分缓解(PR)10 例,其中 2 例在 2 周转变成 CR,3 例 4 周转变为 CR,另 5 例持续为 PR 状态;1 周时无效(NR)9 例,其中 3 例在 2 周转变为 MR,2 例在 3 周转变为 PR,另 4 例持续 NR 状态。总计 CR 18 例,PR 13 例,MR 3 例,NR 4 例,总有效率(CR+PR)81.57%。治疗有效者生活质量及活动能力均有提高和改善,且 4~8 周后疼痛缓解持续稳定。无明显不良反应,治疗前后血、尿常规,肝、肾功能,电解质等对比无明显变化,其中 5 例患者刚结束全身化疗,呈明显骨髓抑制状态,^{99}Tc-MDP 治疗后血象没有进一步下降。

3. 毒副作用　有资料报道口服^{99}Tc-MDP 42.2% 患者有恶心、食欲缺乏、呕吐等。用量过大或滴速过快,会导致肾功能受损,应特别警惕。与内放射性药物联合治疗时尤其与^{153}Sm-EDTMP 同用时,一过性骨髓抑制较明显。少数可出现皮疹及过敏反应。

(八)　^{223}RaCl$_2$ 治疗转移性骨肿瘤

1. 治疗剂量　^{223}RaCl$_2$ 是一种 α 射线发射体,已被证明可以有效改善转移性去势抵抗性前列腺癌患者的总生存期,延迟首次骨相关事件出现时间,降低死亡风险,提高生活质量。^{223}RaCl$_2$ 先后获得美国食品药品监督管理局(FDA)和欧洲药品管理局(EMA)批准上市,可用于化疗之前,也可用于化疗之后。推荐的治疗方案为每 4 周注射 1 次,共 6 次,治疗剂量为 40~60kBq/kg。

2. 临床疗效　根据药物 1、2、3 期临床试验结果显示,随访的第 8 周,在 5、25、50 和 100kBq/kg 剂量组分别有 40%、63%、56% 和 71% 的患者疼痛缓解。所有剂量组在简明疼痛评估量表上均表现明显的疼痛改善。所有剂量均具有安全性和良好的耐受性。治疗后各组血前列腺特异性抗原(PSA)下降(≥50%)比率分别为 0.6% 和 13%;碱性磷酸酶(ALP)水平随着用药量加大明显下降。

3. 毒副作用　有轻度可逆的骨髓抑制,抑制程度随剂量的增加有加重趋势,在第 2~4 周骨髓抑制程度最大,但在随访期可完全恢复。血小板只有 1 级毒性,3 级中性粒细胞减少和白细胞减少分别有 2 例和 3 例。不到 50% 的患者表现为轻度短暂性腹泻。恶心和呕吐的发生随剂量的增加而增多。

(九)　^{32}P 治疗转移性骨肿瘤

^{32}P 具有价廉易得的突出优点,效价比有明显优势,^{32}P 的使用可提升转移性骨肿瘤患者生活质量,

减低医疗费用。由于后来出现了很多具有较多优点的治疗转移性骨肿瘤所致骨痛的新药，^{32}P 的使用逐渐减少。Silberstein 等总结了 1950—1986 年间 25 篇临床应用的报道结果，单独用 ^{32}P 的病例数不多，绝大多数合并应用雄激素（A）或甲状旁腺激素（PTH），都取得了不错的止痛疗效。乳腺癌骨转移患者 322 例的总有效率为 84%，前列腺癌骨转移患者 444 例总有效率为 77%。其中骨痛完全消失者占 20%~50%。起效时间多在 14 天左右，平均有效时间（5.1±2.6）个月。血液学毒性是唯一的毒副作用，血细胞减少与用量有关，多在 4~5 周血细胞数量达到低谷，以后逐渐恢复。

第二节　类风湿关节炎的 ^{99}Tc-MDP 治疗

一、概　　述

类风湿关节炎（rheumatoid arthritis，RA）是以侵蚀性、对称性多关节炎为主要临床表现的慢性、全身性自身免疫性疾病。确切发病机制不明，目前大多数认为与感染、遗传、自身免疫和受潮受凉等因素有关。基本病理改变为滑膜炎、血管翳形成，并逐渐出现关节软骨和骨破坏，最终可能导致关节畸形和功能丧失。早期诊断、早期治疗至关重要。本病呈全球性分布，是造成人类丧失劳动力和致残的主要原因之一。我国 RA 的患病率为 0.32%~0.36%。对 RA 的治疗目的是减轻疼痛、控制病情进展、阻止发生不可逆的骨改变和尽可能保护关节及肌肉功能。现行国内外主要用非甾体消炎镇痛药、慢作用抗风湿药、肾上腺皮质激素和免疫抑制剂等治疗 RA，在一定程度上能缓解关节疼痛，但复发率较高，且副作用较大，对控制和阻止骨关节的破坏意义不大。近年来，我国成功研制 ^{99}Tc-MDP，初步应用于治疗 RA 取得了一定成效。

二、临　床　表　现

本病可在任何年龄发病，任何关节均可受累。常见的发病形式是逐渐的、对称的多关节炎，虽大小关节均可受累，但患者常更早诉述手、足、腕等小关节的疼痛。凡构成关节的各组织如滑膜、软骨、韧带、肌腱和骨骼均可受累。早期表现为游走性关节肿、痛及活动受限，晚期则关节强硬畸形，并伴发骨骼肌萎缩。由于病变累及全身结缔组织，故除关节炎特征外，常伴有关节外多系统的表现，尤其是全身性的血管炎。全身表现包括：①全身表现，表现为不适、发热、肌痛；②类风湿结节；③网状内皮系统，表现为淋巴结病、脾脏大、Felty 综合征；④血管炎，表现为上述全身表现，甲皱损害和指垫梗死，雷诺现象和坏疽，慢性下肢溃疡，神经病变，大血管动脉炎（冠状动脉、脑动脉、肠系膜动脉）；⑤心包炎、心肌炎和传导障碍；⑥胸膜炎有或无渗液，肺间质纤维化、肺尘埃沉着病、肺结节；⑦干性角膜结膜炎，巩膜炎，穿孔性巩膜软化，虹膜炎；⑧贫血、血小板增多症；⑨淀粉样病变、高黏稠综合征；⑩原发性肺动脉高压。

三、诊　　断

1. 实验室检查

（1）一般检查：血、尿常规、红细胞沉降率、C 反应蛋白、血生化（肝、肾功能），免疫球蛋白、蛋白电泳、补体等。

（2）自身抗体：自身抗体的检出是 RA 有别于其他炎性关节炎，如银屑病关节炎、反应性关节炎和骨关节炎的标志之一。目前临床常用的自身抗体包括类风湿因子（RF-IgM）、抗环状瓜氨酸（CCP）抗体、类风湿因子 IgG 及 IgA、抗核周因子、抗角蛋白抗体，以及抗核抗体、抗 ENA 抗体等。此外，还包括抗 RA33 抗体、抗葡萄糖-6-磷酸异构酶（GPI）抗体、抗 P68 抗体等。

（3）遗传标记：HLA-DR4 及 HLA-DR1 亚型。

2. 影像学检查

（1）X 线检查：关节 X 线检查可见软组织肿胀、骨质疏松及病情进展后的关节面囊性变、侵袭性骨破坏、关节面模糊、关节间隙狭窄、关节融合及脱位。X 线检查分期：①Ⅰ期，正常或骨质疏松；②Ⅱ期，骨质疏松，有轻度关节面下骨质侵袭或破坏，关节间隙轻度狭窄；③Ⅲ期，关节面下明显的骨质侵袭和破坏，关节间隙明显狭窄，关节半脱位畸形；④Ⅳ期，上述改变合并有关节纤维性或骨性强直。胸部 X 线检查可见肺间质病变、胸腔积液等。

（2）CT 检查：胸部 CT 可进一步提示肺部病变，尤其高分辨 CT 对肺间质病变更敏感。

（3）MR 检查：手关节及腕关节的 MR 检查可提示早期的滑膜炎病变，对发现类风湿关节炎患者的早期关节破坏很有帮助。

（4）超声：关节超声是简易的无创性检查，对于滑膜炎、关节积液以及关节破坏有鉴别意义。研究认为其与 MR 检查有较好的一致性。

3. 特殊检查

（1）关节穿刺术：对于有关节腔积液的关节，关节液的检查包括关节液培养、类风湿因子检测、抗 CCP 抗体检测、抗核抗体检测等，并做偏振光检测鉴别痛风的尿酸盐结晶。

（2）关节镜及关节滑膜活检：对 RA 的诊断及鉴别诊断很有价值，对于单关节难治性的 RA 有辅助的治疗作用。

四、^{99}Tc-MDP 治疗类风湿关节炎

1. 原理　^{99}Tc-亚甲基二膦酸盐注射液主要有两种有效成分：微量元素锝（^{99}Tc）和亚甲基二膦酸盐（MDP），两者螯合而产生协同作用。亚甲基二膦酸具有类似非甾体抗炎药和肾上腺皮质激素的作用，通过抑制前列腺素的产生和组胺释放等，具有较强的抗炎、镇痛作用。亚甲基二膦酸能够螯合金属离子，从而抑制结缔组织中基质金属蛋白酶（MMP）的活性，阻止胶原酶对关节软组织的分解破坏作用。微量元素锝［^{99}Tc］在低价态时容易获得和失去电子而清除人体内的自由基，保护人体内超氧化物歧化酶（SOD）的活力，抑制病理复合物的产生，防止自由基对组织的破坏，同时锝与亚甲基二膦酸螯合后有免疫抑制作用，如抑制炎性介质和免疫调节因子白介素 1（IL-1）等，因此具有慢性抗类风湿药的作用。

2. 治疗剂量　A 剂每瓶 5ml，内含锝［^{99}Tc］0.05μg。B 剂每瓶内含亚甲基二膦酸 5mg、氯化亚锡 0.5mg。临用前，在无菌操作条件下，将 A 剂 5ml 注入到 B 剂瓶中，充分振摇，使冻干物溶解，室温静置 5 分钟，即制得锝［^{99}Tc］亚甲基二膦酸盐注射液。静脉注射，每天 1 次，20 天为一疗程。

3. 临床疗效　临床实验结果表明，^{99}Tc-MDP 在改善晨僵、减少肿胀关节数及压痛关节数、增加握力、减轻关节肿胀程度上疗效显著。实验室指标包括血、尿常规，肝、肾功能，大便隐血，红细胞沉降率，C 反应蛋白，血清类风湿因子等也有显著改善。实验结果还表明随着剂量增加疗效有所提高，疗程增长能明显提高疗效而不良反应变化不大。因此在临床使用中，可根据病情需要，适当增加剂量和延长疗程。

4. 与甲氨蝶呤（MTX）联合治疗　目前 RA 治疗联合用药方案经常采用 MTX 联合来氟米特，MTX 联合柳氮磺胺吡啶等，虽然疗效较好，但与单用 MTX 相比，不良反应如消化道症状、外周血细胞降低、肝酶升高的发生率也有一定增加。李羽等报道采用 ^{99}Tc-MDP 与 MTX 相联合的方法治疗 RA，治疗 12 周后，在晨僵时间、关节肿痛数、超敏 C 反应蛋白、红细胞沉降率及类风湿因子滴度等检验指标及疗效评价方面改善明显，而不良反应无明显增加。将 ^{99}Tc-MDP 与 MTX 联合应用，既发挥核素与二膦酸盐螯合剂促进软骨修复的优势，又可协同发挥免疫抑制作用从而阻止病情进展，取得了较好的疗效，同时不良反应无明显增加。

第三节　骨质疏松症的 ^{99}Tc-MDP 治疗

一、概　述

骨质疏松症（osteoporosis，OP）是一种以骨量降低和骨组织微结构破坏为特征，导致骨脆性增加和易于骨折的代谢性骨病。按病因可分为原发性和继发性两类。继发性 OP 的原发病因明确，常由内分

泌代谢疾病(如性腺功能减退症、甲亢、甲旁亢、库欣综合征、1型糖尿病等)或全身性疾病引起。Ⅰ型原发性OP即绝经后骨质疏松症,发生于绝经后女性。Ⅱ型原发性OP即老年性OP,见于老年人。骨质疏松时,骨组织中无机成分和骨胶原减少,骨小梁排列不规则,容易导致骨折。对于骨质疏松症引起的骨折的治疗原则为镇痛、平卧硬板床休息2个月以上。对于恢复较慢的老年患者,长期卧床增加了血栓形成、肌肉萎缩、呼吸系统和泌尿系统继发感染及功能紊乱的可能性,造成了更多的问题。由于^{99}Tc-MDP对损伤的骨组织具有特异性沉积、镇痛、调节骨质代谢和促进成骨修复的作用,可选择^{99}Tc-MDP对骨质疏松进行治疗。

二、临床表现

骨质疏松症本身包括三大类症状。①疼痛:患者可有腰背酸痛或周身酸痛,负荷增加时疼痛加重或活动受限,严重时翻身、起坐及行走有困难。②脊柱变形:骨质疏松严重者可有身高缩短和驼背。椎体压缩性骨折会导致胸廓畸形,腹部受压,影响心肺功能等。③骨折:非外伤或轻微外伤发生的骨折为脆性骨折,是低能量或非暴力骨折,如从站高或小于站高跌倒或因其他日常活动而发生的骨折。发生脆性骨折的常见部位为胸、腰椎,髋部,桡、尺骨远端和肱骨近端。

三、诊　　断

双能X线吸收法(DXA)的测定值是目前全世界公认的诊断骨质疏松症的"金标准"。临床上推荐的测量部位是腰椎1~4、总髋部和股骨颈。T值=(测定值−同性别同种族正常成人骨峰值)/正常成人骨密度标准差。T值与骨质诊断见表10-3-1。

表 10-3-1　T值与骨质诊断

诊断	T值
正常	T值≥−1
骨量低下	−2.5<T值<−1
骨质疏松	T值≤−2.5

四、^{99}Tc-MDP治疗骨质疏松症

1. 治疗方法　^{99}Tc-MDP 200mg稀释于500ml生理盐水中静脉滴注,滴速每分钟40~60滴,每周2次,连续2周,以后每周1次,连续6周。8周为一个疗程。

2. 临床疗效　研究显示,治疗两周后87.5%患者疼痛有轻度缓解,3周后所有患者疼痛均有所减轻,4周后患者能达到相对自主体位。4周后^{99}Tc-MDP骨显像均见骨折处呈不同放射性比值增高,说明成骨增强。初步试验治疗结果显示,^{99}Tc-MDP对骨质疏松症导致的骨折有镇痛和缩短患者平卧时间的功效。

3. 与传统补充钙剂及维生素D疗效比较　传统的治疗方法为补充钙剂及维生素D,然而因老年患者在接受上述治疗期间会出现钙质流失及损坏,会导致治疗效果相对较差。^{99}Tc-MDP能够抑制骨吸收、提高骨细胞的活性,同时清除体内自由基,调节免疫及内分泌功能,具有良好的疗效。柳炳吉等研究报道,分别给予68例老年性骨质疏松患者补充钙剂、维生素D(对照组)及应用^{99}Tc-MDP治疗(观察组),对比两组患者的临床疗效。经统计,观察组患者治疗总有效率明显高于对照组,组间差异有统计学意义($p<0.05$)。因此,应用^{99}Tc-MDP治疗老年性骨质疏松具有良好的疗效,具有潜在临床应用价值。

第四节　放射性滑膜切除术

一、概　　述

放射性滑膜切除术(RSV)是一种向关节腔内注射放射性核素胶体类药物的治疗方式。治疗的临床效果与所用放射性核素活度、核射线能量、胶体大小、个体敏感性和疾病的种类及病情有关。足够量的放射性核素活度对关节疾病的治疗效果是肯定的。目前使用的放射性核素有^{198}Au、^{32}P、^{90}Y、^{186}Re、^{165}Dy、^{169}Er等。

理想的 RSV 放射性药物应满足以下要求：

1. β 射线的辐射能量应该足够高，需达到关节滑膜深处，且不应破坏邻近的皮肤、软骨或软骨下骨组织。

2. β 放射性核素应附着在一个可以被细胞吞噬的小颗粒上，这个颗粒也应该足够大，以避免吞噬前漏出关节腔，适当的大小范围通常是 2~10μm。

3. 在整个 RSV 治疗过程中，放射性核素与粒子应紧密结合在一起，而这又取决于放射性核素的物理半衰期。

4. 放射性标记粒子应均匀分布在关节腔内，应足量而不引起炎症反应。

二、关节腔的解剖特点和病理特征

各关节腔均为完全闭合的筋膜腔隙。正常时囊腔滑膜分泌少量液体，起润滑作用，保证关节运动自如。在病理情况下，滑膜分泌的滑液量显著增加，超过润滑作用的需要，使关节运动的稳固性受到明显的影响。凝固性关节炎，腔内渗液增多，增加运动阻力，引起疼痛，活动受限。有时，滑膜由于纤维蛋白沉积而表面粗糙，也引起同样的临床表现。

三、放射性核素胶体的治疗机制

实验和临床研究证实，放射性核素胶体颗粒注入关节腔后被滑膜中的巨噬细胞迅速吞噬，广泛分布到全层滑膜。经 β 射线照射后，引起细胞坏死和脱落，炎症细胞增殖减少，滑膜组织发生硬化和纤维化，从而使关节疼痛、肿胀及渗出减少。

四、适应证和禁忌证

1. 适应证　①顽固性、反复性关节腔积液；②关节囊壁癌转移灶；③风湿和类风湿关节炎关节腔内积液；④腘间隙囊肿；⑤血友病性关节损害；⑥结晶沉积性关节病以及其他关节炎。

2. 禁忌证

（1）绝对禁忌证包括：①妊娠；②哺乳期；③Baker 囊肿破裂（膝关节）；④局部皮肤感染；⑤大面积关节血肿；⑥关节感染；⑦肩袖损伤。

（2）相关禁忌证包括：①20 岁以下的患者；②无明显软骨损伤征象；③关节不稳伴骨质破坏。

五、治　疗　方　法

（一）不同关节使用的核素活度

详见表 10-4-1。

表 10-4-1　关节腔内使用的核素活度

单位：MBq

关节	放射性核素					
	^{32}P	^{198}Au	^{90}Y	^{169}Er	^{186}Re	^{165}Dy
膝	222	185~370	148~185			9 250~11 800
髋	148				111	
肩	92.5				74	
肘	92.5				74	
踝	92.5	111				
腕	11.1				74	
指（趾）	11.1			18.5~37	37~74	

表内空项表示目前尚缺乏相应的临床资料，需要进一步积累

不同关节使用的核素活度选择，应遵守以下原则：①病情由轻到重，使用放射性核素活度由低到高；②关节由小到大使用的放射性核素活度由低到高；③不论关节大小给予的放射性核素活度要能产生足

够的疗效。

（二）选择核素的种类

以放射性核素发射的 β 射线能量和关节囊的结构为依据。^{90}Y 适用于面积大、滑膜厚的膝关节,它的 β 射线组织射程最高可达 11mm,平均 3.6mm。^{186}Re 适用于中等大的关节,如髋关节、肩关节、肘关节、腕关节、踝关节和距骨下关节等,它的 β 射线最大组织射程 3.6mm,平均 1.2mm。^{169}Er 可用于小关节治疗,如掌指关节、跖趾关节和指间关节,它的最大组织射程 1.0mm,平均 0.3mm。一般要求胶体颗粒直径范围为 $2\sim10\mu m$,可以保证在关节囊壁均匀分布和减少淋巴引流。更大的胶体颗粒可延长在关节囊内的存留时间。

（三）滑膜吸收剂量的计算

假设使用 ^{32}P-胶体,注入膝关节腔。假设膝关节滑膜的最小面积 $25cm^2$,^{32}P 的活度是 37MBq。^{32}P-胶体 100% 沉积在滑膜表面,有效半衰期 10 天,则膝关节滑膜接受的最多吸收剂量是 100Gy。实际的吸收剂量比计算结果要小一些,原因是有极少量的 ^{32}P-胶体会进入关节以外,不会 100% 都沉积在滑膜表面。

不同关节的吸收剂量可以比照膝关节的吸收剂量进行估算。

（四）治疗程序

治疗操作应在核素治疗专用房间内进行,还应配有 C 形臂 X 线摄影装置。患者躺在操作台上。在无菌条件下,选用适合关节尺寸的穿刺针行关节穿刺。在大多数情况下,不需要局部麻醉,也尽量避免应用,因为它需要行多次穿刺。对于中小关节,通常使用 22 号穿刺针。在针头和装有 50% 造影剂的小注射器上加装一个延伸软管。可借助 X 线进行穿刺针的体表定位。在准确定位针头的位置后,将其刺入关节腔中,并应用最小剂量的显影剂,然后通过 X 射线拍摄,记录针头位置和造影剂的分布情况。完成拍摄后,应尽可能抽出造影剂和多余的滑膜液。此后,拔除软管,同时用夹子将针头固定在塑料锥上。随后将装满放射性药物的注射器连接针头,先回抽注射器防止堵塞,然后开始注射。可以通过注射长效糖皮质激素以降低发生急性滑膜炎的风险,然而,由于关节滑膜分布面积小,通常不会发生急性滑膜炎。最后,取下注射器,用生理盐水清洗针头,或是在适当的情况下增加一些剂量。使用夹钳将针头移除并丢弃在塑料桶中,在穿刺点上贴上无菌敷料。随后应使用适当的方法（如夹板）将关节制动 48 小时。如果一次治疗几个关节,最好是住院治疗。

六、临 床 应 用

（一）风湿性关节炎

风湿性关节炎是最常见的自身免疫性疾病之一,分为单发和多发。疾病特点为软组织肿胀、关节疼痛,滑膜组织增生,导致滑液积聚和滑膜表面纤维蛋白沉积等。

放射性核素胶体治疗风湿性关节炎的疗效与病情严重程度有关。病情越重,关节病变越严重,治疗效果相对较差。

1. ^{90}Y-胶体的应用及效果　膝关节腔内注入 ^{90}Y-胶体,^{90}Y 的活度为 $111\sim148$MBq。治疗后 6 个月症状消失或有明显改善者 $46\%\sim77\%$,好转者占 28%。随着治疗后的时间推移,治疗效果有增加趋势。^{90}Y-胶体治疗和外科切除滑膜的治疗疗效相当。但是,用 ^{90}Y-胶体治疗,方法简便、创伤小、并发症少、成本低、重复性好。

2. ^{32}P-胶体的应用及效果　^{32}P-胶体于 1967 年开始用于治疗风湿性关节炎。关节腔内注射放射性核素的活度与关节滑膜的面积有关。关节越大使用的核素活度越高。膝关节使用活度为 222MBq,髋关节为 148MBq,肩关节、肘关节和踝关节为 92.5MBq,指（趾）关节和腕关节为 11.1MBq。治疗后症状完全控制和明显好转者达 84%。治疗后短时间内可能会有关节肿胀和疼痛,2 周左右消失。若治疗同时口服去炎松或用丙酮缩去炎松肌肉（皮下或关节囊）局部注射可避免或减轻该治疗的副作用。

治疗后膝关节活组织检查,可见滑膜的衬细胞层数减少,不连续,巨噬细胞和单核细胞减少或消失。电镜下可见到炎症改变和免疫反应性改变的病理现象均明显减轻。

3. ^{165}Dy-氢氧化铁大颗粒的应用及效果　^{165}Dy-氢氧化铁制剂关节腔内的注射活度为 9 250～

11 100MBq,滑膜的吸收剂量是9 600cGy。治疗后积液减少或消失的占86%,治疗后3个月临床好转率可达79%,1年后好转率上升到80%。X线检查无可见的关节破坏者治疗后的临床效果更佳。

为了比较准确地观察治疗效果,在治疗前和治疗后分别用^{99m}Tc高锝酸盐做关节显像,所得结果证明,临床症状的改善与关节对^{99m}Tc高锝酸盐摄取率的降低有相关性。

(二) Baker囊肿

Baker囊肿形成的机制是膝关节慢性渗液导致关节内压力增加。腘窝间隙的关节囊壁比较薄弱,随着滑液的增加,膝关节的滑膜囊向后扩张,进入腘窝间隙。由于瓣膜机制,滑液由膝关节腔"泵"入扩张部,液体只进不出,导致囊肿形成。

本病是风湿性关节炎的重要并发症。任何原因引起膝关节慢性渗液,均有可能形成Baker囊肿。其主要临床表现是关节疼痛,膝关节活动范围受限。查体可发现腘窝有囊肿物。病史中有膝关节创伤史、长期风湿性关节炎和其他关节病。

用^{198}Au-胶体活度148~444MBq,痊愈率27%~50%,囊肿缩小率47%~50%,疼痛缓解率73%。

(三) 结晶沉积病

结晶沉积病也称慢性焦磷酸盐关节病。其主要病理改变是慢性破坏性关节炎伴有滑膜液中羟基焦磷酸钙结晶形成。关节面粗糙不平,活动受限,感觉疼痛。常累及膝关节和腕关节,好发于中年以上妇女。使用止痛剂和注射类固醇激素封闭,只起暂时性止痛,减轻痛苦的作用,对疾病本身无治疗作用,不影响病程。目前,尚无有效方法使已在关节表面沉积的结晶盐溶解,也无有效预防该病的方法。

用^{90}Y-胶体活度185MBq注入病变关节内,3个月后疼痛减轻,关节僵硬减轻,局部压痛也减轻,同时液体渗出减少,运动功能可明显改善。6个月后临床效果可有明显增加。

(四) 血友病性关节炎

血友病患者由于滑膜慢性、反复出血,导致关节面粗糙,滑膜纤维化,这是血友病在关节部位的严重并发症。

在血友病患者中,RSV的疗效较为显著。70%~80%的患者接受治疗后出血率明显降低。与晚期全身药物治疗或手术滑膜切除术相比,RSV可以降低治疗成本。

(五) 癌性关节转移和积液

关节囊壁转移性癌灶和囊腔癌性积液,可任选前述放射性核素胶体,遵循给予核素活度的原则,根据具体受侵的关节大小进行相应的合理治疗,临床效果比较满意。

七、并 发 症

一般而言,用放射性核素胶体注入关节腔治疗关节疾病具有方法简便,安全,疗效可靠,医疗费用低等优点。没有严重并发症,据文献报告有一些罕见并发症,临床医师也应警惕。

1. 放射性皮炎 在注射部位,放射性皮炎的发生率大约有0.02%。若使用三通注射器,在注射放射性核素胶体后,当即用少量皮质醇类激素冲洗针头后拔针,可以起到有效的预防作用。

2. 感染 一般不会发生感染,关键在于操作过程中,严格遵守无菌规范,熟练掌握穿刺技术。

3. 一过性不适 包括关节肿胀、疼痛、行走不便,均可随时间推移而消失。耐受力差的患者可行对症处理。

在进行腕关节腔注射胶体后,偶见淋巴结肿大属一过性反应,淋巴结肿大是淋巴引流少量放射性核素胶体的反应性变化,可以自行恢复。

4. 远期并发症 曾行放射性胶体治疗的患者与未行放射性胶体治疗的患者的远期变化没有差别。因此,没有必要产生顾虑。有学者观察到淋巴细胞畸变;但是,在用硫唑嘌呤和保泰松治疗中也发现类似情况。因此,淋巴细胞畸变是否由所用放射性核素引起尚有疑问。目前,尚无因这种局部治疗而产生远期并发症的证据。

八、总 结

放射性滑膜切除术的主要优点包括很少或不需要住院治疗、无须理疗、成本低效益高、可重复给药以及与手术滑膜切除术相当的疗效。特别是对于类风湿关节炎或反应性关节炎所致的慢性滑膜炎 RSV 的疗效良好,甚至可以让患者恢复正常工作状态。放射性滑膜切除术被认为是治疗血友病性关节出血患者的首选术式。此外,局部注入放射性药物可以有效地减少假体植入所致的关节积液。其对性腺的辐射剂量可以忽略不计,全身辐射诱发肿瘤的概率低。RSV 术后癌症风险增高未见报道。